La estrategia metabólica contra el cáncer

PLAN INTENSIVO DE NUTRICIÓN, DIETA CETOGÉNICA Y TERAPIAS NO TÓXICAS BIOPERSONALIZADAS

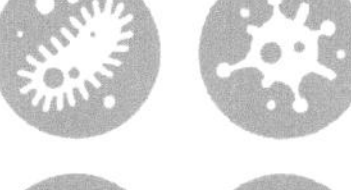
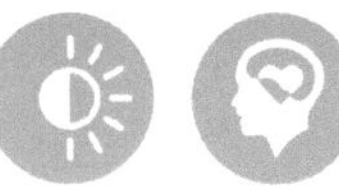

La estrategia metabólica contra el cáncer

PLAN INTENSIVO DE NUTRICIÓN,
DIETA CETOGÉNICA Y TERAPIAS NO TÓXICAS
BIOPERSONALIZADAS

Nasha Winters
Jess Higgins Kelley

Prólogo de Kelly Turner, autora de *Las 9 claves de curación natural del cáncer y otras enfermedades*

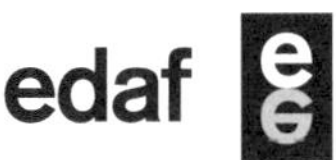

www.edaf.net
MADRID - MÉXICO - BUENOS AIRES - SANTIAGO
2025

(Dedicado a John «Jack» Higgins, 6 de noviembre de 1954-19 de octubre de 2016).

La información contenida en este libro se ofrece únicamente como recurso informativo y no debe utilizarse con fines diagnósticos o terapéuticos. Por favor, consulte a su equipo de atención para la salud antes de aplicar cualquiera de las estrategias aquí descritas.

Título original: *The Metabolic Approach to Cancer. Integrating Deep Nutrition, the Ketogenic Diet, and Nontoxic Bio-Individualized Therapies*
© 2017. Nasha Winters, ND, L. Ac, FABNO y Jess Higgins Kelley, MNT
Publicado por primera vez en 2017, por Chelsea Green Publishing, White River Jct.
Este libro ha sido negociado a través de Ute Körner Agencia Literaria, Barcelona, www.uklitag.com
© 2018. De esta edición, Editorial EDAF, S.L.U.
© 2018. De la traducción: Mamen Escudero Millán
Diseño de la cubierta: Marta Elzaurdía, según diseño de Melissa Jacobson
Maquetación y diseño de interior: Diseño y Control Gráfico, S.L.

Editorial Edaf, S.L.U.
Jorge Juan, 68,
28009 Madrid, España
Teléf.: (34) 91 435 82 60
www.edaf.net
edaf@edaf.net

Ediciones Algaba, S.A. de C.V.
Calle 21, Poniente 3323 - Entre la 33 sur y la 35 sur
Colonia Belisario Domínguez
Puebla 72180 México
Telf.: 52 22 22 11 13 87
jaime.breton@edaf.com.mx

Edaf del Plata, S.A.
Chile, 2222
1227 Buenos Aires (Argentina)
edafdelplata@gmail.com
fernando.barredo@edaf.com.mx

Edaf Chile, S.A.
Huérfanos, 1178, Oficina 501
Santiago - Chile
comercialedafchile@edafchile.cl

4.ª edición, febrero de 2025

ISBN: 978-84-414-3841-5
Depósito legal: M-4885-2018

Papel 100% procedente de bosques gestionados de acuerdo con criterios de sostenibilidad.

PRINTED IN SPAIN   IMPRESO EN ESPAÑA

COFÁS

«*La estrategia metabólica contra el cáncer* es el libro que llevaba deseando desde que me diagnosticaron cáncer en 1989. He afrontado el cáncer siguiendo pautas de nutrición y estilo de vida, pero mi investigación me ha llevado a menudo a información confusa y en ocasiones contradictoria. Este libro tiene todo lo que necesito saber. Saber lo que puedo hacer y por qué me da fuerzas y confianza. Deseo que toda persona afectada de cáncer lea este libro».

—JAN ADRIAN, fundadora y directora de la organización
Healing Journeys

«En *La estrategia metabólica contra el cáncer*», Nasha Winters y Jess Higgins Kelley llevan la frase «el conocimiento es poder» a una nueva dimensión. El libro está repleto de información respaldada por datos científicos, práctica y muy relevante, que podría fácilmente abrumar al lector. Sin embargo, puedes estar tranquilo, porque de un modo muy cuidadoso las autoras se aseguran de que el lector aprenda a establecer prioridades, aborde en primer lugar las principales áreas de interés y realice mejoras paso a paso hacia su bienestar. ¡Este libro puede realmente transformar tu salud!

—PATRICIA DALY, autora de *The Ketogenic Kitchen*

«*La estrategia metabólica contra el cáncer* es un excelente recurso para cualquiera que esté interesado en tratar el cáncer mediante terapias naturales. Su lectura es un placer y está lleno de valiosa información».

—ANN FONFA, presidenta de Annie Appleseed Project

«En *La estrategia metabólica contra el cáncer* Nasha Winters y Jess Higgins Kelley exponen las carencias inherentes al arraigado modelo de tratamiento convencional del cáncer. Van más allá de las manifestaciones de un cuerpo en desequilibrio y abren los ojos del lector a los cambios epigenéticos subyacentes que contribuyen al desarrollo y a la progresión de esta devastadora enfermedad. También incluyen una serie de herramientas –de nutrición, estilo de vida y terapias metabólicas– que abordan la raíz del problema. Esta estrategia integrada ofrece la oportunidad de devolver el equilibrio a cuerpo y mente».

—MIRIAM KALAMIAN, autora de *Keto for Cancer*

Contenido

Prólogo, por Kelly Turner 11

Introducción: *La crisis del cáncer* 15

1. La solución está en una estrategia metabólica 27

2. Evaluación del terreno 35

3. Genética, epigenética y nutrigenómica:
   Lo que se hereda y lo que se puede controlar 49

4. Azúcar, cáncer y dieta cetogénica 79

5. Carcinógenos, cáncer y desintoxicación 107

6. El poderoso microbioma:
   Las entrañas de nuestro terreno interno 145

7. Función inmunitaria:
   En guardia con una nutrición en profundidad 167

8. Asociación inflamación-oxidación:
   Alimentos que extinguen el fuego del cáncer 201

9. Crecimiento y diseminación del cáncer:
   Detención de la angiogénesis y la metástasis 229

10. Hambre de equilibrio hormonal 253

11. Estrés y ritmos circadianos:
     Tranquilidad y reconexión con los ciclos naturales 281

12. Bienestar mental y emocional:
     La más poderosa de todas las medicinas 305

13. A la cocina con los diez elementos del terreno 329

     Agradecimientos 357
     Recursos 361
     Notas 367
     Índice 395

Prólogo

Solo hay que hablar cinco minutos con Nasha Winters para darse cuenta de que es una enciclopedia andante en lo referente a medicina biológica o integrativa. Cuando la conocí, yo estaba interesada sobre todo en estudiar su caso de «remisión radical», que es como defino el estado de alguien que, contra todo pronóstico, se cura totalmente de un cáncer. Cinco minutos después de conocerla ya sabía que era toda una autoridad en medicina natural, con veinticinco años de experiencia clínica en oncología integrativa y con docenas de pacientes que habían experimentado remisión clínica siguiendo sus pautas. Sabía que teníamos mucho de lo que hablar.

Para empezar, Nasha insistía en algo que las personas objeto de mi estudio de investigación sobre remisión radical llevaban diciendo más de una década: «Todo es cuestión de las condiciones subyacentes». En *La estrategia metabólica contra el cáncer* se hace referencia a tales condiciones como el «terreno» orgánico interno, una hermosa metáfora que invita a que pienses en tu cuerpo como en un jardín.

Si en un jardín las plantas crecen, un jardinero novato podría simplemente rociarlas con un pesticida y confiar en que todo saliera bien. Sin embargo, un experto en jardinería ecológica tendrá muchas más cosas en cuenta. ¿Contiene el suelo los minerales adecuados? ¿Se han filtrado hasta el suelo toxinas que pueden estar dañando las plantas? ¿Reciben las plantas una adecuada insolación? ¿Agua limpia y abundante? ¿Se han utilizado semillas sanas? ¿Existen fuerzas medioambientales, como vientos intensos, que causan en las plantas un estrés no deseado? Este es el nivel de análisis en profundidad que nuestro libro ofrece para el sistema cuerpo-mente-espíritu. Y con resultados impresionantes.

Los conocimientos que tiene la medicina moderna sobre el cáncer datan de los últimos cincuenta años, lo cual quiere decir que el cáncer no es una enfermedad sencilla. De hecho, ni tan siquiera es una enfermedad única, sino un conjunto de más de cien enfermedades diferentes, cada una de ellas con una disfunción mitocondrial en su seno. Añadamos a esto el hecho de que el organismo de cada individuo es significativamente distinto del organismo del vecino, es decir, que no hay dos personas iguales en cuanto a exposición a toxinas, sistema inmunitario, metabolismo o microbioma, y podremos entonces empezar a comprender por qué tiene sentido un abordaje del cáncer tan personalizado.

Sin embargo, debido a toda esta complejidad del cáncer, las autoras estamos de acuerdo en una teoría sencilla (y ganadora de un Premio Nobel) sobre el origen del cáncer: cuando las mitocondrias de una célula fallan en su función, esa célula se torna cancerosa.

Para mí, esta teoría supuso un momento de revelación, pues me encontraba en los años iniciales de investigación de las remisiones espontáneas de cáncer como parte de mis estudios de doctorado en la Universidad de California, en Bekeley. Nunca me había convencido la teoría de que las células cancerosas eran sencillamente células sanas que, por alguna razón desconocida, comenzaban a «portarse mal». En lugar de ello, yo pensaba y sigo pensando que existe una explicación para todo en este mundo, incluso una razón por la cual células sanas comienzan a comportarse como células cancerosas.

La teoría metabólica del cáncer, introducida por Otto Warburg en la década de 1920 y por la que fue galardonado con el Premio Nobel, afirma que el daño de las mitocondrias celulares es lo que hace que una célula se comporte de forma cancerosa. Esta explicación tenía sentido para mí porque yo sabía, por conocimientos básicos de biología, que las mitocondrias son las «centrales» celulares encargadas de producir energía (mediante respiración aerobia) y de indicar a la célula cuándo reproducirse y cuándo morir. Una célula cancerosa hace exactamente lo contrario: se reproduce cuando no debe, se olvida de morir cuando debería y obtiene su energía de la glucosa (respiración anaerobia).

Si el defecto en el funcionamiento mitocondrial conduce al cáncer, la siguiente pregunta lógica sería entonces: «¿qué es lo que causa el fallo mitocondrial?». La respuesta es: muchas cosas.

Hoy en día los investigadores del cáncer sienten a menudo frustración porque llegan a resultados contradictorios cuando intentan descubrir la causa del cáncer. Así por ejemplo, algunos han demostrado que hay virus que pueden causar cáncer, como es el caso del virus del papiloma humano y el cáncer de cuello uterino. Otros han mostrado que existen bacterias que pueden causar cáncer, como es el caso de la bacteria *Helicobacter pylori* y el cáncer de estómago. Y otros han puesto de manifiesto que hay toxinas que causan cáncer (como la nicotina), que las radiaciones son cancerígenas (como ocurrió en Chernóbil) o que mutaciones genéticas, traumas o incluso el estrés crónico pueden causar cáncer.

De modo que ¿quién está en lo cierto? Todos ellos, dado que cualquiera de estos episodios puede conducir a un fallo mitocondrial.

Es aquí donde el abordaje personalizado del tratamiento del cáncer que propone el libro colma un vacío que se hacía necesario llenar. ¿Por qué concretamente fallan tus mitocondrias o las mitocondrias de esa persona a la que quieres? Y lo que es más importante, ¿cómo puedes empezar a reparar tus mitocondrias?

Como verás a lo largo de este libro, puedes empezar a responder a estas preguntas, en primer lugar, valorando tus hábitos de estilo de vida presentes y pasados y, después, acudiendo a tu médico para someterte a una serie de pruebas genéticas y sanguíneas concretas. En este libro te enseñamos a encontrar y a corregir la causa que está en la raíz del cáncer, en lugar de solamente tratar de matar cualquier célula que pueda estar comportándose de manera cancerosa.

Cuando hayas valorado tu terreno orgánico interno mediante el método *Terrain Ten,* o de los diez elementos del terreno (diez áreas de tu cuerpo y de tu mente que debes evaluar y medir), el libro te ofrece una sencilla solución para recuperar el equilibrio: los alimentos. Sí, la comida, el más maravilloso de los remedios. Como dijo Hipócrates, «Que el alimento sea tu medicina y la medicina sea tu alimento». Yo creo poderosamente en estas palabras, pero por desgracia la medicina moderna las ha olvidado casi por completo. Afortunadamente este libro, junto con el trabajo de profesionales de la medicina biológica y funcional, está ayudando a cambiar tan tremendo error.

En realidad es bastante sencillo: nuestro organismo funciona gracias a los alimentos, el agua y la energía. Si das a tu cuerpo los alimentos sanos y el agua que necesita, al mismo tiempo que creas en tu vida las condiciones emocionales que conducen a un abundante flujo de energía en el organismo, estarás en el buen camino hacia una vida saludable.

En lo que respecta a los alimentos, este libro aboga por la dieta cetogénica, que limita de manera estricta la cantidad de carbohidratos que se ingieren, al mismo tiempo que aumenta la cantidad de grasas consumidas, con objeto de obligar a las células a recibir energía procedente de las grasas y no de la glucosa (que a las células cancerosas les encanta). Aunque es posible que muchos de mis colegas vegetarianos y veganos no estén de acuerdo con algunos elementos de la dieta cetogénica, prefiero centrarme en los aspectos compartidos por estos diferentes puntos de vista, es decir, en la recomendación de comer muchas frutas y verduras y de eliminar las fuentes de toxinas. Todo el mundo estará de acuerdo en que la curación comienza por un importante aumento del consumo de frutas y verduras y una disminución equivalente de toxinas.

Hay un aspecto que yo considero muy importante en el enfoque alimentario que propone *La estrategia metabólica contra el cáncer* y es que consideramos que cada persona requiere una dieta diferente dependiendo de su fisiología personal y de su cáncer en particular. No se contempla en ningún momento algo así como una dieta «talla única». Conozco la batería de pruebas que la doctora Nasha Winters solicita y analiza para cada uno de sus pacientes y sé que los resultados de estas pruebas le indican las recomendaciones que ha de dar a la persona en cuestión sobre lo que debe y no debe comer, así como sobre los suplementos y los cambios en el estilo de vida que necesita en ese momento, sabiendo perfectamente que, en seis meses, el paciente necesitará muy probablemente toda una serie de recomendaciones distintas.

Algunos tratamientos nutricionales se utilizan de manera temporal, como el ayuno, mientras que otros pueden beneficiar al organismo a largo plazo. El aspecto en el que hace hincapié el libro, y con el que yo estoy totalmente de acuerdo, es que cada ser humano es único y diferente y, por consiguiente, la clave consiste en considerar los síntomas y los resultados de laboratorio como mensajes que están tratando de decirnos dónde y cómo hemos perdido el equilibrio.

Una vez que sepas dónde reside tu desequilibrio, este libro te proporcionará las herramientas necesarias para recuperar la salud. Encontrarás deliciosas recetas, ejercicios específicos y recomendaciones para reducir el estrés, y terminarás la lectura con una poderosa lista de cambios de estilo de vida que querrás poner en práctica. Y, en mi opinión, esto es algo bueno, pues uno de los mayores problemas del tratamiento convencional del cáncer es que niega al paciente la facultad de participar en su proceso de curación.

En este libro te animamos a asumir tu legítimo papel de jardinero jefe de tu «jardín», esto es, de tu sistema cuerpo-mente-espíritu, y a comenzar a formularte preguntas más profundas: ¿estás dando a tu cuerpo el alimento-medicina adecuado para ti en este momento concreto? ¿tienes síntomas físicos o emocionales que están tratando de decirte algo? ¿qué cambios puedes acometer para reducir tu estrés y aumentar tu alegría de vivir? ¿qué cambios puedes emprender para devolver a tu cuerpo el pleno equilibrio?

Las respuestas a estas preguntas pueden encontrarse en esta estrategia metabólica para el tratamiento del cáncer…, en esta joya de libro. Prepárate para adentrarte en un mundo de auténtica medicina personalizada: es así como debería plantearse la atención para la salud del futuro.

KELLY TURNER

La crisis del cáncer

> En lo que respecta a las enfermedades, convierte en hábito dos cosas:
> ayudar o, por lo menos, no hacer daño.
>
> —HIPÓCRATES

> Lo que descubrimos, en contra de toda intuición, es que cuando se
> intenta matar una célula cancerosa, una de las cosas que esta hace para
> sobrevivir es proliferar aún más.
>
> —PATRICK SOON-SHIONG,
> *médico, cirujano y científico*

El cáncer es la enfermedad más esquiva, astuta, versátil, inteligente e innovadora que ha existido jamás y lleva mucho tiempo siendo más lista que nosotros. Desde los primeros casos de cáncer identificados, que datan de hace alrededor de 1,6 millones de años, el ser humano se ha empleado a fondo para intentar descubrir su causa y hallar el tratamiento definitivo. El primer registro escrito de cáncer se remonta al año 3000 a. J.C., cuando se declaró, con tristeza: «No tiene cura»[1]. Y aún hoy, miles de años más tarde, sigue sin tener cura. De hecho, los conocimientos médicos han avanzado poco desde la antigua idea de que el cáncer aparece cuando uno de los cuatro humores del cuerpo —sangre, flema, bilis amarilla y bilis negra— rompe la situación de equilibrio. El dogma que prevalece (y fracasa) en la medicina occidental es hoy en día aquel según el cual el cáncer tiene su causa en mutaciones genéticas o simplemente en la mala suerte.

La teoría de la mutación somática (TMS) afirma que cuando una célula supera un extenso daño en su material genético —ácido desoxirribonucleico o ADN— con el tiempo llega a un punto en el que se aparta de su función original y se vuelve cancerosa. La investigación sobre el cáncer y el desarrollo del tratamiento contra la enfermedad se han mantenido dentro de los rígidos confines de este principio, ya que la teoría de la mutación somática quedó grabada a hierro hace unos setenta y cinco años. El problema es que la anticuada teoría de la mutación no nos está llevando a ninguna forma de prevención o curación de esta temida, desoladora, dolorosa y cara enfermedad. Simplemente debemos adoptar otra estrategia, porque ahora mismo no estamos ganando la batalla contra el cáncer, ni tan siquiera nos encontramos cerca de conseguirlo. Hoy en día es mayor la probabilidad de sobrevivir a la ruleta rusa que al cáncer y a sus formas de tratamiento occidentales. Estamos cometiendo una terrible equivocación con el actual modelo de cáncer.

En el momento de la redacción de este libro, el cáncer afecta a casi la mitad de la población de Estados Unidos. La mitad. Las cifras son terribles. Cuando acabe el día, habrán muerto alrededor de 1.600 pacientes de cáncer. Y el mismo número de personas morirán mañana y pasado mañana. En 2015 se diagnosticaron más de 1,5 millones de nuevos casos de cáncer (alrededor de 1.665.540), con más de medio millón de muertes (585.720 para ser exactos). En los últimos 150 años los nuevos casos de cáncer han ido aumentando de forma constante. A comienzos del siglo XIX solo una de cada veinte personas era diagnosticada como enferma de cáncer. En la década de 1940 este porcentaje ascendía ya a una de cada diecisiete personas. En los setenta aumentó a una de cada diez. En 1960 el cáncer de mama afectó a una de cada veinte mujeres y en 2016 la proporción aumentó a una de cada ocho. A día de hoy se puede afirmar que, en Estados Unidos, la mitad de la población masculina y más de un tercio de la población femenina desarrollará cáncer en algún momento de su vida[2]. Para las mujeres portadoras de una mutación de *BRCA* (una mutación genética que aumenta el riesgo de ciertos cánceres, entre ellos el de mama) nacidas antes de 1940, el riesgo de desarrollo de cáncer de mama a los cincuenta años era del 24 %, mientras que para las nacidas después de 1940, década de introducción de los pesticidas (hablaremos más adelante de su relación), la tasa casi se ha triplicado, alcanzando un 67 %[3]. Desde 1973 hasta 1991 las tasas de cáncer de próstata aumentaron un 126 %. En diversos países europeos el cáncer es actualmente la primera causa de muerte y se estima que, en Estados Unidos, superará en 2020 a las enfermedades cardiovasculares como primera causa de muerte. Aunque el cáncer no es una enfermedad contagiosa, no cabe duda de que es la peste de nuestros días.

Es importante que seamos conscientes de que no es una enfermedad de la población mayor. Desde comienzos de la década de 1980 hasta comienzos de los noventa, la incidencia de cáncer en niños, menores de diez años aumentó en Estados Unidos un 37 %[4]. Después de los accidentes, el cáncer es la siguiente causa más frecuente de muerte en niños, y un estudio de 2016 reveló que los tumores cerebrales malignos son la primera causa de muerte relacionada con el cáncer en adolescentes estadounidenses de edades comprendidas entre los quince y los diecinueve años[5].

En los últimos dieciséis años se ha registrado un aumento de la tasa de cáncer en niños de casi el 40 % y, además, las tasas de cánceres secundarios, es decir, de cánceres nuevos no relacionados con el cáncer primario de la persona, también están ascendiendo como una gigantesca ola de tsunami. Uno de cada cinco nuevos casos de cáncer registrados en Estados Unidos afecta a una persona que ya tuvo la enfermedad en el pasado, lo cual supone un incremento de casi un 300 % desde la década de 1970.

Y por si esto no fuera suficientemente sobrecogedor, las comorbilidades resultantes de los tratamientos contra el cáncer también están aumentando de forma alarmante. Un artículo de 2016 publicado en la revista *Oncology* ponía de manifiesto que los adultos jóvenes supervivientes de un cáncer corren dos veces más riesgo de desarrollar enfermedades cardiovasculares que las personas sin antecedentes de cáncer[6]. Un estudio llevado a cabo en 2006 en la Universidad de California en Los Ángeles (UCLA) encontró que la quimioterapia causa cambios en el metabolismo cerebral y en el flujo sanguíneo que duran por lo menos diez años desde el tratamiento, un fenómeno al que muchos se refieren como «cerebro de quimioterapia». Si los pacientes de cáncer logran sobrevivir a los tratamientos anticuados y en gran medida ineficaces de la oncología convencional, es mucho más probable que su calidad de vida sea peor y que mueran antes.

Los principales tratamientos del cáncer, como la quimioterapia y la radioterapia, son de hecho carcinógenos, lo cual significa que en realidad causan cáncer. Así, diversos fármacos utilizados para el tratamiento del cáncer, como el tamoxifeno, que se emplea contra el cáncer de mama, figuran clasificados por la Agencia Internacional para la Investigación del Cáncer (AIIC) como carcinógenos del grupo 1, es decir, carcinógenos para el ser humano. Tal es el caso también de la radioterapia. Si a ti o a tu vecino os diagnostican cáncer, las primeras opciones de tratamiento serán cirugía, radioterapia, quimioterapia o una combinación de las mismas. Estas modalidades de tratamiento, con palabras utilizadas por los propios profesionales del campo de la oncología, «cortan, queman y envenenan» las células cancerígenas, con el propósito de matarlas. (Las primeras modalidades de quimioterapia consistían en la administración de derivados del gas mostaza, un agente químico utilizado como arma de guerra). El problema es que estos tratamientos convencionales también cortan, queman y envenenan células sanas. Y no solo esto, sino que además agotan al sistema inmunológico, dañan el ADN, erradican microorganismos intestinales esenciales y causan inflamación y estrés oxidativo, acciones todas ellas que son factores favorecedores del cáncer (hablaremos de cada una de ellas más adelante). Pero la triste realidad en este momento es que existen pocas opciones distintas de tratamiento, cuando no ninguna. Hasta ahora. Con este libro queremos arrojar algo de luz sobre maneras integradoras y no tóxicas de abordar el cáncer a través del estilo de vida y de la alimentación, sin los temidos efectos secundarios.

Se hace necesario con urgencia un nuevo enfoque del cáncer, desde el momento en que el actual modelo de oncología tradicional se basa únicamen-

·te en tratar el tumor y las células cancerosas mediante estrategias agresivas que puede que reduzcan el tumor, y de hecho lo hacen, pero a menudo a un precio muy alto para el paciente. Si alguien no ha tenido nunca ninguna enfermedad autoinmune antes del cáncer, generalmente la tiene después de la terapia convencional, pues estos tratamientos sobrecargan, anulan, deprimen o sobreestimulan el sistema inmunitario (ampliamos este aspecto en el capítulo 7, en «Causas de deterioro del sistema inmunitario»). Y si es cierto que algunos pacientes se recuperan después del tratamiento, muchos no lo consiguen. Las consecuencias a largo plazo de estas terapias pueden ser aumento de la permeabilidad intestinal, deterioro de la salud cardiovascular, depresión de la salud cognitiva y de la función neurológica, neuropatía debilitante, destrucción del sistema inmunitario e incluso muerte. Sin embargo, hay un tratamiento contra el cáncer asombrosamente eficaz y disponible de forma inmediata en el supermercado: los alimentos.

Si bien no existe ciertamente una píldora mágica o una sola intervención eficaz como tratamiento para el cáncer en ningún modelo terapéutico, ya sea convencional o no, un estudio tras otro han puesto de manifiesto que solo el 5-10 % de los cánceres tienen su causa en ADN dañado. Y, además, estas mutaciones heredadas causan cáncer solo si alteran la función mitocondrial. El 90-95 % restante de los casos de cáncer tienen su causa en una alimentación deficiente y en estilos de vida poco saludables, que dañan la función mitocondrial.[7] Es en este punto en el que debemos empezar a centrarnos. El cáncer es una enfermedad mitocondrial relacionada con el aspecto fisiológico, psicológico y ecológico de la persona. Examinar un gen dañado de manera aislada es como ponerse el cinturón de seguridad cuando el coche ya se ha estrellado. *El cáncer no es una enfermedad genética*, sino un trastorno metabólico que se produce en respuesta al modo en que alimentamos y tratamos nuestro organismo y, en consecuencia, nuestro genoma. El estilo de vida y la alimentación del ser humano moderno se encuentran en total discordancia con nuestra evolución. A través de la epigenética (de la que averiguarás algo más en el capítulo 3) es posible influir en la expresión de un gen y podemos influir en la función mitocondrial a través de la dieta, del estilo de vida y del pensamiento. Se trata de una poderosa medicina.

Si trazáramos una línea que cruzara la parte inferior de cada página de todo este libro para representar la línea del tiempo de la existencia humana, la última página representaría la era en la que nuestra dieta basada en animales salvajes y plantas cambió para incorporar cereales, legumbres y productos lácteos. En el último centímetro de la última página aparecería una lista de los siguientes cambios en la alimentación del ser humano y en el medio ambiente, cambios todos ellos que han tenido lugar apenas en los últimos 250 años: aire acondicionado, aviones, antibióticos, colorantes alimentarios artificiales, edulcorantes artificiales, coches, móviles, estrés crónico, ordenadores, luz eléctrica, emulsionante, jarabe de maíz rico en fructosa, alimentos modificados genéticamente, internet, pesticidas, prescripción de fármacos, conservantes artificiales, alimentos refinados, protectores solares, productos químicos sintéticos, grasas sintéticas, televisión, vacunas y mucho más. Es una buena lista a la que nuestro genoma ha tenido que adaptarse y a la que, claramente, no se ha adaptado muy bien. No podemos volver atrás y vivir de nuevo en las cavernas (tampoco es necesario), pero sí podemos empezar a centrarnos en recuperar estrategias de alimentación y estilos de vida más acordes con nuestra genética y nuestros ancestrales sistemas metabólicos, invariables durante millones de años y hoy alterados por la vida moderna. En este libro averiguarás el modo en el que tales alteraciones están causando cáncer y la manera de rectificar dicho proceso.

¿Qué es el metabolismo? El metabolismo es la combinación de procesos físicos y químicos que tienen lugar en el organismo con el propósito de generar la energía necesaria para mantener la vida. Hablando de forma sencilla, el metabolismo es el modo en que el organismo utiliza los alimentos que ingerimos para obtener energía. Así pues, nuestra estrategia metabólica contra el cáncer se centra en la nutrición. Los alimentos, el aire, el agua y el sexo son los elementos que han mantenido sobre la Tierra a la especie humana durante los últimos 2,6 millones de años, de modo que está claro que son bastante importantes. Si los alimentos son el combustible del organismo, las mitocondrias del interior de la células son los diminutos motores responsables de convertir ese alimento en energía para que el organismo funcione. En efecto, es en el interior de la mitocondria donde tiene lugar el metabolismo. Lo que lleva sabiéndose —e ignorándose— desde hace cientos de años es que el origen del cáncer es en realidad el daño mitocondrial. Piensa lo siguiente: si pones azúcar en el motor de un coche, este deja de funcionar. El mismo concepto es aplicable al ser humano. Lo que tratamos de explicar en este libro es que la mayoría de los modelos de alimentación y estilos de vida modernos son en gran medida responsables del daño mitocondrial causante de cáncer, pero que una nutrición en profundidad, dietas terapéuticas (de bajo índice glucémico, cetogénicas y ayuno) y un estilo de vida no tóxico pueden representar la manera de repararlo.

Ahora más que nunca es esencial comprender que el cáncer tiene que ver con el modo en el que nuestro organismo y nuestra mente interactúan con el medio. La mayor parte de los cánceres que se producen hoy en día son enfermedades modernas, fabricadas por el hombre, y un abordaje metabólico puede prevenir y detener el proceso patológico. Parece sencillo, ¿no? Es posible que te preguntes por qué esta estrategia no se ha convertido en prescripción en los últimos cien años. En efecto, resulta incomprensible que un tratamiento tan obvio no se haya puesto ya en práctica. He aquí una explicación: la investigación sobre los alimentos no mueve dinero y los resultados de cualquier investigación que se realice no pueden ser patentados. Afortunadamente, los fitonutrientes que combaten el cáncer sí pueden patentarse (lo cual significa que hay dinero de por medio), y existen numerosos estudios disponibles que demuestran que distintos compuestos alimentarios pueden neutralizar las numerosas «artimañas» del cáncer (hablamos de muchos de estos «superalimentos» en el libro). No obstante, en general, el poder de la alimentación como terapia contra el cáncer —ya sea por sí sola, ya sea junto con los tratamientos occidentales— ha sido en gran medida infravalorado e ignorado. Hasta ahora. Pero antes de entrar en detalles sobre la estrategia metabólica, comencemos por el principio.

¿Qué es exactamente el cáncer

La American Cancer Society afirma que el cáncer es un conjunto de más de cien enfermedades y desequilibrios diferentes, mientras que investigaciones más recientes demuestran que el cáncer no es una colección de muchas enfermedades, sino una sola enfermedad del metabolismo energético. Todos los cánceres, independientemente de su origen celular o tisular, se valen de la fermentación (el efecto Warburg) para generar energía, una vía diferente del modo en que las células sanas la producen. Esta disfunción en la producción de energía es el defecto común observado en todos los cánceres y la razón por la cual la estrategia dirigida al metabolismo aborda en cierta medida todos los cánceres. Y en ello se basa este libro.

De forma más amplia, el cáncer se define como la división descontrolada de células anómalas y como la diseminación de estas células por todo el organismo. Un tumor es una masa de estas células anómalas o mutadas, cada una de las cuales muestra un crecimiento abundante y desordenado. Las células cancerosas son como adolescentes haciendo «pogo» fuera de control y animando a los que están a su lado a unirse al frenesí generado por el Red Bull. A medida que las masas celulares crecen y se expanden, pueden afectar a los tejidos normales circundantes o a órganos como el hígado o el intestino.

Es importante saber que la mayor parte de los cánceres tardan meses, incluso años, en desarrollarse para dar lugar a una masa detectable. De hecho, incluso adultos sanos producen entre quinientas y mil nuevas células cancerosas al día y solo una de cada mil personas está realmente libre de cáncer[8]. Da miedo pensar en ello, pero todos nosotros tenemos células cancerosas en nuestro organismo, sin importar lo sanos que estemos. Todo cuanto se necesita es el impulso de uno de los diez factores que detallamos en este libro para arrojar a estas células sanas al «pogo» del crecimiento descontrolado. Después, sin una nutrición específica diseñada para reparar la disfunción mitocondrial, revitalizar el sistema inmunitario, reducir la inflamación, repoblar el microbioma y equilibrar las hormonas y el azúcar en sangre, las células sanas desaparecen en el caótico reino del cáncer.

Las diez signos distintivos de cáncer

1. **Proliferación continua:** las células cancerosas se multiplican de manera descontrolada, generando proteínas que estimulan su crecimiento explosivo.
2. **Insensibilidad a las señales anticrecimiento:** las células cancerosas desarman los procesos que utiliza el organismo para frenar la división celular no deseada.
3. **Evasión de la apoptosis (también conocida como *suicidio celular*):** las células normales se autodestruyen cuando detectan un error (mutación) que no puede ser reparado, mientras que la células cancerosas prosperan, a pesar de estos errores.
4. **Potencial de replicación ilimitado:** las células normales mueren después de cierto número de divisiones; en cambio, las células cancerosas son inmortales.
5. **Angiogénesis sostenida (desarrollo de aporte sanguíneo):** las células cancerosas son capaces de orquestar la creación de nuevos vasos sanguíneos que les proporcionen el oxígeno y los nutrientes necesarios para crecer.
6. **Capacidad de metástasis:** las células cancerosas pueden diseminarse a otros sitios del organismo con más espacio, oxígeno y nutrientes.
7. **Reprogramación del metabolismo energético (conocido como *efecto Warburg*):** las células cancerosas alteran su método de producción de energía e incrementan su índice metabólico para mantener un rápido crecimiento.
8. **Evitación de la destrucción inmunitaria:** las células cancerosas deprimen la función de células inmunitarias clave, entre ellas las células NK (linfocitos citolíticos naturales), escapando al mismo tiempo de los sistema de vigilancia inmunológica.
9. **Inflamación favorecedora del tumor:** los tumores activan una respuesta inflamatoria que incrementa su acceso a factores de crecimiento y al aporte de sangre.
10. **Inestabilidad y mutación genómicas:** casi todas las células cancerosas tienen una capacidad defectuosa de reparación del ADN, lo cual permite la reproducción de células mutadas.

Aunque se conocen más de doscientos tipos de cáncer, se han identificado diez rasgos específicos y comunes a todos ellos. Los denominados signos distintivos de cáncer son los mecanismos de defensa contra el cáncer programados en todas las células y que han de fracasar para que una célula se torne cancerosa. En otras palabras, las células sanas disponen de diez sistemas diferentes de seguridad para impedir que el cáncer brote y siga adelante, razón por la cual no todos tenemos un cáncer plenamente diagnosticable a pesar de la ya mencionada presencia de células cancerosas en nuestro organismo. En el año 2000, Douglas Hanahan y Robert Weinberg publicaron un revolucionario artículo de revisión en la revista *Cell* en el que identificaban los seis signos distintivos originales, y en 2011 actualizaron su lista proponiendo cuatro más[9]. Aunque, por supuesto, existen voces críticas con sus afirmaciones, en general estos diez signos distintivos de cáncer han sido ampliamente aceptados por la medicina occidental. En el presente libro revisamos varios de ellos desde una perspectiva metabólica. Pero el punto en el que difiere nuestro planteamiento es el siguiente: la medicina occidental identifica las mutaciones genéticas o los mecanismos puntuales exactos que causan estas fisuras en el sistema con el fin de diseñar fármacos para tratarlos. Nuestro planteamiento *previene la aparición de fisuras en primera instancia.* Y si aun así se produce la fisura, prescribimos un «contraagente» nutricional o metabólico. Hay que tener en cuenta que cada uno de estos sistemas de seguridad biológicos, o signos distintivos, es increíblemente complejo; el cuadro de la página anterior no es más que una sinopsis extremadamente básica de sus mecanismos. El propósito principal es que el lector se haga una idea de lo complejo que es en realidad el cáncer.

De qué manera utiliza esta información la medicina convencional

No hay duda de que el hecho de conocer los numerosos modos en los que actúa el cáncer es un magnífico ejemplo de los progresos realizados por la ciencia moderna. Pero en lo que respecta a la eficacia en el desarrollo de nuevos tratamientos basados en estos signos (por no mencionar los millones de dólares invertidos en investigación), el éxito, desgraciadamente, no ha sido muy grande. En lugar de ello, hemos experimentado o asistido a los devastadores efectos físicos secundarios de las terapias dirigidas convencionales, basadas en agentes químicos. En muchos casos, el coste económico y emocional ha sido importante, e inútil. Durante los últimos setenta y cinco años, la «guerra contra el cáncer» se ha centrado en el desarrollo de esas terapias dirigidas y en el mapeado del genoma humano en busca de las pistas genéticas del cáncer. Pero la pócima mágica que los científicos han estado buscando sigue mostrándose esquiva, dejando un rastro de terapias fallidas y altamente tóxicas. Aun así, el 95 % del gasto en cáncer se destina a investigación genética, mientras que la prevención recibe solo en torno al 5 % restante[10]. ¡El cinco por ciento! Un estilo realmente muy occidental: tratar la enfermedad, no la causa. Y lo que es aún peor, nuestro modelo de prevención se centra en fármacos, vacunas y métodos de detección sistemática basados en radiaciones, como mamografías, que son también un factor de riesgo de cáncer. Desgraciadamente, las mamografías que arrojan falsos positivos y los sobrediagnósticos de cáncer de mama en mujeres de edades comprendidas entre los cuarenta y los cincuenta y nueve años suponen en Estados Unidos un coste anual de 4.000 millones de dólares en atención sanitaria, de acuerdo con un estudio de abril de 2015 publicado en la revista *Health Affairs*[11].

Probablemente no cause sorpresa alguna que áreas de investigación del cáncer y de desarrollo de fármacos se hayan convertido en un gran negocio. Solo en 2014, el mercado global de fármacos para el cáncer alcanzó los 100.000 millones de dólares[12]. En Estados Unidos algunos fármacos, como el bevacizuma, por ejemplo, pueden suponer para el paciente un gasto de 8.000 dólares al mes. El coste medio de un nuevo fármaco oncológico es superior a 100.000 dólares al año y los costes médicos asociados al cáncer llegan a arruinar a muchas familias. Según estimaciones de 2010, el 40 % de los pacientes confesaron haber gastado todos sus ahorros, casi el 30 % confesaron tener deudas y un 54 % de quienes se encontraban en la situación de tener que afrontar la catastrófica carga económica del cáncer afirmaban que les estaba resultando difícil pagar el tratamiento[13]. De modo que, si por un lado el cáncer puede llegar a ser un gran negocio, por otro ha demostrado ser tan mortal como costoso para el paciente.

Detengámonos un momento en el fármaco biológico bevacizumab, que fue desarrollado para inhibir la angiogénesis, uno de los signos distintivos del cáncer. El bevacizumab actúa bloqueando una proteína llamada *factor de crecimiento del endotelio vascular* (VEGF, por sus siglas en inglés), que es codificado por el gen *VEGF* y que favorece la formación de vasos sanguíneos nuevos, los cuales ayudan a alimentar las células tumorales. Sobre la base de este mecanismo, el bevacizumab fue aprobado para su uso en el cáncer de mama metastásico (estadio IV) en febrero de 2008 bajo el «programa de aprobación acelerada» puesto en marcha por la agencia estadounidense responsable de la regulación de los alimentos, la Food and Drug Administration (FDA). Este programa permite el uso de un fármaco antes de su plena aprobación, ofreciendo a los pacientes acceso temprano a novedosos y prometedores fármacos para el tratamiento de enfermedades graves o mortales, mientras se siguen llevando a cabo los ensayos clínicos finales confirmatorios[14]. El estudio inicial aleatorizado en fase 3 del bevacizumab, conocido como E2100, encontró que pacientes a los que se administraba bevacizumab en combinación con otro fármaco, el paclitaxel, sobrevivían sin progresión de sus tumores apenas seis meses más que los pacientes a los que se había administrado solo paclitaxel. Seis meses. Esto se considera un gran éxito en el mundo del cáncer. Aparte de esto, el VEGF es solo una de las veintiséis vías de angiogénesis; simplemente es la más estudiada. Este ejemplo arroja luz sobre el hecho de que hemos encontrado un solo fármaco que actúa sobre una única proteína, pero que ignora las otras veinticinco vías —algo que, en cambio, los alimentos pueden abordar de manera simultánea.

En febrero de 2011 la revista *Journal of the American Medical Association* publicó los resultados de dieciséis estudios confirmatorios de 5.608 pacientes tratados con bevacizumab y en los que se había hallado, de hecho, un riesgo un 50% más alto de morir por episodios adversos relacionados con el tratamiento, en comparación con la administración únicamente de quimioterapia. El riesgo de problemas mortales como hemorragias, coágulos sanguíneos y perforación intestinal se triplicaba cuando se había utilizado bevacizumab junto con ciertos tipos de fármacos quimioterápicos, particularmente medicación a base de platino y taxano[15]. Con todo ello, la FDA retiró la aprobación del uso de bevacizumab para el tratamiento del cáncer de mama, aunque se mantiene para otros cánceres. Lo peor de toda esta historia es que el bevacizumab era la única esperanza que se ofrecía a millones de mujeres gravemente afectadas por ese cáncer.

¿Es posible que esto sea realmente todo cuanto puede ofrecer la oncología convencional? De hecho, la cirugía, la quimioterapia y la radioterapia solo cortan en superficie las malas hierbas del jardín, dejando las raíces dentro, enterradas en el suelo, para que crezca de nuevo una planta más fuerte y resistente. Por supuesto, no queremos negar que pueda existir un momento y un lugar para estos tratamientos dependiendo del caso de cáncer, pero podría considerarse una negligencia por parte de los oncólogos no adoptar un enfoque más amplio y contemplar a la persona en conjunto a la hora de diseñar planes integrales de tratamiento del cáncer. No obstante, es importante señalar que, si por un lado somos críticas con el actual modelo de atención convencional, con este libro no pretendemos simplemente vapulear la medicina occidental, sino más bien abarcar todos los modelos existentes, con la alimentación como base de la curación. El tratamiento del cáncer no tiene que ser «o esto o lo otro»; la aplicación del modelo metabólico puede ser eficaz por sí sola, al mismo tiempo que mejora el resultado de tratamientos convencionales cuando se utilizan de manera conjunta.

Descubrirás que muchas cosas de las que ocurren en tu organismo y fuera de él provocan cáncer, más de las que actualmente se nos dice, y que disponemos de una opción de tratamiento (y prevención) que está muy cerca de nosotros, en el frigorífico o en nuestro huerto. Pero, por favor, recuerda que nos enfrentamos a un montón de información errónea y a una total falta de apoyo por parte de la oncología convencional en lo referente a la alimentación. De hecho, es muy típico que, cuando un paciente recién diagnosticado de cáncer pregunta a su oncólogo sobre qué es lo que debe comer para favorecer su salud, la respuesta sea: «No hay problema, puedes comer lo que quieras; solo no pierdas peso». Debes saber esto: menos del 25 % de todas las universidades de medicina ofrecen estudios en nutrición, y la mayoría son optativos. Es probable que el médico en cuestión tenga escasos conocimientos de nutrición básica, nunca de nutrición en profundidad, biológica e integradora, y en consecuencia sencillamente no estará cualificado para asesorar sobre esta cuestión. Y no les ocurre solo a los médicos; existe todo un ejército de especialistas en medicina natural que no son precisamente expertos en bioquímica nutricional. A lo largo de este libro echaremos por tierra científicamente varios dogmas de la alimentación actualmente dominantes en el mundo de la medicina natural. En el polo opuesto, cada día más oncólogos y otros profesionales médicos reconocen el papel de la nutrición metabólica en la salud de sus pacientes, aunque aún no en medida suficiente.

Las recomendaciones sobre nutrición de la American Cancer Society (ACS) han sido formuladas por dietistas registrados y formados según el modelo de la pirámide alimentaria (léase: agricultura a gran escala). Sus patrocinadores corporativos son la American Dairy Association, Abbott Nutrition (fabricante de vacunas estacionales y del ibuprofeno) y PepsiCo. Los tentempiés «rápidos y fáciles» que proponen a la gente que está siguiendo tratamiento contra el cáncer son bizcochos, galletas, helados y alimentos calentados en el microondas (no es ninguna broma; visita su web y compruébalo)[16]. Estas recomendaciones hacen oídos sordos a los numerosos e importantes estudios que han demostrado que el azúcar causa cáncer, o por lo menos lo estimula, por no mencionar el trabajo de Otto Warburg y Thomas Seyfried en el campo de la teoría metabólica del cáncer (y que analizamos en el capítulo 4; véase «De qué modo las células cancerosas engullen la glucosa: el efecto Warburg»). Un estudio convencional realizado en 2016 por el Anderson Cancer Center de la Universidad de Texas llegó a la conclusión de que las dietas ricas en azúcares son «un importante factor de riesgo» de ciertos tipos de cáncer, especialmente del cáncer de mama. Simplemente debemos invertir la actitud de menosprecio hacia el papel que tienen la alimentación y el estilo de vida en la prevención o la progresión del cáncer. Porque puede que sea nuestra única esperanza.

Una estrategia metabólica, no tóxica y de nutrición en profundidad es la respuesta a la prevención y al tratamiento del cáncer. Este libro es nuestra llamada a las armas; debemos centrarnos en el 90-95 % de los cánceres que tienen su causa en la dieta estándar estadounidense y en la exposición a toxinas ambientales. Sencillamente no podemos encogernos de hombros ante un diagnóstico de cáncer, ya sea nuestro, ya sea de un ser querido.

Si un nuevo virus empezara a matar a una de cada cuatro personas en Estados Unidos, puedes apostar tu lazo rosa, símbolo de la lucha contra el cáncer, a que se encontraría cura rápidamente. Mientras la medicina occidental sigue avanzando por el polvoriento camino sin salida en busca de una respuesta genética y dirigida al cáncer, ha llegado el momento de que comencemos a tomar el control de nuestra propia salud y de las opciones de atención para la salud. Vamos a decirlo una vez más: el cáncer es una enfermedad metabólica, ambiental y emocional. No es solo un tumor: es la expresión de desequilibrios susceptibles de corrección y que se producen dentro y fuera de nuestro cuerpo. Es el momento de lograr la remisión para toda la vida. Es el momento de despertar algo de esperanza real y de desarmar la enfermedad más mortal de los tiempos modernos. ¿Cómo? Con la estrategia metabólica contra el cáncer.

CAPÍTULO 1

La solución está en una estrategia metabólica

Las enfermedades no surgen de la nada. Se desarrollan a partir de pequeños pecados diarios contra la naturaleza. Cuando se acumulan suficientes pecados, la enfermedad súbitamente aparece.

—HIPÓCRATES

Las fuerzas naturales de nuestro interior son los verdaderos sanadores de la enfermedad.

—HIPÓCRATES

La estrategia metabólica contra el cáncer es un programa natural de nutrición que aprovecha las propiedades medicinales de alimentos tradicionales, dietas terapéuticas y planteamientos de estilo de vida no tóxicos como agentes preventivos y contraagentes frente al cáncer. Desarrollamos este programa durante nuestros treinta años de trabajo en los campos de la medicina natural, la acupuntura, la medicina oriental, la nutrición y la oncología integrativa.

Nasha Winters ha estudiado y utilizado esta estrategia tan diferente, y tan eficaz, para la prevención y la neutralización del cáncer durante más de veinticinco años. Su planteamiento se aparta considerablemente de la oncología convencional y lleva muchos años salvando vidas, incluida la suya propia. La experiencia personal de Nasha con el cáncer comenzó hace más de veinte años, cuando el diagnóstico de un cáncer de ovario en estadio IV la llevó a abandonar su intención de obtener el título de medicina convencional y a orientarse hacia la medicina natural. Para tratar su propio cáncer empleó una estrategia integradora, reforzada con una dieta tradicional de alimentos completos y con adaptaciones ambientales. Gracias a la «medicina alternativa» Nasha no solo es una *superviviente* de cáncer, sino que está más sana y tiene más vitalidad que antes de que le diagnosticaran la enfermedad. Esta experiencia personal la llevó a fundar su consulta de oncología naturopática, que a su vez ha ayudado a miles de otros pacientes a lograr lo que ella ha conseguido: no solo superar el cáncer, sino estar más sanas que antes.

Cuando los pacientes oncológicos no alcanzan los resultados deseados con los tratamientos convencionales, acuden a la consulta de Nasha en busca de otra opción; para algunos, es su última y única esperanza. La mayoría de estas personas alcanzan resultados clínicos mucho mejores (en algunos casos podríamos verdaderamente hablar de «milagros») y una mayor calidad de vida viviendo con cáncer que pacientes que siguen estrictamente el modelo médico convencional. Debido a la importancia que otorga a la alimentación tradicional, a los alimentos completos y ricos en nutrientes y a las dietas terapéuticas, Nasha formó equipo con la terapeuta experta en nutrición Jess Higgins Kelley, con objeto de ampliar las opciones de tratamiento y asesorar mejor a sus pacientes. Juntas se dieron cuenta de que tenía que haber una manera mejor de abordar esta enfermedad tan debilitante como susceptible de prevención. Y la encontraron.

Después de años de ejercicio clínico y de exhaustiva investigación, bebiendo también de la experiencia de reconocidos profesionales en distintos campos pero con planteamientos afines a los nuestros, sin dejar pasar nada por alto en la valoración de nuestros pacientes, hemos identificado diez elementos clave del «terreno» de la persona, elementos que requieren optimización con el fin de prevenir y tratar con éxito el cáncer. El término *terreno*, utilizado habitualmente en el léxico naturopático, se refiere a los ecosistemas biológicos interno y externo de la persona. El organismo es una biosfera completa, un jardín lleno de sistemas y redes en comunicación e interacción entre sí. Llámalo como quieras —cuerpo, jardín, terreno—, ya que el significado es el mismo. Todo ser humano posee sistemas internos en funcionamiento (el corazón bombea sangre, los pulmones inspiran aire) que responden a acontecimientos externos, entre ellos la exposición a agentes estresantes o contaminantes.

El conocimiento de las complejidades del terreno biológico de cada persona es comparable al conocimiento que tiene un jardinero de las condiciones ideales para el crecimiento de sus plantas. Un jardinero de éxito sabe que hace falta algo más que un pedazo de tierra y un paquete de semillas para tener una buena cosecha. Hace falta tener conocimientos de la bioquímica del suelo, de las necesidades de cultivo de los distintos tipos de semillas, del adecuado equilibrio de nutrientes, de agentes fertilizantes y de la cantidad correcta de agua y luz solar. También debe saber el modo en que plagas, insectos, malas hierbas y hongos pueden afectar al suelo o a las plantas. Los diez elementos del terreno que hemos identificado son como sistemas dentro del jardín.

Regular el terreno biológico de un ser humano sano es comparable a cultivar un jardín que crece exuberante. Cuando el cuerpo de un ser humano recibe una alimentación que proporciona cantidades adecuadas de macro y micronutrientes, vitaminas, minerales, se encuentra expuesto a diversos microbios y recibe el grado apropiado de ejercicio físico, sueño, agua fresca, luz solar, amor y atención, entonces el cuerpo, como un jardín sano, florece. Por el contrario, si es alimentado con antinutrientes y agentes químicos, recibe insuficiente insolación y soporta demasiado estrés, se marchitará.

De modo que la clave es la siguiente: dado que nos referimos al cáncer como células que se comportan mal en respuesta a una dieta o a un medio tóxico, debemos optimizar los mecanismos de curación del organismo en lugar de declararles la guerra. Necesitamos tratar el terreno, no el tumor. Debemos fortalecer el cuerpo, en lugar de atacarlo. Nuestro plan funciona: el único efecto secundario de la estrategia metabólica es el de sentirse mejor. Mucho mejor. De hecho, durante más de una década Nasha ha atendido en su consulta a cientos de pacientes de cáncer en estadio IV que ya han vivido mucho más allá de su «fecha de caducidad» porque siguieron este modelo. Como explicaremos, cada elemento del terreno se optimiza utilizando la más antigua forma de medicina: los alimentos. Suena sencillo, aunque en el mundo de la medicina moderna este planteamiento ha llegado a ser considerado tan radical como «infundado».

Los diez elementos del terreno

El núcleo de nuestro planteamiento se centra en la ciencia de utilizar la nutrición terapéutica para actuar de forma positiva sobre el metabolismo, creando un medio inhóspito para el cáncer al mismo tiempo que se retiran de la dieta y del estilo de vida factores que lo provocan. Lo que resulta más asombroso, pero que a la vez suele ignorarse, es que se haya demostrado que agentes presentes en la dieta influyen en cada uno de los diez signos distintivos de cáncer[1]. Con efectos como reducir la diseminación (*metástasis*) de las células cancerosas, favorecer la muerte de las mismas (*apoptosis*) o inhibir los factores de crecimiento, lo creas o no, *el alimento correcto* es el enemigo más feroz del cáncer. En 2015, el especialista en cáncer Keith Block, junto con un quipo internacional de trabajo de 180 científicos, publicó un documento fundamental sobre el diseño de una estrategia integradora y de amplio espectro para la prevención y el tratamiento del cáncer. El artículo identificaba docenas de fitonutrientes no tóxicos que actúan sobre los diez signos distintivos de cáncer y sobre las vías conocidas de génesis y propagación del cáncer[2].

Lo que esto significa es que comer bien no solo es algo bueno, sino que los fitonutrientes concretos de los que hablamos en las páginas de este libro ejercen una probada acción medicinal contra el cáncer. Y si bien circulan por ahí muchas dietas contar el cáncer, aquí desacreditamos varias de ellas —vegetariana, vegana, ácido-alcalina y la dieta Budwig, por citar algunas—. Ciertamente, la intención de estas dietas es encomiable, pero todas ellas tienen defectos fundamentales y vamos a explicar cuáles son. No hay duda de que ciertos alimentos actúan como poderosos agentes anticancerígenos, mientras que otros son los más fuertes aliados del cáncer. Este libro te enseñará cuál es la diferencia entre ambos tipos de alimentos. Al incorporar los diez elementos del terreno a una nutrición en profundidad y a las opciones no tóxicas de estilo de vida que recomendamos aquí, tu capacidad para prevenir el cáncer y sobrevivir a la enfermedad aumentarán de forma exponencial[3]. Los diez elementos del terreno (los *Terrain Ten*, en inglés) que hemos identificado son los elementos fisiológicos y emocionales del ser humano que requieren equilibrio y optimización para detener y prevenir el desarrollo de cáncer.

A medida que vayas avanzando en la lectura del libro te darás cuenta de que, aunque los diez elementos del terreno aparezcan descritos por separado y de forma lineal, en el proceso dinámico de la salud y de la enfermedad se cocinan todos juntos. Los diez elementos componen el completo ecosistema que constituye el «terreno» de un individuo y cada uno de ellos poliniza de forma cruzada al otro. Todos los sistemas están interconectados y, del mismo modo que la piedra que se arroja a un lago en calma crea ondas en toda su superficie, así la alteración de un elemento del terreno afecta de manera negativa a los demás. Por ejemplo, niveles altos de estrés conducen a desequilibrios hormonales y de glucosa en sangre. A su vez, niveles altos de glucosa en sangre deprimen el sistema inmunitario. El punto importante es que el cáncer puede capitalizar los desequilibrios de cada uno de los diez elementos del terreno. Por consiguiente, nuestro modelo terapéutico contempla a la persona en conjunto, no solo el tumor. Un tumor es el efecto secundario que se produce cuando el terreno de una persona pierde el equilibrio, cuando se arrojan demasiadas piedras a un estanque tranquilo. Y como ya hemos dicho, el cáncer no aparece un buen día porque sí, no es algo que ocurra porque «te ha tocado a ti», y tampoco es cuestión de mala suerte. Del mismo modo que las malas hierbas en el jardín alertan al jardinero sobre deficiencias de minerales o de otro tipo en el suelo, el cáncer es un mensajero que está diciendo que algún elemento en tu interior —emocional, espiritual o físico— no se encuentra en armonía.

En cada capítulo ilustramos el modo en que los elementos de la vida moderna y de la pirámide alimentaria occidental, el consumo excesivo de azúcar, los alimentos genéticamente modificados, las prácticas de la moderna agricultura, la soja tratada, los cereales y el gluten, los pesticidas, los antibióticos, las dietas bajas en grasa, las dietas veganas, los alimentos procesados, las deficiencias de nutrientes, el sedentarismo, el estrés y muchos otros factores contribuyen de manera directa a los desequilibrios del terreno y al desarrollo de cáncer. Se producen a diario muchos ataques al terreno y nuestro objetivo es enseñar al lector a evitarlos o, al menos, a minimizarlos. Es posible que lleves una alimentación «perfecta», pero si no limpias tu medio externo tampoco llegarás muy lejos en lo referente a cambiar tu terreno interno. Hasta las personas más inteligentes y más instruidas no tienen en cuenta el impacto que poseen sobre su terreno la exposición diaria a las toxinas presentes en la comida, el aire, el agua, los productos que utilizamos, los agentes estresantes, las relaciones y las actitudes. Nuestra intención es crear conciencia sobre ello, al mismo tiempo que deseamos que sepas que, a veces, es posible que encuentres algo agobiante lo que estás leyendo. También a nosotras nos lo parece. Pero el conocimiento es poder, y la persona tiene mucho más poder y capacidad de control sobre su cáncer de lo que tal vez piense: el 95 % de la enfermedad está relacionado con la dieta y los aspectos del estilo de vida que identificamos en este libro.

Los diez elementos del terreno

1. Modificaciones genéticas, epigenéticas y nutrigenómicas
2. Equilibrio de glucosa en sangre
3. Gestión de la carga tóxica
4. Repoblación y equilibrio del microbioma
5. Potenciación del sistema inmunitario
6. Modulación de la inflamación y del estrés oxidativo
7. Mejora de la circulación sanguínea, al tiempo que se inhiben la angiogénesis y la metástasis
8. Restablecimiento del equilibrio hormonal
9. Regulación de los niveles de estrés y de los biorritmos
10. Mejora del bienestar mental y emocional

Cambio de enfoque

Todo organismo en la Tierra requiere alimento para crear energía y poder vivir y reproducirse. El alimento es el combustible que permite que nuestro organismo siga su camino. Toda la energía, la información genética y los materiales estructurales y de regulación para tu terreno provienen de los nutrientes. En pocas palabras, los alimentos y los nutrientes obtenidos de ellos son necesarios para mantener la vida. Cuando los niveles de nutrientes son deficientes, los síntomas (como dolores de cabeza, fatiga, aumento de peso, dolor y malestar) se presentarán seguidos de enfermedad. Niveles bajos de vitamina D causan raquitismo, niveles bajos de vitamina C causan escorbuto, valores sanguíneos bajos de folato en una mujer embarazada dan lugar a espina bífida en el feto. Si no comemos, morimos en un plazo de 40 a 180 días (dependiendo del peso corporal; ¡personas obesas han sobrevivido y han mantenido la salud sin comer durante cinco meses!). Con la alimentación adecuada, podemos curarnos. Ya es hora de que demos crédito a aquello que lo merece: ciertos alimentos y hábitos alimentarios nos han mantenido vivos durante 2,6 millones de años. La nutrición en profundidad a través de una estrategia metabólica es la respuesta al cáncer. Y así, mientras la medicina occidental trata de aislar las formas activas de los alimentos para crear versiones sintéticas susceptibles de ser patentadas, desde estas páginas recomendamos los alimentos completos y prácticas alimentarias como el ayuno, que nos han mantenido en la Tierra durante milenios. Has leído bien: no comer es una poderosa medicina. Todos los alimentos contienen más de un ingrediente activo y nosotras creemos en el poder terapéutico de las sinergias.

Cuando el azúcar, los cereales transformados, la soja, los conservantes, los aditivos, las grasas trans, los aceites sintéticos, los pesticidas y herbicidas, el maíz y la soja genéticamente modificados y la comida basura son sustituidos por verduras ecológicas, silvestres y fermentadas, caldos de hueso y carnes ecológicas, grasas saludables, hierbas concretas y una adecuada hidratación, el terreno cambia en cuestión de días. Hemos visto que esto ocurre y lo hemos probado —cientos de veces a lo largo de años— durante nuestras experiencias de varios días de retiro para sanar de cáncer. Los marcadores epigenéticos cambian, los niveles de glucosa en sangre disminuyen, el sistema inmunitario se ve fortalecido, las hormonas se reequilibran, la digestión mejora, se eliminan toxinas y las nieblas de la depresión se disipan. Cuando se eliminan el estrés, los disruptores endocrinos y del sueño y las toxinas emocionales y ambientales, y todo ello es sustituido por paz, propósito, nutrientes, productos no tóxicos, descanso, ejercicio y relaciones saludables, el organismo adquiere una resistencia increíble. Todos estos elementos son lo suficientemente poderosos para hacer mella en el ADN, y eso es una buena medicina. Al cáncer no le gusta nada de eso.

Lo habrás oído antes, pero es cierto: eres lo que comes. Pero, por supuesto, las cosas van más allá: «No solo somos lo que nosotros comemos, sino también lo que ha comido nuestra comida». Cuando se trata de vegetales altamente nutritivos, la calidad del suelo donde han crecido es esencial. Por otro lado, cuando los animales son alimentados con dietas tóxicas, se convierten en tóxicos como alimento. Si se da de comer antibióticos, hormonas y cereales y legumbres genéticamente modificados a los animales, estos pasan de ser sanos a convertirse en auténticos vertederos andantes —por no hablar de la creciente resistencia a los antibióticos. Nuestra estrategia profundiza en la calidad de los alimentos y también en la bioindividualidad. No existe, no puede existir y no debe existir una dieta de talla única para todas las personas y en todo momento. La alimentación ha de cambiar según la estación del año, por ejemplo, y se basa en gran medida en lo que nos dice nuestra genética. En cada capítulo analizaremos numerosos factores nutrigenómicos, es decir, consideraremos el modo en el que nuestros genes influyen en nuestra alimentación y viceversa.

Como puede deducirse del título del libro, nosotras suscribimos la teoría metabólica del cáncer, el hecho probado de que el azúcar es el combustible de las células cancerosas y de que la alteración del metabolismo mitocondrial es la causa definitiva del cáncer. De hecho, un documento de investigación de diciembre de 2016 sobre un metanálisis en el que se evaluaron más de doscientos estudios llevados a cabo entre 1934 y 2016 llegó a la conclusión de que la diferencia más importante entre células normales y células cancerosas es el modo en el que respiran, o generan energía[4]. Las células cancerosas utilizan un proceso primario de fermentación que convierte de forma ineficaz la glucosa de los carbohidratos en energía necesaria para sostener su rápido crecimiento, un proceso que comentaremos con mayor detalle en el capítulo 4. Pero el hallazgo más importante es que los ácidos grasos (grasas de la dieta) no pueden ser fermentados por las células cancerosas, lo cual da lugar a que una dieta cetogénica constituya el abordaje dietético del cáncer más poderoso identificado hasta la fecha. Y gracias a más de cien años de investigación por parte de los médicos y científicos Otto Warburg, Thomas Seyfried, Dominic D'Agostino y Valter D. Longo, entre otros, sabemos ahora sin sombra de duda que las dietas cetogénicas y de bajo índice glucémico, y el ayuno intermitente deben formar parte integrante de cualquier programa eficaz de alimentación anticáncer. Hablaremos de todo ello en relación con los diez elementos del terreno.

Somos conscientes de que muchas personas se sentirán atraídas por lo que aquí decimos y otras no. Nuestro planteamiento pretende empoderar a las personas. Desgraciadamente, muchos pacientes de cáncer dedican más tiempo a buscar un coche nuevo que a su lista de la compra. La alimentación como forma de prevención y tratamiento del cáncer requiere compromiso, y eso no siempre es fácil. Por otro lado, la medicina convencional permite al paciente ser pasivo. El médico lleva a cabo la intervención quirúrgica o administra la quimioterapia y el paciente simplemente espera los resultados de las pruebas. En el modelo convencional la curación, y en última instancia la confianza, recaen en el médico. Sin embargo, nosotras creemos y hemos observado una y otra vez en consulta que la verdadera curación se produce cuando el paciente participa activamente en el proceso. Nuestro trabajo va dirigido a aquellas personas motivadas para tomar las riendas de su salud y que tienen la voluntad de realizar cambios en su estilo de vida. Es cuestión de tomar conciencia de uno mismo y tal vez de cambiar cosas que nunca habrías pensado que sería posible cambiar. Es cuestión de hacerse preguntas y de no avergonzarse de las respuestas. Es cuestión de borrar la noción de que eres una víctima del cáncer y de que no tienes control sobre el proceso. Porque sí lo tienes.

CAPÍTULO 2

Evaluación del terreno

El conocimiento consciente es el mayor agente de cambio.

—Eckhart Tolle

Conoce al enemigo y conócete a ti mismo; en un centenar de batallas, nunca serás derrotado.

—Sun Tzu

Si tu intención es prevenir el cáncer, si recientemente te han diagnosticado cáncer o si te encuentras en fase de remisión, es esencial que valores los elementos que pueden contribuir a su desarrollo o que de hecho lo están haciendo. Mediante la identificación y la priorización de los impulsores del proceso del cáncer adquirirás la capacidad de frenar esta enfermedad mortal, que es como un camión fuera de control. Los mecanismos que rigen el desarrollo del cáncer tienen múltiples aspectos y están interconectados, mucho más que nombre, edad y diagnóstico. Visto desde el lado positivo, el cáncer, o la preocupación por el cáncer, pueden actuar como un mensajero portador de una vehemente invitación a indagar en el motivo por el que tu vida ha llegado a tal desequilibrio. Después dependerá de ti decidir si quieres cambiarla.

En este capítulo deberás responder a diez preguntas relacionadas con cada uno de los diez elementos clave del terreno y, de este modo, comenzarás a identificar en qué puntos tu terreno ha perdido el equilibrio. Este cuestionario no pretende diagnosticar, tratar, ni curar tu cáncer, sino simplemente aumentar tu conocimiento consciente. A menudo nuestros pacientes nos dicen en un principio: «Yo estaba tan sano antes del cáncer», una autopercepción que puede hacer que el diagnóstico suponga un *shock* aún más grande. Tras completar este cuestionario y valorar detenidamente todas las áreas, empezará a producirse en ti la revelación. Este ejercicio te ayudará a determinar dónde debes centrar la atención en primer lugar y qué pasos debes dar a continuación. Considéralo tu plan de empoderamiento.

Comienza respondiendo a todas las preguntas de los diez cuestionarios. Después contabiliza el número de preguntas a las que has respondido «sí» en cada sección y anota cuáles son las áreas del terreno en las que la puntuación ha sido más alta. Las áreas con más respuestas afirmativas serán aquellas a las que deberás dar prioridad y en las que deberás centrarte en primer lugar. No te agobies si la puntuación es alta en todas las secciones; le pasa a mucha gente. El objetivo es simplemente llamar tu atención sobre las áreas de tu cuerpo o de tu vida que es posible que necesiten apoyo, y también identificar las áreas en las que tienes el control y aquellas en las que no lo tienes. Has de saber que comenzar a abordar cualquiera de estas diez áreas mejorará considerablemente la capacidad de tu organismo para responder a terapias convencionales y reducirá los efectos secundarios de los tratamientos, pero además te hará más fuerte y más capaz de prevenir la aparición de cáncer.

TABLA 2.1. GENÉTICA Y EPIGENÉTICA

1. ¿Has obtenido un resultado positivo en pruebas de *BRCA1* y/o *BRCA2*?		Sí	No
2. ¿Has obtenido un resultado positivo para algún otro tipo de mutación génica, entre ellas: *EPCAM, MLH1, MSH2, MSH6, PMS2, RB* o *TP53*? Si no lo sabes, marca «No»		Sí	No
3. ¿Eres heterocigótico/a u homocigótico/a para mutación de *MTHFR*?		Sí	No
4. ¿Eres heterocigótico/a u homocigótico/a para mutación de *VDR, COMT* y/o *CYP1B1*		Sí	No
5. ¿Tienes antecedentes familiares de cáncer?		Sí	No
6. ¿Vivieron tus abuelos en tiempos de grave hambruna, sobrevivieron a algún desastre natural o vivieron en una época de grandes tensiones?		Sí	No
7. ¿Se vieron tus padres expuestos a un grado elevado de estrés y/o a toxinas ambientales?		Sí	No
8. ¿Tu madre fumaba o tomó drogas o medicamentos de algún tipo cuando estaba embarazada de ti?		Sí	No
9. ¿Sufriste algún tipo de trauma en tu infancia?		Sí	No
10. ¿Tomas algún fármaco, incluidos los de venta sin receta?		Sí	No
Número total de respuestas «Sí»			

Si has obtenido en esta sección la puntuación más alta, por favor céntrate de forma especial en el capítulo 3.

TABLA 2.2. EQUILIBRIO DE GLUCOSA EN SANGRE

1. ¿Tienes algún diente de leche?	Sí	No
2. ¿Te resulta difícil dormirte si no has tomado un tentempié por la tarde o por la noche y/o te despiertas con hambre durante la noche?	Sí	No
3. ¿Te invade el mal humor (irritable porque tienes hambre) si te saltas una comida o esta se retrasa?	Sí	No
4. ¿Sueles saltarte el desayuno?	Sí	No
5. ¿Son los alimentos a base de azúcar (p. ej., golosinas, galletas, pasteles, refrescos, pan, gofres) tus principales antojos y/o los alimentos que te aportan consuelo?	Sí	No
6. ¿Consumes más de 25 gramos de azúcar añadido al día (más de un refresco, una chocolatina o un yogur de sabores)?	Sí	No
7. ¿Tu índice de grasa corporal es mayor del 25%?	Sí	No
8. ¿Sientes cansancio o te apetece azúcar después de una comida?	Sí	No
9. ¿Tú o algún familiar tenéis antecedentes o bien os ha sido diagnosticado síndrome metabólico, hipoglucemia, prediabetes, resistencia a la insulina, síndrome de ovario poliquístico (SOPQ), pancreatitis, cáncer de páncreas o diabetes de tipo 1 o 2?	Sí	No
10. ¿Tomas bebidas alcohólicas más de tres veces a la semana?	Sí	No

Número total de respuestas «Sí»

Si has obtenido en esta sección la puntuación más alta, por favor presta especial atención al capítulo 4.

TABLA 2.3. CARGA TÓXICA

1. ¿Vives actualmente (o creciste) cerca de algún vertedero tóxico o de una fábrica, una base militar, una planta industrial, un área agrícola o un aeropuerto?	Sí	No
2. ¿Tienes alguna alergia ambiental conocida, como por ejemplo a olores como el perfume o la gasolina diésel?	Sí	No
3. ¿Utilizas el microondas, el móvil o el ordenador portátil durante un total de más de 3 horas al día?	Sí	No
4. ¿Utilizas pesticidas o herbicidas en tu casa o alrededor de ella, en el huerto o para tus mascotas?	Sí	No
5. ¿Utilizas productos no ecológicos para la limpieza del hogar o para el cuidado corporal (p. ej., champú o detergente para la ropa) y/o te tiñes el pelo con este tipo de productos?	Sí	No
6. ¿Limpias la ropa en seco en la tintorería, utilizas utensilios de cocina antiadherentes, bebes agua no filtrada o conservas el agua o los alimentos en botellas y recipientes de plástico?	Sí	No
7. ¿Tienes antecedentes de exposición al humo del tabaco de primera, segunda o tercera generación?	Sí	No
8. ¿Llevas algún empaste de amalgama de mercurio, trabajas en la industria odontológica, comes pescado más de tres veces a la semana y/o has estado expuesto/a alguna vez a metales pesados, incluido el plomo?	Sí	No
9. ¿Tienes antecedentes laborales de exposición conocida a productos químicos tóxicos, como amianto o metales pesados?	Sí	No
10. ¿Te cuesta sudar?	Sí	No
Número total de respuestas «Sí»		

Si has obtenido en esta sección la puntuación más alta, por favor presta especial atención al capítulo 5.

TABLA 2.4. MICROBIOMA Y FUNCIÓN DIGESTIVA

1.	¿Naciste de parto por cesárea?	Sí	No
2.	¿Recibiste alimentación mediante una fórmula de leche infantil antes del año de edad?	Sí	No
3.	¿Has utilizado alguna vez o utilizas actualmente desinfectante de manos y/o jabón antimicrobiano?	Sí	No
4.	¿Te han diagnosticado sobrecrecimiento bacteriano en intestino delgado (SBID), colitis ulcerosa, enfermedad de Crohn o cáncer de colon? ¿O tienes síntomas digestivos como gases, hinchazón, diarrea o estreñimiento?	Sí	No
5.	¿Has seguido en toda tu vida más de un ciclo de tratamiento antibiótico? ¿O has seguido alguna vez la preparación completa recomendada para una colonoscopia? (responde sí en caso de que sea verdad una u otra)	Sí	No
6.	¿Consumes productos lácteos y/o carne de origen no ecológico?	Sí	No
7.	¿Has recibido quimioterapia?	Sí	No
8.	¿Tomas fármacos antiinflamatorios no esteroideos (AINE) —como paracetamol, aspirina o ibuprofeno— o antiácidos más de un par de veces al año?	Sí	No
9.	¿Sueles comer menos de 6 raciones de vegetales distintos al día?	Sí	No
10.	¿Consumes alimentos procesados, cereales no ecológicos como pasta, pan o galletas más de una vez al mes?	Sí	No

Número total de respuestas «Sí»

Si has obtenido en esta sección la puntuación más alta, por favor presta especial atención al capítulo 6.

TABLA 2.5. FUNCIÓN INMUNITARIA

1. ¿Te han dicho que tus niveles de vitamina D están por debajo de 50 ng/ml?	Sí	No
2. ¿Tienes antecedentes personales o familiares de alguna enfermedad autoinmune, como por ejemplo artritis reumatoide?	Sí	No
3. ¿Usas medicamentos sin prescripción para combatir la fiebre?	Sí	No
4. ¿Tienes antecedentes de alguna de las siguientes enfermedades: por virus de Epstein-Barr (puede causar mononucleosis infecciosa); por papilomavirus humano (HPV); por citomegalovirus (CMV); infección de transmisión sexual (ITS o ETS); herpes zóster (culebrilla); enfermedad de Lyme; infección por hongos; o parasitosis?	Sí	No
5. ¿Es cierta alguna de las siguientes afirmaciones: (1) nunca has estado enfermo/a o (2) te agarras cualquier resfriado o gripe que se cruce en tu camino?	Sí	No
6. ¿Tienes alergias (es decir, alergia estacional, asma, urticaria y/o alergias a ciertos alimentos)?	Sí	No
7. ¿Te han diagnosticado enfermedad celíaca o intolerancia al gluten?	Sí	No
8. ¿Te han vacunado contra algo (por ejemplo, contra la gripe o el herpes zóster, o vacunas requeridas para viajar) o te ha sido prescrito algún tipo de inmunoterapia?	Sí	No
9. ¿Te han administrado alguna vez esteroides?	Sí	No
10. ¿Vive en tu casa algún niño menor de 5 años? ¿Y/o trabajas en un colegio, un hospital o un centro médico?	Sí	No
Número total de respuestas «Sí»		

Si has obtenido en esta sección la puntuación más alta, por favor presta especial atención al capítulo 7.

TABLA 2.6. INFLAMACIÓN

1. ¿Tienes antecedentes de eccema, psoriasis, acné, enrojecimiento, erupciones?	Sí	No
2. ¿Te han diagnosticado alguna vez artritis o sospechas que puedes tenerla?	Sí	No
3. ¿Sufres algún patrón de dolor físico, como dolor de espalda o de cadera, ya sea constante o intermitente?	Sí	No
4. ¿Padeces enfermedad inflamatoria intestinal, es decir, enfermedad de Crohn o colitis ulcerosa?	Sí	No
5. ¿Comes alimentos fritos o «comida rápida»?	Sí	No
6. ¿Tienes alguna alergia alimentaria conocida o sufres reflujo gastroesofágico?	Sí	No
7. ¿Confías en los AINE para controlar el dolor?	Sí	No
8. ¿Has sufrido o sufres actualmente niveles altos de estrés?	Sí	No
9. ¿Realizas ejercicio de alta intensidad más de 5 días a la semana?	Sí	No
10. ¿Tienes sobrepeso, consumes alcohol y/o comes menos de 6 vegetales distintos al día?	Sí	No

Número total de respuestas «Sí»

Si has obtenido en esta sección la puntuación más alta, por favor presta especial atención al capítulo 8.

TABLA 2.7. CIRCULACIÓN SANGUÍNEA Y ANGIOGÉNESIS

1. ¿Sufres hematomas con facilidad?	Sí	No
2. ¿Alguna vez te han diagnosticado un trastorno de la coagulación?	Sí	No
3. ¿Alguna vez te han diagnosticado hemocromatosis o niveles altos de ferritina (depósitos altos de hierro)?	Sí	No
4. ¿Tienes antecedentes de trombosis venosa profunda (TVP)?	Sí	No
5. ¿Tienes antecedentes de embolia pulmonar? (EP)	Sí	No
6. ¿Tienes hipertensión o hipotensión?	Sí	No
7. ¿Bebes menos de 2 litros de agua al día?	Sí	No
8. ¿Tomas algún anticoagulante (p. ej., warfarina o enoxoparina)?	Sí	No
9. ¿Sigues alguna medicación para el control de la presión arterial? ¿Y/o tomas ácido acetilsalicílico (aspirina) a diario?	Sí	No
10. ¿Haces ejercicio menos de 30 minutos 3 veces por semana?	Sí	No
Número total de respuestas «Sí»		

Si has obtenido en esta sección la puntuación más alta, por favor presta especial atención al capítulo 9.

TABLA 2.8. EQUILIBRIO HORMONAL

1. ¿Tienes antecedentes de anticonceptivos orales, terapia de sustitución hormonal estándar o mediante hormonas bioidénticas, uso de esteroides, tratamientos de fertilidad y/o tratamientos de bloqueo hormonal?	Sí	No
2. (Mujeres) ¿Tienes antecedentes de síndrome premenstrual (SPM), ciclos irregulares, mamas fibrosas y/o síntomas menopáusicos?	Sí	No
3. (Hombres) ¿Has sufrido algún cambio de la función sexual y/o has sido diagnosticado de disfunción eréctil?	Sí	No
4. ¿Tienes escasa libido (deseo sexual)?	Sí	No
5. ¿Tienes antecedentes de problemas de fertilidad, incluido aborto espontáneo?	Sí	No
6. ¿Te ha sido diagnosticado alguna vez un trastorno de tiroides?	Sí	No
7. ¿Te han diagnosticado alguna vez fatiga suprarrenal y/o niveles bajos de cortisol?	Sí	No
8. ¿Experimentas de manera habitual fluctuaciones de peso de más de 4 kilos?	Sí	No
9. ¿Manipulas habitualmente *tickets* de tiendas, bebes de botellas de plástico, te hallas expuesto/a a productos que contienen parabenos o comes proteína animal de origen no ecológico más de una vez al mes?	Sí	No
10. ¿Sigues actualmente o has seguido alguna vez una dieta baja en grasas?	Sí	No

Número total de respuestas «Sí»

Si has obtenido en esta sección la puntuación más alta, por favor presta especial atención al capítulo 10.

TABLA 2.9. ESTRÉS Y BIORRITMOS

1.	¿Alguno de tus síntomas o resultados de laboratorio han empeorado después de una etapa de mucho estrés? Y/o si te han diagnosticado cáncer, ¿el diagnóstico se realizó después de un período de estrés?	Sí	No
2.	¿Eres noctámbulo/a? ¿Y/o has tenido alguna vez un trabajo de noche o has cuidado de niños pequeños que te han mantenido despierto/a hasta tarde?	Sí	No
3.	¿Viajas a menudo de un lado a otro cruzando husos horarios?	Sí	No
4.	¿Hay luces encendidas mientras duermes por la noche; (p. ej., luces en la calle o un televisor)?	Sí	No
5.	¿Te parece que te cansas con facilidad?	Sí	No
6.	¿Tienes a menudo antojos de comida salada?	Sí	No
7.	¿Duermes menos de 8 horas por la noche y/o te acuestas después de las 11 p.m.?	Sí	No
8.	¿Pasas un rato frente a una pantalla (es decir, miras la televisión o usas algún dispositivo electrónico) después de las 5 p.m.?	Sí	No
9.	¿Pasas menos de 15 minutos al aire libre todos los días?	Sí	No
10.	¿Sientes niveles altos de estrés a diario?	Sí	No

Número total de respuestas «Sí»

Si has obtenido en esta sección la puntuación más alta, por favor presta especial atención al capítulo 11 .

TABLA 2.10. SALUD MENTAL Y EMOCIONAL

1. ¿Experimentas irritabilidad, cambios de humor y/o inestabilidad emocional?	Sí	No
2. ¿Te han diagnosticado un trastorno mental (p.ej., trastorno bipolar, depresión, ansiedad)?	Sí	No
3. ¿Te sientes ofendido/a con facilidad?	Sí	No
4. ¿Eres muy sensible a las reacciones y a la energía de otras personas?	Sí	No
5. ¿Experimentas alguna vez pensamientos repetitivos?	Sí	No
6. ¿Te resulta difícil contar tu verdad en determinadas situaciones?	Sí	No
7. ¿Has consumido alguna vez drogas o alcohol, has recurrido al sexo, a la televisión, al juego o a las apuestas, o has pasado horas conectado a internet como forma de automedicación?	Sí	No
8. ¿Sientes que careces de un buen sistema de apoyo (p. ej., cónyuge, amigos y/o una comunidad espiritual)?	Sí	No
9. ¿Sientes que te falta un propósito en la vida?	Sí	No
10. ¿Te resulta difícil sentir gratitud y alegría?	Sí	No

Número total de respuestas «Sí»

Si has obtenido en esta sección la puntuación más alta, por favor presta especial atención al capítulo 12.

Diez preguntas que debes hacer a tu oncólogo

No te dé miedo preguntar. Considéralo de la siguiente forma: de alguna manera estás pagando a tu médico, de modo que es como si trabajara para ti. Piensa en ti mismo como en el CEO de tu proceso de atención para el cáncer, y en las personas que te atienden como en los componentes de tu junta directiva. He aquí diez preguntas de ejemplo que debes hacer cuando entrevistes a un doctor para el puesto de atención a tu vida:

1. ¿Qué va a hacer para tratar las células primordiales de cáncer, dado que la quimioterapia, la radioterapia y la cirugía no llegan a ellas y, de hecho, pueden estimular su proliferación?
2. ¿Cómo piensa prevenir el fututo daño mitocondrial y del ADN de mis células sanas?
3. ¿Cuáles son sus expectativas y sus razones para este tratamiento concreto?
4. ¿Cuáles son sus expectativas globales para este ciclo de tratamiento? ¿La curación? ¿Fines paliativos (para mejorar la calidad de vida)?
5. ¿Cuáles son los posibles riesgos y cómo enfocaría el equipo médico posibles consecuencias adversas?
6. ¿Existen tratamientos que no puede ofrecer? ¿Qué haría usted si tuviera mi enfermedad?
7. ¿Cuál sería la progresión de mi enfermedad si yo decidiera no hacer nada de lo que me recomienda? (¿Cuál sería el tiempo de supervivencia, por ejemplo?).
8. ¿Está usted abierto a terapias complementarias y estaría dispuesto a trabajar en colaboración con los expertos en oncología integrativa de mi equipo?
9. ¿Qué experiencia y formación tiene en oncología integrativa, nutrición o medicina integrativa en general?
10. ¿Tiene usted disponibilidad y voluntad para comunicarse con todo mi equipo y apoyar mis elecciones personales?

Ahora que tienes ya una idea de los elementos de tu terreno que pueden estar favoreciendo el proceso del cáncer, ha llegado el momento de planificar cómo quieres llevar a cabo el cambio. Recuerda que ocupas el asiento del conductor del plan de atención para tu salud. La urgencia real del cáncer reside en el *shock* que supone el diagnóstico; pueden producirse urgencias médicas relacionadas con el cáncer, pero son muy infrecuentes. En la mayoría de los casos (incluso cuando el pronóstico es malo) dispones de tiempo para explorar tu terreno y elegir cómo quieres enfocar el tratamiento y qué apoyo deseas ofrecer a tu cuerpo en cada paso del camino.

Comprendemos que resulta difícil confiar en uno mismo ante un diagnóstico escalofriante, especialmente si tenemos en cuenta que a menudo el paciente es arrojado a su batalla personal contra el cáncer a una velocidad alarmante. Los médicos utilizan en ocasiones un lenguaje que suena como si los tratamientos debieran aplicarse inmediatamente y como si rechazarlos fuera una sentencia de muerte. Si a todo esto le añadimos la abrumadora cantidad de información que se puede encontrar en internet y los consejos de los bien intencionados familiares y amigos, el resultado puede ser de un estrés y una confusión considerables. La mayor parte de las personas a las que se diagnostica cáncer sufren las siete fases de duelo, comenzando por el *shock* o la incredulidad, para pasar luego a la fase de negación y luego a la culpa, la ira, la depresión, para llegar finalmente a la aceptación y la esperanza. Nuestro mejor consejo es tomárselo con calma, respirar, leer este libro, confiar en uno mismo y ¡avanzar deprisa hacia la esperanza!

El cáncer es la mayoría de las veces una maratón, de manera que deberás llevar un ritmo. Tal vez sea el momento de tomarte esas vacaciones que siempre has deseado o de pasar más tiempo haciendo las cosas que te gustan. Lo hemos visto cientos de veces: el cáncer acaba a menudo trayendo consigo la mejor enseñanza y el mejor viaje que una persona puede tener en la vida. Y recuerda: no importa cuál sea el diagnóstico, el cáncer no es una sentencia de muerte, de manera que nunca des crédito a un doctor que te dé un tiempo esperado de vida. Los milagros ocurren todos los días, así que no pierdas nunca la esperanza.

Ha llegado el momento de profundizar en cada elemento del terreno y en la estrategia metabólica específica para esta enfermedad. Esperamos sinceramente que encuentres la misma inspiración y el éxito que han alcanzado nuestros pacientes.

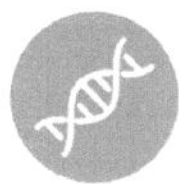

CAPÍTULO 3

Genética, epigenética y nutrigenómica

Lo que se hereda y lo que se puede controlar

Los genes son activados, desactivados o modificados por nuestro entorno; por lo que comemos, por las personas de las que nos rodeamos y por cómo conducimos nuestras vidas.

—Lynne McTaggart,
autor de El experimento de la intención

La epigenética no cambia el código genético, cambia la manera de leerlo. Genes perfectamente normales pueden causar cáncer o la muerte. Viceversa, en el ambiente correcto, genes mutados pueden no expresarse. Los genes equivalen al proyecto; la epigenética es el constructor.

—Dr. Bruce Lipton,
autor de La biología de la creencia

Por fortuna, la teoría de que nuestros genes predicen el futuro de nuestra salud ha sido refutada a lo largo de las última dos décadas. Esto puede resultar nuevo a algunos, pero efectivamente has de saber que tu ADN no es tu destino. Lo que se sabe hoy en día es que los genes funcionan más que nada como interruptores de la luz. Solo porque una persona haya dado positivo en las pruebas de detección de mutación de *BRCA*, por ejemplo, no quiere decir que vaya a tener cáncer de mama. Nuestros genes pueden activarse o desactivarse dependiendo de nuestra exposición a ciertos factores ambientales, como la dieta, el estilo de vida y el estrés. Investigadores que trabajan en el emergente campo de la epigenética («en torno a la genética») han estudiado estos «dedos» ambientales que son responsables del encendido y del apagado de los genes y han aprendido un montón de cosas sobre cómo funciona en realidad nuestro genoma. Puedes pensar en tu genoma —tu juego completo de ADN— como en miles de millones de luces de Navidad repartidas por todo tu cuerpo. Factores epigenéticos como una alimentación deficiente o la exposición a toxinas carcinógenas son los dedos que pueden hacer que una tira de esas luces pase de expresarse, de estar iluminada, a silenciarse o apagarse. Demasiado ejercicio o muy poco, un trauma de cualquier tipo, productos químicos que actúan como agentes estresantes, infecciones, alérgenos alimentarios y alimentos procesados, toxinas ambientales como fluoruros y otros metales, el estrés emocional o la tensión económica, problemas con los niños, el cónyuge o los seres queridos, todo ello actúa sobre la expresión génica. Cada pensamiento, cada bocado y cada opción de estilo de vida afecta a la regulación genética. Todos tenemos una boca con la que se puede sonreír o hacer un mal gesto; es el ambiente, en cada caso, lo que desencadena la expresión.

La evolución humana ha tenido lugar sobre la base de la respuesta de nuestros genes al entorno a lo largo de los últimos dos millones de años; esta es la razón por la cual ya no tenemos el cuerpo cubierto de pelo. Nuestros genes pueden cambiar en respuesta al medio en el que vivimos, y de hecho lo hacen siempre. Del mismo modo que niños buenos pueden «volverse malos» si se encuentran expuestos a una influencia negativa, nuestros genes pueden tener una expresión dañina o útil dependiendo de los factores a los que se encuentren expuestos. Una dieta deficiente puede dañar las mitocondrias, activando oncogenes favorecedores del cáncer. Por el contrario, una dieta genéticamente en sintonía (es decir, similar a la alimentación que han seguido los seres humanos durante más de dos millones de años) puede mantener estos oncogenes silenciados y las mitocondrias sanas. Las mutaciones genéticas consideradas por la medicina convencional como la raíz del cáncer son, de hecho, modificables por factores epigenéticos[1]. En efecto, ha quedado perfectamente establecido que la genética es la causa de apenas el 5-10 % de los cánceres y que la mayoría de estos genes codifican proteínas que actúan sobre la respiración mitocondrial. Es el daño mitocondrial lo que causa el cáncer, no son los genes. Si el gen ligado al cáncer y heredado no daña las mitocondrias, no aparecerá cáncer[2].

Pero hay algo más: la salud genética se halla en realidad ligada casi por completo a los alimentos que comemos y a la manera en que son metabolizados en nuestro organismo. La *nutrigenómica,* otro campo de conocimiento emergente, estudia la interacción entre alimentación y genes. Los hallazgos han sido en este sentido muy significativos. Por ejemplo, las verduras de hojas de color verde oscuro pueden influir en la expresión génica a través de procesos de modificación epigenética como la *metilación* (un proceso del que hablaremos más adelante en este mismo capítulo). Y existe una evidencia creciente de que ciertos compuestos de la alimentación —como folatos, vitamina B_{12}, polifenoles del té, crucíferas y otros— tienen propiedades anticarcinógenas por su relación con el ADN[3]. Así pues, existe una innegable asociación entre alimentación y salud genética, y ya es hora de comenzar a utilizar este conocimiento.

En este capítulo explicaremos los conceptos «genético» y «epigenético» de manera comprensible y también el modo en el que los cambios en la alimentación que se produjeron al evolucionar la especie humana de cazadores-recolectores a agricultores-ganaderos tuvo un impacto negativo sobre nuestro genoma. La razón de su importancia (y de por qué la genética es el primero de los diez elementos del terreno que abordamos) es que algunas personas optan por seguir medidas «preventivas» para evitar el desarrollo de cáncer, como someterse a una intervención de mastectomía si obtienen resultados positivos en las pruebas de identificación del gen *BRCA*. Aunque esta medida salva sin duda vidas y no vamos a juzgar nunca a las personas por las decisiones que consideran que deben tomar para su propia salud, mostramos en este capítulo que incluso si una persona es positiva en las pruebas para un gen horrible como es el *BRCA1* o para un SNP como *MTHFR* (del que hablaremos enseguida), con la alimentación adecuada y otras modificaciones del terreno el cáncer puede no ser lo que lleve a esa persona a la tumba. No obstante, las personas que dan positivo en las pruebas para el gen *BRCA1*, pero no están dispuestas a realizar en su alimentación y en su estilo de vida los cambios necesarios para conseguir un terreno optimizado, verán muy incrementada su probabilidad de desarrollar cáncer, un 85 % en algunos casos. En cambio, si nos centramos en la prevención o en la participación y en el compromiso con nuestra propia salud, la posibilidad de evitar el cáncer disminuye considerablemente —un 85 % en la dirección opuesta—. Este libro pretende alentar la medicina participativa a través de estrategias no tóxicas y de nutrición en profundidad. La manera en la que cada uno vive su vida determina su destino genético. Si nos exponemos a factores epigenéticos positivos, como una nutrición en profundidad, ejercicio, sueño adecuado, buen manejo del estrés y relaciones saludables, nuestros genes expresarán sonrisas y salud, no ceños fruncidos y enfermedad. Parece sencillo, ¿verdad? En muchos sentidos, lo es. Pero en primer lugar vamos a tratar de explicar qué son el ADN y los genes de la manera más sencilla posible para que el complejo concepto de la genética resulte un tema más fácil de comprender.

Conoce tus genes

La genética es el estudio de los genes, de la variación y de la herencia genéticas. Un gen es un segmento de ADN que el niño hereda de sus padres. El ADN está integrado por moléculas dispuestas en una doble hélice, de forma similar a una escalera de caracol. Cada peldaño de la escalera está formado por un *par de bases*, dos de las cuatro bases nitrogenadas posibles —las sustancias químicas adenina (A), timina (T), citosina (C) y guanina (G)—. En ocasiones se hace referencia a ellas como *alfabeto genético*. La secuencia particular de las cuatro bases (ATCGTT frente a ATCGCT, por ejemplo) en los peldaños es lo que proporciona las instrucciones —o la receta si lo prefieres— para que la célula cree las proteína que el organismo necesita para funcionar. Estas proteínas pueden convertirse en enzimas, anticuerpos, hormonas y mucho más. El proceso de traducción de la información genética (la receta) desde el código de ADN hasta las proteínas es un proceso técnico conocido como *expresión genética*. Solo porque un gen concreto esté codificado en el ADN, su proteína o rasgo asociado no tiene necesariamente por qué hallar expresión (creación). Puede que la receta esté ahí en el libro, pero el cocinero debe recibir la orden para prepararla.

Rasgos observables como el color del cabello y de la piel se conocen como fenotipos (del griego *phainen*, que significa «mostrar», y *tipos*, que significa «tipo») y son el resultado de las interacciones entre nuestros genes y el entorno. Por ejemplo, tras cientos de adaptaciones generacionales, el color de la piel de los seres humanos que emigraron lejos del ecuador se tornó más claro para permitir una mayor absorción de vitamina D, un proceso que llevó miles de años. Hoy en día, sin embargo, con la exposición diaria a un gran número de nuevos factores ambientales y alimentos sintéticos, a nuestro ADN no le da tiempo a adaptarse: es como si de repente nos hubiésemos mudado a la luna. Cuando el ADN resulta dañado (lo cual es fácil que ocurra por muchos de los diferentes factores que comentamos en este libro), el resultado puede ser una mutación, que es una alteración permanente de la secuencia de ADN debida a la deleción o sustitución de parte del código (piensa en ello como un error tipográfico en una receta —una cucharada en lugar de una cucharadita— que da lugar a un plato que sabe mal o, en este caso, a un gen cancerígeno).

Existen dos tipos de mutaciones genéticas: las mutaciones de *línea germinal*, o hereditarias, son heredadas de un progenitor y están presentes durante toda la vida de la persona en todas las células de su cuerpo, y las mutaciones *somáticas*, que son alteraciones del ADN que tienen lugar después del nacimiento. Las mutaciones somáticas pueden causar cáncer, aunque no siempre lo hacen. Son el resultado de numerosos factores, entre ellos la dieta, el estilo de vida (estrés, sueño y ejercicio), la exposición a agentes cancerígenos como el humo del tabaco o los pesticidas, virus, deficiencias nutritivas, errores surgidos durante la replicación del ADN o la división celular, y mucho más. Cada vez que una célula se divide, sus genes tienen la oportunidad de mutar, de manera que las células que se dividen con mayor frecuencia —o se hallan expuestas a más toxinas causantes de mutaciones— presentan mayor probabilidad de adquirir mutaciones. A lo largo de la vida media de una persona se producen más de diez mil billones de divisiones celulares. Y lo más asombroso es pensar que continuamente —miles de veces al día— se producen mutaciones somáticas y que estas pueden alterar la programación de una célula, en ocasiones de tal forma que convierten una célula sana en una célula cancerosa.

Así pues, estarían desarrollándose continuamente procesos cancerosos de no ser por un sistema integrado de comprobación y reequilibrado, mediante el cual se reparan las mutaciones de ADN a medida que van produciéndose. Este sistema, denominado *vigilancia del genoma*, actúa también silenciando a los oncogenes. Casi todas las células cancerígenas tienen defectos en su sistema de vigilancia del genoma. Las células cancerosas son básicamente células anómalas con mutaciones, las cuales hacen que sobrevivan y se reproduzcan mejor que otras células porque el sistema de comprobación y reequilibrado es defectuoso. El gen que muta y que se encuentra con mayor frecuencia en los casos de cáncer es el *TP53*. Cuando está sano, el *TP53*, un gen supresor de tumores (que codifica la proteína p53), detiene el crecimiento y la división de células no deseadas. Sin embargo, cuando un gen supresor tumoral muta, la célula puede no recibir las debidas instrucciones para dejar de crecer y, en lugar de ello, comenzar a multiplicarse de manera descontrolada, una de las características distintivas del cáncer. Y lo que es más, un gen *TP53* mutado daña también el metabolismo celular, forzando a la célula a utilizar la vía de la fermentación para poder sobrevivir. Y el signo de crecimiento celular descontrolado del cáncer surge cuando la fermentación sustituye a la respiración.

Dos de los genes con mayor implicación en los casos de cáncer, el *BRCA1* y el *BRCA2*, desempeñan también un papel muy importante en la reparación genética y en la función mitocondrial. Cuando uno de estos genes está ausente como resultado de una mutación, no es posible que se formen los complejos de reparación del ADN. En consecuencia, las células a las que les falta *BRCA1* o *BRCA2* se tornan hipersensibles a agentes nocivos (como los carcinógenos químicos presentes en los alimentos y en productos de aseo personal, que se comentan en el capítulo 5; véase «Una visión más profunda de los carcinógenos). Por fortuna, muchos componentes alimentarios intervienen en la reparación del ADN y del daño mitocondrial, entre ellos los presentes en las verduras de la familia de las crucíferas. Pero, antes de nada, veamos otro tipo de mutación génica que, aparte de las mutaciones somáticas y heredadas ya descritas, altera también la función del gen. Los *polimorfismos de un solo nucleótido*, conocidos también como SNP por sus siglas en inglés, son un tipo de variación genética que es transmitida de padres a hijos. El análisis de los SNP de un individuo se está convirtiendo en un elemento esencial de la medicina personalizada. La valoración del SNP ha sido, durante años, un elemento clave en nuestra consulta y ha marcado la diferencia en muchos casos de cáncer en estadio IV tratados por Nasha Winters.

Explicación de los polimorfismos de un solo nucleótido (SNP)

El proceso llamado *mitosis,* o división celular, se produce cuando una célula se divide y da lugar a dos células idénticas. El fin de la mitosis es crecer y reemplazar células viejas. En la mitosis, la célula realiza en primer lugar una copia del ADN, de manera que cada nueva célula tenga un juego completo de instrucciones genéticas. Pero las células, a veces, cometen errores durante este proceso de copiado, como si fueran errores tipográficos. Estos errores conducen a variaciones en la secuencia de ADN en determinadas localizaciones, dando lugar a un SNP (algo así como un «traspiés»). Se estima que en el genoma humano existen diez millones de SNP[4]. Y si algunos SNP parecen no tener efecto alguno sobre la función celular, otros tienen efectos profundos, desde el cambio de la respuesta del individuo a ciertos fármacos hasta el aumento de su sensibilidad a factores ambientales como toxinas, pasando por la inhibición de la capacidad de procesamiento de las hormonas, la alteración de la digestión de los alimentos y el aumento del riesgo de depresión y de desarrollo de enfermedades. Ciertos SNP afectan asimismo al metabolismo de las grasas, del alcohol, de la cafeína, de la vitamina D, del azufre y de la lactosa. Hablaremos de muchos de estos SNP específicos más adelante en el libro, pero ahora queremos destacar uno que tiene efectos de especial alcance en lo referente al cáncer: el de *MTHFR.*

Se estima que un 50 % de la población ha heredado una copia del nefasto SNP de *MTHFR,* que codifica la enzima metilentetrahidrofolato reductasa (MTHFR). Al igual que ocurre con el gen *BRCA,* los estudios indican que una mutación del gen *MTHFR* aumenta el riesgo de cáncer de mama, colon y de otro tipo, y que debería ponerse un énfasis equivalente al que se pone para las mutaciones de *BRCA* durante la evaluación y el tratamiento[5]. Los individuos con mutaciones de *MTHFR* pueden presentar una reducción del 40-70 % de la actividad normal de la enzima MTHFR. Esta circunstancia frena los procesos de metilación y la capacidad del organismo para crear antioxidantes e impide la desintoxicación. Aquí nos referimos al papel de la MTHFR en la metilación, uno de los sistemas primarios de modificación epigenética, un proceso fundamental utilizado para silenciar los genes y que también depende en su totalidad de la nutrición.

El proceso de metilación

La metilación del ADN es uno de los procesos epigenéticos de importancia esencial que utiliza el organismo para marcar o etiquetar (*tag*) los genes.

Estos marcadores epigenéticos dirigen la maquinaria de transcripción de una célula para leer un gen o no hacerlo —para preparar la receta o saltársela—. La metilación del ADN se produce cuando una estructura llamada *grupo metilo*, una unidad compuesta por un solo átomo de carbono y tres átomos de hidrógeno, se une a un tramo de ADN y lo activa o bien lo silencia —algo así como ponerle una pegatina en la boca—. De este modo la metilación ayuda a regular el comportamiento normal del ADN; sin metilación, la transcripción de genes tendría lugar sin restricción alguna. El proceso de metilación también afecta a los sistemas neurológico, inmunitario y de desintoxicación. Desde un punto de vista evolutivo, la metilación cobra sentido: por ejemplo, es una buena manera de enfrentarse a ADN extraño que ha sido insertado en el genoma, silenciándolo de manera que no interfiera en la actividad normal de los genes. Este es un aspecto con el que lidiamos cada vez que comemos alimentos genéticamente modificados, como contaremos más adelante[6]. Los cambios en el patrón de metilación del ADN han sido un hallazgo constante en las células cancerosas. Niveles bajos de metilación del ADN, fenómeno denominado *hipometilación*, pueden dar lugar a inestabilidad del ADN, mientras que la sobreexpresión de genes, o *hipermetilación*, se ha asociado al silenciamiento de importantes genes supresores tumorales[7].

Uno de los genes más importantes en el proceso de metilación es —adivina— el *MTHFR*. Este gen proporciona instrucciones para la producción de la enzima metilentetrahidtofolato reductasa. Cuando se consumen alimentos que contienen folato (también llamado *ácido fólico* o *vitamina B$_6$*), la enzima MTHFR convierte la vitamina en una forma activa biodisponible llamada metilfolato. El metilfolato tiene un complicado papel en el proceso de metilación del ADN pero, en pocas palabras, se puede decir que es una fuente importante de las moléculas de carbono necesarias para la creación de grupos metilo, las «pegatinas para tapar la boca». Cuando el consumo de folato con la dieta es bajo o la persona tiene una mutación del gen *MTHFR*, el proceso de metilación puede reducirse un 40-70%. Esta hipometilación da luz verde a los oncogenes, lo cual puede dar lugar al desarrollo de cáncer. Afortunadamente, existen soluciones nutricionales para superar un SNP de *MTHFR* y favorecer la metilación: aumentar el consumo de alimentos ricos en folato.

Folato: el famoso nutriente para la metilación

Aunque, por definición, todos los nutrientes son esenciales para el bienestar general, hay uno que destaca en cuanto a salud genética: el folato. Se trata de una vitamina B hidrosoluble, la vitamina B$_9$, y es esencial para numerosos procesos genéticos, así como para el metabolismo y la producción de hematíes. La carencia de esta vitamina durante el embarazo puede causar defectos del tubo neural en el niño, entre ellos espina bífida, razón por la cual se exhorta a las mujeres embarazadas a que tomen suplementos de ácido fólico. El folato es necesario para la formación de las bases de ADN adenina y guanina. También es necesario para la síntesis de ADN, la formación y la regeneración celulares. Una carencia de folato durante la replicación del ADN incrementa el riesgo de mutaciones. Estudios epidemiológicos han hallado que la deficiencia de folato se asocia también en gran medida a hipometilación del ADN, aumento del riesgo de cáncer de mama y favorecimiento general del cáncer[8]. El folato es el primero de muchos ejemplos de la importancia de la nutrición para la salud genética y para el terreno orgánico en general.

El ser humano no es capaz de sintetizar folato por sí solo, lo cual significa que dependemos de niveles suficientes del mismo procedentes de la dieta. Las mayores fuentes de folato (del latín *folium,* que significa «hoja») son espinacas, endibias, colchina o bok choy, lechuga romana, espárragos, hojas de mostaza y de nabo, hígado de ganso y de pato y la hierba epazote. Esta última tiene un sabor fuerte similar al del hinojo y en tiempos pasados se cultivaba ampliamente como hierba medicinal, aunque hoy en día mucha gente ni tan siquiera haya oído hablar de ella. Un constituyente interesante del epazote es el compuesto ascaridol, uno de los ingredientes de un aceite esencial que, en estudios de investigación sobre sarcomas en ratones, se ha asociado a inhibición del crecimiento tumoral en más de un 30%[9]. Si nunca has probado esta poderosa hierba, ¡ha llegado el momento! Puedes utilizarla como usan los mejicanos el cilantro en sus platos y también para coronar una sabrosa crema de verduras.

Cuando no comemos suficientes alimentos ricos en folato, la fatiga se instala en nosotros y también la ansiedad, aumenta el riesgo de aborto, se presentan problemas de la glándula tiroides y una enfermedad llamada *anemia por deficiencia de folato,* que cursa con disminución de la producción de hematíes. Debemos tomar a diario alimentos ricos en folato y los suplementos deben contenerlo en su forma activa, el metilfolato. El ácido fólico, la forma sintética del folato, se añade a los cereales y puede tomarse en forma de suplementos (como vitaminas prenatales), si bien los individuos con cierta mutación del gen *MTHFR* no pueden metabolizarlo. Y lo que es más, niveles altos de ácido fólico pueden dar lugar a la estimulación de células cancerosas ya existentes. En general, deben evitarse las vitaminas en su forma sintética.

Recientemente el folato ha sido también objeto de especial atención por su capacidad de contribuir al mantenimiento de niveles sanguíneos adecuados de homocisteína. Este aminoácido es un marcador perfectamente documentado de enfermedad cardiovascular y, cuando está presente en cantidades excesivas, se considera también un factor de riesgo de cáncer. Alrededor de un 20 % de la población estadounidense sigue una dieta deficiente en folato. Si a esto le sumamos el hecho de que el 50 % de la población es portadora de una mutación de *MTHFR*, entenderemos por qué se funden las luces de Navidad de nuestro genoma, por qué los oncogenes campan a sus anchas y la incidencia de cáncer aumenta. Así pues ¿de qué modo está abordando la medicina occidental la salud genómica? Pues con mucha investigación y con muy pocos resultados. Echemos un rápido vistazo a esta cuestión.

Genética y cáncer: el enfoque occidental

Por desgracia, hemos avanzado poco en el aumento de la supervivencia de pacientes con cáncer metastásico desde que en 1971, bajo la Administración Nixon[*], se declarara la «guerra al cáncer». Cuando un tumor en un órgano sólido (como mama o páncreas) se extiende a sitios distantes, la probabilidad de supervivencia hoy en día es aproximadamente la misma que hace cincuenta años, salvo raras excepciones, lo cual desanima un poco. Desanima especialmente cuando consideramos que en Estados Unidos el gobierno federal se ha gastado 105 mil millones de dólares en investigación genética, especialmente en el Proyecto Genoma Humano, un estudio de más de trece años de duración, sostenido con fondos públicos, que comenzó en 1990 con el objetivo de determinar la secuencia de ADN de todo el genoma humano. Sobre la base de los descubrimientos genéticos realizados a lo largo de estos estudios de investigación se han desarrollado nuevos fármacos «inteligentes», dirigidos a distintas mutaciones génicas. Existen en la actualidad más de ochocientos «agentes dirigidos» en fase de desarrollo clínico, incluidos anticuerpos monoclonales como el trastuzumab, que son la base de lo que se conoce como «medicina de precisión». La terapia dirigida es un tipo de tratamiento del cáncer que literalmente está dirigido a las peculiaridades de las células cancerosas que las hacen diferentes de las células sanas y que las ayudan a crecer, a dividirse y a propagarse. Las dianas se basan en gran medida en los diez signos distintos de cáncer. Si bien una terapia dirigida supone ciertamente un paso adelante respecto del enfoque de «destrucción de todas las células», propio de las quimioterapias citotóxicas tradicionales, el planteamiento de «una mutación, una diana, un fármaco» no está funcionando. Se ha encontrado que fármacos como el trastuzumab causan insuficiencia cardíaca y, además, aumentan apenas un 12 % las tasas de supervivencia libre de enfermedad a los diez años —con un coste anual superior a los 60.000 dólares—.[10]

---

[*] En 1971 el entonces presidente de Estados Unidos Richard Nixon firmó un acta nacional que se marcaba como objetivo acabar con la enfermedad y que dio un gran impulso a la investigación del cáncer.

Cuando se considera que el genoma de un paciente con cáncer de pulmón encierra más de cincuenta mil mutaciones, se empieza a comprender por qué el enfoque «una diana, un fármaco» no funciona (y el presente libro te armará de otras muchas razones). Es como un psicólogo que trata de arrancar una sonrisa a su paciente sin molestarse en averiguar qué es lo que le causa tristeza. La mera identificación de una mutación no reconoce qué fue lo que la causó en primera instancia. ¿Te ha realizado tu médico una prueba de determinación del gen *MTHFR* o te ha preguntado por tu ingesta de folato? (si no es así, pídele que lo haga; es importante para la prevención y el tratamiento del cáncer). Si no consideramos la causa original de estas mutaciones, entonces las terapias convencionales pueden detener el cáncer durante un tiempo, pero después este volverá a rugir con fuerza. Para superar realmente el cáncer es el terreno, y no el tumor, lo que requiere tratamiento.

El cáncer es una enfermedad de genes no adaptados a la vida moderna

No podemos cambiar el futuro sin comprender antes nuestro pasado. Es fácil aceptar la vida moderna como algo normal, pero los cambios que han experimentado nuestra alimentación y nuestro estilo de vida en los últimos quince mil años —especialmente en los últimos doscientos— son en realidad tan importantes que no solo nuestros ancestros no reconocerían la vida moderna, sino que ni tan siquiera nuestros genes lo hacen. De hecho, cientos de mutaciones de ADN aparecieron por primera vez durante o después del inicio de la actividad agrícola y ganadera, que se produjo hace unos quince mil años. Los genes más afectados fueron los asociados con el color de la piel, la estructura ósea y el metabolismo de los «nuevos» alimentos, entre ellos leche, carne y cereales[11]. Aunque el concepto de actividad agrícola y ganadera puede parecer antiguo, en realidad es relativamente moderno. El cultivo de plantas para su posterior cosecha y la cría de animales domésticos llevan existiendo menos de trescientas generaciones, y no es de sorprender que la mayor parte de nuestras mutaciones genéticas hayan surgido también en el mismo marco temporal. Por desgracia, más de 86 % de estas mutaciones se deben a efectos negativos, lo cual significa que se han producido en respuesta a amenazas a nuestra salud genética, no por selección positiva[12].

La alimentación de nuestros ancestros, variada y rica en nutrientes, estableció la base genética del ser humano, un sistema expuesto ahora a elementos alimentarios completamente diferentes de los que comíamos en aquellos remotos tiempos de nuestra evolución. Los coches con motor de gasolina no pueden circular con azúcar en el depósito, y tampoco los seres humanos. Un bol de verduras silvestres y un bol de cereales para el desayuno presentan mensajes muy diferentes para nuestro genoma, y nuestros ancestrales motores —nuestras mitocondrias— renquean y «se ahogan» con la dieta estándar estadounidense. No solo el cáncer, sino otras enfermedades no transmisibles, como cardiopatías y diabetes, afectan ahora a más de la mitad de la población estadounidense. Somos tristemente una sociedad enferma. Pero ¿por qué? Para empezar, el inicio de la agricultura desencadenó el mayor cambio en la alimentación humana de toda nuestra existencia. Cuando aprendimos a cultivar plantas y a criar ganado, dejamos de depender de la caza, de la pesca y de la recolección de plantas silvestres. Nuestro perfil nutricional cambió. El cultivo de cereales y otras plantas —como trigo, cebada, mijo, arroz, maíz, sorgo, alubias, ñame y patatas— permitió a nuestros ancestros neolíticos construir viviendas permanentes y agruparse en aldeas, pero este progreso tuvo enormes consecuencias nutricionales. La caza y la recolección tradicionales, que habían representado la forma de vida del ser humano desde los inicios, se desvanecieron en favor de alimentos totalmente ajenos a nuestro sistema digestivo y a nuestro genoma. El desarrollo de la agricultura ha sido considerado por muchos expertos «el mayor error de la historia de la humanidad»[13].

No estamos dramatizando; también los paleoantropólogos han confirmado el impacto negativo de la agricultura. Esqueletos hallados en Grecia y en Turquía muestran que la altura media de los cazadores–recolectores hacia el final de la Edad del Hielo era de 1,75 para los hombres y de 1,65 para las mujeres. Con la adopción de la agricultura, la altura media del ser humano disminuyó, y en torno al año 3000 a. J.C. había bajado a 1,60 para los hombres y 1,50 para las mujeres. Estudios llevados a cabo por el antropólogo Geodge Armelagos y sus colaboradores de la Universidad de Massachusetts han puesto de manifiesto que, en comparación con los cazadores-recolectores que les precedieron, los primeros agricultores-ganaderos sufrieron un aumento de casi el 50 % de defectos del esmalte dental indicativos de deficiencia nutritiva, una incidencia multiplicada por cuatro de anemia por deficiencia de hierro (evidenciada por una enfermedad de los huesos llamada *hiperóstosis porótica*) y tres veces más lesiones óseas, reflejo de enfermedades infecciosas y agotamiento de nutrientes.

Los cazadores-recolectores seguían una alimentación muy variada y rica en nutrientes; comían decenas de especies diferentes de plantas silvestres al año. El cazador-recolector medio comía además más proteína, menos carbohidratos, diez veces más fibra, considerablemente más fitonutrientes y el doble de colesterol que el estadounidense medio actual. Al virar nuestra alimentación de «paleo» a agraria, nuestro consumo de carbohidratos, fundamentalmente de cereales, aumentó notablemente. El estadounidense medio obtiene hoy en día el 52 % de las calorías de los carbohidratos, fundamentalmente trigo, arroz y patatas, mientras que el cazador-recolector medio ingería en forma de carbohidratos alrededor del 35 % de sus calorías diarias, y esos carbohidratos procedían fundamentalmente de vegetales.

Hasta tiempos muy recientes los seres humanos no habían comido nunca trigo, arroz, maíz, cebada, patatas ni soja. El período de tiempo desde la revolución neolítica —la transición de la actividad forrajera y nómada a la agricultura y al sedentarismo— representa menos del 1 % de la historia de la humanidad. Así pues, el cambio de una «dieta de hombre de las cavernas» consistente en grasa, carne y ocasionalmente raíces, bayas y otras fuentes vegetales de carbohidratos a una dieta dominada por los cereales se produjo en tiempos demasiado recientes para que pudieran tener lugar las necesarias adaptaciones en los genes que codifican nuestras vías metabólicas. De hecho, diversos estudios han puesto de manifiesto que nuestra actual dieta rica en carbohidratos supone un estrés para diversos genes asociados al desarrollo de ciertos cánceres[14].

Los primeros agricultores-ganaderos sufrían con frecuencia enfermedades por deficiencias de nutrientes, como escorbuto (insuficiencia de vitamina C), pelagra (insuficiencia de niacina o vitamina B_3), beriberi (insuficiencia de tiamina o vitamina B_1), anemia (insuficiencia de folato o vitamina B_9) y gota (insuficiencia de yodo). Lo que es importante saber es que estos nutrientes, fundamentalmente el folato y la vitamina C —que es un poderoso antioxidante— intervienen en la reducción del daño del ADN celular y son necesarios para la función mitocondrial, tal y como se deduce de las investigaciones. Así pues, hace pocos siglos, cuando las deficiencias nutritivas adquirieron dimensiones importantes, se abrió la puerta a una probabilidad aumentada de mutaciones genéticas no reparadas. Dado que el consumo de alimentos nuevos, como los cereales y el azúcar, ha persistido, el cáncer ha ido afectando a las personas a edades cada vez más tempranas. Entre 1973 y 1991 el diagnóstico de cáncer cerebral y sarcoma de tejidos blandos aumentó en cada uno de estos grupos más de un 25 % entre los niños estadounidenses[15]. No padecemos cáncer porque vivimos más; padecemos cáncer porque estamos dañando nuestras mitocondrias de forma diaria con toxinas ambientales, una dieta deficiente y disruptores endocrinos. La mayoría no comemos los alimentos que mantienen a raya el cáncer, y sin embargo comemos en exceso alimentos que favorecen su crecimiento desordenado: demasiadas galletas y muy poco kale.

Varias mutaciones genéticas causadas por cambios en la dieta tras la adopción de la agricultura aumentan ahora nuestro riesgo de desarrollo de cáncer, especialmente de aquellos tipos relacionados con el mayor consumo de azúcar (glucosa, fructosa y sacarosa). El metabolismo de la glucosa aumenta la producción de radicales libres, que pueden causar mutaciones del ADN y la consiguiente inflamación[16]. Diversos estudios han encontrado asimismo que niveles altos de glucosa inducen daño de ADN e interfieren en la capacidad de reparación de este[17]. De forma similar, un estudio publicado en 2011 en la revista *Expert Opinion on Therapeutic Targets*, titulado «Refined Fructose and Cancer», demostró que cuanta más fructosa consume una persona, mayor es el daño ocasionado a su ADN. Estudios sobre una proteína en particular conocida como GLUT (y su relación con el metabolismo de la glucosa y de la fructosa) muestran que altera el ADN somático y de la línea germinal, al mismo tiempo que induce cambios epigenéticos y daña las mitocondrias[18]. Nuestros genes nos están diciendo a gritos que paremos de comer azúcar. Y resulta que la eliminación del azúcar de nuestra dieta no solo es buena para nuestros genes, sino que además es el eje de la estrategia metabólica contra el cáncer. El cáncer no es una enfermedad de nuestros genes, es una enfermedad causada por *aquello con lo que los alimentamos*.

Además de una reducción de la variedad nutricional, la alimentación basada en la agricultura se asocia a una disponibilidad calórica por encima de las necesidades energéticas y de crecimiento. Y aquí entra en juego la diabetes. Es de locos esperar que nuestro genoma, con tantos años de antigüedad, pueda adaptarse a los cambios de los últimos cien años: jarabe de maíz rico en fructosa, cereales procesados, aceites refinados, ingredientes artificiales y sintéticos y donuts. Hasta hace bien poco en la línea del tiempo de la existencia humana los cereales, las legumbres, los derivados lácteos procesados y el azúcar no formaban parte de la alimentación del ser humano, y desde su introducción nuestra salud ha caído en picado. Se estima que un tercio de los niños de hoy en día tendrá diabetes en su vida y casi la mitad de los adultos tendrá cáncer. Debemos estar atentos al efecto que la dieta moderna está teniendo sobre nuestra salud, y cambiarla. La nutrición tiene un efecto importante sobre la salud de nuestros genes, y nuevos descubrimientos en los campos emergentes de la nutrigenética, la nutrigenómica y la epigenética nutricional siguen demostrándolo.

Alimentación y ADN

La nutrigenética, la nutrigenómica y la epigenética nutricional son campos científicos que exploran, respectivamente, las formas en las que los alimentos influyen en los patrones de regulación génica, la relación entre el genoma humano y la nutrición y la salud y, en último lugar, el modo en el que la alimentación de nuestros abuelos condiciona nuestra salud actual, entre otras cosas. Los hallazgos en este campo han sido asombrosos. Mencionamos a continuación solo algunos:

- Los macronutrientes y micronutrientes de la dieta cambian la actividad de las enzimas que añaden grupos metilo al ADN.

- Ciertos fitonutrientes, como el té verde, tienen la capacidad de reparar el ADN.
- Las moléculas presentes en los alimentos afectan al tipo y al número de moléculas unidas al ADN.
- Las sustancias químicas habituales en los alimentos actúan sobre el genoma humano, ya sea de manera directa o indirecta, y pueden alterar la expresión o la estructura de los genes en virtud de distintos mecanismos. Por ejemplo, la ingesta del elemento selenio se considera el principal factor epigenético que regula las mutaciones de *BRCA*[19].
- Algunos genes regulados por la alimentación tienen un papel en el inicio, la incidencia, la progresión y/o la gravedad del cáncer.

Para nosotras el mensaje es claro: la intervención sobre la dieta basada en el conocimiento de los requerimientos nutricionales, del estado nutricional y del genotipo puede y debe utilizarse para ayudar a prevenir o mitigar el cáncer. Las conexiones entre dieta, ADN y enfermedad no cesan de aflorar; por ejemplo, una dieta rica en ácidos grasos omega-6 se relaciona con una probabilidad cuarenta veces más alta de daño del ADN que una dieta rica en ácidos grasos omega-3, de efecto antiinflamatorio (tratamos este tema en el capítulo 8; véase «Prostaglandinas y ácidos grasos esenciales»)[20]. Muchos nutrientes son considerados «quimioprotectores» y pueden inhibir el crecimiento del cáncer, activar genes supresores de tumores y favorecer la apoptosis. Estudios sobre prevención del cáncer han puesto de manifiesto que las principales vías de señalización intracelular, como la reparación del ADN, alteradas en diferentes tipos de cáncer, quedan protegidas por nutrientes. Al no haber tenido en cuenta la variación genética a la hora de realizar recomendaciones dietéticas, la nutrición y el estado de salud se han visto muy afectados. Es absolutamente necesario que en el eje de los tratamientos del cáncer se contemple una nutrición personalizada. Evitar alimentos que dañan el ADN, como cereales, legumbres, grasas inflamatorias y azúcar, es una manera segura de optimizar tu genoma, independientemente de tus antecedentes de cáncer. Conocerás muchas más cosas sobre estos alimentos a lo largo del libro, aunque se hace necesario abordar de inmediato un tipo de alimento, el «Frankenstein» de la alimentación: los alimentos genéticamente modificados.

Alimentos genéticamente modificados (GM) e impacto sobre el ADN del ser humano

Tal vez la peor mala hierba en el jardín de nuestro terreno sea la existencia de alimentos genéticamente modificados (también llamados *alimentos GM*,

OGM o alimentos transgénicos). Representan la más reciente fuente alimentaria introducida en la dieta del ser humano y desde su incorporación han estado causando estragos en nuestra salud. Además de favorecer la peligrosa transferencia horizontal de genes resistentes a antibióticos, el consumo de alimentos transgénicos reduce la metilación del ADN, y ya hemos visto como esto permite que los genes del cáncer campen a sus anchas[21]. Prueba de ello es el aumento de la incidencia de cáncer: desde la introducción de los alimentos transgénicos en nuestra alimentación en la década de 1990, el número de nuevos casos de cáncer de mama se ha duplicado[22]. Las tasas de otras enfermedades también han aumentado. El diagnóstico de enfermedad celíaca, un trastorno del intestino delgado de base inmunitaria y desencadenado por proteínas del gluten presentes en el trigo y otros cereales, se ha cuadruplicado en los últimos cincuenta años. Este trastorno se ha asociado a mutaciones identificadas en los genes *HLA-DQ2* y *HLA-DQ8*. Los científicos investigadores del MIT (Instituto Tecnológico de Massachusetts) Anthony Samsel y Stephanie Seneff proponen que el ingrediente activo del herbicida Roundup, el glifosato, podría ser el factor causal más importante de la actual epidemia de enfermedad celíaca[23].

El glifosato ha sido clasificado como carcinógeno por la Agencia Internacional para la Investigación del Cáncer (IARC, por sus siglas en inglés). El informe de 2015 publicado por este organismo concluía afirmando que la exposición al glifosato duplica el riesgo de linfoma no Hodgkin e incrementa el riesgo de un cáncer relacionado, conocido como *mieloma múltiple* [24].Y lo que es más, un estudio publicado en 2013 en la revista *PLOS ONE* (Public Library of Science) con el título «Complete Genes May Pass from Food to Human Blood» («Genes completos pueden pasar de los alimentos a la sangre del ser humano») llegaba a la conclusión de que los fragmentos de ADN derivados de la comida y portadores de genes completos pueden entrar en el sistema circulatorio del ser humano[25]. Esto significa que genes alterados acceden a nuestro genoma con cada bocado de maíz, soja o cualquier otro alimento transgénico. Diversos estudios han mostrado que los adyuvantes presentes en el Roundup ejercen sus efectos tóxicos al interferir en la respiración mitocondrial[26]. La eliminación de los alimentos transgénicos es un paso fundamental para mejorar el terreno metabólico de las personas. Es obligado evitar todos los cereales (incluido el maíz), la soja, la canola y las variedades no biológicas de patata, manzana, alfalfa, berenjena, tomate, remolacha, caña de azúcar, ciruela, papaya, melones y lino[27].

El más moderno descubrimiento en tecnología de modificación genética llegó en 1973, cuando los genetistas Herbert Boyer y Stanley Cohen desarrollaron un método de transferencia de un gen que codifica la resistencia antibiótica, de una cepa de bacteria a otra, confiriendo de este modo resistencia antibiótica al receptor. Desde entonces, alimentos y fármacos con modificaciones de ADN entre especies (incluida la humulina, una insulina biosintética utilizada para controlar la glucosa en sangre) han entrado en el mercado con muy pocas pruebas de seguridad, o ninguna, utilizándose en cambio al público general como conejillos de Indias. En las décadas siguientes a su aprobación, los tremendos efectos sobre la salud y el medio ambiente de los alimentos transgénicos y otras sustancias han sido suficientes para que más de veintiséis países —entre ellos Australia, Austria, China, Francia, Alemania, Grecia, Hungría, India, Italia, México, Rusia y Suiza— hayan prohibido todos los alimentos GM. No obstante, en el momento de escribir estas líneas, en Estados Unidos siguen consumiéndose alimentos transgénicos en un elevado porcentaje, sin que figure en el etiquetado. Si quieres saber qué es lo que está causando cáncer, echa un vistazo a tu despensa; las pruebas están por doquier. Aceites de maíz y de soja, componentes de prácticamente cualquier alimento procesado de supermercado, son dos ejemplos en amplia circulación. A menos que un producto exhiba en la etiqueta la leyenda «biológico» o «no transgénico», debes dar por sentado que el alimento contiene OGM y que ha estado expuesto a glifosato. Una razón más para consumir alimentos completos, ecológicos y sin procesar, siempre que sea posible.

Pruebas genéticas de SNP

Las pruebas genéticas tienen ya un largo camino recorrido. Antes costaban miles de dólares, pero hoy en día muchos profesionales de la asistencia sanitaria ofrecen la realización de una prueba de MTHFR, cubierta en muchos casos en Estados Unidos por los seguros de salud. Para valorar tus SNP genéticos existen en Estados Unidos varias opciones por unos pocos cientos de dólares, o incluso por menos, como las disponibles en www.23andme.com y en Genova Diagnostic. La información genética ha de ser luego interpretada por un experto en análisis de SNP. Cuando conozcas tu cuadro genético, o incluso si decides no realizar el test, deberás adoptar una estrategia metabólica para potenciar la salud de tus genes.

La obtención y el análisis de estos datos es un proceso en tres pasos. Las pruebas de Genova Diagnostic y de 23andme proporcionan datos brutos. Estos datos son luego procesados por empresas como StrateGene, Genetic Genie y MTHFR Support; y después analizados por un profesional sanitario experto que interpreta la información y decide cómo abordar los SNP.

Estrategia metabólica para optimizar la salud genética

Con tanto malvado moderno suelto por ahí, y nos referimos a cereales, azúcar, pesticidas y alimentos transgénicos capaces de provocar la mutación de genes, podría parecer inútil el tratar siquiera de enfrentarse a ellos. Pero no lo es en absoluto. Se han encontrado diversas estrategias alimentarias orientadas a prevenir, proteger y reparar el daño sufrido por el ADN. El seguimiento de una dieta cetogénica, el ayuno, la restauración del equilibrio de aminoácidos, el aumento del consumo de alimentos ricos en folato y dadores de grupos metilo, la optimización de los niveles de vitamina B_{12} y el consumo de fitonutrientes específicos derivados de las plantas son los pilares de nuestra estrategia de refuerzo genético. En los nueve capítulos siguientes descubrirás que las estrategias terapéuticas de ayuno y dieta cetogénica afectan de manera positiva a cada uno de los diez elementos del terreno, no siendo una excepción la reparación genética.

La dieta cetogénica tiene un papel fundamental en la teoría metabólica del cáncer, y por supuesto en nuestra estrategia. Personalmente hemos comprobado una y otra vez que funciona de maravilla en nuestros pacientes de cáncer. Es una dieta con una enorme capacidad terapéutica, rica en grasas y baja en carbohidratos, que permite al organismo dejar de utilizar la glucosa como principal fuente de combustible y utilizar en su lugar cetonas (producto derivado de la degradación de los ácidos grasos). Las cetonas son una fuente de energía más difícil de consumir por parte de las células cancerosas que la glucosa. La dieta cetogénica priva a las células cancerosas de energía, abordando así la causa fundamental del cáncer: el metabolismo alterado. Hablaremos con mayor detalle de la dieta cetogénica más adelante.

A lo largo de toda su evolución —hasta hace doscientos años aproximadamente— el ser humano ha experimentado carestías alimentarias en distintas ocasiones. La subsistencia gracias a las cetonas es en realidad un mecanismo evolutivo de supervivencia que resulta ser muy protector para los genes. Distintos estudios han encontrado que el ayuno intermitente (esto es, no comer nada más que agua o té verde) potencia la capacidad de reparación del ADN por parte de las células nerviosas, protege el ADN del daño causado por la quimioterapia y activa una serie de genes reparadores del ADN[28]. El ayuno, o la subsistencia con una dieta rica en grasas (piensa en los meses de invierno, cuando había para comer poco más que animales enteros o productos elaborados a partir de su grasa), es algo que los seres humanos han estado haciendo durante millones de año, y resulta que es sumamente bueno para nuestro ADN.

Ahora profundicemos algo más en el conocimiento de los alimentos que contribuyen de manera específica al mantenimiento de la salud de nuestros genes: hablaremos más extensamente sobre el ayuno y la dieta cetogénica en los capítulos 4, 7 y 11.

La proteína es necesaria para la síntesis de ADN

Una de las primeras preguntas que suele hacernos un paciente al que le acaban de diagnosticar cáncer es si debe comer proteína animal o no. Este es, con mucha diferencia, uno de los temas más confusos y controvertidos de cualquier dieta anticáncer. Pero la respuesta es «sí»: el consumo de cierta cantidad de proteína animal es una necesidad absoluta. De hecho, las estimaciones muestran que los pacientes sometidos a terapia convencional contra el cáncer pueden requerir un 50 % más de proteína de lo normal, o un exceso de 80 mg al día[29]. Por otro lado, estudios recientes llevados a cabo por la Universidad de Cornell han encontrado que, en individuos con un determinado genotipo, el seguimiento de una dieta vegetariana o vegana puede en realidad aumentar el riesgo de desarrollo de cáncer y otras enfermedades inflamatorias[30]. La decisión de seguir a largo plazo una dieta de este tipo debería tener en consideración factores genéticos. Los pacientes de cáncer necesitan proteínas completas (los nueve aminoácidos esenciales, presentes de forma más inmediata en la carne, el pescado y los productos lácteos) para un óptimo funcionamiento del sistema inmunitario, para la prevención y la recuperación de la caquexia (es decir, la consunción muscular y la pérdida extrema de peso; analizamos con mayor detalle este aspecto en el capítulo 8), para la fabricación de ADN y la regulación de la expresión génica.

¿Recuerdas aquellas proteínas cuyas recetas conocen nuestros genes? ¿Te has preguntado de qué manera se producen realmente? Pues bien, ordenando en distintas secuencias los veinte aminoácidos procedentes de los alimentos que consumimos, nuestro ADN, con ayuda del ácido ribonucleico (ARN), puede crear cerca de cuarenta mil proteínas distintas. Las proteínas se han ganado, con todo el derecho del mundo, el título de «ladrillos de la vida». Sin el adecuado abastecimiento de estos veinte aminoácidos, el cuerpo es más propenso al desarrollo de desequilibrios genéticos, que tal vez permitan que el cáncer medre y haga daño. Pero hay un detalle fundamental: el consumo saludable de proteína animal depende totalmente del modo en el que fue criado el animal en cuestión, de lo que comía, de cómo se prepara el alimento y de la cantidad que se consume. Calidad y cantidad son primordiales. Los alimentos de origen animal realmente nutritivos son aquellos que proceden de animales bien alimentados o salvajes, como el ganado vacuno de origen ecológico, la carne de aves de corral, los huevos ecológicos, la caza y el pescado salvaje. Por el contrario, los animales criados en jaulas u otras instalaciones de explotaciones comerciales y alimentados con una dieta no natural y altamente tóxica son directamente de consumo peligroso. De hecho, son carcinógenos.

Resulta confuso escuchar noticias que afirman que «la carne causa cáncer». Pero la razón por la que a menudo se dice esto es que la mayor parte de la población no está comiendo carne auténtica: los productos que se comercializan actualmente proceden básicamente de «vertederos tóxicos» sobre cuatro (o dos) patas. Los animales criados según las técnicas modernas de explotación son alimentados con una dieta altamente tóxica (comentada con mayor detalle en el capítulo 5) y después su carne es elaborada y envasada utilizando conservantes sintéticos. Es carne muy rica en ácidos grasos omega 6, de efecto inflamatorio, y pobre en nutrientes. No recomendamos en absoluto comer carne de estos animales.

Por otro lado, la popular dieta anticáncer que acapara toda la atención es una dieta basada en plantas. Una dieta vegetariana, o lo que es peor, vegana (es decir, sin animales ni productos derivados de los animales) es simplemente demasiado rica en carbohidratos y deficiente en proteínas completas. El concepto de dieta vegetariana como dieta anticáncer surgió del defectuoso y ahora ya completamente desacreditado China Study, un estudio fruto de la colaboración entre las Universidades de Cornell y Oxford y la Academia China de Medicina Preventiva, en el que se encontró que los vegetarianos de los países orientales que comían tofu presentaban tasas más bajas de cáncer que las registradas en Occidente. Sin embargo, el estudio no analizaba otros factores, como la elevada ingesta por parte de la población de vegetales marinos, que combaten el cáncer, y de alimentos fermentados (hablamos más de ellos en el capítulo 6), ni tenía en cuenta la mayor capacidad genética de los pueblos asiáticos para aprovechar las propiedades anticancerígenas de la soja, una capacidad que no posee el 40 % de los estadounidenses.

El principal problema de las dietas vegetariana y vegana es doble. En primer lugar, como ya hemos apuntado, están integradas fundamentalmente por carbohidratos, pues esto es lo que son fundamentalmente las frutas, verduras y hortalizas, los cereales y las legumbres. Un boniato contiene en torno a 26 gramos de carbohidratos, más de lo que puede consumir en un día cualquiera que siga una dieta cetogénica. Y, en segundo lugar, estas dietas no aportan los aminoácidos necesarios para una salud óptima.

El término *proteína* deriva de la palabra griega *protos*, que significa «de primera importancia». Las proteínas controlan prácticamente cualquier reacción bioquímica que tiene lugar en el organismo y son uno de los tres macronutrientes (*macro* significa que los seres humanos los necesitamos en grandes cantidades), junto con carbohidratos y grasas. Cada proteína está integrada por una selección de veinte aminoácidos unidos entre sí formando una secuencia específica, como las letras de una palabra. La secuencia de estos aminoácidos determina la función de la proteína. Por ejemplo, algunas proteínas son enzimas, mientras que otras son anticuerpos o ciertos tipos de hormonas. Nueve de estos aminoácidos son considerados «esenciales», pues el organismo los necesita pero no puede sintetizarlos por sí solo, razón por la cual deben proceder de los alimentos. Los once aminoácidos «no esenciales», aunque también necesarios para el crecimiento y la salud, pueden ser sintetizados por el organismo y no siempre dependen de la dieta. Algunos de estos aminoácidos normalmente no esenciales pueden tornarse «condicionalmente esenciales», desde el momento en que su producción depende de la presencia de otro aminoácido esencial o no esencial como sustancia matriz (también llamado *precursor*).

Este sistema no es impecable y los errores en la producción de aminoácidos no esenciales pueden tener su causa en un desequilibrio del microbioma (que puede ocurrir durante el tratamiento convencional del cáncer (más información al respecto en el capítulo 6) o en el agotamiento de ciertas vitaminas o cofactores minerales. Además, si con la alimentación no se toman los aminoácidos esenciales, no se crearán otros aminoácidos condicionalmente esenciales. Por ejemplo, el aminoácido no esencial tirosina es necesario para fabricar hormonas tiroideas y neurotransmisores. La tirosina puede sintetizarse en el organismo a partir de fenilalanina, un aminoácido esencial presente en la carne, el pescado, el pollo y los huevos. Si no se ingiere fenilalanina con los alimentos, el organismo no puede sintetizar tirosina, que se convierte de este modo en un aminoácido condicionalmente esencial. Esto ilustra un aspecto importante: cuando no se encuentra disponible uno solo de los veinte aminoácidos, el cuerpo descompone tejidos ricos en proteína, como hueso y músculo, para acceder a él; algunos expertos consideran que esto comienza a suceder a las pocas horas de la carencia del aminoácido. En otras palabras, el equilibrio y la abundancia de cada uno de los veinte aminoácidos son necesarios para formar proteínas. Si falta uno, es como jugar al baloncesto con un jugador menos; el equipo no puede competir.

Un alimento que contiene los nueve aminoácidos esenciales se dice que es una *proteína completa*. Si el contenido de aminoácidos esenciales de un alimento es nulo o bajo, nos referimos a él como una *proteína incompleta*. Los alimentos animales, como la carne de vacuno, las aves de corral, los huevos y el pescado, son fuentes de proteína completa. Los alimentos vegetales, como verduras y hortalizas, legumbres y cereales, son proteínas incompletas. Los alimentos de origen vegetal pueden combinarse para crear proteínas completas en una dieta vegetariana o vegana, pero ello aumenta considerablemente la ingesta de calorías y carbohidratos, lo cual está contraindicado en una dieta cetogénica, de bajo índice glucémico o de restricción calórica. Por ejemplo, para componer una comida proteica completa dentro de una dieta vegana, ½ taza de frijoles con ½ taza de arroz integral suponen un total de 420 calorías, 22 gramos de proteína y 80 gramos de carbohidratos, más de cuatro veces la cantidad de carbohidratos permitida para la mayoría de las personas que siguen una dieta cetogénica. Y no solo esto, sino que además, como verás en el capítulo 7, los cereales y las legumbres realmente actúan como antinutrientes, inhibiendo la absorción de otros nutrientes que son esenciales para el sistema inmunitario (recomendamos evitarlos). En cambio, 100 gramos de salmón salvaje contienen en torno a 180 calorías, 20 gramos de proteína y 0 gramos de carbohidratos, por no mencionar el elevado contenido en ácidos grasos omega-3 de acción antiinflamatoria. El pescado —si es salvaje— es sin lugar a dudas la mejor opción como fuente de proteínas.

TABLA 3.1. DESGLOSE DE AMINOÁCIDOS

No esenciales	Esenciales
alanina	histidina
arginina*	isoleucina
asparagina	leucina
ácido aspártico	lisina
cisteína*	metionina
ácido glutámico	fenilalanina
glutamina	treonina
glicina	triptófano
prolina	valina
serina	
tirosina*	

* Condicionalmente esenciales

¿Cuánta carne debemos comer?

En lo referente al consumo de carne debemos prestar atención a la cantidad, ya que si esta es excesiva, también supone un problema. En Estados Unidos se consume tres veces más carne que la media mundial. Los estadounidenses superan en diez o doce veces el consumo medio de carne de una persona en Mozambique o Bangladesh. Según el Departamento de Agricultura de Estados Unidos (USDA), en 2012 el estadounidense medio consumió más de 30 kilos de carne roja y alrededor de 25 kilos de carne de ave. Un popular restaurante de carnes ofrece en su carta un chuletón de medio kilo: ¡140 gramos de proteína de un solo golpe! ¿Es esto excesivo? ¿Cuál es la cantidad correcta? Cada persona es diferente —y las recomendaciones varían ampliamente—, pero una cosa es segura: ese chuletón es demasiada carne para cualquiera en los tiempos modernos y para una sola comida, aunque la calidad sea magnífica.

De acuerdo con los principios de la dieta cetogénica, alrededor del 20 % de las calorías consumidas en un día deberían proceder de proteína animal. Esto significa que para una mujer de 68 kilos con una dieta de 1.600 calorías/día, aproximadamente 80 gramos, o 320 calorías, deben proceder de proteína animal (la proteína contiene 4 calorías por gramo). No obstante, para algunas personas, incluso 80 gramos son una cantidad excesiva. Como referencia, dos huevos y un filete de trucha contendrían en torno a 40 o 50 gramos de proteína. Como regla general, la proteína animal ha de considerarse un plato de acompañamiento, no el plato principal, y algunas personas no deberían comer en absoluto carne roja (ampliamos este aspecto en el capítulo 9). Una dieta demasiado rica en proteína puede realmente inhibir la cetosis en algunas personas, porque la proteína puede convertirse en glucosa y aumentar el nivel de glucemia. Recomendamos trabajar con un oncólogo naturópata o un nutricionista para adaptar tu ingesta ideal de proteína en función de los resultados de tus análisis, de tus datos genéticos, del peso, del sexo, de la edad y de los objetivos de tratamiento. Y debes saber que tus requerimientos proteínicos pueden variar dependiendo del punto del proceso de salud en el que te encuentres; puede que sean altos o bajos en distintos momentos. Dicho esto, además de la calidad y de la cantidad de proteína, la manera de prepararla también es muy importante cuando se trata de salud genética.

Una adecuada preparación de la proteína

Para tener enseguida la comida encima de la mesa, a menudo cocinamos la carne a altas temperaturas y con frecuencia directamente sobre la llama. ¿Quién quiere barbacoa? Piénsalo detenidamente. Cuando se cocina la carne a más de 150 °C o directamente sobre la llama, se forman compuestos cancerígenos y casi todos los poderosos nutrientes presentes en la carne resultan destruidos. La mayoría de las parrillas de los restaurantes superan los 200 °C y las de los hogares alcanzan en torno a los 175 °C. Aminas heterocíclicas (AH) e hidrocarburos aromáticos policíclicos (HAP) son dos de los compuestos químicos que se forman cuando se cocina la carne a altas temperaturas. Se ha demostrado que ambos inducen mutaciones del ADN y que incrementan el riesgo de cáncer de mama y de otros cánceres por diversos mecanismos. Y por si esto no fuera lo suficientemente malo, los productos finales de la glucación avanzada (PGA) —productos derivados de carnes cocinadas a altas temperaturas— son compuestos que inducen mayor estrés oxidativo e inflamación, lo cual daña el ADN. Esta es la razón por la cual son tan importantes los matices en nutrición.

Es evidente que una adecuada preparación de la carne es esencial. Son métodos de cocción lenta los guisos (por ejemplo, en una olla de cocción lenta), el pochado y la cocción al vapor. El estofado es otra excelente técnica y requiere dorar primero la carne con aceite, para cocinarla después con una pequeña cantidad de líquido en una cacerola bien tapada, sobre el fuego o en el horno (así se potencia el sabor y la jugosidad de los cortes de carne más duros). El asado lento a baja temperatura también es una buena técnica. Procura dejar siempre la carne con su hueso y con su piel, pues así se conservan mejor los nutrientes. Si utilizas la parrilla, se ha demostrado que el uso de ciertas hierbas, como el romero, contrarresta los efectos carcinógenos de los mencionados compuestos. La adición de zumo de limón, cerezas, cebolla, ajo y vino tinto ecológico también ayuda a reducir el número de compuestos carcinógenos que se forman cuando se cocina la carne a altas temperaturas.

Alimentos donantes de grupos metilo

Además de los alimentos ricos en folatos, de los que ya hemos hablado en este mismo capítulo, existen otros componentes que contribuyen a la metilación (el proceso que dirige la activación o desactivación de los genes). Las vitaminas B_6 y B_{12} son increíblemente importantes y las abordaremos en el siguiente apartado. Pero existen tres compuestos derivados de los alimentos, betaína, colina y metionina, que son componentes clave de la vía de formación de grupos metilo. Las dietas ricas en estos nutrientes donantes de grupos metilo pueden alterar rápidamente la expresión génica, especialmente durante el desarrollo, cuando se está estableciendo el epigenoma. Las vías metabólicas de metilación dependen de la colina, de la metionina, del metiltetrahidrofolato (una forma activa de folato) y de las vitaminas B_6 y B_{12}, de modo que todas estas sustancias deben estar presentes al mismo tiempo y hasta hace quince mil años el organismo las obtenía en su totalidad a través de la alimentación. Y la importancia de la relación entre estos nutrientes va más allá de su papel en la metilación génica y en el control epigenético, incluyendo posiblemente efectos sobre el metabolismo energético y la síntesis de proteínas[31].

La betaína es un derivado del aminoácido glicina. Lo seres humanos obtienen betaína de ciertos alimentos que la contienen y de compuestos que encierran colina, su precursor. Se ha observado que la betaína es un importante protector de la función celular y combate los factores de riesgo vascular, a la vez que interviene en la prevención del cáncer[32]. Las mejores fuentes alimentarias de betaína son las espinacas, la remolacha y el cenizo (*Chenopodium álbum*), planta silvestre de poderosa acción antiinflamatoria que también es una buena fuente del fitonutriente saponina, con efecto inhibidor sobre las células cancerosas.

La colina es un nutriente esencial de tipo vitamínico y un importante donante de grupos metilo. La deficiencia de colina se ha asociado a un aumento de la incidencia de cáncer espontáneo de hígado y a una sensibilidad aumentada a agentes químicos cancerígenos[33]. Se han propuesto diversos mecanismos genéticos para esta asociación: expresión alterada de genes que regulan la proliferación celular, la diferenciación, la reparación de ADN y la apoptosis por una inapropiada metilación del ADN. La colina también forma betaína, de manera que comer alimentos ricos en colina favorece también la producción de betaína. Las mejores fuentes alimentarias de colina son las gambas salvajes, las vieiras y los huevos, pavos y pollos ecológicos. Conviene señalar que estudios recientes han reconocido en la colina un potencial impulsor del cáncer de próstata, de modo que este tipo de cáncer podría beneficiarse de una alimentación con menor contenido en proteína animal y más alto en vegetales.

Los huevos son la quintaesencia de los superalimentos. Además de proporcionar aminoácidos esenciales, los ecológicos son una excelente fuente de ácidos grasos omega-3 (presentes en la yema), fosfatidilcolina, selenio, vitamina D y vitamina B_{12}. Atrás quedaron los días en los que se creía que los huevos contribuían a aumentar el colesterol y que su consumo debía limitarse. Se trata de un mito que ha sido desacreditado ya muchas veces en los últimos años. Ahora sabemos que unos valores altos de colesterol son el resultado de la ingesta de azúcar, no de grasas (ampliamos este concepto en el siguiente capítulo; véase «Cómo se infiltró el azúcar en la dieta del ser humano»). Siempre y cuando los huevos procedan de una buena fuente (ecológicos, de gallinas no alimentadas con soja), pueden consumirse a diario. Evidentemente la calidad de los huevos hoy en día es muy distinta de la que tenían antes. El ser humano lleva comiendo huevos millones de años, de modo que resulta obligado preguntarse: ¿el verdadero problema reside en el huevo, o en la tostada de harina de trigo enriquecida con ácido fólico sintético con la que lo acompañamos?

En comparación con los huevos de gallina, los de pato tienen un contenido más alto en proteína, calcio, hierro, potasio y prácticamente todos los demás minerales importantes. Los huevos de codorniz, pavo y oca son opciones maravillosamente nutritivas; ¡existen más huevos, aparte de los de gallina! El color de la cáscara depende de la raza y no tiene nada que ver con el contenido de nutrientes. Lo que importa es la dieta de la gallina o de la pata que puso el huevo, lo cual halla reflejo en el color de la yema. *Ecológico* o *biológico* son palabras que debes buscar en el etiquetado. La yema de huevos procedentes de estas gallinas debe ser de un bonito color naranja oscuro, frente a la yema de color amarillo claro de los huevos de gallinas criadas en jaula. La técnica de escalfado o de cocción ligera es la forma más nutritiva de preparar un huevo.

Vísceras y despojos: el superalimento genético que equilibra la metionina

La alimentación tradicional de nuestros antepasados situaba en el mismo plano la carne que las vísceras y los huesos gelatinosos y otros tejidos conjuntivos; se comían el animal entero. La combinación de todas las partes del animal proporciona el equilibrio perfecto de nutrientes y aminoácidos: metionina del músculo, vitaminas del grupo B de las vísceras y colágeno de los cartílagos. Las dietas modernas, por el contrario, proporcionan grandes cantidades de carne muscular rica en metionina, pero tiramos a la basura las vísceras y el tejido conjuntivo. La metionina hace posible la síntesis de homocisteína, si bien el proceso se halla regulado por la presencia de otros nutrientes, en particular vitamina B_{12} y folato. Si existe una deficiencia de estas vitaminas del grupo B, se registran niveles más altos de homocisteína, lo cual impide la metilación. Es un complicado círculo vicioso derivado de comer solamente carne procedente de músculo animal y es la razón por la cual se dice que la carencia de metionina mata de hambre a las células cancerosas. En lugar de evitar todos los alimentos nutritivos que contienen metionina, la solución es el ayuno intermitente, utilizado de manera terapéutica. De los animales no solo se come el músculo: tienen carne de otro tipo. Las vísceras han formado parte de la alimentación del ser humano desde el inicio de los tiempos, y por buenas razones: la mayoría de los completos beneficios nutricionales de la carne se nos escapan cuando no consumimos el animal completo.

Una pechuga de pollo perfectamente limpia, sin grasa ni piel, no contiene mucho en cuanto a vitaminas y minerales. Una cantidad equivalente a una taza de esta carne (más de 100 gramos) no aporta vitamina A y solo contiene el 8 % de la cantidad diaria recomendada (CDR) de vitamina B_{12}. En cambio, apenas 30 gramos de hígado de pollo proporcionan el 81 % de la CDR de vitamina A y el 99 % de la CDR de vitamina B_{12}. Las vísceras tienen un contenido significativamente más alto de todas las vitaminas y minerales que la carne de músculo, y también son más ricas de forma natural en vitamina D y en ácidos grasos omega-3. El corazón (y no es de sorprender) es una rica fuente del antioxidante coenzima Q10 (COQ10). El estómago y otras vísceras animales, así como pezuñas, huesos y lengua, tienen también una gran riqueza nutricional. A propósito, no te preocupes por el concepto equivocado de que el hígado es el órgano que «almacena» toxinas. No es así; las metaboliza y las excreta. En realidad las toxinas se almacenan en el tejido graso, del que tienen, y mucho, los animales alimentados con granos de cereal. Esta es otra razón por la que siempre se debe elegir una fuente de calidad. Contacta con un cazador o un productor de ganadería biodinámica, encárgales que te guarden las vísceras de sus animales y pide a tus mayores su receta favorita de hígado encebollado.

Vitamina B$_{12}$: columna vertebral del ADN y principal dador de grupos metilo

La vitamina B$_{12}$ (o cobalamina, por su alto contenido en cobalto) es una vitamina hidrosoluble que se absorbe en el intestino delgado con ayuda de un compuesto llamado *factor intrínseco*. La vitamina B$_{12}$ es necesaria para diversas funciones fisiológicas, entre ellas la síntesis y la metilación de ADN (el material genético que actúa como columna vertebral de la vida), la producción de hematíes, el metabolismo proteico, la formación de mielina y numerosos procesos neurológicos. Una deficiencia de vitamina B$_{12}$ puede dañar el ADN, al causar roturas de una o dos hebras en la estructura de doble hélice, lesiones oxidativas o ambas, circunstancias que son factores de riesgo de cáncer[34]. Por consiguiente, esta vitamina juega también un papel primordial en el mantenimiento de la salud genética.

La forma bioactiva de la vitamina B$_{12}$ se encuentra en los alimentos de origen animal, pero no en los de origen vegetal, un hecho bioquímico que muchos integrantes de la comunidad vegetariana parecen ignorar. Las fuentes más rica son el hígado, el riñón, los huevos y el pescado. Microorganismos como bacterias, algas y hongos son los únicos organismos de los que se sabe que producen sus propias reservas de vitamina B$_{12}$. Y aunque ni los animales terrestres ni los peces pueden fabricar vitamina B$_{12}$ en sus células, guardan la vitamina B$_{12}$ producida por bacterias y la concentran en aquellas. Dado que las plantas no concentran ni utilizan la vitamina B$_{12}$ de la misma manera que los animales —con la única excepción de los hongos—, los alimentos de origen vegetal no son ricos en vitamina B$_{12}$. El contenido de vitamina B$_{12}$ de setas y alimentos fermentados es muy bajo; así, 1 taza de champiñones proporciona solo el 3 % de la CDR de B$_{12}$, que equivale a 2,4 microgramos, cantidad apenas suficiente para prevenir la anemia. En cambio, una ración de 100 gramos de hígado de vacuno ecológico contiene aproximadamente 110 microgramos de vitamina B$_{12}$. Esta es la razón por la cual los pacientes veganos que vienen a nuestra consulta presentan a menudo tres síntomas: confusión, fatiga y debilidad.

Todo ello nos trae a la mente otro aspecto importante: el enriquecimiento. Tanto los cereales refinados como los integrales pueden enriquecerse con nutrientes, aunque las formas de la vitamina B_{12} y del ácido fólico que se utilizan para enriquecer son tóxicas. Muchas dietas vegetarianas recomiendan la ingesta de productos enriquecidos para proporcionar la cantidad necesaria de vitamina B_{12}. Sin embargo, la forma de vitamina B_{12} utilizada para enriquecer cereales, productos de panadería, leche, levadura de cerveza, suplementos y otros alimentos es la cianocobalamina, que se produce a partir de una forma química de cianuro (cianuro de potasio). La cianocobalamina no es una vitamina B_{12} natural, a pesar de su capacidad para elevar los valores clínicos de la vitamina en la deficiencia de B_{12}. Esta forma artificial de vitamina B_{12} ¡es un veneno mitocondrial! Por cierto, el cianuro de potasio no es el mismo agente químico que el ácido cianhídrico, ingrediente anticanceroso presente al parecer en el hueso de albaricoque. El laetril, o amigdalina, se ha utilizado como terapia no tradicional contra el cáncer, basada en el uso de la sustancia natural amigdalina que se extrae de los huesos de albaricoque. Cuando se metaboliza en el cuerpo, la amigdalina se convierte en ácido cianhídrico.

Si existe una alternativa natural que no se encuentra unida a toxinas ni se produce utilizando una toxina conocida, ¿por qué elegir la forma no natural? ¿Solo porque es barata? Un principio importante de una nutrición en profundidad es el de comer fuentes alimentarias naturales de vitaminas y minerales, fuentes que nuestros genes reconocen, no alimentos fabricados en un laboratorio.

Fitonutrientes para la reparación del ADN

Los fitonutrientes son compuestos médicamente activos presentes en las plantas y que no son ni vitaminas ni minerales. Muchos fitonutrientes resultan prometedores en cuanto a prevención de daño del ADN, favorecimiento de su reparación y acción sobre los sistemas de reparación[35]. Hablaremos a lo largo del libro de muchos de estos fitonutrientes de acción contra el cáncer (y otros minerales y vitaminas de origen alimentario), aunque hay dos que destacan en lo que respecta a salud genética, y son los isocianatos y los carotenoides. Existe una buena razón por la cual todas las dietas anticáncer tienen en común una recomendación: comer muchas frutas y verduras. Ello se debe a que son las fuentes más ricas en fitonutrientes capaces de reparar el daño genético. Puede que un tornado dañino para los genes barra el organismo, como la experiencia de un ciclo de quimioterapia, pero los fitonutrientes son capaces de llegar y reparar todo el caos generado. Aunque tal vez muchos estén arrugando la nariz pensando en tener que comer coles de Bruselas, a veces conocer exactamente qué alimento es bueno para tu salud aumenta su atractivo. Enseñar a la gente los «porqués» y los «qué» del cáncer —por qué sucede y qué puedes hacer al respecto— ha sido siempre uno de los objetivos de nuestro plan de acción y es una de las principales razones que nos ha llevado a escribir este libro. De modo que, sin más dilación, echemos un vistazo a la colosal familia de las crucíferas y a lo que pueden hacer por nuestro ADN.

Las crucíferas contribuyen a la prevención del cáncer de muchas maneras, gracias a la acción de los fitonutrientes que contienen. Ayudan a eliminar del cuerpo los potenciales agentes carcinógenos y potencian la acción de genes supresores tumorales, siendo la familia de verduras anticancerígenas mejor estudiada. Las principales son las coles de Bruselas, los brotes de brócoli, el repollo crudo, la coliflor, el rábano picante, el colinabo, el rábano y los berros.

Los isotiocianatos se cuentan entre los componentes derivados de la hidrólisis (descomposición) de los glucosinolatos, los compuestos que contienen azufre presentes en las crucíferas. Se ha observado que el sulforafano, una de las principales formas de isotiocianato, reduce el riesgo de daño genético causado por la exposición a pesticidas[36]. Sin embargo, algunos SNP genéticos presentes en enzimas metabolizadoras pueden reducir los efectos protectores de estos útiles productos de degradación. Es una de las razones por las que los estudios sobre nutrición deberían siempre tener en cuenta los SNP del individuo y también es el motivo por el que ciertos estudios no han encontrado que el consumo de dichas verduras aporte beneficio alguno. Ello no obstante, ¡come brócoli! O mejor aún ¡come brotes de brócoli! Recomendamos a todos los pacientes consumir al menos tres raciones (una ración equivale a ¼ - ½ de taza) de crucíferas todos los días.

El segundo fitonutriente protector de genes en el que nos fijamos es la beta-criptoxantina, un carotenoide presente en los pimientos rojos ecológicos, el pimentón y el caqui (que por otro lado tiene un bajo índice glucémico). Se ha descubierto que tiene un «asombroso efecto de reparación del ADN»[37]. Un nivel elevado de beta-criptoxantina en sangre se ha asociado también a un menor riesgo de cáncer de pulmón. No obstante, recomendamos comprar siempre de manera consciente: el Environmental Working Group (EWG), organización estadounidense sin ánimo de lucro que trabaja para la protección del medio ambiente, publica con periodicidad anual una lista de los productos en los que se han encontrado las cantidades más altas de residuos de pesticidas, y todos los años los pimientos rojos encabezan la lista. De los cincuenta y tres residuos de pesticidas encontrados en los pimientos rojos por el Pesticide Data Program en Estados Unidos, tres son carcinógenos conocidos o probables, veintiuno son posibles disruptores hormonales, diez son neurotoxinas, seis son toxinas del desarrollo o de la reproducción y dieciocho son tóxicos para las abejas melíferas[38].

Sabemos que consumir alimentos ecológicos es más caro, pero también lo es el cáncer. Nunca insistiremos lo suficiente en la importancia de la calidad de los alimentos en lo que al cáncer se refiere. No hay duda de que un pimiento rojo cultivado del modo convencional (identificado por una etiqueta con un código de cuatro dígitos que comienza por el número «4») contendrá beta-criptoxantina, pero también irá cargado de una serie de sustancias químicas cancerígenas. Es primordial comer alimentos ecológicos o procedentes de cultivos biodinámicos. Estos productos pueden identificarse en el supermercado por un código de cinco dígitos que comienza por el número «9». También puedes comprarlos directamente a un productor local de cultivos biodinámicos. Un código de cinco dígitos que comienza por «8» significa que el producto es un alimento genéticamente modificado (es uno de los pocos alimentos transgénicos etiquetados como tal).

La base genética

Una combinación de defecto genético y mala suerte: esto es lo que la medicina occidental viene a decirnos que es la causa del cáncer. Pero nada más lejos de la realidad. La genética y la epigenética se ven en gran medida influidas por factores alimentarios, tanto en sentido positivo como negativo. El daño genético tiene lugar de manera continua, por exposición a toxinas, radiaciones, pesticidas, por envejecimiento, estrés y muchos más factores, pero alimentos como los huevos, el hígado de pato, los pimientos rojos ecológicos, las espinacas, las endibias, los espárragos, las hojas de mostaza, las hojas de nabo y el epazote pueden ayudarnos a proteger y reparar nuestros genes. Por otro lado, de todos los alimentos consumidos en el mundo moderno, hay dos que causan el mayor daño a nuestros genes: los alimentos genéticamente modificados y el azúcar. La buena noticia es que puedes cambiar el destino de tu salud genética simplemente incluyendo alimentos diferentes en tu lista de la compra. Es así de sencillo, y no hace daño. Puede que tus comidas tengan un sabor algo distinto al que estás acostumbrado. En el capítulo siguiente analizamos con un poco más de detenimiento el modo en el que el azúcar se ha infiltrado en la alimentación moderna del ser humano, la manera en la que contribuye directamente al proceso del cáncer y la estrategia para revertir este proceso utilizando el más poderoso y antiguo plan terapéutico que existe: la dieta cetogénica.

CAPÍTULO 4

Azúcar, cáncer y dieta cetogénica

El azúcar es celebrativo. Con el azúcar disfrutábamos. Ahora, básicamente, nos tapiza la lengua. Se ha convertido en un pilar de la dieta, y nos está matando.

—ROBERT LUSTIG,
autor de Fat Chance

El azúcar dio origen al comercio de esclavos; ahora el azúcar nos esclaviza.

—JEFF O'CONNELL,
autor de Sugar Nation

Se puede decir que en Estados Unidos existe un importante problema de adicción, mayor del que suponen opiáceos, anfetaminas, alcohol, heroína y nicotina, todos juntos. Se trata de una droga legal y a la que cualquiera tiene fácil acceso. Incluso los niños. Has acertado: se trata del azúcar. Se encuentra prácticamente en cualquier alimento que comemos y bebemos, y favorece el desarrollo de cáncer y otras enfermedades crónicas. El consumo de azúcar está fuera de todo límite y la mayoría de la gente ni tan siquiera se para un momento a pensar en ello: ¡parece tan inocente y sabe tan bien! Pero ¿cuál es el problema? El problema es que las células cancerosas captan el azúcar —todo tipo de azúcar— a una velocidad casi cincuenta veces mayor que las células sanas, siendo el principal combustible que alimenta su crecimiento y diseminación[1]. Investigadores de la Escuela de Medicina de la Universidad de Harvard han encontrado que hasta un 80 % de todos los cánceres están ligados en el ser humano a los efectos de la glucosa y la insulina, que estimulan la proliferación, la migración y la capacidad de invasión de todos los tipos de cáncer. El azúcar es el alimento favorito del cáncer y por ello las imágenes de tomografía por emisión de positrones (PET) son capaces de detectar sitios activos de cáncer. Antes de someterse a una prueba de PET, los pacientes deben guardar ayuno y después reciben una inyección de un azúcar radiactivo. El azúcar circula por el torrente sanguíneo y es englobado por las hambrientas células cancerosas, que en las imágenes de PET se muestran como elementos luminosos, brillantes. Cuanto más alta es la tasa de consumo de glucosa (es decir, cuanto más densa es la luminosidad de las células cancerosas en las imágenes), más agresivo es el tumor.

Niveles elevados de insulina y de glucosa en sangre, de manera intermitente y crónica, son la base de todos los cánceres progresivos y recurrentes. Dicho estado estimula el crecimiento de las células cancerosas, inhibe la muerte celular, favorece la metástasis, ayuda a las células cancerosas a resistir a la radioterapia y la quimioterapia, y aumenta las complicaciones de esta última y de la cirugía[2]. Y lo que es más, la ingesta de cualquier tipo de azúcar —glucosa, fructosa, sacarosa, miel, incluso zumo de naranja recién exprimido— reduce la actividad de ciertas células inmunitarias a la mitad hasta cinco horas después de su consumo[3]. El azúcar puede paralizar todo el sistema inmunitario, sin ayuda de nadie más. Sabemos ahora que no es el tipo ni la localización de las células cancerosas lo que determina su malignidad, sino la manera en la que metabolizan la glucosa. Este es uno de los signos distintivos de las células cancerosas. El efecto Warburg, llamado así por su descubridor, el premio Nobel Otto Warburg, es la base de la teoría metabólica del cáncer. Exploramos el efecto con mayor detalle en este capítulo, pero por ahora es importante recordar que todas las células cancerosas tienen capacidad de reprogramar su metabolismo energético para consumir más glucosa y crecer más deprisa. Ningún tratamiento convencional, incluidas las nuevas terapias dirigidas, afecta a las células cancerosas si el consumo de azúcar se mantiene alto. Punto.

Sin embargo, el estadounidense adulto medio ingiere más de 68 kilos de azúcar al año —más que en otros cincuenta países— y los desastrosos efectos sobre la salud, aun omitiendo el cáncer, son claramente visibles. En 2009, en respuesta a la escalada de enfermedades relacionadas con el azúcar, incluidas enfermedades del corazón, la American Heart Association publicó las directrices que definían la cantidad «aceptable» de azúcares añadidos en una dieta saludable (sin incluir los azúcares presentes de forma natural en los alimentos)[4]. Las directrices aconsejan a las mujeres limitar su consumo de azúcar añadido a un máximo de 25 gramos (en torno a 6 cucharaditas; una cucharadita equivale a 4 gramos) al día; los hombres no deben tomar más de 37 gramos (en torno a 9 cucharaditas). Los niños menores de ocho años no deben consumir más de 12 gramos de azúcares añadidos al día (menos de 3 cucharaditas). Sin embargo, los estadounidenses transgreden a diario estas directrices y otras recomendaciones similares realizadas por la Organización Mundial de la Salud.

La revista *American Journal of Clinical Nutrition* ha informado de que en Estados Unidos el consumo del azúcar más corriente en aquel país, el jarabe de maíz rico en fructosa, aumentó un 1.000 % entre 1970 y 1990[5]. El consumo de refrescos se ha duplicado o más desde 1970. Y hay que tener en cuenta lo siguiente: una lata de refresco contiene cerca de 40 gramos de azúcar, más de tres veces la cantidad que puede tomar un niño al día. Según el Economic Research Service de Estados Unidos, un niño de menos de doce años consume una media de 117 gramos de azúcar al día. En 2013, en la excelente charla TED «Debunking the Paleo Diet», en la que criticaba la dieta paleolítica, la arqueóloga y experta en genética Christina Warinner señaló que, para obtener la misma cantidad de azúcar contenida en un refresco de 1 litro, nuestros ancestros paleolíticos tenían que comer en torno a 2,70 m de caña de azúcar. Un niño medio estadounidense come más azúcar en un día que todo el azúcar que podía comer en dos años uno de nuestros antepasados. Y a las células cancerosas les gusta.

Cómo se infiltró el azúcar en la alimentación del ser humano

Hace alrededor de quince mil años, antes de la incorporación de la agricultura a la vida del hombre neolítico, los únicos alimentos dulces que comía un cazador-recolector eran fruta rica en fibra y miel. La obtención de estos alimentos dulces implicaba un gran gasto de calorías, como caminar kilómetros hasta encontrarlos, lo cual es muy diferente a comprar kilos de alimentos y de bebidas azucaradas en la gasolinera y consumirlos en veinte minutos, sentados. Se puede afirmar que, durante la mayor parte de su existencia, el ser humano no ha comido ni azúcar ni alimentos como cereales y legumbres, que se convierten de manera natural en azúcar. La caña de azúcar, una planta perenne de gran altura, empezó a cultivarse en la isla de Nueva Guinea hace apenas diez mil años. Inicialmente la gente recolectaba la caña y la comía cruda, masticando sus fibrosos tallos. *Bagazo* es el nombre de la fibra soluble, que supone más de la mitad de una reserva de caña de azúcar, y se ha descubierto que no solo proporciona sostén a la microbiota (o flora) intestinal, sino que mejora además el metabolismo de la glucosa[6].

A lo largo de los siguientes miles de años, el cultivo de la caña de azúcar se extendió de isla tropical en isla, alcanzando tierra firme asiática en torno al año 1000 a. J.C. El arte de transformar la caña en polvo se convirtió entonces en un arte secreto y el polvo obtenido se utilizaba como medicina para tratar cefaleas y otras dolencias. Cristóbal Colón plantó la primera caña de azúcar del

Nuevo Mundo en La Española en torno al año 1500 y años más tarde cientos de miles de personas serían esclavizadas para trabajar en la plantaciones de caña. Al existir mayor disponibilidad de caña de azúcar, los precios cayeron y la demanda creció. A mediados del siglo XVII el azúcar pasó de ser un artículo de lujo a constituir un producto básico en todos los hogares. En 1700 un adulto medio consumía 1,800 kilos de azúcar al año, en 1800 esa cifra alcanzó los 8 kilos y en 1870 el consumo de azúcar prácticamente se triplicó, superando los 20 kilos. En 1900, un adulto comía 45 kilos de azúcar al año.

Hoy en día, además de la caña de azúcar, la remolacha azucarera y el maíz, existen más de sesenta tipos y nombres distintos de azúcar, presentes en los alimentos elaborados. Varios tipos de azúcares naturales, azúcares añadidos y almidones que se convierten en azúcar están presentes en granos de cereales integrales, panecillos, bollos, gofres, tortitas, *pizza*, zumos, tés helados, refrescos, bebidas de café, kétchup, salsas para la pasta, pasta, yogures, barritas de muesli, sopas, aliños para ensalada, fruta, pan integral, galletas, golosinas y pasteles, y la lista podría ser mucho más larga. Incluso una sopa aparentemente «saludable» comprada en tu supermercado favorito de comida sana puede contener más de 18 gramos de azúcar añadido por taza.

Azúcar natural, azúcar añadido y azúcar de la leche

Hay muchos tipos diferentes de azúcar, y se dividen en dos categorías: naturales y añadidos. Los azúcares naturales son aquellos intrínsecamente presentes en alimentos como frutas, leche y miel. Los azúcares añadidos son los presentes en alimentos procesados y no son más que eso: azúcar extra añadido a la comida. Un alimento procesado es cualquier alimento con más de un ingrediente y al que se le puede haber añadido zumo de caña ecológica, azúcar de mesa o jarabe de maíz rico en fructosa. No obstante, cuando el azúcar, ya sea natural o añadido, llega a una célula cancerosa, no es más que eso, azúcar. Como dice el refrán: «Aunque la mona se vista de seda, mona se queda». De modo que ya se trate de jarabe de caña de origen ecológico, agave, malta de cebada, frutos secos, refrescos, zumos de frutas, jarabe de maíz rico en fructosa, azúcar blanco, miel, jarabe de dátiles o un plátano, si ese alimento da lugar a aumento de los niveles sanguíneos de glucosa, las células del cáncer se alimentarán de él. Por supuesto, una frambuesa rica en fibra y fitonutrientes es una opción mucho mejor.

El azúcar añadido se esconde en multitud de alimentos; no solo está presente en sitios evidentes, como las golosinas y los refrescos. El desayuno erróneamente considerado saludable de un yogur bajo en grasa con muesli supone más de 55 gramos de azúcares añadidos en una sola ración. Simplemente digamos que este no es un desayuno saludable. En cambio, azúcares incluidos de manera natural son la fructosa y la glucosa presentes en la fruta y la miel, la galactosa de verduras como el apio y la lactosa presente en la leche. Un plátano contiene 14 gramos de azúcares naturales, mientras que una taza de boniato contiene 6 gramos de azúcar natural. Una persona que come mucha fruta, especialmente con el estómago vacío, va a tener altos picos de azúcar en sangre, que favorecen el cáncer. Por esta razón, recomendamos las frutas con valores más bajos de azúcar, que son también las más nutritivas: bayas, manzanas verdes y caqui.

Aunque es posible que toda esta cuestión esté empezando a agobiarte, ¡no te preocupes! En el capítulo 13 describimos maneras de planificar una dieta baja en azúcar. No obstante, hemos considerado importante dibujar antes un cuadro de la excesiva cantidad de azúcar que llegamos a consumir al día. Cuando leemos las etiquetas de información nutricional en busca de las calorías y del contenido de grasas de los alimentos, no solemos fijarnos en lo más importante: lee siempre también el contenido de azúcar y carbohidratos (y, por supuesto, ¡la lista de ingredientes, que es lo más importante!). Una de las primeras cosas que pedimos a nuestros clientes es que realicen un seguimiento de su ingesta de azúcar durante tres días. A menudo este ejercicio sirve para abrir los ojos a la gente que necesita empezar a realizar cambios.

Toda la verdad sobre los lácteos

Echemos ahora un vistazo a la leche y a los azúcares de la leche. Una taza de leche de vaca baja en grasa contiene 13 gramos de azúcar en forma de lactosa, una forma natural que el 65-97 % de la población mundial no puede digerir (debido a una deficiencia de lactasa, la enzima necesaria para metabolizar la lactosa, o a la existencia de una lactasa ineficaz)[7]. Cuando no son digeridos, los alto niveles resultantes de estos azúcares que circulan por el torrente sanguíneo pueden causar numerosos problemas, entre ellos trastornos del sistema digestivo y del sistema inmunitario, que dan lugar a secreción nasal o infecciones de oído, ansiedad, depresión, migrañas, aumento de peso, ojeras y mucho más (información ampliada en el capítulo 12; véase «Factores de la esfera emocional»). Estimaciones del grupo National Institutes of Health (NIH) de Estados Unidos dicen que aproximadamente el 65 % de la población humana presenta una reducida capacidad de digestión de la lactosa después de la etapa de lactancia materna.

La leche, el queso, el yogur y el helado son nuevos en la dieta humana desde la revolución agrícola. Un estudio de 2004 de la revista médica *American Journal of Clinical Nutrition* relacionó el consumo de productos lácteos con el cáncer, incluido el cáncer de ovarios[8]. Los productos lácteos con bajo contenido graso son incluso más nuevos para nosotros, pues fueron introducidos en el mercado en la década de 1920. Por otro lado, si la vaca productora de la leche ha sido tratada con hormonas del crecimiento, entonces el riesgo de cáncer aumenta incluso más (ampliamos este concepto en el capítulo 10; véase «Las tres principales hormonas secuestradoras»). Hace alrededor de quince mil años, cuando el pastoreo empezó a ocupar el lugar de la caza, el ser humano aprendió que, mediante fermentación, el contenido de lactosa antes tóxico de los productos lácteos se tornaba digerible. Además, hace cerca de 7.500 años surgió una adaptación genética llamada *persistencia de lactasa*, que concedía a ciertas poblaciones la capacidad de producir lactasa y de seguir tomando leche después de la edad del destete[9].

Aunque hay personas que consumen sin problemas productos lácteos, otras deben evitarlos, dependiendo de los resultados de laboratorio y de los estudios de tolerancia. No obstante, lo más importante que es necesario saber sobre el tema de los lácteos es que siempre es más sana la forma cruda y

TABLA 4.1. CONTENIDO DE AZÚCAR DE ALIMENTOS HABITUALES

Alimento	Contenido de azúcar (g)
Manzana, 1 mediana	11
Plátano, 1 mediano	14
Salsa barbacoa, 2 cucharadas	15
Coca-Cola, 33 cl	39
Zumo de arándanos, 23 cl	33
Arándanos secos, 1/3 taza	26
Aliño light de ensalada con mostaza de Dijon y miel, 2 cucharadas	8
Conserva de frutas, 1 cucharada	10
Limonada, 23 cl	29
Mango, 1 taza	24
Salsa marinara con champiñones, 1 taza	22
Naranja, 1 mediana	23
Muesli de frutos y semillas ecológicos, ¾ taza	15
Ketchup ecológico 2 cucharadas	8
Yogur ecológico de leche entera, 1 taza	29
Leche de soja con vainilla, 46 cl	29

natural (cuando procede de una fuente limpia, por supuesto). Los productos lácteos con bajo contenido en grasa no son en absoluto saludables. La regla de oro en lo referente a nutrición con alimentos enteros consiste en comer alimentos tan próximos a su fuente natural como sea posible. Piensa en ello: vacas, cabras, ovejas y seres humanos no producimos leche con bajo contenido en grasa ni productos como yogures elaborados. Las grasas de la leche, especialmente las presentes en la leche materna, son buenas para nosotros. El azúcar no. Y cuando se extrae la grasa de los productos lácteos, su contenido en azúcar aumenta. Este concepto puede ser un auténtico «rompemitos» para toda esa gente a la que se le ha lavado el cerebro con el dogma del «bajo en grasa». Estamos aquí para reconducir ese proceso mental y para que vuelvan a gustarte las grasas saludables presentes en los huevos, los frutos secos y el aguacate. Tu organismo te lo agradecerá.

Edulcorantes artificiales

La FDA ha aprobado cinco edulcorantes artificiales: *aspartamo, sacarina, acesulfame-K* (K de potasio), *sucralosa* y *neotame.* El más ampliamente utilizado es el aspartamo, sustancia neurotóxica responsable de más del 75 % de las reacciones adversas de aditivos alimentarios referidas anualmente por la FDA. Muchas de estas reacciones son muy graves, pudiendo causar convulsiones y muerte. Entre los noventa diferentes síntomas documentados que causa el aspartamo se encuentran los siguientes: dolores de cabeza/migrañas, mareos, convulsiones, náuseas, entumecimiento, espasmos musculares, aumento de peso, erupciones cutáneas, depresión, fatiga, irritabilidad, taquicardia, insomnio, problemas de visión, pérdida de audición, palpitaciones cardíacas, dificultades respiratorias, ataques de ansiedad, dificultad para hablar, pérdida de sentido del gusto, tinnitus o zumbido en los oídos, vértigo, pérdida de memoria y dolor articular.

Cuando el organismo digiere el aspartamo, este se descompone en dos aminoácidos —fenilalanina y ácido aspártico— y metanol. El metanol, también conocido como *alcohol de la madera,* es un conocido veneno. La fenilalanina bloquea la producción de serotonina, un neurotransmisor que, entre otras acciones, ayuda a controlar los antojos de alimentos y el estado de ánimo. Como podrás imaginar, la falta de serotonina hace que mente y cuerpo griten pidiendo el alimento que les abastece de este agente químico que actúa sobre el cerebro y que sería el azúcar.

En estudios llevados a cabo en ratones se ha relacionado la sucralosa, comercializada por distintas marcas, con el desarrollo de leucemia. Por otro lado, la investigación llevada a cabo por el Sucralose Toxicity Information Center llegó a la siguiente conclusión: «Queda claro, por los peligros observados en el estudio previo a la aprobación y por su estructura química, que años o décadas de uso pueden contribuir a graves trastornos neurológicos e inmunológicos crónicos». La sucralosa se obtiene por cloración a partir de la caña de azúcar. El cloro es tóxico para la glándula tiroides, que regula el metabolismo.

Aunque comentamos aquí con detalle dos de ellos, has de saber que todos los edulcorantes artificiales son altamente tóxicos, forman parte de la cadena alimentaria del ser humano apenas desde la década de 1960 y deben evitarse a toda costa.

¿Qué ocurre con el agave?

El néctar de agave, muy apreciado por los defensores de una salud alternativa, es la savia que se obtiene de la planta de agave o pita. Para la obtención del producto, se somete la planta a un proceso químico en el que se utilizan enzimas genéticamente modificadas, ácidos cáusticos, clarificadores y agentes químicos de filtración. El néctar de agave, dudosamente comercializado como un azúcar «más sano», tiene en realidad un contenido en fructosa más elevado que el jarabe de maíz rico en fructosa. De hecho, es tan elevado que en 2009 el grupo de asesoramiento médico Glycemic Research Institute suspendió y prohibió todos los ensayos clínicos en curso y futuros en los que se utilizara agave y avisó a público y fabricantes sobre sus peligros debido a su alto contenido en fructosa y a su efecto sobre los niveles de glucosa en sangre. Por alguna razón, esta información no ha llegado a los medios de comunicación de masas y muchos productos de agave siguen comercializándose como «de bajo índice glucémico». Simplemente evítalo.

Cuidado con los alcoholes de azúcar

Los alcoholes de azúcar habitualmente presentes en alimentos, chicles y dentífricos son *sorbitol, manitol, xilitol, isomalt* e *hidrosilats de almidón hidrogenado*. Los alcoholes de azúcar no contienen el etanol presente en las bebidas alcohólicas y se encuentran de forma natural en vegetales como las bayas. No obstante, la mayoría de las versiones granuladas de venta en tiendas (incluido el xilitol) suelen ser derivados de maíz genéticamente modificado, que se altera mediante un proceso químico altamente tóxico. Pueden provocar diarrea y exacerbar los síntomas relacionados con el síndrome de intestino irritable (SII). Efectos secundarios habituales del consumo de los alcoholes de azúcar son hinchazón, gases y dolor abdominal. No son recomendables.

En lo referente a cuáles son los mejores tipos de edulcorantes, la miel sin tratar, la fruta monje, la raíz de achicoria y las hojas frescas de stevia en pequeñas cantidades son las opciones más saludables. En el capítulo 13 describimos cómo emprender una alimentación baja en azúcar; véase «Inicio escalonado de una dieta de bajo índice glucémico».

Todos los carbohidratos se convierten en azúcar

Los carbohidratos de todo tipo —presentes en verduras, legumbres, hortalizas, frutas, cereales y todos los azúcares— se convierten de manera natural en glucosa en el sistema digestivo. En general, como vimos en el capítulo anterior, las proteínas se descomponen en aminoácidos y las grasas se convierten en ácidos grasos. Todos los azúcares, carbohidratos y almidones se convierten en glucosa por acción de un grupo muy importante de enzimas pancreáticas llamadas *amilasas*. Las investigaciones han encontrado que niveles bajos de amilasa sérica dan lugar a un metabolismo anómalo de la glucosa e impiden la acción de la insulina[10]. Los síntomas de niveles bajos de amilasa son alergias, eccema y asma. Una de las principales causas de deficiencia de amilasa es una dieta rica en carbohidratos. Y en Estados Unidos dicha deficiencia no es ninguna tontería, al estimarse que los estadounidenses consumen al año 90 kilos de cereales en distintos productos. Las plantas almacenan su reserva de glucosa en forma de almidón, largas cadenas de miles de moléculas de glucosa unidas entre sí. Las plantas con las concentraciones más altas de almidón son cereales, maíz, arroz, ñame, patatas, alubias y guisantes. Cuando consumimos estas plantas, el organismo descompone el almidón y lo convierte en glucosa[11]. Si las refinamos y les quitamos la fibra, como hacemos con el trigo, lo que queda es una harina blanca que se convierte en azúcar al instante. Si alguna vez has mantenido en la boca una galletita salada durante más de un minuto, te habrás dado cuenta de lo rápidamente que su sabor empieza a virar de salado a dulce. Por el contrario, un grano de trigo no sabe dulce en la boca durante bastante tiempo.

La diferencia entre un carbohidrato refinado o simple (la galleta salada) y un carbohidrato complejo (el grano de trigo) es el contenido de fibra. La fibra es básicamente material vegetal que el organismo humano no puede digerir. Cuanta más fibra, menos azúcar —piensa en la caña de azúcar frente al azúcar blanco granulado. (Averigua más cosas sobre la fibra en el capítulo 6; véase «Plan metabólico de revitalización del microbioma»). Lo que resulta inquietante en lo que respecta a la ingesta de carbohidratos es que las actuales directrices de alimentación de Estados Unidos (Dietary Guidelines), publicadas cada cinco años por la Office of Disease Prevention and Health Promotion, ofrezcan la receta perfecta para la diabetes y no hagan más que impulsar la actual epidemia de obesidad. En la actualidad el gobierno de Estados Unidos recomienda que los carbohidratos constituyan el 45-65 % (aproximadamente entre 225 y 325 gramos de carbohidratos) del total de calorías diarias de una persona. Aconsejan el consumo de lácteos bajos en grasa, cereales y legumbres, además de frutas y verduras. La alimentación de nuestros ancestros, en sintonía con sus genes, estaba más cerca de un porcentaje del 35 % de calorías procedentes de carbohidratos al día, fundamentalmente de verduras ricas en fibra. Un pedazo de pan blanco contiene 15 gramos de carbohidratos y menos de un gramo de fibra. Se convierte en azúcar rápidamente, precisamente como una galleta. Sin embargo, una taza de brócoli tiene 6 gramos de carbohidratos y casi 2,5 gramos de fibra, por no hablar de una cantidad mucho mayor de fitonutrientes.

Cuando la mitad de nuestro plato está lleno de carbohidratos —especialmente en sus formas refinadas— el resultado es de niveles altos de azúcar en sangre. Cuando la glucosa derivada de carbohidratos entra en el torrente sanguíneo y el nivel de glucemia comienzan a subir, el páncreas produce una hormona muy importante llamada *insulina*. La insulina permite que la glucosa entre en las células y desbloquee la puerta, como si fuera una llave. En el interior de la célula, las mitocondrias convierten la glucosa en energía. Cuando hay demasiada glucosa, las células se llenan y la glucosa sobrante se convierte en grasa. Una comida integrada por una chocolatina y un refresco contiene alrededor de 70 gramos de azúcar, mucho más de lo que nuestro organismo es capaz de procesar. Es como tratar de beber agua de una manguera de bomberos. Esta es la razón por la cual la gente engorda. No es porque estén comiendo grasa, es por todo ese azúcar extra que se convierte en grasa.

Esta conexión entre azúcar y aumento de peso ha quedado demostrada cientos de veces en más estudios de los que somos capaces de contar. En los cerca de treinta años que han pasado desde que comenzara el ridículo movimiento de productos «bajos en grasa», las estimaciones muestran ahora que más de dos tercios (68,8 %) de los adultos estadounidenses tienen sobrepeso o son obesos. El Department of Health and Human Services de Estados Unidos ha llegado a la conclusión de que casi tres de cada cuatro hombres (74 %) son obesos o sufren sobrepeso[12]. Aproximadamente el 40 % de las mujeres son actualmente consideradas obesas y en torno a un tercio de los niños y adolescentes de edades comprendidas entre los seis y los diecinueve años también son obesos o sufren sobrepeso. La situación está sencillamente fuera de control, y resulta descorazonadora. Estamos arrasando el sistema inmunológico de nuestros niños y aumentando el riesgo de que padezcan cáncer con fiestas como Halloween, cuando un solo niño puede reunir más de 600 gramos de golosinas. ¡Eso sí que da miedo!

Resulta triste constatar que estos llamativos cambios hacia una dieta rica en azúcares han supuesto un aumento de la incidencia de cáncer. Al cáncer, como se deduce, le gusta el azúcar casi tanto como al niño, y los efectos del azúcar en el organismo crean un medio muy adecuado para que las células cancerosas prosperen. Toda esa grasa corporal extra que los norteamericanos llevan encima produce estrógenos, una hormona que es el principal promotor de crecimiento tumoral (hablamos más al respecto en el capítulo 10; véase «Fundamentos de hormonas y cáncer»). En Estados Unidos, las tasas de individuos con desequilibrios de azúcar en sangre, incluida la diabetes de tipo 2, están alcanzando proporciones pandémicas, al igual que el cáncer. Uno de cada diez adultos tiene diabetes y uno de cada tres tiene prediabetes. Las tasas de diabetes de tipo 2 en chicos de diez a diecinueve años aumentaron un 21 % entre 2001 y 2009. La evidencia de grandes estudios de cohorte muestra una incidencia de cáncer más elevada en personas con diabetes de tipo 2, observándose la más alta mortalidad en los individuos que usan insulina[13]. Como veremos, la insulina tiene además un efecto extremadamente potente sobre el cáncer.

Somos conscientes de que no es fácil dejar de comer azúcar, incluso sabiendo que es malo. El azúcar estimula los mismos centros del placer en el cerebro que responden a la heroína y a la cocaína; es natural que queramos más. El azúcar es una poderosa droga y realmente es tan peligroso como las drogas ilegales de las que oímos hablar a diario. Cuando la gente no puede dejar de comerla, enferma.

Glucosa e insulina: los gemelos maléficos del cáncer

Son diversos los caminos por los cuales los niveles altos de glucosa e insulina pueden causar desequilibrios metabólicos en el organismo e incrementar el riesgo de cáncer. Un aumento del metabolismo de la glucosa favorece varios signos distintivos de cáncer, entre ellos proliferación excesiva de células cancerosas, señalización antiapoptósica (ayuda a las células cancerosas a ser inmortales), progresión del ciclo celular y angiogénesis[14]. Además de alimentar a la bestia del cáncer y contribuir a su crecimiento, los niveles altos de glucosa e insulina estimulan las vias favorecedoras del cáncer. En un estudio publicado en 2013 en *Journal of Clinical Investigation*, los investigadores refirieron que niveles altos de glucosa desencadenan la expresión de diversos factores de crecimiento[15]. Otras investigaciones han encontrado que niveles altos de glucosa inhiben el funcionamiento de la proteína p53[16] (como ya mencionamos en el capítulo 2, p53 es una proteína supresora tumoral, conocida también como *el guardián del genoma* debido a su papel en la prevención de las mutaciones genómicas). Lo que esto significa es que

Batalla a los batidos para ganar peso

A continuación se muestra la información copiada de una etiqueta de ingredientes de un «batido para ganar peso» que contiene 240 calorías, 10 gramos de proteína, 4 gramos de grasa, 20 gramos de azúcar y 41 gramos de carbohidratos. Los primeros cinco ingredientes (después del agua) son agentes genéticamente modificados y ¡las vitaminas son sintéticas!

INGREDIENTES: AGUA, JARABE DE MAÍZ, AZÚCAR, CONCENTRADO DE PROTEÍNA DE LECHE Y MENOS DEL 2% DE ACEITE VEGETAL (CANOLA, GIRASOL ALTO EN OLEICO, MAÍZ), AISLADO DE PROTEÍNA DE SOJA, GOMA ARÁBIGA, FRUCTOOLIGOSACÁRIDOS, FOSFATO DE MAGNESIO, CITRATO DE POTASIO, INULINA (DE ACHICORIA), CLORURO DE POTASIO, CARBOXIMETILCELULOSA, SAL, CARBONATO DE CALCIO, LECITINA DE SOJA, ASCORBATO DE SODIO, BITARTRATO DE COLINA, SABOR NATURAL
Y ARTIFICIAL, ALFA-TOCOFERIL ACETATO, FOSFATO DE CALCIO, ÁCIDO ASCÓRBICO, CARRAGENANO, SULFATO FERROSO, SULFATO DE CINC, EXTRACTO PURIFICADO DE HOJAS DE STEVIA (EDULCO-RANTE), PALMITATO DE VITAMINA A, NIACINAMIDA, VITAMINA D_3, PANTOTENATO DE CALCIO, SULFATO DE MANGANESO, SULFATO DE COBRE, HIDROCLORURO DE PIRIDOXINA, HIDROCLORURO DE TIAMINA, BETA-CAROTENO, RIBOFLAVINA, CLORURO DE CROMO, ÁCIDO FÓLICO, BIOTINA, YODURO DE POTASIO, FITONADIONA, SELENITA DE SODIO,
MOLIBDATO DE SODIO, VITAMINA B_{12}.

dietas ricas en azúcar dejan fuera de juego a la proteína p53, de modo que las células se tornan más propensas al daño descontrolado del ADN y al desarrollo de cáncer.

Y hay más. La insulina estimula la liberación de sustancias químicas proinflamatorias llamadas *citocinas* a partir de los adipocitos humanos. Por consiguiente, una dieta que eleva de manera reiterada los niveles de glucosa en sangre (como plátano para desayunar, sándwich para comer y pasta para cenar) favorece un medio proinflamatorio que se considera la cerilla que prende el fuego del cáncer. Niveles altos de insulina aumentan la presencia de otras moléculas inflamatorias que inhiben las células inmunitarias, como los linfocitos citolíticos naturales o células NK (*natural killers*), al mismo tiempo que dan lugar a la producción de factor de crecimiento insulinoide de

Batido óptimo de rescate metabólico del terreno

He aquí nuestra versión de una receta de batido para ganar peso. Contiene 20 gramos de proteína, 25 gramos de grasa, 18 gramos de carbohidratos y nada de azúcar. Además, se prepara con alimentos completos e ingredientes que cualquiera puede realmente reconocer y pronunciar.

2 cucharadas de proteína de suero o de huevo en polvo o de colágeno en polvo (15 gramos de proteína)

2 cucharaditas de semillas de lino enteras (no aceite)

1 cucharada de aceite de triglicéridos de cadena media (MCT, por sus siglas en inglés)

1 cucharadita de pectina cítrica modificada

1 ½ tazas de agua filtrada o de té tulsi o té verde frío

½ aguacate

2 cucharadas de cacao crudo en polvo

2 cucharaditas de canela

1 cucharada de extracto de vainilla

Hielo

Mezcla los ingredientes en una batidora a velocidad alta hasta que queden perfectamente integrados y ¡a disfrutar!

---

tipo 1 (IGF-1, por sus siglas en inglés). IGF-1 es una hormona que favorece el crecimiento tisular y tiene efectos muy poderosos en diferentes etapas clave del desarrollo del cáncer, entre ellas la proliferación celular, la apoptosis, la angiogénesis, la metástasis y el desarrollo de resistencia a agentes quimioterápicos[17].

La resistencia a la insulina (que se desarrolla después de períodos prolongados de niveles altos de glucosa en sangre) consiste en la pérdida de capacidad de las células para responder a la insulina y en la dificultad resultante para permitir que la glucosa entre en ellas. La resistencia a la insulina es también un signo distintivo de caquexia, el mortal síndrome de «consunción desde dentro» que afecta al 50-80 % de los pacientes de cáncer. (Abordamos este aspecto con más detalle en el capítulo 8; subrayemos ahora simplemente que una dieta rica en carbohidratos que incluya azúcar solo empeora la caquexia). El consumo de bebidas sustitutivas de comidas y cargadas de azúcar que con frecuencia se recomienda es como arrojar leña al fuego. Un estudio publicado en septiembre de 2014 en la revista *Cancer and Metabolism* llegó a la conclusión de que la caquexia se debe, en parte, a «alteraciones metabólicas en las células tumorales que es posible invertir mediante una dieta cetogénica, que frenaría el crecimiento tumoral e inhibiría la pérdida de músculo y peso corporal»[18]. Es cierto: la dieta cetogénica, consistente en aproximadamente 20 gramos de carbohidratos al día, puede invertir la caquexia, razón por la cual llevamos años aplicándola en nuestros pacientes.

Lo que descubrirás si sigues leyendo es que lo que decimos a propósito del cáncer también es aplicable a otras enfermedades modernas. No lo diremos nunca suficientes veces: es crucial limitar la ingesta de glucosa si quieres detener el cáncer y otras enfermedades como la diabetes, las cardiopatías y prácticamente cualquier otra enfermedad no transmisible. Pero el cáncer en particular muestra una adicción al azúcar muy fuerte y ha ideado una manera muy inteligente de usarlo.

De cómo las células cancerosas devoran la glucosa: el efecto Warburg

No somos las primeras personas en afirmar que al cáncer le gusta la glucosa. Otto Warburg, doctor en medicina y premio Nobel, fue el primero en proponer, en la década de 1920, una teoría para el metabolismo de las células del cáncer conocida ahora como *efecto Warburg*. Es de agradecer que los primeros trabajos de Warburg hayan sido continuados recientemente por varios investigadores y académicos, concretamente por Thomas Seyfried en el Boston College y por Dominic D'Agostino en la University of South Florida, así como por muchos otros. Lo que han encontrado (y lo que ha sido en gran medida ignorado por la medicina occidental —te recomendamos a este respecto el excelente libro *Tripping over the Truth*, de Travis Christofferson)— es que las células cancerosas utilizan glucosa para generar la energía que necesitan para mantener su frenético crecimiento. Pero no utilizan la glucosa de la manera en la que lo hacen las células normales; la utilizan más deprisa. Una de las características distintivas del cáncer es precisamente esta capacidad de las células cancerosas para reprogramar el metabolismo energético, permitiendo una producción de energía a un ritmo muy alto. Veamos cómo lo hacen.

En primer lugar sabemos que el crecimiento descontrolado define el cáncer. Y el crecimiento requiere que una célula cancerosa replique su ADN, su ARN y otros componentes celulares para dividirse en dos células hijas. Todo este proceso de duplicación y división requiere energía. Del mismo modo que escaladores en el Monte Everest queman una media de 10.000 calorías al día, las células del cáncer necesitan mucha energía para mantener su vigorosa actividad. Para que cualquier célula —no solo las del cáncer— se mantenga viva y realice sus funciones genéticamente programadas, debe producir energía. Las células del cáncer han ideado una forma de hacerlo a mayor velocidad. Para empezar, consumen azúcar sanguíneo cincuenta veces más deprisa que las células normales, una hazaña que llevan a cabo de diferentes maneras, por ejemplo creando más receptores de insulina en su superficie que las células sanas, lo cual permite que entre más glucosa. Se ha encontrado que las células del cáncer de mama tienen en su superficie tres veces más receptores de insulina que una células sana, mientras que las células del cáncer de colon tienen casi el doble[19].

La energía que necesitan las células cancerosas se genera a partir de la descomposición de la glucosa en un proceso llamado *respiración,* en virtud del cual la glucosa se convierte es moléculas de almacenamiento de energía llamadas *adenosina trifosfato,* o ATP. Todas las células necesitan moléculas de ATP (imagínalas como diminutas baterías) para la obtención de energía y, cuando el organismo se queda sin ATP, quema en primer lugar carbohidratos y después grasas, por lo general no proteínas. Este proceso de respiración puede tener lugar de dos maneras diferentes: de forma *aerobia,* que requiere oxígeno (el método que suelen usar de las células normales en condiciones normales), o de forma *anaerobia,* que no requiere oxígeno.

La respiración aerobia es un proceso en múltiples pasos, durante el cual las células, utilizando oxígeno, convierten una molécula de glucosa en dos moléculas de piruvato (un proceso llamado *glucólisis,* que significa «división de la glucosa»), formando en última instancia más de treinta moléculas de ATP y liberando dióxido de carbono como producto de desecho. En cambio, las células cancerosas utilizan una vía metabólica llamada *respiración anaerobia* para descomponer la glucosa en piruvato y formar ATP, pero en lugar de dióxido de carbono se produce ácido láctico como producto de desecho. La respiración aerobia proporciona más de treinta moléculas de ATP por molécula de glucosa, mientras que la respiración anaerobia produce solo dos.

Debido al daño mitocondrial, las células del cáncer no tienen más elección que utilizar la respiración anaerobia (también llamada *fermentación*) para producir energía, incluso cuando existe oxígeno disponible. ¿Cómo es que las células cancerosas utilizan esta vía metabólica menos eficiente? La respuesta es doble. Mediante el método de producción de energía que Warburg denominó *glucólisis aerobia,* las células cancerosas producen menos ATP por molécula de glucosa, pero lo producen más deprisa. Mucho más deprisa. De hecho, las células cancerosas producen ATP casi cien veces más deprisa que las células normales. Esto es posible porque sus mitocondrias están dañadas. ¿Recuerdas esos minúsculos motores dentro de cada célula en los que tiene lugar el metabo-

Rompamos el mito de la dieta alcalina

Los defensores de la dieta alcalina consideran que las células cancerosas medran en medio ácido (pH bajo), pero no en medio alcalino (pH alto). Por consiguiente, afirman que una dieta rica en alimentos alcalinos (como frutas y verduras) y que limita también los alimentos ácidos (productos animales) aumenta los valores de pH sanguíneo y crea un medio orgánico adverso para el crecimiento del cáncer. Sin embargo, como explicamos, las células cancerosas son capaces de crear su propio micromedio ácido llevando a cabo la glucólisis anaerobia, en la que se genera ácido láctico como producto de desecho. La acidificación tumoral se produce por la manera en la que las células cancerosas reprograman el metabolismo energético. Básicamente es el propio cáncer el que crea el medio ácido, no el medio ácido lo que crea el cáncer.

Además, los tumores están rodeados por amortiguadores del pH o *buffers*, de manera que la alcalinización del tumor mediante la dieta no es ni realista ni útil[20]. De hecho, la dieta alcalina es muy proinflamatoria y una dieta rica en frutas y legumbres incrementa los niveles de insulina, de factores de crecimiento y de favorecedores tumorales. Por supuesto, cualquiera que empiece a comer más alimentos vegetales ricos en potentes compuestos depresores del cáncer experimentará sus beneficiosos efectos, pero la afirmación de que una dieta ácido-alcalina actúa contra el cáncer es, por desgracia, errónea.

lismo? Cada célula contiene cientos de miles de mitocondrias y estos motores son responsables de abastecer de energía y también de controlar la señalización genética y regular la apoptosis[21]. En las células de cáncer, las mitocrondrias están dañadas y funcionan sin control, como pequeños trenes que avanzan sin maquinista. ¿Qué es lo que daña a las mitocondrias? Numerosos elementos de la vida moderna, entre ellos toxinas, fármacos y —sí— el azúcar[22].

Pero para la célula cancerosa no se trata solo de una producción más rápida de ATP. Mediante esta forma alterada de producción de energía, las células cancerosas son capaces de producir grandes cantidades de ácido láctico, que pasa a su micromedio extracelular, lo cual a su vez reduce el pH extracelular hasta 6-6,5 (el pH normal está en torno a 7,4). El ácido láctico (o lactato) contribuye a la acidosis, que a su vez activa señales para la angiogénesis (nuevo riego sanguíneo) y actúa como combustible metabólico de la célula cancerosa, induciendo asimismo inmunodepresión[23]. (Existen varios libros excelentes que profundizan en este proceso. *Cancer as a Metabolic Disease*, de Thomas Seyfried, es de lectura obligada).

En definitiva, el concepto con el que debe quedarse el profano en la materia es que para una prevención y un tratamiento eficaces del cáncer se hacen necesarias terapias metabólicas como la dieta cetogénica y el restablecimiento del equilibrio de otros elementos del terreno, como se describe en este libro. Detengámonos a continuación algo más en la dieta cetogénica y su increíble capacidad para invertir y prevenir el proceso del cáncer.

Aprende de tus resultados de laboratorio

Los marcadores de azúcar (glucosa) en sangre que describimos a continuación permiten realizar una valoración y un seguimiento de la manera en la que el organismo metaboliza la glucosa.

- **HbA1C:** la hemoglobina glucosilada o glucohemoglobina es una forma de hemoglobina utilizada para identificar la concentración media de glucosa en sangre en los últimos tres meses.
- **Glucosa en ayunas:** detecta la cantidad de glucosa circulante en la sangre cuando no se ha comido nada al menos en las últimas ocho horas.
- **IGF-1:** detecta los niveles en sangre de esta hormona del crecimiento, cuya actividad es similar a la de la insulina.
- **Insulina en ayunas:** detecta la cantidad de insulina circulante en sangre cuando no se ha consumido glucosa al menos durante las últimas ocho horas. Puede ser útil para diagnosticar la resistencia a la insulina.

Recomendamos encarecidamente a nuestros pacientes que soliciten la realización de análisis para la determinación de estos marcadores. En general, a la doctora Nasha Winters le gusta que los niveles estén por debajo de los valores de referencia «normales» de laboratorio. Habla con tu médico de atención primaria para que te prescriba estas pruebas y poder averiguar así si unos valores altos de glucosa en sangre pueden estar contribuyendo a tu cáncer o a otro proceso patológico. Conocer estos valores puede también ayudarte a calibrar tu respuesta si decides seguir una dieta con bajo contenido en azúcar y carbohidratos.

Dieta cetogénica y estrategia metabólica contra el cáncer*

Llevamos varios años aplicando dietas cetogénicas, de bajo índice glucémico (es decir, que reducen el azúcar en sangre), de restricción calórica y de ayuno, con resultados increíbles. Sabemos (hemos sido testigos de ello) que la reducción de la ingesta de azúcar y de alimentos de alto índice glucémico es el paso más importante que pueden dar los pacientes para prevenir y tratar su cáncer. Es la clave definitiva para aprovechar la debilidad metabólica del cáncer. Ninguna otra terapia dietética tiene tan poderosos efectos protectores y anticáncer. Pero, seamos claros, la dieta cetogénica no es, en sí misma, una *cura* para el cáncer. Como irás descubriendo, existen otros nueve factores ligados al terreno interno que contribuyen al proceso del cáncer, si bien es cierto que el azúcar actúa negativamente sobre cada uno de ellos. Por consiguiente, una estrategia metabólica a través de la dieta es una herramienta altamente eficaz que opera de manera beneficiosa sobre todas las áreas del terreno y constituye una poderosa herramienta con la que debes contar, junto con otras estrategias que describiremos con más detalle en capítulos siguientes. La dieta cetogénica está imponiéndose como estrategia muy superior a lo que la medicina occidental puede ofrecer en muchos casos de cáncer, entre ellos el cáncer cerebral, y también tiene efectos beneficiosos en el tratamiento de trastornos neurológicos como la epilepsia, la enfermedad de Alzheimer y el Parkinson. Esta es la razón por la cual nos referimos una y otra vez a la dieta cetogénica y al ayuno. El ayuno, la restricción calórica y seguir una dieta cetogénica no son precisamente terapias novedosas; por el contario, se trata de «dietas» que el ser humano ha seguido desde el inicio de los tiempos, con resultados involuntariamente terapéuticos.

Hasta tiempos recientes en la línea temporal de la existencia humana sobrevenían con cierta frecuencia períodos de escasez o carestía de alimentos. Tener hambre y pasar largos períodos sin comer —ayuno— era realmente algo muy común. No así hoy. Tener hambre es una sensación muy molesta para gran parte de la población occidental. ¿Cuándo fue la última vez que tuviste hambre durante más de una hora? En última instancia, la cetosis actúa así: cuando se priva al organismo de los carbohidratos de la dieta (lo que en general significa menos de 50 gramos al día), el hígado se convierte en el único proveedor de glucosa (almacenada en forma de *glucógeno*), que

---

*   Te sugerimos que consultes a un profesional para que realice un seguimiento de tu estado, en lugar de emprender por tu cuenta una dieta cetogénica. Existen muchos aspectos médicos a considerar y esta dieta puede no ser apropiada para todo el mundo. Además, en ocasiones tiene efectos secundarios que deben ser considerados por un profesional experto en el campo.

utiliza en consecuencia para alimentar a los órganos hambrientos, como el cerebro, cuyas necesidades son particularmente altas (en torno al 20 % del gasto total de energía). Pero el hígado almacena solo glucosa suficiente para mantener al organismo durante veinticuatro a cuarenta y ocho horas. Si no dispusiéramos de una fuente de energía alternativa, el ser humano habría desaparecido hace ya mucho tiempo. Pero por fortuna la tenemos: las cetonas. Cuando se agota el glucógeno, el hígado puede producir cetonas bien a partir de los ácidos grasos de la dieta, bien a partir de la grasa corporal. Estos compuestos son liberados al torrente sanguíneo y captados por las células del cerebro y de otros órganos. Las cetonas son transportadas hasta las centrales energéticas de las mitocondrias, al igual que la glucosa, y son utilizadas para generar ATP. Pero he aquí la sorpresa: las células sanas tienen flexibilidad metabólica para pasar de utilizar la glucosa a utilizar las cetonas con el fin de obtener energía: lo llevan haciendo desde hace millones de años. Sin embargo, investigaciones iniciales han sugerido que las células cancerosas podrían carecer de esta flexibilidad metabólica. La eliminación de la glucosa y el mantenimiento en un estado de cetosis nutricional cortan de manera eficaz el principal suministro de combustible de las células cancerosas y las abogan a una situación de estrés metabólico[24]. Además, la cetosis tiene otros efectos contra el cáncer que resultan muy beneficiosos, entre ellos:

- Reducción de la angiogénesis (desarrollo de nuevos vasos sanguíneos necesarios para alimentar el crecimiento tumoral)
- Restablecimiento de la apoptosis normal (suicidio celular) en las células cancerosas
- Desestabilización del ADN del tejido tumoral, causando efectos que dañan las células cancerosas
- Reducción del tamaño tumoral con el tiempo
- Reducción de los niveles de insulina e IGF-1
- Favorecimiento de la acción de tratamientos estándar, como quimioterapia y radioterapia, y disminución al mismo tiempo de los efectos secundarios habituales[25]

Es cierto, y se ha puesto de manifiesto en diversas ocasiones, que la presencia o ausencia de azúcar puede tener efecto sobre tratamientos convencionales para el cáncer, de modo que ¡proponemos su eliminación! Es un mito la afirmación según la cual la dieta cetogénica solo puede resultar de ayuda en el cáncer cerebral. *Todos* los tipos de cáncer tienen una alta dependencia de la glucosa, excepto el de próstata, el adenocarcinoma mucinoso de colon, el cáncer pulmonar broncoalveolar y el cáncer de tiroides.

Principios básicos de la dieta cetogénica

Ahora probablemente estarás preguntándote cómo se puede alcanzar la cetosis, el estado en el que el organismo quema cetonas en lugar de glucosa para obtener energía. En pocas palabras funciona así: en las dietas cetogénicas recomendadas, en general, la ingesta diaria de nutrientes de la persona está integrada en un 70-75 % por las calorías procedentes de grasas saludables antiinflamatorias, en un 20-25 % por proteínas de calidad y en un 5-10 % por carbohidratos, que deberían consistir en vegetales ricos en fitonutrientes y con bajo contenido de carbohidratos. Puede que recuerdes que la dieta Atkins proponía un contenido alto de proteína y moderado de grasa. ¿Por qué la dieta cetogénica sugiere en cambio una proporción alta de grasa y moderada de proteína? En primer lugar, porque las grasas no tienen efecto alguno sobre los niveles sanguíneos de azúcar e insulina. La proteína, en cambio, puede afectar a ambos parámetros cuando se consume en gran cantidad. Si se come demasiada proteína, más del 50 % de cualquier exceso de proteína se convertirá en glucosa en el organismo y esa glucosa extra puede aumentar los niveles de insulina y poner freno a la capacidad del organismo de liberar y quemar ácidos grasos y entrar en cetosis. La ingesta calórica y los porcentajes de macronutrientes han de valorarse para cada persona, y después reevaluarse; no obstante, he aquí un ejemplo de cómo puede ser una dieta cetogénica de 2.000 calorías/día:

Grasa (9 calorías por gramo) = 165 gramos o 1.500 calorías
Proteína (4 calorías por gramo) = 100 gramos o 400 calorías
Carbohidratos (4 calorías por gramo) = 25 gramos o 100 calorías

Los carbohidratos son los elementos de la dieta que tienen un mayor impacto sobre los niveles de glucosa, razón por la cual son los nutrientes que deben consumirse en menor cantidad y han de proceder, en la mayor medida posible, de vegetales de bajo índice glucémico y ricos en nutrientes. Nos referimos a verduras de hoja verde, hierbas frescas, crucíferas, setas, ajo y cebolla. Una crítica legítima a la dieta cetogénica señala sus bajas cantidades de verduras ricas en nutrientes. No obstante, se pueden comer a diario en buena cantidad limón, lima, albahaca, brócoli, cilantro, espinacas, ajo y otros vegetales y aun así mantenerse en un estado de cetosis. Nuestro objetivo es siempre incluir en el plan de dieta cetogénica los alimentos más nutritivos. Con el paso de los años hemos observado que la mayoría de la gente puede alcanzar el objetivo de diez vegetales al día siguiendo la dieta cetogénica. No obstante, cada individuo responde de diferente manera a la dieta: algunos alcanzan la cetosis fácilmente con una mayor cantidad de carbohidratos (30 gramos o así al día), mientras que otros deben reducir su ingesta diaria de carbohidratos hasta menos de 20 gramos. Cuando se empieza, resulta muy útil realizar un seguimiento de la ingesta de carbohidratos. Procura mantener el total por debajo de los 20 gramos al día.

La tabla 4.2 muestra una fórmula creada por Jess y muy recomendada para potenciar al máximo la cantidad de fitonutrientes anticáncer cuando se sigue una dieta cetogénica.

Como puedes ver en las tablas 4.3, 4.4 y 4.5., la mayoría de los alimentos contienen algún carbohidrato. La prioridad consiste en consumir la mayor parte de la cantidad permitida de carbohidratos en forma de frutas, verduras y hierbas (procura asimismo escoger frutas y verduras de origen ecológico siempre que puedas).

TABLA 4.2. FÓRMULA DE FITONUTRIENTES CETOGÉNICOS DE KELLEY

Alimentos	Tamaño de ración	Contenido de carbohidratos (g)	Fitonutriente
Rúcula	½ taza	0,4	glucosinolato
Espárragos	1	0,6	saponina
Albahaca	¼ taza	0,2	orientina, vicenina
Frambuesa negra	10 frambuesas	2	elagitanino
Brócoli crudo	½ taza	2,9	kenferol
Ajo	1 diente	1	alicina
Nori (alga marina)	1 lámina	1	polisacárido sulfatado
Chalota	1 cucharada	1,7	tiosulfinato, quercetina
Shiitake (seta)	2 setas	2	glucano
Acelgas crudas	1 taza	1,4	betalaína
Total de carbohidratos		13,2 gramos	

Alimentos en los que debes centrarte

Dado que las grasas saludables, de efecto antiinflamatorio, y la proteína de calidad constituyen la mayor parte de la dieta cetogénica, detengámonos un poco más en ellas.

Grasas saludables (75%)

Las grasas saludables proceden de frutos y semillas, que deben comerse crudos (si es posible después de tenerlos en remojo o germinados), así como la leche fresca, la manteca, el aceite y la harina derivados de ellas. Se incluyen en esta categoría la almendra, la nuez de Brasil, la chía, la semilla de lino, la avellana, la nuez de macadamia, la nuez pecana, los piñones, los pistachos, las pipas de calabaza, las semillas de sésamo, las pipas de girasol y las nueces (fíjate en que no figuran ni los cacahuetes ni los anacardos, que técnicamente son legumbres). Los derivados del coco son magníficos, incluido el coco fresco rallado, el aceite de coco, la crema de coco, la leche de coco (envasada con toda su nata), la harina y la salsa de coco. Otros aceites que recomendamos son el aceite de oliva virgen extra prensado en frío, el aceite de aguacate, el aceite de sésamo, el aceite de nuez, la manteca de cerdo (de una fuente limpia) y la grasa de pato. El aceite de triglicéridos de cadena media (MCT) deriva a menudo del aceite de coco y puede incrementar la producción de cetonas. Los productos lácteos ecológicos, enteros, pasteurizados y fermentados (si no existen alergias ni sensibilizaciones) también son buenos, incluidos los quesos con toda su grasa, la mantequilla pasteurizada, el ghee, la nata agria ecológica, la crema de queso, el queso fresco tipo *ricotta*, el yogur entero natural elaborado a partir de leche de vacas criadas con pastos y la proteína

Pruebas de cetosis

Es posible valorar la presencia y la cantidad de cetonas a partir de una muestra de sangre o de orina, y también del aliento. Para la mayoría de la gente, las tiras reactivas para orina son la opción más fácil y económica, pudiendo utilizarse en casa: no obstante, las pruebas sanguíneas y de aliento son más precisas. Técnicamente el organismo se encuentra «en cetosis» cuando las cetonas sanguíneas alcanzan un nivel de 0,5 mmol/l, aunque para individuos con cáncer activo los niveles de cetonas óptimos son de 3 mmol/l o superiores, y los niveles de glucosa, de 70 mmol/l o inferiores. Existen pruebas que pueden realizarse en casa y que valoran tanto las cetonas como la glucosa. Otra herramienta utilizada en clínica es la «calculadora del índice de glucosa-cetona», diseñada por Thomas Seyfried y que evalúa los niveles terapéuticos de cetosis.

de suero lácteo en polvo. También recomendamos las aceitunas, el aguacate y el cordero como excelentes fuentes de grasa saludable.

Proteína de calidad (20%)

Las fuentes de proteína animal suelen ser más pobres en carbohidratos. Cuando se trata de seleccionar alimentos de origen animal, no nos cansaremos nunca de decirlo: la calidad es primordial. Céntrate en la carne de vaca y en el cordero de cría ecológica, en el salmón salvaje, el fletán, la caballa, el bacalao y las sardinas, en el pollo y los huevos ecológicos, en el pavo también ecológico y en el marisco fresco, como gambas, langosta y vieiras*.

Restricción de calorías

Cuando comemos, el organismo metaboliza los alimentos para producir energía y contribuir a la construcción de proteínas destinadas a fabricar células inmunitarias, ADN, etc. Cuando se consumen menos calorías, la cantidad de nutrientes a disposición del organismo es más baja. Ello frena de forma inherente los procesos metabólicos, reduce la producción de radicales libres y limita la función y la expresión de algunas de las proteínas implicada en el proceso de cáncer[26]. Hablaremos más sobre el ayuno en futuros capítulos, pero el punto clave es que, cuando el organismo no tiene que trabajar tan intensamente para metabolizar el alimento, el daño genético disminuye. Así pues, la restricción calórica es una estrategia metabólica muy poderosa de prevención y tratamiento del cáncer.

Seguir una dieta cetogénica de restricción calórica significa reducir la ingesta calórica entre un 30 y un 75 % respecto de los valores iniciales. Antes de comenzar este proceso metabólico más profundo, debes consultar a tu médico de atención primaria.

Las tablas 4.3, 4.4 y 4.5 ofrecen un listado del contenido de macronutrientes de más de cien alimentos, de modo que puedas empezar a jugar con combinaciones de ellos. También hay muchos y magníficos libros sobre el tema, entre ellos *The Ketogenic Kitchen*, de Domini Kemp y Patricia Daly, y la guía *Keto for Cancer*, de Miriam Kalamian, especialista en ketonutrición, que te recomendamos encarecidamente porque te ayudará a preparar recetas.

---

* El consumo de carne roja puede valorarse de forma pesonalizada en función de los resultados de ciertas pruebas de laboratorio; hablaremos con más detalle sobre la carne roja más adelante.

TABLA 4.3. CONTENIDO DE MACRONUTRIENTES DE ALIMENTOS APROPIADOS PARA DIETA CETOGÉNICA: VERDURAS

Verduras	Cantidad	Calorías	Grasas (g)	Proteínas (g)	Carbohidratos (g)	Azúcares (g)
Alcachofa	1 entera	60	0,2	4,2	13	1,3
Rúcula	1/2 taza	3	0,1	0,3	0,4	0,2
Espárrago	1 taza	27	0,2	3	5	2,5
Albahaca	¼ taza	1	0	0,2	0,2	0
Remolacha	1 taza	59	0,2	2,2	13	9
Pimiento rojo	1 mediano	24	0,2	1	6	3
Brócoli	½ taza	15	0,2	1,2	2,9	0,8
Coles de Bruselas	1 taza	38	0,3	3	8	1,9
Repollo	1 taza	17	0,1	0,9	4,1	2,2
Zanahoria	1 mediana	25	0,2	0,6	6	3
Coliflor	1 taza	27	0,3	2	5	2
Apio	1 taza	16	0,2	0,7	3	1,8
Cilantro	9 ramitos	5	0,1	0,4	0,7	0,2
Acelga	1 taza	7	0,1	0,6	1,4	0,4
Cebollino	1 cucharada	1	0	0,1	0,1	0,1
Berza	1 taza	11	0,2	1,1	2	0,2
Pepino	½ taza	8	0,1	0,3	1,9	1
Berenjena	1 taza	20	0,2	0,8	4,8	2,9
Hinojo	1 taza	27	0,2	1,1	6	0
Ajo	1 diente	0	0,2	0	1	0
Judías verdes	1 taza	31	0,2	1,8	7	3,3
Kale	1 taza	33	0,6	2,9	6	0
Puerro	1 taza	54	0,3	1,3	13	3,5
Menta	½ taza	20	0	0	4	0
Champiñón (crimini)	½ taza	8	0,1	1,1	1,1	0,7
Nori	1 hoja	10	0	1	1	0
Champiñón (portobello)	1 mediano	22	0	2	4	2
Calabaza	½ taza	42	0	1	10	4
Rábano	½ taza	9	0,1	0,4	2	1,1
Lechuga de hoja roja	1 taza	5	0,1	0,1	0,6	0,1
Cebolla roja	1 mediana	44	0,1	1,2	10	4,7
Cabello de ángel	1 taza	31	0,6	0,6	7	2,8
Espinacas	1 taza	7	0,1	0,9	1,1	0,1
Tomate	1 mediana	22	0,2	1,1	4,8	3,2
Calabacín	1 mediana	33	0,6	2,4	6	4,9

Fuentes: US Department of Agriculture y etiquetas de alimentos.

TABLA 4.4. CONTENIDO DE MACRONUTRIENTES DE ALIMENTOS APROPIADOS PARA DIETA CETOGÉNICA: LECHES/MANTEQUILLAS/HARINAS/ACEITES DE SEMILLAS Y FRUTOS SECOS

Leche/mantequilla/harina/aceite de semillas y frutos secos	Cantidad	Calorías	Grasas (g)	Proteínas (g)	Carbohidratos	Azúcares (g)
Mantequilla de almendras (Artisana)	2 cucharadas	180	16	7	7	1
Harina de almendras	3 cucharadas	90	8	3	3	1
Almendra (entera)	28 g (23 almendras)	162	14	6	6	1
Almendra (láminas)	¼ taza	180	15	6	6	1
Nuez de Brasil	28 g (6 nueces)	185	4	4	3	1
Mantequilla de cacao (Sunfood, SuperFoods)	1 cucharada	126	14	0	0	0
Semillas de chía	2 cucharadas	137	9	4	12	0
Cacao en polvo (Equal Exchange)	1 cucharada	20	0,5	1	2	0
Crema de coco (Nutina manna)	1 cucharada	100	9	1	3	1
Harina de coco (Bob's Red Mill)	2 cucharadas	60	2	2	8	
Aceite de coco (Nutiva)	1 cucharada	130	14	0	0	
Leche de coco (en lata, Native Forest)	¼ taza	100	10	0	3	
Harina de linaza	1 cucharada	37	3	1	2	
Avellana	14 g (10 avellanas)	88	9	2	2	
Mantequilla de macadamia (Artisana)	2 cucharadas	210	20	4	6	
Nuez de macadamia	14 g (10-12 nueces)	203	21	2	1	
Aceite MCT (NOW)	1 cucharada	100	14	0	0	
Aceite de oliva	1 cucharada	120	14	0	0	
Nuez pecana	28 g (19 mitades	196	20	2,6	4	
Mantequilla de nuez pecana (Artisana)	2 cucharadas	210	20	4	6	

(Continúa en página siguiente)

(Continuación)

TABLA 4.4. CONTENIDO DE MACRONUTRIENTES DE ALIMENTOS APROPIADOS PARA DIETA CETOGÉNICA: LECHES/MANTEQUILLAS/HARINAS/ACEITES DE SEMILLAS Y FRUTOS SECOS

Leche/mantequilla/harina/aceite de semillas y frutos secos	Cantidad	Calorías	Grasas (g)	Proteínas (g)	Carbohidratos	Azúcares (g)
Piñón	28 g (167 piñones)	191	19	3,9	3,7	
Pistacho	28 g (49 pistachos)	159	13	6	8	
Semilla de calabaza	1 taza	285	12	12	34	
Aceite de sésamo (Kevala Organic Extra Virgin)	1 cucharada	130	14	0	0	
Semillas de sésamo	1 cucharada	50	5	2		
Coco rallado (Let's Do Organic)	¼ taza	147	13	1,3	5,3	
Mantequilla de girasol (Sunbutter)	2 cucharadas	220	20	6	5	
Semilla de girasol	1 taza	830	76	23	28	
Nuez	28 g (14 mitades)	185	18	4	4	

Fuentes: USDA, Departamento de Agricultura de Estados Unidos y etiquetado de alimentos. Figuran entre paréntesis marcas estadounidenses de productos alimentarios ecológicos y naturales, algunas de ellas comercializadas también en Europa en tiendas especializadas).

TABLA 4.5. CONTENIDO DE MACRONUTRIENTES DE ALIMENTOS APROPIADOS PARA DIETA CETOGÉNICA: PROTEÍNAS ANIMALES

Proteínas animales	Cantidad	Calorías	Grasas (g)	Proteínas (g)	Carbohidratos (g)	Azúcares (g)
Beicon, cerdo (Applegate Farms)	2 lonchas	60	5	4	0	0
Carne de vaca (de cría natural)	85 g	123	4	21	0	0
Pecho de vacuno	56 g	156	6	5	0	0
Salchicha de vacuno (Applegate Farms Organic)	1 salchicha	90	7	6	0	0
Bisonte	85 g	202	13	20	0	0

(Continúa en página siguiente)

(Continuación)

TABLA 4.5. CONTENIDO DE MACRONUTRIENTES DE ALIMENTOS APROPIADOS PARA DIETA CETOGÉNICA: PROTEÍNAS ANIMALES

Proteínas animales	Cantidad	Calorías	Grasas (g)	Proteínas (g)	Carbohidratos (g)	Azúcares (g)
Pollo	1 taza	306	18	35	0	0
Almejas	20 almejas	281	4	49	10	0
Bacalao	85 g	70	0,6	15	0	0
Carne de cangrejo (Crown Price)	½ lata (56 g)	40	0	9	0	0
Huevos	1 grande	78	5	6	0,5	0,5
Gelatina (Great Lakes)	1 cucharada	25	0	6	0	0
«Haddock» (eglefino o merlán)	1 filete	136	0,8	30	0	0
Fletán	56 g	94	1,4	19	0	0
Cordero	85 g	250	18	21	0	0
Langosta	85 g	76	0,7	16	0	0
Caballa	85 g	174	12	16	0	0
Mejillones	85 g	146	3,8	20	6	0
Ostras	6 medianas	175	11	8	10	0
Chuleta de cerdo	1 chuleta	505	31	52	0	0
Salmón	85 g	177	11	17	0	0
Sardinas	2 sardinas	50	3	6	0	0
Gambas	85 g	85	1	18	0	0
Trucha	1 filete	215	8	33	0	0
Atún	85 g	99	1	22	0	0
Beicon de pavo (Applegate Farms)	1 loncha	35	1,5	6	0	0
Pechuga de pavo	1 loncha	22	0	4	1	1
Salchichas de pavo	1 salchicha	60	3,5	7	1	0

Fuentes: USDA, Departamento de Agricultura de Estados Unidos y etiquetado de alimentos. Figuran entre paréntesis marcas estadounidenses de productos alimentarios ecológicos y naturales, algunas de ellas comercializadas también en Europa en tiendas especializadas.

Azúcares en su justa medida

La alimentación moderna proporciona a nuestro organismo más azúcar del que nuestros genes, nuestras mitocondrias y nuestras hormonas han soportado durante toda la existencia del ser humano. Es un veneno para nosotros y un elixir de la vida para las células cancerosa. La reducción de la cantidad de azúcar y carbohidratos que ingerimos hasta los niveles de consumo de nuestros ancestros en tiempos previos a la introducción de la agricultura es claramente un paso muy grande hacia la reducción de la amenaza del cáncer. El azúcar acecha en muchos lugares, de modo que la limitación inmediata de su consumo únicamente a los azúcares presentes de forma natural en los alimentos, por ejemplo en la fruta con bajo contenido en azúcar como las bayas, es una manera sencilla de comenzar.

En el siguiente capítulo nos centraremos en otra causa primaria de cáncer: la exposición a agentes químicos y carcinógenos ambientales. Explicamos cómo evitarlos y eliminarlos de nuestro organismo. Puede que te sorprenda saber dónde están presentes algunos de estos agentes causantes de cáncer.

CAPÍTULO 5

Carcinógenos, cáncer y desintoxicación

Todas las sustancias son venenos; no hay ninguna que no sea un veneno. La dosis correcta diferencia un veneno de un remedio.

—Una primera observación sobre la toxicidad de las sustancias químicas realizada por PARACELSO *(1493-1541)*

No se puede tener una vida sana en un planeta enfermo.

*—*JOHN REPLOGE, *presidente de Seventh Generation Inc.*

Nuestra exposición a sustancias químicas causantes de cáncer se produce a menudo de manera absolutamente inconsciente. Existen por todas partes sustancias químicas tóxicas, si bien la mayor parte de ellas son invisibles. Desde la Segunda Guerra Mundial se han comercializado más de ochenta mil nuevas sustancias químicas sintéticas. En total, se han sintetizado más de veinte millones de tales sustancias; la mayoría no se comercializan directamente, pero los productos derivados de su fabricación contaminan el aire, la tierra y el agua. Globalmente, se sintetiza un agente químico nuevo, como media, cada veintisiete segundos[1]. Resulta increíble que menos del 5 % de estas sustancias hayan sido probadas en cuanto a seguridad y que ninguna de ellas lo haya sido en cuanto a efectos sinérgicos (es decir, su interacción con otras sustancias, un aspecto muy importante en algunos casos, cuando agentes químicos inertes pueden tornarse carcinógenos si se combinan). Mientras tanto, ingerimos, inhalamos, nos inyectamos, absorbemos y resistimos la exposición ambiental a ellos.

Como probablemente habrás deducido ya, el término *carcinógeno* se refiere a cualquier sustancia que puede contribuir al proceso de formación del cáncer, incluidas las mutaciones y el favorecimiento del crecimiento tumoral.

La exposición a toxinas carcinógenas causa daño mitocondrial, inflamación y oxidación, altera el equilibrio hormonal y deprime el sistema inmunitario. Por desgracia, nuestra exposición a ellas es crónica y diaria.

Las tasas de cáncer no han parado de aumentar desde la Revolución Industrial, hace aproximadamente trescientos años, existiendo multitud de estudios que vinculan la exposición a toxinas con el desarrollo de cáncer, incluidos cáncer de mama, leucemias infantiles y cáncer cerebral. Se ha identificado, por ejemplo, una correlación positiva entre la exposición al uso doméstico de herbicidas y pesticidas de jardín y el desarrollo de leucemias y tumores cerebrales[2]. De hecho, se estima que casi el 90 % de todos los cánceres se deben a la exposición a carcinógenos ambientales. Y no solo eso, sino que la exposición a altos niveles de carcinógenos en combinación con un funcionamiento subóptimo del sistema de desintoxicación del organismo incrementa considerablemente el riesgo de cáncer[3]. En este capítulo conocerás unos cuantos SNP que pueden afectar en gran medida a la capacidad del hígado para neutralizar y excretar sustancias químicas tóxicas, lo cual convierte el análisis genético en un aspecto clave a considerar antes de emprender cualquier programa de desintoxicación.

El papel que juega la exposición a carcinógenos no debe infravalorarse cuando se trata de cáncer. En el ejercicio de nuestra profesión hemos desarrollado e incorporado valoraciones de toxinas ambientales como parte de la evaluación de la ingesta del paciente. A menudo es un área de máxima prioridad. Incluso cuando los pacientes llevan una dieta cetogénica y muy natural, si se hallan expuestos diariamente a carcinógenos, las células cancerosas tendrán acceso a agentes que favorecen su proliferación, independientemente de la buena nutrición. Después de años de asistir a la recurrencia de un cáncer o de ver aparecer un cáncer nuevo a raíz de la exposición a tóxicos (situación frecuente en las remodelaciones del hogar), nos dimos cuenta de que esta área del terreno requería mayor atención por nuestra parte.

Una revisión más profunda de los carcinógenos

Se pueden encontrar agentes carcinógenos en coches nuevos, sofás, productos para el cuidado del césped, pijamas infantiles, talco para bebés, ambientadores, detergentes para la ropa, pesticidas, productos químicos de limpieza en seco, utensilios de cocina, ciertos alimentos, envoltorios de alimentos, material de manualidades, juguetes para niños, materiales de construcción, tintes para el cabello, agua para beber, perfumes, medicamentos y mucho más. Tienen nombres como los siguientes: *aflatoxinas*, presentes en cereales almacenados; *arsénico*, utilizado en pesticidas vegetales y en piensos animales; y *formaldehído*, presente en productos cosméticos, pinturas para el hogar y vacunas. Muchos de los quimioterápicos utilizados habitualmente para tratar el cáncer son también carcinógenos conocidos. La Agencia Internacional para la Investigación del Cáncer (AIIC) designa como carcinógenos del grupo 1 (es decir, cancerígenos para el ser humano) nueve agentes de quimioterapia. Entre ellos se encuentran el *clorambucil*, que se emplea para tratar la leucemia, y el *melfalán*, que se utiliza para tratar el cáncer de ovario. ¿Por qué nos extraña que estén aumentando las tasas de cánceres secundarios? Nuestra mejor estrategia terapéutica según el modelo occidental consiste en tratar el cáncer con agentes que se sabe que causan cáncer. ¿Se considera este un buen enfoque científico? Ha llegado el momento de cuestionar nuestro defectuoso modelo de tratamiento del cáncer.

Algunos carcinógenos son eliminados por los sistemas de desintoxicación del organismo en días o meses. Otras sustancias químicas tóxicas persisten en el organismo toda la vida, circulando entre los órganos o almacenadas en los adipocitos. Se denominan contaminantes orgánicos persistentes (COP) y son compuestos resistentes a la degradación ambiental a través de procesos químicos, biológicos y fotolíticos. Debido a su persistencia, los COP se acumulan en el organismo, afectando también de manera importante a la salud del ser humano. El pesticida diclorodifeniltricloroetano (habitualmente llamado DDT) es probablemente el COP más conocido. Sus devastadores efectos sobre la salud fueron revelados en 1962 en el libro superventas *Silent Spring* (*Primavera silenciosa*), escrito por la bióloga Rachel Carson.

En su cuarto informe sobre exposición del ser humano a agentes químicos ambientales (Fourth National Report on Human Exposure to Environmental Chemicals) de 2009, el grupo de CDC (Centros para el Control y la Prevención de Enfermedades) de Estados Unidos declaró que un estadounidense medio tenía al menos doscientos doce sustancias químicas en su sistema. En Estados Unidos, muchos neonatos tienen ya en el momento de nacer más de doscientas sustancias químicas en su organismo, adquiridas a través de la placenta. Los tipos de sustancias químicas detectadas en el ser humano son metales tóxicos, hidrocarburos aromáticos policíclicos, compuestos orgánicos volátiles, dioxinas, pesticidas organofosforados, herbicidas y plaguicidas.

Muchas personas dan por sentado que las sustancias químicas tóxicas están reguladas y, por consiguiente, ni siquiera se molestan en leer la lista de ingredientes de las cremas solares que utilizan, de los repelentes de insectos o del material de manualidades y artes plásticas. Por desgracia, sin embargo, en el caso de Estados Unidos el único «perro guardián» existente es la obsoleta e ineficaz Ley para el Control de Sustancias Tóxicas (Toxic Substances Control Act), aprobada por Congreso en 1976. En junio de 2016, las disposiciones fundamentales de esta ley que supuestamente regula de manera activa los compuestos domésticos e industriales no habían sido aún modificadas desde su aprobación. Ha quedado demostrada su ineficacia para declarar ilegal el uso de agentes de los que se sabe que causan cáncer, como el amianto, que sigue siendo legal en Estados Unidos, aun habiéndose prohibido ya en otros cincuenta países. Tampoco se han incorproado a la ley pruebas previas a la comercialización ni disposiciones de seguridad, ni se ha requerido prueba de seguridad alguna para las cerca de sesenta mil sustancias químicas «eximidas», que se encontraban ya en uso antes de la entrada en vigor de la ley[4]. Ello ha permitido que miles de sustancias químicas se hayan mantenido en el mercado sin pasar por ninguna revisión de seguridad. Desde entonces las compañías químicas han añadido cientos de nuevos agentes químicos a productos de uso diario sin ninguna prueba de seguridad. De hecho, el gobierno estadounidense tenía que tener evidencia de que una sustancia química suponía un riesgo antes de poder requerir la realización de pruebas. Las regulaciones en materia de agentes químicos existentes en Estados Unidos son tan seguras como poner a un lobo a cuidar de un rebaño de ovejas.

Los cigarrillos son un ejemplo perfecto. Se sabe que el tabaco causa cáncer, que incluso el humo que aspiran los llamados *fumadores pasivos* causa cáncer, y aun así el tabaco sigue siendo legal. Se supone que la etiqueta de advertencia en las cajas de cigarrillos es medida suficiente para disuadir de su consumo a potenciales fumadores. Pero muchos otros productos no llevan ni siquiera etiquetas de advertencia. A principios de 2016 un juzgado del estado de Missouri determinó que los polvos de talco para bebés de Johnson & Johnson y otros productos que contenían talco causaban cáncer de ovarios. En 2013 la empresa Banana Boat retiró veintitrés cremas solares en aerosol de distintos tipos porque la piel de las personas que la utilizaban literalmente ardía cuando se exponía al calor solar. Por desgracia, cosméticos y productos para el cuidado corporal son la parcela menos regulada de la FDA estadounidense.

Las sustancias químicas utilizadas habitualmente son objeto de interés público y político desde hace décadas. La AIIC (Agencia Internacional para la Investigación del Cáncer) de la Organización Mundial de la Salud se reunió por primera vez en Francia en 1965. La agencia lleva a cabo estudios para identificar factores que aumentan el riesgo de cáncer en el ser humano, como son sustancias químicas, exposición ocupacional, agentes físicos, agentes biológicos y hábitos de vida. Los resultados de los estudios se agrupan en función del potencial carcinógeno del factor en cuestión:

Grupo 1: cancerígeno para el ser humano
Grupo 2A: probablemente cancerígeno para el ser humano
Grupo 2B: posiblemente cancerígeno para el ser humano
Grupo 3: no clasificable en cuanto a su carcinogenicidad en el ser humano
Grupo 4: probablemente no cacerígeno para el ser humano

Desde 1971, la AIIC ha evaluado novecientos agentes químicos, de los cuales más de cuatrocientos han sido identificados como carcinógenos, probablemente carcinógenos o posiblemente carcinógenos para el ser humano. Por decirlo de otra manera, cuando las sustancias químicas son realmente valoradas mediante ensayos científicos, se encuentra que casi el 50 % de ellas contribuyen al cáncer. *Casi la mitad.*

Se trata, sin lugar a dudas, de datos estadísticos muy preocupantes que nos llevan a preguntarnos por qué no nos posicionamos del lado de la prevención. ¿Por qué no nos resistimos a la introducción de un nuevo agente químico cuyos efectos definitivos son controvertidos o desconocidos? En lugar de ello, la producción de sustancias químicas y su consiguiente uso son abordados con insensata dejadez. Y mientras nuestra dosis diaria de carcinógenos alcanza límites letales, el mayor problema es —tal y como explican los toxicólogos— que el momento, el patrón y la duración de la exposición tóxica son tan importantes como la dosis. Es decir, los agentes carcinógenos tienen diferentes niveles de potencial causante de cáncer. Algunos causan cáncer después de niveles altos y prolongados de exposición, mientras que otros tienen un efecto más agudo. El riesgo de desarrollo de cáncer por exposición a un agente carcinógeno se halla ligado a factores como la dosis, el método, la duración y la intensidad de la exposición, pero también depende de la genética individual y de la capacidad de desintoxicación del organismo. Cuantos más cigarrillos se fuman, mayor es el riesgo de cáncer.

Dada la enorme cantidad de agentes carcinógenos a los que vivimos expuestos, es esencial aprender no solo a identificarlos y a evitarlos, sino también a favorecer activamente su eliminación del organismo mediante una nutrición en profundidad y a través de pautas de estilo de vida. Como verás un poco más adelante en este mismo capítulo, hay muchos alimentos que ayudan a eliminar toxinas y a reducir el riesgo que entraña la exposición a radiaciones. Pero antes de nada, veamos de qué modo causan cáncer los agentes carcinógenos.

De qué modo actúan los carcinógenos

El cáncer se desarrolla por estadios y los agentes carcinógenos alteran múltiples vías biológicas, de tal manera que facilitan el proceso del cáncer. Algunos carcinógenos ocasionan un daño directo del ADN, o mutaciones genéticas, mientras que otros trastocan el sistema de desintoxicación del hígado. Existen carcinógenos que no afectan directamente al ADN, sino que más bien conducen al cáncer porque estimulan la división celular a un ritmo más rápido del normal, de forma similar al azúcar. En una revisión de expertos, publicada en el número de junio de 2016 de *Environmental Health Pers-*

pectives, la AIIC llevó a cabo un análisis de todos los carcinógenos para el hombre del grupo 1 e identificó los correspondientes mecanismos de carcinogénesis. Presentaron un novedoso método de clasificación que identifica diez características clave de los carcinógenos para el ser humano. Son similares a los diez signos distintivos de cáncer que presentamos en el capítulo 1 y ayudan a ilustrar los diversos mecanismos en virtud de los cuales los agentes carcinógenos causan cáncer. Las características de las toxinas causantes de cáncer son las siguientes:

1. Inician la activación metabólica, es decir la conversión química de una sustancia benigna en una más peligrosa a través de los procesos bioquímicos normales de las células
2. Inducen daño y/o mutación del ADN
3. Alteran la reparación del ADN o causan inestabilidad genómica
4. Inducen cambios epigenéticos, incluida la metilación del ADN
5. Inducen estrés oxidativo
6. Inducen inflamación crónica
7. Deprimen la función del sistema inmunitario
8. Activan o desactivan los sitios receptores celulares
9. Causan inmortalidad celular
10. Alteran la proliferación celular, la muerte celular o el abastecimiento de nutrientes

Los investigadores llegaron a la conclusión de que cualquier carcinógeno muestra al menos una de estas características[5]. Por ejemplo, los metales pesados —a los que nos hallamos expuestos por el agua que bebemos, la alimentación y por exposición ocupacional— pueden causar inestabilidad genómica. El ácido perfluoro octanosulfónico (PFOS), una sustancia química utilizada como repelente de manchas para telas, facilita la angiogénesis, la capacidad de la célula cancerosa para crear su propia red sanguínea de suministro. El metabolismo del etanol a partir de bebidas alcohólicas forma acetaldehído, un compuesto que puede dañar el ADN.

Ahora que sabemos el modo en el que causan cáncer los agentes carcinógenos, comentemos nuestra exposición a ellos. Para abordar todos los compuestos tóxicos a los que se halla expuesto el ser humano habría que dedicar al tema todo el libro. De manera que las páginas siguientes no pretenden ser más que un recordatorio somero que ayude al lector a reconocer los productos potencialmente tóxicos que nos rodean en nuestra vida diaria. Reconocemos que el contenido de esta sección puede llegar a resultar agobiante; de hecho, vivimos en un planeta muy tóxico. Si has estado usando alguno de los productos o has estado expuesto a las sustancias que describimos, por favor no te atormentes por ello.

Simplemente aplica las estrategias de desintoxicación que describimos al final del capítulo, sustituye los productos por otros y empieza a cuestionarte la reglamentación vigente en materia de sustancias químicas.

Vías de entrada de carcinógenos

La manera en la que una sustancia dañina o carcinógena entra en el organismo se denomina vía de entrada. Existen cinco vías de entrada:

1. Absorción (a través de la piel)
2. Inhalación (a través del sistema respiratorio)
3. Ingestión (a través del tubo digestivo)
4. Inyección (por vía sanguínea)
5. Exposición ambiental (a partir del entorno inmediato)

Cuando una sustancia carcinógena entra en el organismo por cualquiera de estas vías, puede tener efectos agudos crónicos. Antes de que se desarrolle cáncer, es posible que afloren síntomas de toxicidad, desde una reacción inmediata, como exantema o dificultad para respirar, hasta síntomas más retardados y crónicos, como fatiga, erupciones cutáneas, estreñimiento, trastornos autoinmunes, fibromialgia, hipersensibilidades químicas y depresión. Hoy por hoy la mayor parte de la gente es consciente de que el humo del tabaco y el consumo excesivo de alcohol pueden causar cáncer. Pero algo de lo que muchos no se dan cuenta es de que productos aparentemente beneficiosos, como sales de baño, teléfonos móviles, ropa, la lechuga, el pollo, el esmalte de uñas, los tintes para el pelo, los tatuajes, los tampones y las camas de rayos UVA contienen carcinógenos o exponen a ellos. El estadounidense medio se ve expuesto diariamente al menos a cinco carcinógenos conocidos.

La primera vía de penetración que analizaremos será la absorción. Nuestra piel es en realidad como un montón de minúsculas bocas y puede absorber entre el 60 y el 100 % de los agentes con los que entra en contacto.

Absorción

Muchos carcinógenos pueden atravesar la barrera cutánea y entrar en el torrente sanguíneo, dañando células y órganos por el camino. Dado que el grosor de la piel varía dependiendo del área del cuerpo —es más fina en los párpados y más gruesa en las plantas de los pies—, el cuerpo absorbe las sustancias químicas a distinta velocidad dependiendo del área expuesta. Por ejemplo, comparada con la piel de los pies, la piel del cuero cabelludo y de la frente puede absorber cuarenta veces más deprisa, mientras que la delicada piel del escroto presenta una velocidad de absorción trescientas veces mayor. Nuestra piel se ve expuesta a muy diversos carcinógenos y, si bien no vamos a elaborar aquí una lista de ellos, sí queremos destacar los habitualmente presentes en los productos para el cuidado personal, como tintes para el cabello, tampones y tejidos.

Cosméticos y productos para el cuidado personal

De los ciento trece agentes enumerados por la AIIC como carcinógenos humanos del grupo 1, la Campaign for Safe Cosmetics, una campaña emprendida en Estados Unidos en el marco de la prevención del cáncer, refiere que al menos once de dichos agentes han sido o son actualmente utilizados para la elaboración de productos de cuidado personal: formaldehído, fenacetina, alquitrán de hulla, benceno, aceites minerales, metilenglicol, óxido de etileno, cromo, cadmio, arsénico y sílice cristalina o cuarzo. El alquitrán de hulla está presente en tintes para el cabello, champús, tratamientos para la caspa o el cuero cabelludo y pomadas para la rosácea. Resulta interesante destacar que, al revisar las evaluaciones en materia de toxinas de nuestros pacientes, encontramos que muchas de las pacientes con cáncer de ovarios habían utilizado tinte de pelo negro en alguna etapa de su vida. El metilenglicol se emplea para la fabricación de esmaltes de uñas y alisadores del cabello, y la fenacetina es un ingrediente habitualmente presente en los baños de burbujas, acondicionadores para el cabello, champús, productos para ondular el cabello, cremas hidratantes y otros productos para el baño y para el cuidado del cabello. Por desgracia, más que una experiencia rejuvenecedora, el paso por la peluquería puede en realidad resultar carcinógeno. El tinte de pelo rosa utilizado por mucha gente como muestra de solidaridad con las mujeres afectadas por el cáncer de mama puede no ser una buena idea.

Dado que los productos de belleza y para la salud se hallan sujetos a una pobre regulación por parte de la FDA en Estados Unidos, es de una importancia crucial que el consumidor lea las etiquetas de todos los de aplicación sobre la piel o el cabello. Especialmente cuando el usuario final es un niño. La web puesta en marcha por la organización estadounidense para el medio ambiente EWG, Skin Deep (www..org/skindeep) proporciona una exhaustiva base de datos para la búsqueda de ingredientes tóxicos presentes en productos cosméticos y de cuidado personal. Nuestra regla de oro para este tipo de productos es: si no puedes comerlo, no lo uses. Por fortuna, existen en el mercado muchos productos para el cuidado corporal naturales y ecológicos. Por otro lado, soluciones sencillas, como utilizar aceite de coco como loción corporal, no solo reducen la exposición a tóxicos, sino que mejoran la salud de la piel. Y sí, ¡existen muchos salones de belleza que solo utilizan productos naturales y ecológicos!

Numerosos productos de higiene femenina con base de algodón utilizados habitualmente también son altamente tóxicos. En primer lugar, investigadores de la Universidad de La Plata, en Argentina, encontraron en 2015 que casi el 85 % de los tampones estaban contaminados con glifosato, sustancia química del grupo 2A utilizada en el herbicida Roundup. En segundo lugar, no solo el algodón es uno de los cultivos transgénicos más corrientes en Estados Unidos, sino que además, en el proceso de blanqueado, se utilizan contaminantes orgánicos persistentes, las *dioxinas*, pertenecientes al grupo 1 de carcinógenos. Y en tercer lugar, algunos tampones contienen un aroma sintético, también carcinógeno. Los tejidos de la pared vaginal son muy permeables y permiten que esos agentes sean libremente absorbidos y pasen al torrente sanguíneo. Desde 1973 hasta 2004, la incidencia de tumores vulvares aumentó una media del 3,5% al año, y si bien este ascenso ha sido atribuido al papilomavirus humano (VPH), no debería infravalorarse el papel de los tampones tóxicos. Los tampones naturales y ecológicos son la mejor opción.

Ropa

Los carcinógenos están presentes en muchos de los tejidos que utilizamos a diario, como ropa, sábanas y toallas. Estos agentes pueden difundirse a la piel y dar lugar a exposición sistémica. El cáncer de piel es uno de los cánceres más frecuentes en el mundo y el carcinoma espinocelular, que comienza en la capa superior de la epidermis, representa alrededor del 20 %. Si bien la exposición al sol es a menudo considerada responsable del desarrollo del cáncer de piel, este aparece también en áreas no expuestas habitualmente al sol, sino cubiertas por la ropa. De hecho, la producción de tejidos puede implicar el uso de gran cantidad de compuestos carcinógenos, entre ellos tintes azoicos, retardante de llama, formaldehído, dioxinas, disolventes, biocidas y metales pesados.

Los productos químicos que se utilizan en la industria textil persisten en los tejidos, incluso una vez finalizado el proceso de fabricación de las prendas. El pentaclorofenol, por ejemplo, un pesticida organoclorado y carcinógeno del grupo 1, ha sido detectado en numerosos tejidos. En un estudio, una serie de voluntarios vistieron pantalón corto y camiseta durante cinco minutos mientras realizaban ejercicio intenso, que les hizo sudar. El posterior análisis cutáneo reveló la presencia de benzotiazol (un carcinógeno) en áreas cubiertas por la ropa, pero no en áreas desnudas. Otro estudio demostró la transferencia de la tela a la piel de otro carcinógeno, la dibenzo-p-dioxina policlorada. Cuando se estudió a niños que vestían pijamas tratados con este retardante de llama mientras dormían, se observaron a la mañana siguiente valores cincuenta veces más altos del metabolito 2,3-dibromopropanol en la orina. Cuando los niños pasaron a dormir con un pijama sin retardante de llama, la concentración en orina del metabolito fue disminuyendo lentamente, aunque cinco días después seguía siendo veinte veces más alta que la concentración inicial. Hallazgos como este explican por qué muchos estados norteamericanos, entre ellos Washington y California, han intentado prohibir el uso de retardantes de llama en toda la ropa y en el mobiliario. Las prendas de vestir, la ropa de cama y las tapicerías deberían fabricarse con fibras cultivadas de manera natural y sin retardantes de llama. Es importante comprobar y conocer cuáles son los procedimientos y los tratamientos que utilizan los fabricantes de los tejidos que utilizamos. Para saber algo más sobre los riesgos tóxicos de la ropa, recomendamos el libro *Killer Clothes*, de Brian y Anna Maria Clement.

Tampoco debemos pasar por alto el uso de detergentes altamente tóxicos y suavizantes de la ropa frecuentes en muchos hogares. La lejía Clorox, por ejemplo, es un disolvente altamente tóxico que causa trastornos de la glándula tiroides. El agente petroquímico sintético 1,4-dioxano, probable carcinógeno para el hombre, es un subproducto que se forma cuando el óxido de etileno, utilizado para fabricar detergente de ropa, reacciona con otros ingredientes. Un estudio llevado a cabo por el Green Patriot Working Group (GPWG) y la Organic Consumers Association (OCA) ha encontrado 1,4-dioxano en la mayoría de los detergentes para la ropa, incluidas marcas consideradas ecológicas. Si piensas que el detergente para la ropa no es un problema importante, ten en cuenta lo siguiente: hemos obtenido excelentes resultados en niños con asma y otros problemas respiratorios cuando recomendamos interrumpir el uso de toallitas para lavadora y secadora, que tienen un elevado contenido tóxico.

Recomendamos utilizar marcas de ropa que siguen prácticas de producción sostenible y que utilizan fibras no tóxicas. También te animamos a que prepares en casa tu propio detergente para la ropa con bórax (borato de sodio) y otros jabones naturales.

Inhalación

Inspira y espira. Como media, el ser humano realiza veinte respiraciones por minuto o, lo que es lo mismo, veinte mil al día. Sin oxígeno, se puede vivir apenas tres minutos. Con cada respiración, entran en nuestros pulmones nitrógeno, oxígeno, agua, dióxido de carbono, ozono, vapores, humo, polvo, gotitas de ácidos, polen y, en algunos casos, *contaminantes peligrosos del aire* (CPA). En Estados Unidos, dichos contaminantes aparecen definidos en la Clean Air Act (Ley de Aire Limpio) como sustancias de las que se sabe o se sospecha que causan cáncer, defectos al nacer y otros problemas de salud. En la actualidad se han identificado en Estados Unidos ciento ochenta y ocho contaminantes peligrosos del aire, entre ellos dioxinas, benceno, arsénico, berilio, mercurio y cloruro de vinilo. Algunas de las fuentes de estos agentes químicos carcinógenos son el humo del tabaco, emisiones de gases de motores, productos de limpieza, disolventes presentes en pinturas, material de artes plásticas, material de construcción, productos sintéticos y perfumados, y combustión de carbón. Los *contaminantes orgánicos volátiles* (COV) son subproductos tóxicos gaseosos que se liberan en el hogar a partir de pinturas, barnices, soluciones limpiadoras, disolventes, aislantes, maderas, muebles, alfombras y otros productos. Los CPA y los COV entran por la nariz o son captados por los cilios que a modo de pelos revisten la vía aérea y, a continuación, son expulsados al espirar o bien se depositan en los pulmones, desde donde pueden pasar al torrente sanguíneo. Cuando los CPA y los COV entran en los pulmones, el daño se produce por contacto directo con los tejidos pulmonares, y cuando pasan al torrente sanguíneo dañan los órganos que participan en el metabolismo de las toxinas, que son riñones, hígado, colon y vejiga.

Por desgracia, a lo largo de la última década se ha venido produciendo un aumento constante de la contaminación del aire. Más de 3.500 millones de personas —la mitad de la población mundial— respiran aire considerado inseguro según los estándares de la Organización Mundial de la Salud. No es de sorprender que actualmente el cáncer de pulmón sea uno de los tipos de cáncer más frecuentes en el mundo. Una evaluación de la AIIC ha puesto de manifiesto un incremento del riesgo de cáncer de pulmón al aumentar la exposición a la contaminación atmosférica. Dado que existen tantos carcinógenos que actúan por inhalación, parte de la valoración toxicológica que llevamos a cabo en nuestras clínicas se centra en el estudio de la exposición de los pacientes a productos corrientes, especialmente a aquellos que son más fáciles de controlar, como productos de limpieza y fragancias sintéticas.

En muchos casos, estos productos aparentemente beneficiosos son en realidad altamente nocivos. Por ejemplo, en un estudio publicado en *The FASEB Journal,* la revista estadounidense de la federación de sociedades de biología experimental, los científicos llegaron a la conclusión de que los ftalatos, una clase de agentes químicos plastificantes utilizados a menudo en la fabricación de productos con fragancias sintéticas (perfumes, velas aromáticas y ambientadores eléctricos), alimentan el crecimiento de algunos de los tipos de cáncer de mama de más difícil tratamiento. Sencillamente, no podemos confiar en que los productos que compramos en las tiendas sean seguros. Pero hay algo más por lo que debemos preocuparnos: los dos agentes carcinógenos más mortales presentes con mayor frecuencia en el aire son el radón y el benceno, naturales e inodoros.

Después del humo del tabaco, la exposición al radón, un carcinógeno del grupo 1, es la segunda causa de cáncer de pulmón en Estados Unidos y la principal causa de cáncer de pulmón en no fumadores. El radón es un gas radiactivo generado por la descomposición del uranio, un metal pesado presente en las rocas y en el suelo. La exposición puede producirse en hogares, oficinas o escuelas, especialmente en sótanos. El radón entra a través de grietas del suelo, paredes y cimientos y se acumula dentro del edificio. Los niveles de radón suelen ser más altos en hogares con buenas medidas de aislamiento, perfectamente herméticos, o construidos sobre suelos ricos en uranio o radio; casas adosadas pueden tener niveles diferentes de radón. En Estados Unidos, la Agencia de protección medioambiental (EPA, Environmental Protection Agency) estima que aproximadamente uno de cada quince hogares de aquel país presenta niveles inseguros de radón. Este gas inodoro también es liberado por materiales de construcción o por aguas de pozos que lo contienen. Cuando se descompone, el radón libera minúsculas partículas radiactivas que dañan las células pulmonares. Nunca insistiremos lo suficiente en la importancia de valorar el nivel de radón de los hogares y en abrir a diario las ventanas de casa, sea cual sea la época del año, para permitir que el aire fresco circule por todas la vivienda, la oficina o la escuela. Si vas a comprar una casa, un análisis de radón ha de ser parte obligada del proceso de valoración. Por una buena razón.

El otro carcinógeno del grupo 1 presente de manera natural en el aire es el benceno, un agente químico líquido de color amarillo claro o incoloro. La exposición al mismo se ha relacionado con leucemias, mieloma múltiple y linfoma no-Hodgkin. El benceno está presente en el petróleo crudo; cualquier actividad relacionada con el petróleo puede conducir a exposición a dicho agente. Se utiliza fundamentalmente como disolvente en las industrias química y farmacéutica, y está presente en plásticos, resinas, fibras sintéticas, colorantes, detergentes, fármacos, pesticidas y emisiones de gases de vehículos. Se encuentra prácticamente en todas partes. Los niveles de benceno son más altos en viviendas con garaje incorporado, en casas próximas a gasolineras y aeropuertos, y en hogares cercanos a sitios de extracción.

Las emisiones de gases de aviones y coches son las principales fuentes del benceno presente en el medio ambiente. El círculo venenoso de un solo coche en marcha se extiende hasta un radio de casi diez kilómetros desde el tubo de escape y los gases recorren más de treinta kilómetros llevados por el viento. De hecho, según un estudio realizado por la asociación Citizens Aviation Watch Association (CAWA), las tasas de cáncer correspondientes a personas que viven en el perímetro del aeropuerto O'Hare de Chicago son un 70 % más altas que las de un habitante promedio de Chicago. El Earth Island Institute, una organización de estudios ambientales sin ánimo de lucro, comparó los datos de salud desde 1991 hasta 1995 de personas que vivían cerca del aeropuerto Sea-Tac de Seattle con los del total de residentes en Seattle, y encontró que la mortalidad infantil cerca del aeropuerto era un 50 % más alta y que la esperanza global de vida era cinco veces menor. Por último, en 1993 una evaluación de riesgos para la salud de la Agencia Estadounidense de Protección del Medioambiente (EPA por sus siglas en inglés) llegó a la conclusión de que los motores de los aviones eran responsables de aproximadamente el 10,5 % de los casos de cáncer en un área de veinticinco kilómetros cuadrados alrededor del aeropuerto Midway de Chicago[6].

Cuando se trata de la calidad del aire en los hogares, insistimos en el uso de filtros HEPA y de carbón activo para ayudar a reducir la inhalación de benceno.

Por otro lado, la NASA ha encontrado que ciertas especies de plantas de interior pueden eliminar hasta un 87 % de las toxinas ambientales, entre ellas formaldehído, benceno, tolueno, tricloroetileno, monóxido de carbono e incluso polvo. Estas plantas son la hiedra, la planta araña también conocida como *cintas* y el helecho. No obstante, una sola planta no supone una gran diferencia. Tendrías que llenar la casa de plantas. Pero merece la pena y además ¡son bonitas! Por último, recomendamos encarecidamente limpiar el aire quemando salvia, una práctica llamada *smudging* que lleva utilizándose miles de años. Un estudio publicado en la revista *Journal of Ethnopharmacology* llegó a la conclusión de que la práctica de quemar salvia actúa contra diversos microbios patológicos presentes en el aire. Se afirma asimismo que los aceites esenciales utilizados en quemadores limpian el aire de toxinas y constituyen la mejor alternativa a los productos con fragancias sintéticas si deseas un aroma agradable para tu hogar. Las velas aromáticas, a no ser que estén elaboradas de forma natural con aceites esenciales al cien por cien, deben evitarse por completo.

Si vives cerca de un aeropuerto, de algún sitio en el que se trabaje con petróleo o gases o de un área de *fracking*, tal vez no puedas hacer las maletas y mudarte a la montaña, pero lo que sí podrás hacer será empezar a aplicar estas medidas de purificación del aire y seguir activamente los pasos de desintoxicación que describimos al final de este capítulo.

Ingestión

Los carcinógenos ingeridos —con la comida, el agua y los medicamentos— dañan a su paso el tubo gastrointestinal y, si no son destruidos por los líquidos gastrointestinales (como el potente ácido clorhídrico del estómago), son absorbidos y transportados por la sangre hasta los órganos internos, donde causan estragos. En todo el mundo, las tasas de cáncer del tubo digestivo se han disparado. En 2010 la organización Cancer Research UK documentó que las tasas de cáncer de esófago en hombres habían aumentado un 50 % con respecto a los veinticinco años anteriores en el Reino Unido, siendo asimismo altas las tasas también en China y en Irán, donde estos tipos de cáncer se han relacionado directamente con la conservación de los alimentos mediante nitrosaminas sintéticas (hablaremos sobre ellas más adelante).

En la actualidad, en los sistemas convencionales de la agricultura moderna, se ha generalizado el uso de pesticidas carcinógenos y metales pesados. Con demasiada frecuencia nuestros pacientes nos dicen que resulta muy caro comer a base de alimentos ecológicos. Y sí, a veces resulta más barato beber refrescos y comer patatas fritas que comer frutas y verduras. Pero los carcinógenos presentes en la alimentación moderna y en el agua que bebemos, además de los conservantes y colorantes artificiales, son muy peligrosos para nuestra salud. En el capítulo anterior hablamos sobre el uso del agente carcinógeno glifosato en los alimentos transgénicos, pero metales pesados como el cadmio, el arsénico y el níquel —todos carcinógenos del grupo 1— también están a menudo presentes en los pesticidas. La exposición a metales pesados contribuye al daño genético, así como a deshabilitar varias vías de reparación del ADN[7]. El USDA's Pesticide Data Program ha documentado la presencia de más de cincuenta residuos diferentes de pesticidas en la lechuga común, tres de los cuales son carcinógenos probables o conocidos. No es posible eliminarlos ni tan siquiera mediante lavado. ¡Si fuera tan fácil! Lo sentimos, pero si la lechuga no es ecológica, habrá pesticidas causantes de cáncer en esa ensalada aparentemente tan «saludable».

Nunca insistiremos lo suficiente en la importancia de comer alimentos ecológicos —e incluso en la posibilidad de cultivarlos uno mismo— siempre que sea posible, para evitar la exposición a pesticidas carcinógenos y a los metales pesados que contienen. Si estás aprendiendo a comer de manera ecológica, te recomendamos que eches un vistazo al informe anual de EWG «Dirty Dozen» («la docena sucia»). Se trata de una lista de productos en los que se han encontrado las más altas cantidades de residuos de pesticidas y que incluye fresas, manzanas, apio y uvas. Debes tratar de comer solo las versiones ecológicas de los alimentos de esta lista. El EWG publica también una lista llamada «Clean 15» («los 15 limpios») de productos con los niveles más bajos de residuos de pesticidas. En lo que respecta a estos alimentos, no es tan necesario que hayan sido cultivados de manera ecológica; entre ellos se encuentran el aguacate, el repollo y la cebolla.

Por último, debido a lo importante que es una adecuada hidratación para el proceso de desintoxicación del organismo, la calidad del agua para beber es primordial. En muchas ciudades se añaden al agua «tratamientos» como flúor, y no se utilizan filtros. También se han detectado sustancias altamente

tóxicas en los suministros públicos de agua potable, como agentes quimioterápicos, antidepresivos, hormonas para el control de natalidad, pesticidas,
herbicidas, retardantes de llama y muchas más. A este respecto, y por desgracia, los filtros de los frigoríficos, las botellas de plástico para el agua y
ciertos tipos de sistemas de filtración ofrecen una falsa tranquilidad mental.
Es muy difícil encontrar un filtro capaz de eliminar todas estas sustancias
tóxicas. Lo mejor es la ósmosis inversa, y compañías como Pure Effect Inc.
ofrecen excelentes opciones de filtración.

Carne tóxica frente a carne nutritiva

La controversia en torno a las carnes rojas y a los productos elaborados con
carne ha sido en gran medida mal entendida y mal interpretada. En 2015 la
AIIC clasificó la carne elaborada como carcinógeno del grupo 1 y la carne
roja como carcinógeno del grupo 2A, es decir como probablemente cance-
rígena para el ser humano.

Los productos elaborados con carne, entre los que se incluyen salchichas,
jamón, beicon, embutidos y fiambre, se definen como productos de origen
animal que han sido tratados de alguna manera para conservarlos o darles
sabor, ya sea mediante salazón, curado, fermentado o ahumado. Expertos
de diez países revisaron cientos de estudios y llegaron a la conclusión de que
comer 50 gramos de este tipo de productos cárnicos al día (el equivalente a
alrededor de cuatro lonchas de beicon o un perrito caliente) aumentaba un
18 % el riesgo de cáncer colorrectal.

Para comenzar a romper el mito, es importante saber que el origen de
estas prácticas de conservación es muy antiguo. Las técnicas de conservación
de la carne se han venido utilizando desde hace miles de años en todas las
culturas. Ya en el siglo 3000 a. J.C., en Mesopotamia, la carne y el pescado
cocinados se conservaban en aceite de sésamo y se desecaban. Pero el hombre
de la era industrial ha alterado notablemente estas técnicas de conservación,
consiguiendo que ciertos productos animales resulten totalmente tóxicos.
Para empezar, la tripa que se utiliza para la elaboración de numerosos tipos
de salchichas y embutidos no es natural, sino que está fabricada con materiales termoplásticos sintéticos, como poliéster y polipropileno[8]. La carne que
se introduce en la tripa también podría llamarse sintética. Las vacas, cerdos y
pollos criados según técnicas convencionales son alimentados con una dieta
específicamente formulada para favorecer el engorde, incluidos subproductos
animales (como vísceras de cangrejo y estiércol animal reciclado), antibióticos, hormonas, residuos de dioxinas, cereales modificados genéticamente
y organoarsenicales, pesticidas y herbicidas que contienen metales que son
cancerígenos para el ser humano cuando se metabolizan en el organismo.

Estos animales están enfermos y viven infelices. Además de estar sometidos a una dieta que no es natural, viven encerrados, algunos incluso sin posibilidad de moverse. Imagina vivir toda la vida en un avión , sin cuarto de baño. Comer carne de animales enfermos hará que enfermemos.

Los productos cárnicos se elaboran también con nitritos y nitratos sintéticos, un aspecto a menudo desconocido. Los nitritos (NO_2^-) son compuestos químicos naturales presentes en el suelo, el agua y las plantas, y que nuestro organismo produce de manera natural. Pero también es posible producirlos de manera artificial. En 2010 la OMS elaboró una lista de nitritos que ingerimos y que son carcinógenos probables para el ser humano. No obstante, las carnes curadas son responsables de apenas un 5 % de nuestro consumo de nitratos con la dieta, mientras que alrededor del 20 % procede del agua que bebemos y el 75-80 % de verduras (apio, verduras de hoja verde, remolacha, perejil, puerro, endibias, repollo e hinojo son las fuentes más ricas). Las verduras toman los nitratos del suelo, de fertilizantes a base de nitrógeno, del estiércol animal, del agua y del nitrógeno atmosférico.

El nitrato de sodio ($NaNO_3$) es una sal natural excepcionalmente eficaz como conservante de carnes y se ha utilizado para tal fin desde tiempos remotos con objeto de inhibir el crecimiento de la bacteria nociva *Clostridium botulinum*, causante del botulismo, una grave enfermedad que provoca parálisis. Además confiere a la carne un aspecto rosado, frente al menos apetecible color gris. Por otro lado, el nitrito de sodio sintético se forma haciendo pasar «vapores nitrosos» por una solución acuosa de hidróxido de sodio o de carbonato de sodio, que es muy distinto de un sencillo recubrimiento de sal marina. En resumidas cuentas, se trata de saber la procedencia de lo que comes y, si no lo has preparado tú, asegurarte de que conoces cada paso de cómo se ha preparado. La sal marina, por un lado, y los cócteles químicos, por otro, presentan mensajes muy diferentes a nuestras mitocondrias.

Otro problema de los actuales productos elaborados con carne es que se les añade vitamina C sintética. En la década de 1970 diversos investigadores descubrieron que cuando la carne que contiene nitrito de sodio se calienta a temperaturas superiores a los 130 °C, se forman nitrosaminas, que son carcinógenas. Esto dio lugar a que el Departamento de Agricultura de Estados Unidos (USDA) limitara la cantidad de nitritos que pueden añadirse a las carnes curadas y exigiera que todos los productos que contuvieran nitritos incluyeran también vitamina C, pues consideraban que evitaba la formación de nitrosaminas. El ácido ascórbico añadido a los productos elaborados con carne suele proceder de jarabe de maíz genéticamente modificado y no tiene los mismos efectos beneficiosos que la vitamina C natural presente en un pimiento, por ejemplo. En resumen, los productos cárnicos actuales contienen grandes cantidades de carcinógenos añadidos y a menudo se cocinan a altas temperaturas en sartenes antiadherentes con materiales tóxicos.

No es natural para el ser humano consumir carnes muy procesadas, por mucho que a nuestros niños les guste su sabor. De hecho, antes se solía frotar el pescado y la carne naturales con la sal que se recogía junto al mar como método de conservación, y esta costumbre se mantuvo durante millones de años. Hoy en día, comemos carne procedente de animales criados según los sistemas modernos y tratada con OGM, humo y cloro, todo ello envuelto en plástico. La cuestión es así de sencilla: si la carne que comes procede de animales criados de manera natural, ha sido tratada de forma natural y cocinada a bajas temperaturas, y además consumes muchos alimentos que contienen vitamina C, no tienes por qué preocuparte.

Medicamentos: no siempre sirven

Por último, existen otros carcinógenos que ingerimos, y son los medicamentos. Subestimamos enormemente el papel que juegan los fármacos en el desarrollo del cáncer. Diversas conexiones han quedado ya bien documentadas y ya son muchos los que reconocen el aumento del riesgo de ciertos tipos de cáncer ligados al uso de muchos de los medicamentos que se prescriben. Concretamente:

- Sulindaco, fármaco antiinflamatorio no esteroideo (AINE) utilizado para tratar el dolor y la inflamación; incrementa el riesgo de cáncer de vesícula biliar y leucemia.
- Hiosciamina, antiespasmódico utilizado para tratar problemas gastrointestinales; incrementa el riesgo de linfoma no-Hodgkin.
- Nortriptilina, antidepresivo tricíclico que incrementa el riesgo de cáncer de esófago y de hígado.
- Oxazepam, benzodiacepina utilizada para tratar la ansiedad y el insomnio; incrementa el riesgo de cáncer de pulmón.
- Fluoxetina y paroxetina, ambos antidepresivos, se asocian a un aumento del riesgo de cáncer testicular.
- Hidroclorotiazida, utilizada para tratar la hipertensión, se asocia a un aumento del riesgo de cáncer renal y labial[9].

Por otro lado, en un estudio publicado en 2012 en *Archives of Surgery* se encontró que el uso a largo plazo de inhibidores de la bomba de protones, como el omeprazol, para controlar la acidez de estómago causa cáncer de esófago. Se ha llegado a la conclusión de que esta clase de medicamentos contribuyen de manera importante al daño mitocondrial[10].

Y si los medicamentos sintéticos son un problema, los suplementos naturales pueden también plantear problemas de toxicidad. La ingestión de nutrientes tóxicos, como cobre, yodo (especialmente si la persona sufre tiroiditis autoinmune de Hashimoto), hierro, boro, calcio y ácido fólico sintético (a menudo recetado en exceso a las mujeres embarazadas), puede acelerar el proceso del cáncer. La doctora Nasha tiene sus dudas a la hora de recomendar cualquier complejo multivitamínico o suplemento sin haber realizado previamente análisis. Es mejor centrarse en la nutrición que tomar un suplemento para remediar una deficiencia. Pocas veces funciona.

En resumen, es necesario considerar detenidamente cualquier cosa que vayas a llevarte a la boca; cuanto más sintética sea, peor será para ti. Y muchas de las enfermedades para las que nos recetan medicamentos están directamente relacionadas con la nutrición y podrían prevenirse o mitigarse de forma sencilla y no tóxica siguiendo las recomendaciones que damos en este libro.

Inyección

Es fácil que sustancias tóxicas entren en el organismo a través del orificio de punción de una aguja. Los efectos negativos se producen cuando la sustancia pasa a la circulación sanguínea y se deposita en los órganos diana. La vía de entrada puede ser a través de tatuajes, vacunaciones y medicación o nutrición intravenosa. En 2011 un informe publicado en *The British Journal of Dermatology* reveló que las tintas empleadas para los tatuajes contienen nanopartículas carcinógenas. La tinta roja contiene mercurio y la mayoría de los demás colores de las tintas de tatuajes estándar también derivan de metales pesados, como plomo, antimonio, berilio, cromo, cobalto, níquel y arsénico, un conocido carcinógeno. Por consiguiente, si estás luchando contra el cáncer o simplemente quieres prevenirlo, dibujarte un tatuaje para celebrar un logro o como muestra de amor hacia alguien o cualquier otra cosa puede hacerte más daño que bien.

Dos adyuvantes (sustancias que se añaden para aumentar la respuesta inmunitaria del organismo) corrientes de las vacunas son el formaldehído, un carcinógeno del grupo 1, y el aluminio, una neurotoxina. Especialmente peligrosa resulta la cantidad de estas dos sustancias que se inyecta a bebés y niños pequeños en las vacunaciones múltiples. La cantidad de formaldehído y de aluminio en cada dosis de vacuna es baja, pero la cantidad acumulada puede ser importante si se tiene en cuenta que el actual calendario de vacunación recomendado en Estados Unidos incluye treinta y tres dosis de diez vacunas diferentes antes de los seis años de edad. Además de las vacunas, diversos fármacos quimioterápicos que se administran por vía intravenosa son, de hecho, carcinógenos conocidos, razón por la cual es tan importante abordar la relación riesgo/beneficio con los médicos si estos te están recomendando un carcinógeno para tratar tu cáncer.

Exposición ambiental

La exposición ambiental constituye un factor carcinógeno del entorno inmediato al que en ocasiones se hace también referencia como microentorno de la persona. Existen dos tipos de exposición ambiental cuya relación con el desarrollo de cáncer ha quedado demostrada: la radiación y la luz artificial. La radiación es la energía que viaja en forma de ondas o partículas de alta velocidad y es un carcinógeno conocido; interactúa con el ADN y produce diversas mutaciones. La exposición a radiaciones se produce de manera natural cuando nos exponemos a la luz solar y también por efecto de radiografías, mamografías, armas nucleares, plantas de energía nuclear, ciertos tratamientos para el cáncer y teléfonos móviles. Otra fuente corriente es la alimentaria, por la aplicación de radiación ionizante a los alimentos con objeto de prevenir el crecimiento de patógenos. Según la Organic Consumers Association de Estados Unidos, las radiaciones dañan los alimentos escindiendo las moléculas y dando lugar a radicales libres. Estos radicales libres matan algunas bacterias, pero también destruyen ácidos grasos esenciales, vitaminas y enzimas, y se combinan con sustancias químicas existentes en el alimento (como pesticidas), dando lugar a nuevos compuestos químicos, llamados *productos radiolíticos únicos* (PRU). Algunos de estos productos son conocidos carcinógenos, como el benceno, que se ha encontrado en la carne de vacuno irradiada. Cuando los alimentos que contienen grasa son tratados con radiación ionizante, se forman compuestos 2-alquilciclobutanona. Y cuando estos compuestos entran en contacto con células cancerosas de colon del ser humano dan lugar a rotura de la hebra de ADN[11]. A pesar de los riesgos conocidos, la irradiación de los alimentos es una práctica ampliamente utilizada en Estados Unidos y en otros países. Los alimentos irradiados pueden identificarse por una etiqueta muy engañosa: una planta de dos hojitas rodeadas por un círculo.

La radiación ultravioleta (UV) es una forma de radiación electromagnética. La principal fuente de rayos UV es el sol, pero también pueden proceder de objetos fabricados por el hombre, como camas de bronceado y sopletes. Los carcinomas espinocelulares y basocelulares tienden a localizarse en áreas del cuerpo expuestas al sol y su aparición se relaciona de forma característica con la exposición al sol del individuo a lo largo de toda su vida. Las personas que utilizan por primera vez una cama de rayos UVA antes de los treinta y cinco años presentan un riesgo un 75% más alto de desarrollo de melanoma[12]. En 2009 la AIIC clasificó las camas de bronceado como carcinógenos del grupo 1.

Aunque a menudo se culpa al sol y a sus rayos de causar cáncer, hemos de recordar también que el ser humano vivió durante más de dos millones de años sin protectores solares, gorras ni sombrillas. Es verdad también que teníamos altos niveles de vitamina D y consumíamos más antioxidantes protectores frente al sol, como la astaxantina, un terpeno que actúa como protector solar natural. En realidad, las toxinas incluidas en la mayor parte de los protectores solares (vitamina A sintética y oxibenzona) pueden causar y favorecer la propagación del cáncer, según un informe de 2011 del grupo EWG. Por suerte para nosotros, el EWG publica anualmente una lista de protectores solares no peligrosos. Cubrir a nuestros niños con un protector solar tóxico —acuérdate de aquel que hacía que la piel de la gente ardiera— no solo les priva de la necesaria vitamina D, sino que además los expone a agentes químicos insanos. Dada la progresiva disminución de la capa de ozono, evitar la exposición al sol en las horas centrales del día es cada vez más importante; los rayos UV son más potentes a esas horas. Pero no te dé miedo el sol: necesitamos la vitamina que nos proporciona (hablaremos más sobre ello en el capítulo 7; véase «Causas de deterioro del sistema inmunitario»).

El peligro de las pruebas de detección de cáncer

Resulta irónico que las radiaciones se utilicen en dos métodos de detección del cáncer y que constituyan una de las modalidades más comunes de tratamiento de la enfermedad. Ambos métodos suponen la exposición de sitios diana del cuerpo a altas dosis de un carcinógeno conocido del grupo 1. La radiación mata las células cancerosas, pero también contribuye a generar mutaciones genéticas. En las mamografías se utilizan dosis de radiación ionizante para obtener imágenes del tejido mamario mediante rayos x, que revelan crecimiento tumoral no detectable mediante la exploración física. El Institute of Medicine estadounidense, rama de salud sin ánimo de lucro de la National Academy of Sciences, revisó en 2012 las posibles causas de cáncer de mama en las mujeres estadounidenses y llegó a la conclusión de que alrededor de 2.800 casos de cáncer de mama al año tenían su origen directamente en las radiaciones aplicadas con fines médicos. Un estudio danés de 2015 concluyó que la mamografía es sencillamente demasiado nociva para seguir utilizándose. El National Cancer Institute (NCI) de Estados Unidos encontró evidencia de que, en mujeres menores de treinta y cinco años, la mamografía puede causar setenta y cinco casos de cáncer de mama por cada quince que identifica. Y otro estudio llevado a cabo en Canadá reveló un incremento del 52 % en la mortalidad por cáncer de mama entre mujeres jóvenes que se sometían anualmente a mamografías. De hecho, desde que se introdujo la mamografía como prueba sistemática de detección, la incidencia de una forma de cáncer de mama llamada *carcinoma ductual in situ* (CDIS) ha aumentado un 328 % [13].

Además de los efectos nocivos de las radiaciones, la mamografía puede ayudar a diseminar células cancerosas existentes, debido a la considerable presión que se ejerce sobre la mama de la mujer durante el procedimiento. Según diversos profesionales de la salud, esta compresión puede dar lugar a que, si existen células cancerosas, estas metastaticen a partir del tejido mamario.

Y, finalmente, los investigadores han identificado en un significativo porcentaje de mujeres estadounidenses un gen extremadamente sensible a dosis incluso mínimas de radiaciones. Las mujeres poseedoras de este gen corren un riesgo incluso mayor de desarrollar cáncer inducido por las mamografías.

No obstante, a pesar de estos hallazgos, la American Cancer Society recomienda que las mujeres de edades comprendidas entre los cuarenta y los cuarenta y cuatro años empiecen a someterse, si lo desean, a detección sistemática del cáncer de mama mediante mamografías anuales. Las mujeres de entre cuarenta y cinco y cincuenta y cuatro años deben realizarse una mamografía anual y las mayores de cincuenta y cinco años cada dos años. Sin embargo, otro organismo, el US Preventive Services Task Force (USPSTF), sugiere que la mayor parte de las mujeres pueden esperar hasta los cincuenta años para someterse a una primera mamografía, y después hacerlo cada dos años. En Estados Unidos, las mamografías como prueba de detección sistemática del cáncer de mama suponen un coste de 8.000 millones de dólares al año y los falsos positivos en esta prueba contribuyen a un 20 % de sobrediagnóstico de cáncer de mama en mujeres de edades comprendidas entre cuarenta y cincuenta y nueve años.

Una prueba alternativa a la mamografía y libre de radiaciones que Nasha lleva años utilizando con sus pacientes es la termografía, que aplica imágenes infrarrojas digitales a la detección de masas. Otras pruebas sistemáticas para la detección de cáncer son Biocept (una biopsia liquida) y el recuento de células tumorales circulantes. Este último método ayuda a decidir las mejores opciones de tratamiento, a valorar la respuesta a la terapia y a detectar de forma temprana recidiva o progresión. Se trata de opciones que quizá quieras comentar con tu médico.

Campos electromagnéticos

Los campos electromagnéticos (CEM), que resultan del movimiento de una carga eléctrica, se producen generados por teléfonos móviles, ordenadores, redes inalámbricas y otros dispositivos de uso generalizado. Los CEM han sido clasificados por la AIIC como posibles carcinógenos para el ser humano y asignados así al grupo 2B. Un estudio independiente ha mostrado un aumento del 540 % del riesgo de cáncer cerebral cuando la persona utiliza el móvil durante más de dos mil horas, y un estudio sueco ha llegado a la conclusión de que el riesgo de sufrir cáncer cerebral aumenta más de cinco veces si la persona comienza a utilizar el teléfono móvil en la adolescencia, en lugar de hacerlo a edad adulta. En 2016 investigadores del National Toxicology Program, organismo estadounidense de colaboración entre instituciones bajo la supervisión del National Institute of Health, expusieron de manera crónica a roedores a niveles de radiación por radiofrecuencia (RF) pensados para simular lo que podía experimentar en su vida diaria un ser humano que hiciera un uso importante del móvil o que se encontrara sometido a una exposición cotidiana notable. Lo que encontraron fue que muchas de las miles de ratas expuestas a intensidades mayores de radiación por radiofrecuencia desarrollaron formas poco comunes de cáncer de cerebro y de corazón, mientras que ninguna de las ratas del grupo control las desarrolló.

Dada la escalada en el uso de dispositivos inalámbricos (ordenadores portátiles, e-books, pulseras eletrónicas para hacer ejercicio, televisores, teléfonos móviles y contadores que miden sin cables el uso de electricidad en los hogares), nuestra exposición ambiental a radiaciones se halla en constante aumento. En su libro *Zapped*, la autora Ann Louise Gittleman ofrece una magnífica evidencia de los riesgos para la salud que entraña la contaminación electrónica. A lo largo de los años, hemos visto a muchos pacientes que se han presentado en nuestra consulta con dolencias inespecíficas, en principio no identificables, como por ejemplo fatiga, y cuyos síntomas se resolvían cuando identificábamos su sensibilidad electromagnética y le recomendábamos reducir de manera drástica el uso de dispositivos electrónicos. Con el paso de los años también hemos observado que prácticamente todos nuestros pacientes de cáncer de próstata llevan el móvil en el bolsillo del pantalón. Recomendamos utilizar fundas reductoras de CEM, así como auriculares para los móviles y protectores para los portátiles.

La buena noticia es que se ha demostrado que existen muchos alimentos que ayudan a neutralizar las radiaciones. Por ejemplo, hay datos de que el polen de abeja podría reducir considerablemente los efectos adversos de la exposición a radiaciones, lo cual convierte este dulce superalimento en un magnífico ingrediente a añadir a cualquier *smoothie*. Pero, aun tomando polen de abeja, debemos reducir nuestro uso de dispositivos electrónicos, así como la exposición a los mismos.

Valoración de tu carga tóxica

Es posible que en este momento sientas cierto agobio, al haber tomado conciencia de lo tóxicos que pueden llegar a ser el mundo en el que vivimos y los productos que consumimos a diario. Es difícil no sentirse así ante toda esta información. Pero el conocimiento es poder, de modo que es extremadamente importante valorar con exactitud lo «tóxico» que eres. Si ya tienes síntomas de toxicidad —fatiga, alergias, hipersensibilidad química, confusión mental, estreñimiento, síndrome de fatiga crónica y otros— o si obtuviste una puntuación alta en el cuestionario de valoración del capítulo 2, entonces puede que quieras saltarte los análisis de laboratorio. La respuesta ya se sabe. Como experto en medicina ambiental, Walter Crinnion explicó en una ocasión que «Nunca es una cuestión de "si" alguien está cargado de tóxicos». Es una cuestión de si la carga tóxica de esa persona es un factor causante de su enfermedad o si es un obstáculo para su curación».[14] Para el éxito con nuestros pacientes, ha sido crucial que tuvieran una idea realista del grado de toxicidad de su mundo y de los tipos de toxinas presentes en él.

Otro punto esencial de información en lo referente a la desintoxicación es la genética. Cuando en los genes «detox» de un individuo hay SNP, tal circunstancia puede tener gran impacto sobre los fármacos que deben utilizarse. Algunos SNP afectan a la velocidad a la que el organismo metaboliza y excreta ciertos compuestos. Es esencial que un profesional valore los SNP de tus vías de desintoxicación. Como verás en el siguiente apartado, ciertos procesos de desintoxicación del organismo pueden quedar totalmente inhibidos por variaciones de los genes y deben ser abordados mediante medicina natural.

Un paso más allá: pruebas de laboratorio

Varias compañías farmacéuticas ofrecen tests para toxinas: US Biotek es una marca estadounidense que ofrece un perfil de contaminantes ambientales; Genova ofrece un panel de efectos tóxicos; y Quicksilver Scientific ofrece una prueba de metales pesados que incluye potenciales nutrientes tóxicos. Te sugerimos que hables con un profesional de asistencia sanitaria de confianza sobre el tipo de pruebas disponibles.

Puedes obtener un perfil de desintoxicación realizándote una prueba genética e introduciendo los resultados del test de 23andme, del que hablamos en el capítulo 3, en el sitio web de geneticgenie. Genova Diagnostic ofrece asimismo un perfil llamado Detoxigenomic, que muestra los polimorfismos de un solo nucleótido (SNP) relacionados con la desintoxicación.

Proceso de desintoxicación del organismo e impacto de los SNP

La desintoxicación del organismo es un proceso en varios pasos y en el que varios órganos movilizan, neutralizan, transforman y eliminan toxinas. Las toxinas ambientales y las producidas por el organismo como subproductos del metabolismo normal son procesadas del mismo modo. Los riñones, el intestino, la microbiota intestinal, la piel, la vesícula biliar y los pulmones tienen todos un papel en dicho proceso. No obstante, el hígado es el principal órgano de tratamiento de desechos. Es el vertedero, por decirlo de alguna manera. Las toxinas son enviadas al hígado, clasificadas y procesadas según el tipo. Imagina el área de reciclado de un vertedero: los plásticos van a un sitio, las latas a otro y las botellas a otro. De forma similar, el hígado separa y procesa el material tóxico por tipos, y los productos finales son añadidos a la bilis producida por la vesícula biliar. La bilis cargada de toxinas se une después a la fibra y se excreta con las heces. Dada la importancia esencial de la bilis en la excreción de las toxinas, cualquier persona que tenga una vesícula perezosa (los síntomas son intolerancia a los alimentos grasos, eructos y flatulencia) o a la que se le haya extraído la vesícula debe optimizar la producción natural orgánica de bilis mediante el uso de sales biliares y hierbas amargas (véase más adelante).

El proceso de transformación de las toxinas en sustancias que puedan ser eliminadas del organismo de forma segura tiene lugar en dos etapas principales, a las que generalmente se hace referencia como fase 1 y fase 2 de desintoxicación. Una desintoxicación correcta es un proceso absolutamente esencial y si alguna de estas fases complejas no se desarrolla debidamente es como si los basureros se fueran de vacaciones y nadie los sustituyera; los residuos del organismo siguen acumulándose, ocupando cada vez más espacio y enranciándose cada vez más. Y aquí es donde entra en juego una nutrición en profundidad: determinados nutrientes son absolutamente necesarios para un adecuado funcionamiento de las dos fases del proceso de desintoxicación. Cuando estos nutrientes (como proteínas y vitamina C) no están presentes, los basureros se van de vacaciones para siempre y los compuestos carcinógenos se acumulan y circulan por todo el organismo, causando mutaciones y daño celular.

Una desintoxicación eficaz depende también de la sincronización de ambas fases. Si la fase 2 no puede seguir a la fase 1, las nocivas toxinas intermedias producidas en la fase 1 son reabsorbidas en el intestino y circulan por el organismo, dañando el hígado, el cerebro y el sistema inmunitario. Es muy similar al funcionamiento de una línea de montaje: si una persona trabaja más deprisa o más despacio que la siguiente, todo el proceso se ve perjudicado. Las personas con sistemas de desintoxicación en fase 1 activos, pero con sistemas de desintoxicación en fase 2 inactivos, muestran una patología de desintoxicación. Son individuos con reacciones graves a medicamentos o suplementos, o que experimentan otras reacciones extremas de sensibilidad a sustancias químicas. Una fase 1 demasiado rápida puede deberse a deficiencias de enzimas o nutrientes, así como a ciertos SNP, a vapores de ciertas pinturas, humo del tabaco, alcohol y esteroides, todo lo cual acelera la actividad de la fase 1 sin un incremento concomitante de la velocidad de la fase 2. Analizamos a continuación estas dos fases y los nutrientes necesarios para su desarrollo.

Durante la fase 1 de desintoxicación, los carcinógenos, fármacos, drogas, hormonas, endotoxinas, pesticidas, aditivos alimentarios y otros agentes químicos tóxicos son directamente neutralizados o transformados en compuestos intermedios, a menudo más tóxicos. La fase 1 de desintoxicación tiene lugar con la intervención de alrededor de cincuenta enzimas, denominadas en conjunto *citocromo P450* o *sistema CYP*. Existen diversas enzimas que intervienen habitualmente en la fase 1, como CYP1A1 y CYP1B1, cuya función debería valorarse en todas las personas antes de emprender cualquier sistema de desintoxicación.

En la fase 1, por cada toxina metabolizada se genera una molécula de radical libre, o especie reactiva de oxígeno (ERO), razón por la cual los antioxidantes son esenciales en todo el proceso de desintoxicación (en el capítulo 8 trataremos con mayor profundidad el tema de los antioxidantes). Desde el punto de vista nutricional, para que todas estas enzimas de la fase 1 funcionen, se ha demostrado clínicamente que la persona debe consumir proteínas de alta calidad y biodisponibles, fitonutrientes, vitaminas y minerales.

La desintoxicación depende de la nutrición. De hecho, se ha puesto de manifiesto que el metabolismo de sustancias químicas y fármacos se deteriora cuando la ingesta proteica es baja[15].

Además de la necesaria presencia de todos los aminoácidos —razón por la cual las dietas vegana y vegetariana pueden estar contraindicadas durante la desintoxicación— los nutrientes clave implicados en la fase 1 de desintoxicación son el ácido fólico, la vitamina B_2, la vitamina B_3, la vitamina B_6, la vitamina B_{12} y el antioxidante glutatión. Sin la presencia de estos nutrientes, las enzimas del citocromo P450 no pueden funcionar, frenando la fase 1 de desintoxicación y trastocando la línea de montaje.

Ciertos alimentos y suplementos nutricionales pueden influir tanto en la fase 1 como en la fase 2 por sobreactivación, apoyo o inhibición de la actividad enzimática. Se denominan *activadores* o *inhibidores*. Entre los factores que debilitan las enzimas del citocromo P450 se encuentran una dieta baja en proteínas o una dieta rica en carbohidratos, antihistamínicos y pomelo. Las enzimas del CYP3A4 reducen la cantidad de fármaco que entra en el torrente sanguíneo y el zumo de pomelo contiene compuestos que inhiben el CYP3A4, permitiendo en consecuencia la entrada de gran cantidad de fármacos en la sangre. La cafeína y el alcohol pueden activar en exceso la fase 1 de desintoxicación, razón por la cual para algunos el café está contraindicado. Por el contrario, las crucíferas son necesarias para una adecuada activación de la fase 1 con objeto de evitar una actividad lenta.

Después de la fase 1, las toxinas que han sufrido biotransformación son enviadas a una de las seis vías de conjugación de la fase 2 para la posterior transformación en formas seguras para su excreción. Estas seis vías son: *acetilación, glucuronidación, conjugación con glutatión, sulfatación, conjugación aminoacídica* y *metilación*. No es de sorprender que la función de cada una de estas seis vías dependa también totalmente de una buena nutrición y de la función genética. Por ejemplo, la conjugación con glutatión, que supone el 60 % de las toxinas excretadas con la bilis, incluidos carcinógenos industriales, requiere que se formen ciertos aminoácidos. Y la vía de sulfatación, que transforma toxinas, neurotransmisores, hormonas esteroides, fármacos, productos químicos industriales y fenoles de plásticos y desinfectantes, requiere cantidades adecuadas de azufre, que solo pueden obtenerse de la dieta (a través del consumo de alimentos como ajo, huevos y crucíferas). Ya sabemos lo importantes que son nutrientes como el ácido fólico y la vitamina B_{12} para la metilación, un proceso esencial no solo para nuestro genoma, sino también para la desintoxicación. Debido a que son necesarios diversos nutrientes y aminoácidos para los seis procesos de conjugación, con el tiempo pueden agotarse: de ahí la importancia de una buena y completa nutrición.

Los genes también regulan la actividad de las fases 1 y 2, y las personas con SNP en la vía de desintoxicación del azufre, por ejemplo (que se manifiesta en forma de intolerancia a alimentos como cebollas y espárragos), es posible que tengan que seguir una dieta baja en azufre. Por otro lado, los SNP genéticos del sistema citocromo P450 pueden frenar o acelerar el metabolismo de toxinas. Entretanto, se ha observado que las crucíferas (como el repollo y el brócoli), la glicina, el ácido fólico, la vitamina B_{12}, los aceites de pescado, la betaína, el eneldo, el comino, la nicotina, las píldoras anticonceptivas y los productos elaborados con wasabi estimulan la actividad enzimática de la fase 2. Las vías de la fase 2 pueden resultar inhibidas por diversas deficiencias dietéticas, como por ejemplo de selenio, magnesio, vitamina B_2, glutatión, cinc, proteínas y vitamina C. El ácido acetilsalicílico y el colorante alimentario amarillo también pueden inhibir la actividad de la fase 2.

En resumen, el proceso que sigue el organismo para desactivar y eliminar de forma adecuada los compuestos carcinógenos es un baile complicado que requiere nutrientes en cada paso. Y para complicar aún más estos pasos, entra en escena la variabilidad genética individual. Puedes ver por qué la aplicación de un plan de desintoxicación eficaz es mucho más que simplemente beber zumos durante unos cuantos días y comprar un kit de depuración en la tienda de alimentos saludables del barrio. De hecho, se cuentan por centenares las personas que hemos visto caer horriblemente enfermas como resultado de un plan de desintoxicación mal planteado. Hay muchos aspectos que deben tenerse en cuenta a la hora de abordar con éxito la eliminación de toxinas carcinógenas, y los abordamos a continuación.

Estrategia metabólica para reducir la carga tóxica

Debido a que el mundo moderno es enormemente tóxico, la aplicación de medidas de desintoxicación no es una posibilidad, es una obligación. Y, de hecho, debe realizarse con frecuencia. La decisión de adoptar un estilo de vida absolutamente no tóxico para el resto de tu existencia es primordial. No tiene mucho sentido seguir una dieta limpia, ecológica y natural si continúas utilizando productos altamente tóxicos. Por consiguiente, el primer paso para un estilo de vida no tóxico consistirá en limpiar la cocina, el baño, el cuarto de la colada y el garaje de todos los productos tóxicos y sustituirlos por productos naturales. Haz todo cuanto puedas para evitar plásticos, perfumes, muebles nuevos, emisiones de motores, productos de limpieza tóxicos, pinturas y disolventes. Aunque pueda sonar a tener que adoptar la forma de vida de un monje, en realidad no es tan difícil. Te sorprenderá cuántos productos no tóxicos hay en el mercado. Y sí, puede resultar caro, de modo que no podrás hacerlo todo de una vez: cuando se te acabe un producto, sustitúyelo por uno nuevo no tóxico. ¡O hazlo tú mismo!

Una vez eliminados los elementos tóxicos y carcinógenos de tu espacio vital, de la comida y de la bebida en tu vida cotidiana, habrá llegado el momento de buscar cómo promover de manera segura y con éxito la desintoxicación dentro del organismo. Nuestra estrategia «detox» contempla también el ayuno terapéutico, que tiene la capacidad no solo de reducir la carga tóxica —incluidos los efectos secundarios de la quimioterapia—, sino también de activar el sistema inmunitario. Además, incluimos en la dieta diaria alimentos favorecedores de la desintoxicación, junto con una adecuada hidratación. Somos asimismo fervientes defensoras de las saunas y del ejercicio regular para estimular la sudoración. Consideración aparte merecen los alimentos específicos que recomendamos a cada persona en consulta, pero los que sugerimos en las siguientes páginas son idóneos para la población en general.

Nosotras siempre hacemos saber a nuestros pacientes que la desintoxicación puede desencadenar síntomas molestos en el momento en el que las toxinas son liberadas. Fatiga, diarrea, dolor de cabeza, dolor articular, síntomas de gripe y resfriado, síntomas emocionales y otros pueden aparecer como resultado de la desintoxicación. A menudo se hace referencia a estos síntomas como crisis de curación o reacción de Herxheimer. Estas reacciones se producen a veces cuando el organismo intenta eliminar varias toxinas a un ritmo más rápido del que es capaz. Cuanto más intoxicados están los sistemas corporales de un individuo, más grave puede ser la crisis de desintoxicación, o de curación, de modo que en tales circunstancias se hace necesario un abordaje más suave. Los síntomas de la desintoxicación pueden durar desde unos días hasta varias semanas, de modo que es importante mantenerse en estrecho contacto con un profesional que pueda ayudarte a abordar cualquier síntoma molesto. A lo largo de todo el proceso de desintoxicación, es esencial que la defecación sea adecuada, razón por la cual recomendamos los enemas y la irrigación colónica. Un suave enjuague de colon con agua templada, café o aceites favorece la evacuación intestinal y la eliminación del material tóxico del hígado. Consulta a un hidroterapeuta profesional o a tu médico de atención primaria para saber cuál es el mejor tipo de enema o programa colónico en tu caso.

Los mejores alimentos desintoxicantes

Vamos a analizar aquí los mejores alimentos para la desintoxicación. En general, recomendamos consumir al menos dos o tres de estos alientos todos los días. Ten presente que, para que cualquiera de los «alimentos detox» que presentamos aquí funcione, es esencial seguir una dieta rica en fibra. Esta actúa como el coche que conduce las toxinas fuera del organismo (hablaremos de la fibra con más detalle en el capítulo 6 «Plan metabólico de revitalización del microbioma»).

Proteína animal de alta calidad

Los alimentos en los que nos vamos a centrar aquí son los huevos ecológicos, el salmón salvaje de Alaska y la proteína en polvo de lactosuero ecológico de alta calidad. Las vías de desintoxicación de las fases 1 y 2 dependen de la presencia de todos los aminoácidos, y estos se encuentran solo en alimentos de origen animal. Los huevos son una excelente fuente de azufre, un componente esencial de una vía de la fase 2; el salmón es una excelente fuente de vitamina B_{12}; el selenio es necesario para la formación de glutatión; y la proteína de trigo es uno de los mejores alimentos para favorecer la producción del poderoso antioxidante glutatión. Una vez que hayas terminado el período de ayuno es importante que consumas estos alimentos de origen animal, para eliminar de forma adecuada las toxinas que se habrán liberado. Ofrecemos otros detalles sobre el ayuno más adelante en este mismo capítulo.

Raíces y hojas de diente de león

Todas las partes del diente de león (¡sí, esa mala hierba que crece en tu jardín!) son comestibles y tienen usos medicinales y culinarios. Son un ingrediente excelente de ensaladas y batidos. Durante mucho tiempo el diente de león se ha utilizado como tónico hepático y es una de las primeras flores que se dejan ver cuando llega la primavera, señalando la época tradicional del año de desintoxicación del organismo. Las raíces de diente de león contienen *inulina* y *levulina*, sustancias similares al almidón que favorecen la salud del microbioma. De hecho, el diente de león estimula las membranas mucosas en todo el tracto intestinal, lo cual ayuda a eliminar toxinas del intestino, y también favorece su eliminación con la orina[16]. Esta planta contiene además *taraxacina*, una sustancia que estimula la producción de bilis. Las hojas de diente de león se utilizan habitualmente para la producción de bíter. ¿Y por qué es bueno este tipo de bebida? Porque, cuando la lengua reconoce el sabor amargo, pone en marcha una serie de reacciones en el sistema neuroendocrino, o «reflejo amargo», que favorecen la digestión y la desintoxicación. En la medicina china se considera que el diente de león limpia el hígado y en la medicina ayurvédica se utiliza también para eliminar la acumulación de calor. Desde el punto de vista energético, las personas con hígado congestionado manifiestan a menudo enfado y exaltación, de manera que alimentos como las partes verdes del diente de león ayudan a calmarlas. Con frecuencia recomendamos beber una preparación de hierba amarga antes de las comidas.

Remolacha y hojas de remolacha

La remolacha es una rica fuente de betalaína (pigmentos amarillos o rojos) y betaína, también llamado *factor lipotrópico,* que ayuda al hígado a procesar la grasa. Se ha encontrado que existen diversas betalaínas con efectos antioxidante, anticanceroso y depurativo[17]. Además, la remolacha es una excelente fuente de ácido fólico, necesario para la vía de desintoxicación por metilación. No obstante, es importante destacar que la remolacha se encuentra en el extremo más alto del espectro glucémico. Si estás siguiendo una dieta cetogénica, grandes cantidades de remolacha no son la mejor decisión. (Una taza de remolacha contiene 13 gramos de carbohidratos y

9 de azúcar). No obstante, pequeñas cantidades (en torno a 2 cucharadas) de remolacha cruda rallada constituyen un excelente ingrediente para ensaladas. Las hojas de remolacha, que contienen una cantidad mucho menor de azúcar que la raíz, son una excelente fuente de vitamina A, que es fundamental para la función inmunitaria y que se agota como consecuencia de la exposición a pesticidas. En última instancia, las hojas de remolacha son una excelente fuente de vitamina C, que evita la formación de nitrosamina carcinógena a partir de nitratos.

Corteza, ralladura y zumo de limón

La parte externa de un limón contiene limoneno, un terpeno que ha sido estudiado por su actividad quimiopreventiva y anticancerosa. El limoneno activa las vías de desintoxicación de las fases 1 y 2. Se ha encontrado que terpenos como el limoneno combaten la carcinogénesis en estadios iniciales y de progresión y se ha observado que previenen el cáncer de mama, hígado y pulmón, entre otros[18]. Así pues, añadir corteza de limón a las preparaciones culinarias y comer su ralladura, rica en nutrientes, es muy recomendable. El zumo de limón es rico en vitamina C, de gran utilidad para la desintoxicación de metales pesados. De hecho, el sistema de ingesta de vitamina C en el que se aumenta la dosis hasta el límite de tolerancia intestinal es una manera excelente de favorecer la desintoxicación. ¡Y puede añadirse cáscara de limón prácticamente a todo!

Ten en cuenta que los limones procedentes de cultivos convencionales pueden estar recubiertos por una cera a base de petróleo, para protegerlos durante su transporte. De modo que asegúrate de comprar siempre limones ecológicos. Comenzar el día con un vaso de agua tibia con limón ayuda a poner en marcha el hígado y la vesícula biliar, y es otra costumbre que recomendamos encarecidamente. También viene bien porque muchas personas no se hidratan en medida suficiente. Una persona adulta debe beber aproximadamente 2 litros de agua al día).

Chlorella

Chlorella es una alga verde que inhibe la absorción de metales pesados, como el mercurio, el arsénico y el plomo, y su paso al torrente sanguíneo. Contiene los llamados *péptidos fitoquelantes*, que funcionan como agentes quelantes naturales. En este sentido, la terapia por quelación es un método consistente en la inyección de EDTA (ácido etilen-diaminotetracético) en el torrente sanguíneo para eliminar del organismo metales pesados y/o minerales, y en ocasiones se utiliza —muchas veces de forma inapropiada— en medicina natural. Los pacientes con síndrome de intestino permeable (véase capítulo 8) tienen también barrera hematoencefálica permeable. Aplicar la quelación en personas con afectación de la función de barrera (y con SNP en las vías de desintoxicación) causa importantes problemas neurológicos, de manera que no lo recomendamos a personas en fase de cáncer activo. Sin embargo, alimentos como el alga *Chorella* han mostrado una suave acción quelante de metales. Tiene una poderosa acción quimioprotectora sobre el hígado y se ha encontrado que induce muerte celular en el cáncer hepático[19].

El alga *Chlorella* crece en agua dulce, y puedes cultivarla tú mismo. También se vende en forma de polvo y puede ser un simpático ingrediente a añadir a una bebida verde o disuelto en agua en lugar de zumo de hierba de trigo (que no recomendamos debido a la toxicidad de los granos de cereales en cualquiera de sus formas). Por último, se ha encontrado también que la *Chlorella* ayuda a desintoxicar de forma natural el organismo de radiaciones. La única advertencia en relación con esta alga, y también con la clorofila del apartado siguiente, es que es rica en cobre, de modo que las personas que presentan angiogénesis y/o niveles elevados de cobre en sangre deben evitarla.

Clorofila

La clorofila, pigmento verde presente en plantas y algas, capta la luz del sol y utiliza la energía para sintetizar carbohidratos a partir de dióxido de carbono y agua, y así crecer. De forma similar, es capaz de «atrapar» toxinas en el intestino, impidiendo su absorción y favoreciendo su eliminación. Se ha encontrado en modelos animales que la clorofila reduce la biodisponibilidad y acelera la excreción de varios carcinógenos ambientales, entre ellos el benceno, y ofrece también protección frente a las radiaciones. La capacidad de la clorofila de captación de toxinas también ha quedado demostrada en un ensayo humano, llevado a cabo entre residentes de Qidong, China, un área con elevadas tasas de cáncer hepático inducido por aflatoxinas. En las ciento ochenta personas que tomaban 100 miligramos de clorofila tres veces al día, los niveles en orina de conjugados ADN-aflatoxina (un marcador de mutación de ADN) descendieron un 55 % en relación con las personas no tratadas[20]. Las mejores fuentes alimentarias de clorofila son todas las verduras de hoja, pero en particular las espinacas, el perejil y los berros ecológicos. Algunos médicos recomiendan chupitos de jugo de hierba de trigo, por su alto contenido en clorofila; por el contrario, una vez más, no recomendamos los granos de cereal ni las gramíneas, porque no forman parte de una dieta humana con una base genética.

Brotes de brócoli

Lo brotes de brócoli pertenecen a la familia de las crucíferas, bien conocidas por su capacidad para favorecer la desintoxicación en varios niveles, incluida la capacidad del organismo para eliminar contaminantes. También recomendamos otras crucíferas, como el propio brócoli, la coliflor y las coles de Bruselas, todas las cuales contribuyen en gran medida a la desintoxicación hepática. No obstante, los brotes de brócoli son el vegetal estrella. En un ensayo controlado aleatorizado llevado a cabo en China y en el que intervinieron aproximadamente trescientos adultos, los individuos que habían estado tomando a diario durante tres meses una bebida preparada con brotes de brócoli presentaron tasas de excreción más altas de dos carcinógenos conocidos: benceno y acroleína. La tasa de excreción de benceno aumentó un 61 % a lo largo de un período de doce semanas. Recomendamos convencidas añadir brotes de brócoli a la dieta diaria, especialmente cuando se vive cerca de un aeropuerto o de una gasolinera. (Pista: son fáciles de cultivar en casa con un kit de cultivo de brotes).

Cardo mariano

Esta planta comestible con espinas afiladas y flores de un vivo color rosa puede ser venenosa al tacto, pero es una poderosa medicina para el hígado. Ha de recogerse con cuidado y deben retirarse las espinas, tras lo cual las raíces pueden comerse crudas. Su potente actividad antioxidante contribuye a la fase 1 de desintoxicación, protegiendo el hígado de un posible daño químico. Además, dado que inhibe el agotamiento de los depósitos hepáticos de glutatión, favorece notablemente la fase 2 de desintoxicación. Aparte de su acción protectora del hígado, el cardo mariano tiene más de una docena de poderosos efectos anticáncer, como reducir el crecimiento de las células cancerosas e inhibir la inflamación. Dado que los extractos de cardo mariano tienen tan poderosos efectos sobre ambas fases de la desintoxicación hepática, existe cierta controversia en torno a su uso durante la quimioterapia, aunque muchos expertos en nutrición oncológica afirman que no aumenta la eliminación hepática de los fármacos quimioterápicos y no contrarresta su eficacia. Puede tomarse fresco o en forma de infusión. Es una especie vegetal que crece con facilidad en climas cálidos.

Alcachofa

Esta verdura es el capullo de la flor comestible de una planta de la familia del cardo, *Cynara scolymus*. Tiene antecedentes en la medicina popular en el tratamiento con éxito de enfermedades hepáticas. Desde un punto de vista más científico, las alcachofas contienen ácidos cafeoilquínicos, con demostrados efectos regenerativos y protectores sobre el hígado. Favorecen además el flujo de bilis y grasa hacia y desde el hígado, facilitando la respuesta de descongestión. Los poderosos antioxidantes de tipo polifenol presentes en las alcachofas contribuyen por otro lado a la prevención y al tratamiento del cáncer de próstata, del cáncer de mama y de la leucemia. Diversos estudios han llegado a la conclusión de que los antioxidantes rutina, quercetina y ácido gálico, presentes en la parte comestible de las hojas de alcachofa, pueden inducir apoptosis de las células cancerosas y reducir su proliferación[21]. Constituyen, por sí solas, una excelente cena baja en carbohidratos y rica en grasa si se acompañan de mayonesa, aceites, pestos o salsas con base de carne ecológica.

Reducción de la carga tóxica y del crecimiento del cáncer mediante ayuno y restricción calórica

Comer cuando estás enfermo es alimentar tu enfermedad.

—HIPÓCRATES

En lugar de usar una medicina, ayuna un día.

—PLUTARCO, *historiador griego*

La definición moderna de ayuno es la abstención de toda comida y bebida, excepto agua, durante un determinado período de tiempo, con un propósito terapéutico o religioso. A lo largo de la mayor parte de la evolución del ser humano, ha habido épocas en las que el alimento ha escaseado y, como resultado de ello, el ayuno constituyó una parte normal de la existencia humana hasta la revolución agrícola, cuando el alimento empezó a ser más abundante.

El ayuno periódico es absolutamente esencial para la salud del organismo humano y para evitar la enfermedad. No hay ninguna persona que no pueda empezar ayunando al menos seis horas al día. Quizá por sus poderosos efectos beneficiosos en múltiples aspectos, el ayuno es una práctica integrada en las principales religiones del mundo. Es el primer paso avalado por estudios hacia la desintoxicación y ofrece otros diversos efectos beneficiosos documentados, como la regeneración del sistema inmunitario.

El cuerpo es resistente; puede sobrevivir aproximadamente cuarenta días sin comida (como dio prueba el líder espiritual Mahatma Gandhi). No obstante, no estamos recomendando necesariamente un ayuno prolongado, y recordamos que debe realizarse contando con un médico que lleve a cabo un seguimiento de los progresos realizados. Durante el ayuno, la insulina disminuye, las hormonas del crecimiento aumentan y se elimina tejido adiposo, de modo que se liberan toxinas almacenadas. Se ha encontrado que el ayuno reduce los niveles de policlorobifenilos (PCB) y de DDT y también los efectos tóxicos de agentes quimioterápicos. Es algo instintivo: cuando los animales salvajes caen enfermos, dejan de comer. De forma similar, cuando las personas se someten a quimioterapia, su apetito disminuye. Se encuentran expuestas a agentes citotóxicos y el organismo envía señales naturales para que dejen de comer.

El ayuno es uno de los mejores sistema innatos de autocuración que tiene el organismo humano. Quienes afirman que la desintoxicación no se consigue mediante el ayuno puede que no hayan estudiado nada de anatomía y fisiología. El complejo motor migratorio (CMM) es un conjunto de «ondas limpiadoras» que responden a un patrón recurrente de motilidad. Tiene lugar en el estómago y en el intestino delgado durante el ayuno y se ve interrumpido al comer. En períodos de ayuno, el CMM se activa aproximadamente cada noventa a ciento veinte minutos y barre detritos residuales y bacterias a lo largo del tubo gastrointestinal. Cuando estas bacterias se quedan estancadas, se produce un sobrecrecimiento de las mismas que puede conducir al llamado *sobrecrecimiento bacteriano intestinal* (SBI), una afección intestinal cada día más frecuente. El sobrecrecimiento bacteriano da lugar a la liberación de compuestos que pueden dañar el ADN, y también inhibe la absorción de nutrientes, incluidos aminoácidos y vitamina B_{12}, ambos factores esenciales en las fases 1 y 2 de desintoxicación. En general, los estadounidense comen demasiado, y demasiado a menudo. Comer justo antes de acostarse inhibe el CMM y, de hecho, diversos estudios han encontrado que lo mejor es concentrar el consumo de alimentos en un período de ocho horas durante el día, mientras hay luz solar.

Ayunar es una forma de «hambre a corto plazo» que da lugar a que las células cambien a un modo de acción protector, conocido como *resistencia diferencial al estrés* (RDE). Durante el período de RDE, tienen lugar importantes cambios en los niveles de glucosa, IGF-1 y muchas otras proteína y moléculas, y estos cambios tienen un efecto protector sobre las células sanas de mamíferos y ratones frente a diversas toxinas. No obstante, las células cancerosas no experimentan este cambio, lo cual las hace más vulnerables a los fármacos quimioterápicos y a otros agentes anticancerosos. En un estudio, diez pacientes que ayunaron al tiempo que recibían quimioterapia refirieron que el ayuno no solo era factible, sino que había reducido una amplia gama de efectos secundarios, entre ellos las náuseas. Este estudio y el posterior trabajo del doctor Valter Longo en UCLA sobre el papel del hambre y de los genes en respuesta a los nutrientes en la protección celular, aportan un increíble cuerpo de pruebas que avalan los numerosos beneficios del ayuno. En estudios llevados a cabo en ratones, el hambre a corto plazo proporcionó protección total al animal —pero no a las células de neuroblastoma inyectadas— frente a una dosis alta del fármaco quimioterápico etopóxido. Estas estrategias basadas en el hambre aumentan la eficacia de la quimioterapia[22].

También nosotras lo hemos comprobado en consulta a lo largo de los años. Los pacientes que optan por ayunar antes, durante y en el día después de la quimioterapia parecen casi pasar de puntillas por los efectos citotóxicos del tratamiento. Las náuseas disminuyen, se mantiene la energía e incluso se reduce la pérdida de cabello (un efecto secundario habitual de la quimioterapia). Se sabe desde hace décadas que la restricción crónica de calorías previene o retrasa el crecimiento del cáncer, aunque la pérdida de peso que conlleva ha impedido su aplicación clínica a pesar de las evidencias. Por otro lado, en estudios llevados a cabo en humanos, las personas que perdieron peso durante el ayuno recuperaron su peso normal cuando comenzaron a comer de nuevo con normalidad. En resumen, el ayuno ayuda a las células sanas a sobrevivir a la quimioterapia y reduce los efectos tóxicos, mientras que las células cancerosas son las más perjudicadas. Por consiguiente, debería considerarse sin lugar a dudas como una estrategia complementaria a la quimioterapia, en contraste directo con el habitual consejo de comer todo lo que se pueda mientras dure el tratamiento.

Además, el ayuno y la restricción calórica (reducir la ingesta de calorías en un 30-70 %) tienen efectos increíblemente poderosos sobre el sistema inmunitario, como aumento de la actividad de macrófagos y células NK. En 2003, un artículo publicado en la *Annual Review of Medicine* afirmaba que el ayuno y la restricción calórica constituyen el régimen de prevención del cáncer de acción más potente y amplia en modelos experimentales de carcinogénesis[23]. Por otro lado, según Thomas Seyfried, científico que lidera actualmente la teoría metabólica del cáncer y autor de *Cancer is a Metabolic Disease*, la restricción energética en la dieta actúa de manera específica sobre las vías de señalización IGF-1 / P I3K / Akt / HIF-1, que subyacen a varios signos distintivos de cáncer (proliferación celular, evasión de apoptosis y angiogénesis). ¡Es asombroso el poder curativo de la «nada»!

La reducción de la carga tóxica mediante el ayuno puede conseguirse de diferentes maneras. Recomendamos ayunar entre veinticuatro y setenta y dos horas justo antes de la quimioterapia y romper el ayuno el día después del tratamiento con una comida rica en grasa que favorezca los efectos cetogénicos. Llevamos años aplicando esta pauta en multitud de pacientes. Para la prevención del cáncer, ayunar con agua o té verde durante tres a cinco días una vez al mes es excelente. Pero ello no quiere decir que puedas beber zumos o la combinación Master Cleanse (Limpieza maestra: agua, pimienta de cayena, limón y jarabe de arce) durante el ayuno; ambas bebidas son demasiado ricas en azúcar y tienen efectos de crecimiento más que de inhibición sobre las células cancerosas. Una taza de zumo de zanahoria contiene 9 gramos de azúcar y 22 gramos de carbohidratos. En lugar de ello, recomendamos nuestra «keto-bebida verde depuradora»: té verde, zumo de limón y aceite de coco fundido. El ayuno intermitente es también una excelente estrategia. Consiste en ayunar o reducir la ingesta calórica a 400-600 calorías diarias, dos días a la semana. En 2007, la *American Journal of Clinical Nutrition* publicó que el ayuno en días alternos —consistiendo el «ayuno» en una sola comida de 400 calorías para las mujeres y una sola comida de 600 calorías para los hombres— se asociaba a niveles sanguíneos bajos de glucosa, insulina e IGF-1. El régimen se asoció también a un menor riesgo a largo plazo de cáncer. Al final del día, además de haber reducido la carga tóxica y estimulado el sistema inmunitario, el ayuno favorece un peso saludable. Y dado que las toxinas se almacenan en los adipocitos, reducir la cantidad de grasa equivale a reducir el espacio de almacenamiento de toxinas.

El poder de la sauna

Es interesante destacar que el segundo mejor método probado de eliminación de toxinas es la sudoración en una sauna. Resulta interesante porque la costumbre de tomar saunas y baños de vapor ha formado parte de diversas culturas durante miles de años, al igual que el ayuno. La palabra *sauna* (de origen finlandés) significa «casa de baños». La sauna forma parte del modo de vida de Finlandia, donde se inventó, desde hace dos mil años. Desde el punto de vista de la desintoxicación del organismo, existe evidencia publicada de que el uso de saunas o baños a altas temperaturas, combinado con ejercicio, aumento de la dosis de niacina (una vitamina B que induce la sudoración cuando se toma con el estómago vacío) y reposición de electrolitos, reduce los niveles de sustancias químicas como el policlorobifenilo (PCB) y el hexaclorobenceno (HCB).

Este protocolo, diseñado por L. Ron Hubbard, fundador de la Cienciología, fue denominado en origen «Programa de purificación de Hubbard». Hoy en día se utilizan variaciones de la combinación de administración de niacina, sauna y/o limpieza con carbón vegetal en diversos centros médicos de todo el mundo, consiguiendo notables reducciones de los niveles de toxinas. Las saunas y la elevación de la temperatura corporal reducen los niveles de BPA, ftalatos y otras toxinas. Siempre nos preocupa que un paciente no sude, pues puede ser un signo de dificultad para la desintoxicación. Y esta estrategia realmente favorece la sudoración.

En casa, puedes programar tres sesiones de sauna de treinta minutos (las saunas infrarrojas son excelentes) a la semana. Justo antes de cada sesión, toma aproximadamente 100 miligramos de niacina con el estómago vacío y dedica veinte minutos a cepillarte en seco (para eliminar la piel muerta y estimular el sistema linfático) y veinte minutos a realizar un ejercicio de alta intensidad para estimular la circulación (ten en cuenta que la niacina, un vasodilatador, puede hacer que sientas calor y enrojecimiento, algo que puede resultarte molesto, pero no debes preocuparte). Si no tienes fácil acceso a una sauna, simplemente bebe un té de aquilea o de jengibre, date una ducha caliente o toma un baño de sales de Epsom para favorecer la desintoxicación de un modo mucho más suave.

Comentario final

La presencia de tantos agentes químicos nuevos y desconocidos en nuestro entorno y en productos cotidianos —y el modo en el que causan cáncer— es un buen ejemplo de cómo el vivir tan lejos de nuestro medio natural favorece la enfermedad. La elevada carga tóxica puede producir desequilibrios en muchas áreas de nuestro terreno interno, como depresión del sistema inmunitario, desequilibrio hormonal, estrés oxidativo e inflamación. Además de seguir la dieta de bajo índice glucémico y libre de tóxicos que recomendamos en este libro, trabajar activamente para evitar los agentes carcinógenos y las toxinas ambientales es asimismo esencial cuando se trata de crear un terreno que sea inhóspito para el cáncer. El ayuno tiene un poderoso efecto metabólico en muchas áreas del proceso de cáncer. La sudoración favorece enormemente la desintoxicación, al igual que alimentos como los brotes de brócoli, las alcachofas y las hojas de diente de león.

En el siguiente capítulo exploramos el área más emocionante, evolucionada, revolucionaria y emergente del terreno interno del individuo en lo que se refiere a cáncer: el microbioma. Y resulta que la salud del microbioma depende también de los efectos metabólicos de los alimentos.

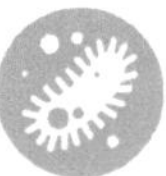

CAPÍTULO 6

El poderoso microbioma

Las entrañas de nuestro terreno interno

Toda enfermedad comienza en el intestino.

—HIPÓCRATES

El microbioma es nuestro aliado más novedoso en la prevención y el tratamiento del cáncer. Los billones de microbios que viven dentro de ti y sobre ti componen este delicado órgano que ocupa todo el cuerpo y que puede incrementar o disminuir la propensión al cáncer y la progresión de este. El papel que desempeñan en el cáncer estos microbios, también llamados *bacterias amigas* o *beneficiosas,* fue reconocido por la ciencia médica a finales de la década de 1990. De hecho, *oncobioma* es el término que define un área emergente de investigación sobre el papel que juegan microbios concretos en el proceso de carcinogénesis. Emergen continuamente nuevos datos acerca del microbioma. Desde que los investigadores empezaran a profundizar en la relación entre microbios y cáncer hace pocas décadas, los hallazgos han sido asombrosos. Ahora se sabe que las bacterias intervienen en la regulación de la proliferación de las células tumorales, en la inducción de apoptosis de la célula cancerosa, en la modulación de la inflamación, en la preparación de nuestro sistema inmunitario y en el metabolismo de alimentos y productos farmacéuticos; tienen además un profundo efecto sobre la estabilidad genómica[1]. Estos diminutos microbios muestran un impacto enorme sobre el terreno, tan grande, si no mayor, que el del propio genoma.

De hecho, puesto que los microbios tienen su propio ADN, el microbioma es considerado en realidad el «segundo genoma» del ser humano. Así es: un completo juego adicional de ADN no humano vive dentro de cada uno de nosotros, en el interior de cada microbio.

Las poblaciones microbianas del ser humano eran mucho más variadas y prolíficas en tiempos preagrícolas, cuando la suciedad cubría nuestra piel como una capa marrón, antes de que adoptáramos nuestro modernos hábitos de higiene diaria. Durante millones de años los humanos no llevaron zapatos; no disponían de agua corriente, ni de jabón antibacteriano, verduras lavadas con lejía o antibióticos; y su alimentación tenía un alto contenido en fibra y microbios. Los modernos avances higiénicos y sanitarios, junto con el uso excesivo de antibióticos y la dieta estadounidense estándar adoptada por tanta gente, han dado como resultado la destrucción de esos ecosistemas microbianos internos que luchaban contra el cáncer y la aparición de toda una serie de enfermedades no transmisibles, creadas por el hombre, entre ellas el cáncer. Las decisiones que tendrás que tomar en cuanto a alimentación y estilo de vida tienen mucho que ver con proteger la presencia de estos bichos beneficiosos y con mantener a raya los microbios patógenos o causantes de cáncer. De modo que sáltate la ducha, agarra un espárrago sucio del huerto y sigue leyendo.

¿Qué es exactamente el microbioma?

Una vez más, volvamos atrás en el tiempo. Los seres humanos coevolucionaron con estos microbios *comensales* («que comen en la misma mesa»). La coevolución es el proceso de cambio recíproco y adaptativo en dos o más poblaciones que interactúan entre sí —piensa en presa y predador, planta y herbívoro— o, en este caso, microbio y huésped humano. Ambos organismos viven juntos y se benefician cada uno de la existencia del otro. De hecho, de acuerdo con la ampliamente aceptada teoría endosimbiótica, las mitocondrias humanas son en realidad orgánulos derivados de bacterias. La *simbiosis* se produce cuando dos especies diferentes se benefician de vivir y funcionar juntas. Cuando un organismo vive dentro de otro, esta relación se denomina *endosimbiosis*. La teoría endosimbiótica afirma que si una célula huésped grande ingiere bacterias, ambas entidades pueden tornarse dependientes la una de la otra para su supervivencia, surgiendo así una relación permanente. De acuerdo con la teoría de la evolución humana, los seres humanos fueron antes microbios. A lo largo de millones de años de evolución, la mitocondria, que posee asombrosas similitudes con una célula bacteriana y que tiene su propio ADN, se ha ido convirtiendo en una estructura más especializada y no puede vivir fuera de la célula. Recuerda: las mitocondrias son responsables de generar más del 90 % de la energía que necesita el organismo para crecer y mantenerse vivo. Dirigen el metabolismo, de manera que favorecer su salud es el eje de un abordaje del cáncer centrado en el metabolismo. Dada la creciente evidencia de que las mutaciones de los genes que codifican el

ADN mitocondrial contribuyen al desarrollo de cáncer, no podemos ignorar la estructura, la función y el origen de las mitocondrias, que es microbiano.

Los microbios superan en número a las células humanas, en una proporción de diez a uno, y en conjunto tienen un peso de alrededor de 1.300 gramos, más o menos equivalente al peso del cerebro humano. En otras palabras, alrededor del 90 % de todas las células de tu cuerpo no son técnicamente humanas. Son células microbianas —bacterias, virus, protozoos, hongos y arqueas— que desarrollan una gran variedad de funciones metabólicas y de protección para nosotros, que actuamos como «huésped». Ecosistemas completos de microbios residen por doquier en las superficies interna y externa del cuerpo humano. Los folículos pilosos tienen su propio juego de microbios, así como las axilas, la cavidad nasal, la piel y las ingles. El milagroso tubo que recorre todo tu cuerpo desde la boca hasta el ano, el tubo digestivo, es el hogar de la inmensa mayoría de microbios. En la boca, la zona más rica en microbios, viven entre los dientes y las encías. (Aconsejamos a nuestros pacientes evitar las intervenciones dentales —especialmente en los conductos radiculares— si tienen cáncer activo o están recibiendo tratamiento. Es posible que estas operaciones liberen bacterias potencialmente patógenas al torrente sanguíneo ¡y hemos visto muchos cánceres reaparecer a raíz de una intervención odontológica!). Descendiendo desde la cavidad oral, la capital bacteriana del cuerpo humano es sin duda el colon. Un mililitro de contenido colónico alberga más bacterias que personas hay en el planeta.

Dentro de cada colonia, existen diferentes tipos de microbios, que se agrupan de acuerdo con el tipo de relación que tienen con el ser humano. Los microbios comensales, también llamados *microflora,* obtienen beneficio de nosotros, pero nosotros no nos beneficiamos de ellos. La mayoría de las bacterias comensales son *simbióticas* (es decir, buenas) allí donde se encuentran, pero si son reubicadas accidentalmente en otro lugar pueden causar una patología. Se supone que microbios específicos viven en áreas específicas del cuerpo para llevar a cabo funciones específicas. Por ejemplo, la bacteria *Streptococcus pyogenes* forma parte de la flora comensal de la nariz de una persona sana, pero puede causar amigdalitis y faringitis si migra a la garganta.

Un microorganismo *simbionte,* o bueno para el hombre, mantiene con el ser humano una relación de beneficio mutuo, del tipo «hoy por ti, mañana por mí». Un buen ejemplo de microorganismo simbionte es *Bacteroides thetaiotaomicron* . Su «glucobioma» contiene la mayor colección de genes capaces de metabolizar carbohidratos. Dichos microbios, y muchos otros, son necesarios para el metabolismo y la síntesis de macro y micronutrientes. Esta es la base de gran parte de la investigación que ha descubierto conexiones entre obesidad, diabetes y microbios[2].

El último grupo es el de los microorganismos *patógenos*. Estos obtienen beneficio de nosotros, pero pueden causar enfermedad si su población crece excesivamente. Una infección del estómago por *Helicobacter pylori* (*H. Pylori*) puede causar inflamación y dañar la capa interna del estómago, causando linfomas. Es una de las principales causas de cáncer de estómago. *H. pylori* ha sido clasificado como carcinógeno del grupo 1, pero es posible que también tenga un papel en la inhibición del desarrollo de enfermedad por reflujo gastroesofágico (ERGE) y del cáncer de esófago[3].

El equilibrio de todas estas bacterias es fundamental para preservar la homeostasis y las bacterias beneficiosas ayudan a mantener bajo control microbios patógenos y hongos. La composición de las comunidades microbianas varía dependiendo del sitio anatómico. Los desequilibrios en la composición de la microbiota bacteriana, también conocidos como *disbiosis*, son un importante factor en la enfermedad. Patologías como el cáncer, los trastornos autoinmunes, la obesidad, el asma, el autismo, la colitis y los trastornos mentales —así como la disminución de la respuesta a las vacunas— han sido relacionadas con el microbioma. En realidad, nuestros microbios llevan la batuta.

Pero una mala alimentación, los antibióticos, entornos estériles y otras amenazas para la salud del microbioma pueden conducir a sobrecrecimiento de bacterias dañinas y al agotamiento de las bacterias beneficiosas. Demasiados ladrones patógenos sueltos dan lugar a delitos de cáncer en el terreno. Por ejemplo, en 2013 un estudio publicado en el *Journal of the National Cancer Institute* encontró en pacientes de cáncer de colon una tendencia a presentar niveles más altos de *Fusobacterium* (un tipo de bacterias que favorecen la inflamación intestinal y alimentan el crecimiento del cáncer) y niveles más bajos de *Clostridium* (una clase de bacterias que combaten el desarrollo de cáncer de colon, al ayudar a descomponer la fibra y los carbohidratos de la dieta). De forma similar, se han identificado diferencias notables en el microbioma del tejido mamario de mujeres con cáncer frente a mujeres libres de cáncer[4].

Cada persona tiene un microbioma único, como la huella dactilar o el rostro, que varía dependiendo de factores como sexo, dieta, clima, edad, profesión, higiene, exposición a animales y otros aspectos ambientales. La primera inoculación bacteriana se produce en el bebé en el momento de nacer. Los niños nacidos por parto vaginal son colonizados por comunidades bacterianas similares a la microbiota vaginal de la madre, principalmente *Lactobacillus*[5]. Después del parto, la colonización del bebé por parte de microbios continúa, por el contacto con el entorno y la lactancia. Los microbios proceden de lo que los bebés comen, tocan y se llevan a la boca —un recurso evolutivo por el que el pequeño puebla su microbioma regulador de su propia inmunidad. Los niños que crecen con perros a su alrededor tienen un microbioma distinto de los que no tienen estas mascotas cerca. Desde los seis meses hasta los tres años de edad, el número de especies va aumentando desde el centenar del intestino del lactante hasta alrededor del millar en el adulto, y sus funciones también cambian. Los bebés albergan microbios productores de ácido fólico (¡necesario para la metilación!), mientras que los adultos tienen más microbios captadores de ácido fólico. A los tres años de vida, el microbioma de un niño se parece mucho al de un adulto, y va ganando estabilidad.

Los acontecimientos naturales de la vida, como la pubertad, la gestación y la menopausia, causan desviaciones esperadas en el microbioma, tras las cuales se produce un retorno a la situación de inicio. La pubertad afecta a los microbios de la piel y causa cambios en los aceites cutáneos, mientras que la gestación desencadena cambios en el microbioma vaginal que dan lugar al crecimiento de especies que colonizarán al bebé en el momento de nacer y serán beneficiosas para él. Episodios no naturales, como el parto por cesárea, los tratamientos antibióticos, la quimioterapia, el estrés crónico, los cambios en la alimentación y muchos otros factores, también provocan desviaciones o desequilibrios —disbiosis— en el microbioma. Pero no temas: incluso si tu microbioma ha resultado dañado por la quimioterapia o por antibióticos, puede repararse. (Echa un vistazo al plan de «revitalización» al final de este capítulo).

Papel del microbioma en la salud y en el cáncer

El poderoso microbioma compone toda una orquesta de funciones del terreno interno esenciales para la salud humana: inmunológicas, digestivas y metabólicas, solo por citar algunas. Microbios específicos tienen funciones específicas, como un violinista o un percusionista, y actúan armonizando funciones orgánicas. Pero también pueden «desafinar». Por ejemplo, se considera en general que *Bacteroides fragilis* es útil en la lucha contra bacterias y hongos; sin embargo, también puede volverse contra el organismo que lo alberga, causando cáncer en el colon cuando otros microbios no lo mantienen a raya. Todos los microbios deben «tocar» juntos para conseguir un terreno en perfecta armonía.

He aquí algunos otros ejemplos del papel que desempeñan diversos microbios:

- Más del 50 % de la desintoxicación de xenobióticos, hormonas y toxinas se ve favorecida por las bacterias intestinales beneficiosas. Por otro lado, existen bacterias patógenas que segregan directamente sustancias tóxicas y que favorecen las vías de la inflamación.
- Las bacterias son realmente capaces de cambiar el ADN de las células humanas, lo cual puede conducir a la aparición de cáncer. Científicos de la Universidad Maryland School of Medicine han encontrado

conexión entre una transferencia genética bacteriana y la sobreproli-
feración y la transformación de células sanas en células cancerosas.

- Los microbios son necesarios para la digestión, la absorción y la sín-
tesis de vitaminas y alimentos, como la vitamina B_{12}, la vitamina K, la fibra y la proteína. También son responsables de la síntesis de áci-
do fólico, producido por varias especies de *Lactobacillus*[6]. Como ya hemos señalado, el ácido fólico es esencial para que tenga lugar el proceso epigenético de metilación, o silenciamiento de genes.

- Los microbios intestinales —o la ausencia de ellos— pueden afec-
tar considerablemente a la eficacia de ciertos tratamientos del cáncer. Múltiples estudios han confirmado que ciertos agentes quimioterá-
picos, como el cisplatino, y también la radioterapia dependen de la microbiota intestinal para la erradicación de los tumores. En estudios experimentales, los ratones libres de gérmenes no podían ser tratados con estos agentes.

- Estudios recientes han encontrado que la composición de la micro-
biota intestinal se ve afectada por la presencia de células tumorales y que influye en el desarrollo de caquexia relacionada con el cáncer. No obstante, una mezcla de bacterias beneficiosas, como *Lactobacillus reuteri* y *Lactobacillus gasseri*, puede reducir la inflamación, la anorexia y la atrofia muscular[7].

Nunca dejará de asombrarnos todo lo que son capaces de hacer estos microbios invisibles. Descubrirás en las siguientes páginas que son nuestros microbios los que hacen que la soja y sus metabolitos tengan propiedades anticancerígenas, o no, y también que intervienen en gran medida en el metabolismo de los estrógenos. Y mientras siguen su curso investigaciones para descubrir los diferentes papeles que juegan los microbios en el cáncer, uno de los argumentos más convincentes para comer y vivir teniendo en cuenta nuestros microbios es el papel fundamental que desempeñan en el funcionamiento del sistema inmunitario.

Microbios: entrenadores personales del sistema inmunitario

En virtud de su asombrosa capacidad de reconocimiento, respuesta y reacción ante moléculas extrañas y propias, el sistema inmunitario es fundamental en los procesos de salud y enfermedad. Y básicamente los microbios entrenan al sistema inmunitario para el desarrollo de sus funciones. En ausencia de un entrenamiento eficaz basado en el microbioma, el sistema inmunitario no aprende a distinguir entre lo que es seguro para el organismo y lo que requiere una respuesta. Esto da lugar a reacciones desordenadas e inapropiadas frente a factores ambientales inofensivos, que actúan como alérgenos —polen, hongos, descamación cutánea de gato o cacahuetes, por ejemplo—. Y por ello estamos asistiendo en los tiempos modernos a un aumento de alergias de todo tipo. En 2013 el CDC (Centro para el Control y la Prevención de Enfermedades) de Estados Unidos refirió que las alergias alimentarias habían aumentado en los niños aproximadamente un 50 % entre 1997 y 2011. Los microbios que hemos ido perdiendo son en gran parte responsables. Un poderoso ejemplo de ello se produjo en enero de 2015, cuando investigadores australianos curaron al 80 % de la población con alergia al cacahuete (que era el objeto del estudio) con ciclos del probiótico *Lactobacillus rhamnosus*, mientras iban aumentando gradualmente la dosis de cacahuetes. Los niños con alergia a los cacahuetes fueron capaces de comerlos de nuevo ¡con ayuda de sus microbios perdidos!

Sin un microbioma equilibrado, el sistema inmunitario falla también a la hora de identificar las células y los tejidos humanos sanos e inofensivos, y de ignorarlos. Ello puede conducir a respuestas inflamatorias y autoinmunes equivocadas y no deseadas. Como consecuencia de las prácticas de higiene impuestas por la vida moderna hemos perdido muchos de los microbios necesarios, motivo por el cual nuestro sistema inmunitario ha empezado a luchar contra elementos que no suponen una amenaza, como nuestra propia glándula tiroides y nuestras articulaciones. La mucosa intestinal, y la del colon en particular, alberga la mayor proporción de células inmunitarias: ¡más del 80 %! Sin la presencia de microbios intestinales beneficiosos al mando de un barco fuerte, el sistema inmunitario es presa fácil de piratas. De hecho, los investigadores han encontrado que ciertas bacterias patógenas son capaces de bloquear y desactivar un receptor de la vitamina D estrechamente implicado en la respuesta inmunitaria (más información al respecto en el siguiente capítulo)[8]. Los ejemplos son infinitos, pero el hecho es que el microbioma representa las entrañas de nuestro terreno. De modo que ¿por qué nuestro terreno interno está siendo arrasado por bacterias pirata mientras que los buenos chicos saltan del barco? Veamos qué es lo que está ocurriendo.

Amenazas al microbioma

Son numerosos los agentes y las circunstancias que afectan a la salud de nuestra población microbiana, tanto en sentido positivo como negativo. Pero muchas amenazas al microbioma pueden evitarse, prevenirse y corregirse. Y en lo que respecta a aquellas que no puedas evitar, recuerda que el organismo tiene una increíble capacidad de curación. No obstante, no podemos ignorar las tasas alarmantemente altas de cáncer, que parecen crecer paralelamente a estas agresiones modernas al microbioma. Ha llegado el momento de tomar conciencia, hacerse fuertes y poner freno a muchos de los factores que están acabando con nuestros microbios.

Parto por cesárea

Inventada en época romana, esta técnica extrae al bebé del vientre materno a través de una incisión abdominal y en algunos casos se hace necesaria para salvar la vida de la criatura, de la madre o de ambos. ¡Y gracias a Dios disponemos de esta opción para las mujeres que realmente lo necesitan! Sin embargo, dado que la técnica es cada día más segura y sistemática, se ha convertido en la opción preferida de algunas madres para evitar el dolor del parto vaginal, adaptar el nacimiento del bebé a su agenda de trabajo y por muchas otras razones. Y también es la opción preferida de algunos doctores —es más rápida, más lucrativa y más fácilmente programable—. En 2013 el precio de un parto por cesárea era en Estados Unidos alrededor de un 50 % más alto que el precio medio de un parto vaginal (27.866 dólares frente a 18.329 dólares)[9]. No es de extrañar que las tasas de partos por cesárea aumentaran en Estados Unidos un 50 % entre 1996 y 2011[10].

Pero ¿cuál es el problema? Es sencillo: los bebés, al nacer, entran en contacto con el tipo incorrecto de bacterias. Los recién nacidos por cesárea son colonizados por bacterias presentes en la superficie cutánea de la madre, entre ellas especies de *Staphylococcus*, mientras que los nacidos por parto vaginal son colonizados por microbios vaginales. Existe una razón por la que los bebés están diseñados para nacer pasando por el canal vaginal. Las bacterias específicas transferidas de la madre al niño son las que entrenan al sistema inmunitario para que distinga entre lo que es «amigo» y lo que es «enemigo». Este proceso pone en marcha el sistema inmunitario del neonato y está diseñado para protegerlo de las enfermedades durante toda su vida. Recientes investigaciones han encontrado que los bebés nacidos por cesárea corren un riesgo más alto de desarrollar asma, alergias y enfermedades autoinmunes más tarde en la infancia[11]. Comparados con bebés nacidos por parto vaginal, los nacidos por cesárea arrojan una probabilidad un 26 % más alta de tener sobrepeso y un 22 % más alta de ser obesos.

Una vez más, hay circunstancias en las que el parto cesáreo es imperativo. Cuando se da tal caso, es posible «sembrar» al bebé manualmente frotando la piel del neonato con las secreciones vaginales de la madre (para más información sobre ello, consulta *Your Baby's Microbioma*, un libro de Toni Harman y Alex Wakeford).

Alimentación: lactancia, OGM y dietas pobres en fibra

El factor nutricional con mayor impacto sobre el desarrollo de la flora intestinal y la inmunidad a largo plazo del niño es si recibe o no lactancia materna. En multitud de estudios, la lactancia materna se ha asociado a un sinfín de efectos positivos sobre la salud, desde menos infecciones de oído hasta un riesgo más bajo de leucemia. De hecho, dado que la leche materna es el superalimento más increíble del planeta, algunos adultos han comenzado a utilizarla en su lucha contra el cáncer. (Investigadores han descubierto en Suecia que una sustancia presente en la leche materna humana denominada HAMLET [*human alpha-lactalbumin made lethal to tumor cells*] tiene poder selectivo para matar células cancerosas).

La leche materna es rica en leucocitos, inmunoglobulinas y oligosacáridos, que alimentan una cepa concreta de bacterias beneficiosas del género *Bifidobacterium*. La glándula mamaria de la mujer alberga una población única de microbios, distinta a la del resto del cuerpo. *Proteobacteria* es el tipo dominante presente en el tejido mamario sano y se encuentra solo en pequeñas proporciones en otras localizaciones orgánicas. En cambio, en la mama afectada por cáncer se ha encontrado que predominan *Escherichia* y *Bacillus*. El tejido mamario produce altas concentraciones de ácidos grasos y estas bacterias son metabolizadoras de ácidos grasos. *Proteobacteria* es también el *phylum* predominante en la leche materna. Diversos estudios han revelado que las diferencias en el patrón de colonización bacteriana entre bebés alimentados con leche de fórmula y bebe alimentados mediante lactancia materna dan lugar en los lactantes a cambios en la expresión de genes implicados en el sistema inmunitario y en la defensa frente a agentes patógenos. Por desgracia, se ha encontrado que los niños alimentados con leche de fórmula presentan una probabilidad ocho veces mayor de desarrollar cáncer que los niños alimentados mediante lactancia materna durante más de seis meses[12].

La Organización Mundial de la Salud recomienda la lactancia materna exclusiva durante los primeros seis meses de vida del niño y el mantenimiento de la lactancia materna hasta los dos años de edad. Antiguamente, los niños eran amamantados hasta los cuatro o cinco años y en algunas culturas incluso hasta los siete. Lamentablemente, en Estados Unidos la tendencia actual muestra que menos del 50 % de las madres sigue amamantando a su bebé a los seis meses y que solo el 27 % lo hace hasta los doce. Esto significa que aproximadamente el 70 % de los lactantes estadounidenses están tomando leche de fórmula antes del año de edad, de acuerdo con los CDC. Por desgracia, las leches de fórmula, incluso si son de marca ecológica, pueden ser perjudiciales para el terreno orgánico y más concretamente para el microbioma, porque contienen grandes cantidades de aceites proinflamatorios, proteína de leche de vaca, proteínas de soja y azúcar y están desprovistas de complejos inmunitarios y microbios. Las fórmulas comerciales para lactantes pueden incluir asimismo ingredientes de maíz y soja genéticamente modificados. Un estudio ha llegado a la conclusión de que el glifosato altera las bacterias intestinales, dando lugar a un sobrecrecimiento de bacterias *Clostridium difficile*, que a su vez generan un compuesto tóxico llamado p-cresol. Este subproducto ha sido identificado como uno de los múltiples factores posiblemente asociados al autismo[13].

Datos recientes han puesto de manifiesto que el 26 % de los niños hospitalizados con infecciones por C. *difficile* eran lactantes menores de un año y la incidencia global de la infección en niños ha aumentado rápidamente en Estados Unidos desde 1997[14]. Además, se ha puesto de manifiesto que el glifosato elimina de forma preferente las cepas bacterianas beneficiosas *Lactobacilli* y *Bifidobacteria,* mientras que provoca sobrecrecimiento de las patógenas. Diversos informes indican que el consumo elevado de alimentos transgénicos por parte de los niños es la razón que se esconde tras el aumento de la incidencia de enfermedad celíaca, que es actualmente cuatro veces superior a la registrada en la década de 1950[15].

Los primeros alimentos suelen introducirse en la dieta del bebé en torno a los seis meses de edad. Una encuesta de marzo de 2015 realizada entre 8.900 niños de edades comprendidas entre los dos y los once años encontró que menos del 10 % comían las cuatro o cinco raciones recomendadas de frutas y verduras al día, mientras que más del 50 % consumía cantidades superiores a la dosis recomendada de azúcar. La fibra de los alimentos vegetales es la comida preferida del microbioma, pero desgraciadamente muchos niños no comen nada de fibra. Los alimentos refinados y elaborados, como los cereales del desayuno, son como una apisonadora para el microbioma y contribuyen al sobrecrecimiento de bacterias nocivas. Los alimentos que recomendamos para empezar a introducir en la alimentación del bebé son el hígado, la yema de huevo, el aguacate y las verduras en puré.

En Estados Unidos, la dieta de los adultos no es mejor que la que acabamos de describir. En 2014, la ingesta media diaria de fibra con la dieta fue de 16 gramos, frente a los 38 gramos de la cantidad recomendada. En 2009, el Economic Research Service de Estados Unidos encontró que apenas un 3 % de las calorías ingeridas al día por los adultos estadounidenses procedía de frutas y un 5 % de verduras y hortalizas (en su mayor parte patatas). Estos porcentajes quedan muy lejos de la alimentación rica en fibra y centrada en los vegetales del ser humano antes de la Revolución Industrial. La fibra de la dieta es un alimento que las bacterias beneficiosas necesitan para sobrevivir; la escasez de fibra las mata de hambre. Nuestros microbios evolucionaron alimentándose de cientos de tipos distintos de plantas y raíces fibrosas, no de cereales en caja.

Es lamentable que la moderna alimentación esté repleta de alimentos que alteran nuestro microbioma. Se ha encontrado que los azúcares y edulcorantes artificiales como el aspartamo y la sacarina afectan a las comunidades microbianas de tal modo que los sistemas habituales de control de azúcar en sangre resultan alterados. Las harinas refinadas y los granos de cereal favorecen el crecimiento de bacterias y microbios anómalos y nocivos en nuestro intestino. El consumo de cereales que contienen gluten, como el trigo y la cebada, desencadena la liberación de zonulina, una proteína que da lugar a intestino permeable, daño de la pared intestinal y reacciones autoinmunes (véase capítulo 7, «Causas de deterioro del sistema inmunitario», para saber algo más al respecto). Los investigadores en dicho campo han descubierto además que el consumo excesivo de alcohol daña directamente las células del tubo digestivo, dando lugar a inflamación intestinal. Y por último, aunque no menos importante, los emulsionantes, aditivos alimentarios similares a detergentes, alteran la composición de la microbiota intestinal conduciendo a incrementos de la inflamación y otras enfermedades, como síndrome metabólico y colitis[16]. Todos estos factores y muchos más contribuyen a lo que se conoce como sobrecrecimiento bacteriano en el intestino delgado (SBID), una enfermedad que ha conocido un rápido aumento en las últimas décadas. Las evidencias en contra de una alimentación con alto contenido en azúcar y basada en los cereales no dejan lugar a dudas. Pero el área en la que es necesario que empecemos a trabajar con fuerza es la del creciente uso excesivo de antibióticos.

El uso excesivo de antibióticos

El descubrimiento de los antibióticos tuvo lugar en 1943. La penicilina cambió la medicina para siempre, al ofrecernos la posibilidad de tratar con éxito enfermedades bacterianas como la neumonía y muchas otras; fue un milagro para la medicina. En 1945, alrededor de un total de sesenta y cinco personas recibieron tratamiento antibiótico. En 2010, se prescribieron más de 258 millones de tratamientos con antibióticos. Nos hemos vuelto locos con los antibióticos. Las estimaciones actuales dicen que, al llegar a la edad de veinte años, la población de Estados Unidos ha seguido una media de diecisiete ciclos de tratamiento antibiótico, con una media de tres ciclos incluso antes de los dos años de edad. Para tratar cualquier cosa, desde un resfriado común hasta infecciones de oído e infecciones de vías respiratorias superiores, son numerosos los médicos que prescriben antibióticos a los niños, casi con tanta facilidad como las abuelas les dan golosinas (cuando apenas un 20 % de esas infecciones, como mucho, son bacterianas; la mayoría son víricas). A lo largo de toda su existencia, el ser humano ha convivido con bacterias *(anti-*

biótico significa literalmente «anti-vida»; *probiótico* significa «pro-vida»). El resultado de muchos antibióticos de amplio espectro puede compararse a la tala de todo un bosque de selva tropical para llevarse solo un árbol. Es un problema de gran alcance, pues los antibióticos no solo causan daño oxidativo del ADN, sino que directamente tienen por objetivo las mitocondrias, y las dañan[17]. Dado que el daño mitocondrial es una de las causas del origen del cáncer desde el punto de vista metabólico, es realmente necesario que prestemos atención a este aspecto.

El actual estado de conocimientos nos lleva a considerar que solo debemos tomar antibióticos en situaciones de gravedad. En realidad, muchas infecciones bacterianas pueden curarse con probióticos y antibióticos de origen vegetal, y en ocasiones se curan solas. Lo hemos visto cientos de veces con nuestros pacientes o con nuestros propios niños. Si te prescriben antibióticos profilácticos como parte del tratamiento contra el cáncer —a menudo por inmunodepresión— te recomendamos consultar primero a un oncólogo naturópata o a un terapeuta especialista en nutrición. Un efecto secundario del uso de antibióticos es la fatiga profunda, por no hablar del daño mitocondrial. Y, de hecho, muchos tratamientos para el cáncer no tienen efecto si la microbiota intestinal no está intacta. Pero hablaremos sobre ello en un minuto.

Por desgracia, incluso sin ser consciente de estar tomando antibióticos, es probable que estés ingiriéndolos con tu alimentación en cantidad suficiente como para causar daños. El uso de antibióticos en las explotaciones ganaderas aumentó desde cerca de 8.000 toneladas en 1999 hasta unas 13.600 toneladas en 2011. Casi el 80 % de todos los antibióticos comercializados en Estados Unidos se utilizan en las explotaciones ganaderas para acelerar el crecimiento de los animales, y están presentes en carnes, huevos, leche y queso de origen no ecológico. Los antibióticos subterapéuticos promotores del crecimientos (APC) actúan en parte reduciendo la actividad de una enzima intestinal que inhibe la digestión de las grasas, de modo que los animales absorben más grasa y ganan más peso. Y lo mismo ocurre en las personas. Aunque la FDA de Estados Unidos obliga a los propietarios de explotaciones ganaderas a que respeten un tiempo de lavado o eliminación entre la última dosis de antibiótico y el momento de sacrificio del animal, pocas veces se realiza un control de estos tiempos. Los alimentos a la venta en el mercado deberían presentar valores por debajo del límite máximo admitido de residuos antibióticos, pero se ha encontrado que superan estas cantidades casi en el 10 % de los casos. Dos tazas de leche, por ejemplo, pueden contener más de 50 microgramos de tetraciclina, un fármaco que daña el ADN y no está recomendado para niños menores de ocho años por sus efectos secundarios, incluidas complicaciones dentales. Nunca insistiremos lo suficiente en la importancia de elegir siempre alimentos de origen ecológico. Pero ¿cuáles son entonces las alternativas a los antibióticos? El ser humano lleva miles de años utilizando las plantas de las que te hablamos a continuación. Antes de subirte al tren de los antibióticos rumbo a la tierra de la desolación microbiana, comenta con tu médico de atención primaria la posibilidad de utilizar estas plantas.

Plantas con propiedades antibióticas naturales

Si bien es cierto que hay momento y lugar para los antibióticos, su uso excesivo es una de las causas de la actual crisis emergente de superbacterias, daño de ADN, enfermedades autoinmunes y cáncer. Durante toda la existencia del ser humano, las plantas han constituido una primera línea de tratamiento medicinal para todo tipo de dolencias, desde dolor hasta molestias digestivas. Y dado que todos tenemos un genoma de antigua herencia, ciertas propiedades de las plantas con las que hemos evolucionado siguen teniendo efectos medicinales frente a patologías modernas.

Desde la perspectiva alimentaria, existe un trío de plantas con increíbles propiedades antibióticas y que evitan el daño de microbioma y mitocondrias: el ajo, el rábano picante y el orégano. Y lo que es aún mejor, los tres tienen efectos beneficiosos que se extiende más allá del microbioma, con poderosa acción sobre el sistema inmunitario y contra el cáncer.

El ajo tiene propiedades antimicrobianas que, paradójicamente, son buenas para nuestro microbioma. Un estudio muestra que el ajo ataca a algunas bacterias malas de nuestro intestino, mientras que deja intactas las buenas. De hecho, tres dientes de ajo tienen el mismo poder antibacteriano que una dosis de penicilina para adultos (antes del descubrimiento de la penicilina, se utilizaba ajo crudo para tratar las heridas infectadas). Las bacterias patológicas habituales muestran una probabilidad mil veces más alta de desarrollar resistencia a los antibióticos que al ajo[18]. Y la cosa no acaba aquí: se ha encontrado que el ajo inhibe el crecimiento de las células tumorales, induce estrés tumoral y estimula la vía mitocondrial de la apoptosis en ciertas células cancerosas, entre ellas las del cáncer cerebral. ¡Se debe comer ajo a diario![19].

El rábano picante es una planta perenne emparentada con la mostaza, el repollo y otras crucíferas. La mencionamos brevemente en el capítulo anterior como coadyuvante en el proceso de desintoxicación. Tiene poderosas propiedades antibióticas y en Alemania ha sido aprobado para el tratamiento de infecciones urinarias y respiratorias superiores. Se ha observado que los preparados que incluyen rábano picante son tan eficaces como los antibióticos en el tratamiento de infecciones del oído, enfermedades gastrointestinales causadas por exposición bacteriana y neumonía, así como frente a ciertas cepas de la gripe[20]. El rábano picante también contiene grandes cantidades de compuestos que combaten el cáncer, denominados *glucosinolatos,* que incrementan la capacidad hepática de desintoxicación de carcinógenos, modulan la inflamación, incrementan la resistencia al cáncer e inhiben el crecimiento tumoral. Sugerimos añadir una cucharada de rábano picante a una ensaladas de sardinas o a las bebidas a base de verduras.

El orégano, tan utilizado en Italia, ofrece una increíble protección frente a infecciones intestinales gracias a la destrucción de la levadura *Candida albicans*, que es un integrante de la microflora intestinal. Se ha descubierto que ciertos componentes del aceite de orégano, como el carvacrol, dan lugar a inactivación de microbios peligrosos que desarrollan resistencia a los fármacos. Investigadores del Medical Center de la Universidad de Georgetown han encontrado que el aceite de orégano es eficaz contra las bacterias *Staphylococcus* resistentes a antibióticos[21]. Por otro lado, se ha observado que el aceite de orégano es un potente agente mortal para las células tumorales del cáncer de próstata, de mama y de colon. Nos siempre buscamos principios medicinales basados en alimentos y plantas como primera línea de tratamiento. Cuando esta y otras estrategias fallan, entonces, y solo entonces, consideramos la posibilidad de administrar antibióticos. Ahora analicemos las demás amenazas a las que debe enfrentarse nuestro microbioma.

Ambientes estériles

De acuerdo con la ampliamente aceptada «hipótesis de higiene», la vida moderna en entornos hiperhigiénicos es responsable de los picos de prevalencia de alergias infantiles, asma y cáncer. La adquisición de microbios beneficiosos se ve obstaculizada por la plétora de productos antibacterianos y agentes químicos de limpieza que se utilizan en el hogar. Todos hemos visto los anuncios de televisión en los que se hace publicidad de toallitas antibacterianas como forma de criar a los niños de forma «segura», cuando no deberías ser así. Desde el punto de vista histórico, al principio la gente eliminaba las bacterias del hogar y de su cuerpo utilizando solo agua y, más tarde, con jabón elaborado con grasa animal, con alto contenido de vitamina D. La primera evidencia clara de fabricación de jabón se remonta a la antigua Roma, donde se preparaba con sebo de cabra y cenizas de madera. Los modernos jabones antibacterianos son agentes químicos utilizados para desinfectar superficies y eliminar bacterias. Además, ¡destruyen los microbios presentes en la piel y necesarios para absorber la vitamina D!

El triclosán es un agente antibacteriano y antifúngico ampliamente utilizado en diferentes productos, como jabón y desinfectante de manos, utensilios de plástico para la cocina, tablas de cocina, tronas, lápices, desodorantes, prendas de vestir, juguetes, ropa de cama y otros tejidos. Cuando las bacterias se encuentran expuestas al triclosán durante largos períodos de tiempo, pueden surgir mutaciones genéticas. Un estudio de 2014 publicado en la revista *Chemical Research in Toxicology* de la American Chemical Society llegó a la conclusión de que el triclosán, así como otra sustancia comercial llamada *octifenol,* favorecían el crecimiento de células de cáncer de mama en el ser humano. ¡Podemos quedar tan limpios lavándonos con agua y el viejo jabón de toda la vida como haciéndolo con estos productos antibacterianos altamente tóxicos! Por fortuna, a finales de 2016 se prohibió en Estados Unidos el uso de diecinueve sustancias químicas para las elaboración de jabones antibacterianos, entre ellas el triclosán. Por desgracia, sin embargo, la mayoría de las compañías están sustituyéndolo por cloruro de benzalconio, otro antimicrobiano altamente inmunotóxico.

Aceite Thieves: el primer desinfectante de manos

Cuenta la historia que durante la epidemia de peste que se desató en el siglo XVI, un grupo de ladrones fue descubierto saqueando a personas fallecidas. Su secreto para evitar el contagio —a pesar de la evidente exposición— era que utilizaban una mezcla de aceites de clavo, limón, canela, eucalipto y romero. En 1996, un análisis de laboratorio encontró que una fórmula comercial de aceite Thieves (en inglés *thieve* es «ladrón») tenía una eficacia del 90 % frente a las bacterias presentes en el aire[22]. Nosotras nos lo aplicamos en manos y cuello en los viajes en avión y lo utilizamos para limpiar las encimeras. Se lo recomendamos a nuestros pacientes para que lo difundan en el ambiente, en la oficina, cuando llega la temporada de gripes y resfriados. ¡Y huele estupendamente!
Existen marcas comerciales disponibles, o puedes elaborarlo en casa. Esta es la receta clásica:

- 40 gotas de aceite esencial de clavo ecológico
- 35 gotas de aceite esencial de limón ecológico
- 20 gotas de aceite esencial de corteza de canela ecológico
- 15 gotas de aceite esencial de eucalipto ecológico
- 10 gotas de aceite esencial de romero ecológico

Mezcla todos los aceites esenciales en una botella de vidrio oscuro. Adapta la mezcla a tu gusto, ajustando las cantidades o añadiendo otros aceites esenciales antibacterianos, como por ejemplo aceite de orégano, de tomillo o de árbol de té.

Medicamentos y quimioterapia

Los antiinflamatorios, los antiácidos y los quimioterápicos dañan la microflora intestinal. Los agentes quimioterápicos provocan concretamente una profunda alteración del microbioma intestinal, conocida como *mucositis gastrointestinal.* Esta es la razón por la cual, durante la quimioterapia, para mantener la función inmunitaria se hace especialmente importante el tratamiento probiótico, no el antibiótico. La quimioterapia y la radioterapia alteran la población bacteriana intestinal de un modo que reduce las cepas bacterianas clave que intervienen en el metabolismo de los alimentos. Esto contribuye a la pérdida de peso y a la consiguiente caquexia. El uso de inhibidores de la bomba de protones (IBP) se asocia a una notable disminución de la diversidad bacteriana y quienes los usan presentan un importante incremento de bacterias patógenas, como por ejemplo *Streptococcus.* El uso de IBP como el omeprazol se ha relacionado con un aumento del riesgo de infecciones bacterianas, entre ellas de *C. difficile,* aun siendo el segundo fármaco más recetado en Estados Unidos. En muchos casos el reflujo ácido puede tratarse fácilmente con —adivina— ¡probióticos!

Vayamos más allá: análisis

Para valorar de un modo más avanzado el estado del microbioma, puedes consultar UBIOME (compañía con sede en San Francisco que analiza el microbioma) o bien solicitar a tu médico de atención primaria un análisis completo de heces, una evaluación parasitológica o una prueba de SBI. El American Gut Proyect, dirigido por Jeff Leach, autor de *Bloom: Reconnecting with Your Primal Gut in a Modern World,* realiza pruebas desde 2016 y los resultados alimentan un proyecto de investigación a gran escala.

Plan metabólico de revitalización del microbioma

Por ahora, esperamos haber aclarado el papel esencial que tiene el microbioma en la salud general del individuo, así como en la prevención del cáncer y en su progresión. Dado que nuestras mitocondrias son en realidad microbios en esencia, el hecho de tomar medidas dietéticas para equilibrar y repoblar nuestro microbioma es una de las más poderosas medidas metabólicas disuasorias frente al cáncer. ¿Cómo utilizar entonces la nutrición en profundidad para optimizar la salud del microbioma? Pues bien, poniéndonos como objetivo las tres principales vías: alimentación específica, tratamiento prebiótico y probiótico, y cambios en el modo de vida, incluyendo prácticas de higiene (así es, no se necesitan duchas diarias, ni desinfectantes de manos ni toallitas antibacterianas. ¡Permítete un poco de suciedad!).

Ciertamente todo lo que comemos influye enormemente en la composición de las comunidades microbianas del interior de nuestro intestino. Numerosos estudios han comparado los efectos de una alimentación con contenido alto en fibra y bajo en grasas con la dieta occidental típica de Estados Unidos. La composición del microbioma cambia, a veces en cuestión de días; algunas especies crecen en número, mientras que otras disminuyen. La capacidad dinámica del microbioma para responder a la alimentación es el motivo por el cual nuestro cuerpo puede adaptarse a maneras tan distintas de comer, independientemente de cuánto tiempo pueda llevarles a nuestros genes ponerse al día. Y nuestros microbios y nuestro genoma tienen mucho que ver con qué alimentación responde mejor a nuestras necesidades metabólicas, actuales y a largo plazo. Los alimentos comentados a continuación son absolutamente esenciales para nuestras bacterias beneficiosas y para reparar el daño causado a nuestro microbioma por numerosas agresiones.

Fibra

La fibra alimentaria es parte estructural de las plantas y está presente en todos los alimentos derivados de vegetales —léase frutas, verduras y hortalizas—, pero también en alimentos «no recomendables», como cereales y legumbres. La fibra alimentaria está integrada por polisacáridos distintos del almidón, y las enzimas digestivas no pueden descomponerla. Pasa entonces por el estómago y continúa por el intestino delgado, como un cepillo exfoliante, y llega al intestino grueso, todavía en gran parte intacta. Allí es consumida por la microbiota.

Existen dos tipos de fibra: soluble e insoluble. La fibra soluble se disuelve en agua, forma un gel y es digerida (fermentada) fácilmente por microbios en el colon. Las mejores fuentes de fibra soluble son las coles de Bruselas, las semillas de lino y los espárragos. La fibra insoluble, en cambio, no se disuelve en agua, no forma un gel y fermenta con menor facilidad por acción de las bacterias. Este tipo de fibra ayuda a controlar la consistencia de los alimentos en nuestro tubo digestivo, así como la velocidad de tránsito. El repollo y el apio son fuentes recomendadas. Ambos tipos de fibra son importantes.

Además de reducir la velocidad a la que los carbohidratos se convierten en glucosa, la fibra actúa también como combustible primario para el crecimiento de bacterias «amigas». Algunas especies bacterianas que habitan en nuestro intestino están tan especializadas que incluso digieren subtipos específicos de fibra. Cuando la fibra alimentaria fermenta en el intestino grueso por acción de las bacterias, su metabolismo genera ciertos subproductos, entre ellos ácidos grasos de cadena corta (AGCC). Se ha descubierto que algunos de estos ácidos grasos, y en particular el ácido butírico, son esenciales para la salud del colon y reducen el riesgo de cáncer en este tramo intestinal. El ácido butírico previene asimismo el desarrollo de resistencia a la insulina y favorece la función mitocondrial[23]. Así pues, desempeña un papel importante en el metabolismo y en la actividad mitocondriales. Una dieta con alto contenido en fibra, tal y como habrás oído que se recomienda en general, es por consiguiente un elemento clave para prevenir y tratar el cáncer. Procura consumir la mayor variedad posible de frutas, verduras y hortalizas. Si favorecer tu microbioma es una prioridad para ti, entonces procura comer al menos entre treinta y cuarenta variedades distintas de frutas y verduras a la semana, y 40 gramos de fibra al día. Ten en cuenta que un efecto secundario habitual de una dieta cetogénica es el estreñimiento, en la medida en que la alimentación pasa de cereales fibrosos a alimentos ricos en grasa. La incorporación de las frutas, verduras y hortalizas recomendadas a continuación, así como de semillas de lino molidas y fibra soluble de cáscara de semillas de *psyllium,* ayuda a prevenir el estreñimiento y favorece una abundante hidratación.

A propósito, existen almidones resistentes que también escapan a la digestión y a la absorción en el intestino delgado. Recientemente se ha extendido un rumor en los círculos de la dieta paleolítica y de dietas adelgazantes referente a los efectos beneficiosos de los almidones resistentes. Muchos seguidores de esta corriente defienden algo llamado *almidón resistente industrial.* Se trata de un preparado químico, un maíz transgénico, en otras palabras un almidón de patata producido con fines comerciales. Por cuanto hemos observado y sabemos, el consumo de formas aisladas de almidón resistente fracasa por completo en lo concerniente a la salud de nuestros microbios, de modo que no lo recomendamos. ¡Comamos la planta entera!

Prebióticos y probióticos

Según la definición de la OMS, los *probióticos* son microorganismos vivos que, cuando se ingieren en cantidades adecuadas, despliegan efectos beneficiosos en el huésped que los alberga. Los *prebióticos* son una categoría de compuestos nutricionales con capacidad para favorecer el crecimiento de bacterias intestinales comensales, especialmente lactobacilos y bifidobacterias. En pocas palabras, los probióticos son microbios vivos y los prebióticos son su alimento.

Prebióticos como la inulina y los fructooligosacáridos, por ejemplo, pueden frustrar el crecimiento de clostridios, prevenir el estreñimiento y la diarrea y ayudar a mantener estables los niveles de glucemia, y se ha encontrado que reducen los niveles de amoníaco en personas con enfermedad hepática. Son antagonistas de al menos ocho bacterias patógenas, entre ellas *Salmonella listeria* y *Campylobacter*.

Si se toman suplementos de prebióticos o probióticos, lo cual suele hallar justificación durante la quimioterapia o después de un ciclo de tratamiento antibiótico, recomendamos una dosis de 80.000-100.000 millones de unidades formadoras de colonia (UFC) al día. Observa que el uso de uno de ellos, o de ambos, puede causar gases o espasmos durante los primeros tres o cuatro días, debido a la muerte de bacterias nocivas. Estos síntomas a menudo desaparecen al cabo de tres o cuatro días de uso continuado o reducido.

Procura buscar en los suplementos tantas cepas de bacterias como puedas. Diversos estudios han llegado a la conclusión de que nuestra microbiota presenta su máxima actividad por la noche, de manera que el momento ideal para tomar probióticos y prebióticos es antes de acostarse. Ve rotando las marcas de probióticos cada noventa días para obtener los máximos efectos beneficiosos de las distintas cepas. Los suplementos probióticos son excelentes especialmente si no eres capaz de consumir a diario al menos dos o tres de los alimentos que comentamos a continuación. Y aunque cualquier tipo de fruta o verdura te resultará beneficioso, ten en cuenta que la cocción de los alimentos reduce el contenido prebiótico en un 25-75%, de manera que lo mejor es consumirlos crudos.

Los mejores alimentos (de bajo índice glucémico) para el microbioma

Es esencial incluir en la dieta diaria alimentos de apoyo al microbioma, de forma ideal en cada comida. He aquí los mejores alimentos beneficioso para el microbioma que contienen probióticos, prebióticos o ambos.

Puerro

Su contenido de fibra y vitamina K y sus propiedades anticancerígenas convierten al puerro en un superalimento para el microbioma. Miembro de la familia del ajo, el puerro es un ingrediente excelente para sopas o recetas de huevos revueltos. Ten en cuenta que ½ taza de puerro contiene 6 gramos de carbohidratos, de modo que si estás siguiendo una dieta baja en carbohidratos cómelos con moderación. El investigador del microbioma Jeff Leach, del Human Food Project (iniciativa destinada a conocer nuestro microbioma), sugiere comer un puerro a la semana.

Tupinambo

Estudios llevados a cabo en animales han encontrado que el consumo de tupinambo o pataca (*Helianthus tuberosus*) aumenta considerablemente la diversidad microbiana gastrointestinal, en particular de bifidobacterias y lactobacilos. Este tubérculo similar a una patata es muy rico en la fibra soluble inulina, un oligosacárido natural perteneciente a un grupo de carbohidratos conocidos como *fructanos*. Comienza por cantidades muy pequeñas (¼ taza contiene 6,5 gramos de carbohidratos y pueden producir gases), córtalo en rodajas finas y saltéalo con ajo y aceite de oliva.

Alimentos fermentados

En formas antiguas de alimentación de todo el mundo, los productos lácteos, las frutas y verduras, las carnes y el marisco se dejaban fermentar como técnica de conservación. Se cree que, en épocas de escasez, los cazadores-recolectores comían fruta podrida y fermentada, cuyo consumo repetido debió acostumbrar su paladar a estos sabores peculiares. Se han encontrado evidencias de fermentación principalmente en los últimos siete mil años. En origen la fermentación permitía conservar la comida durante más tiempo, una técnica ventajosa desde el punto de vista evolutivo y además beneficiosa para la salud. Las verduras fermentadas, como el chucrut y el kimchi —alimentos habituales en algunos países— están cargadas de probióticos. Los condimentos preparados en casa, como mostaza, salsa de rábano picante, salsa barbacoa, salsa picante, guacamole, aliños para ensalada y mayonesa lacto-fermentada, proporcionan miles de millones de probióticos naturales.

El garum, la primera salsa elaborada con pescado de la que se tiene conocimiento, se preparaba fermentando sangre e intestinos de pescado en una salmuera. El término *ketchup* procede de la palabra china que significa literalmente «salmuera de pescado encurtido». Para dar un aire moderno (y un sabor más agradable) a los alimentos fermentados, prueba a fermentar repollo (chucrut), ajo y rábanos. Si compras marcas comerciales de alimentos fermentados, asegúrate de que no están pasteurizados, pues si lo están quiere decir que han sido sometidos a altas temperatura, proceso que destruye toda las bacterias vivas.

Espárragos silvestres y cultivados

El espárrago tiene una larga tradición de cultivo en la India y en otras regiones de Asia como planta medicinal, y es apreciado por su contenido en un fitonutriente llamado *saponina*. Se ha puesto de manifiesto que, en el ser humano, las saponinas inducen apoptosis de células de adenoma gástrico, entre otros efectos anticancerígenos. También se ha encontrado que las saponinas son parte importante del sistema inmunitario activo de la planta del espárrago, actuando como «antibiótico natural», y en diversos estudios de investigación se ha observado que tienen propiedades antibacterianas. También son muy ricos en fibra buena para el microbioma y una taza de espárragos contiene apenas 5 gramos de carbohidratos, siendo un ingrediente magnífico de cualquier dieta cetogénica.

Pescado fermentado

Las culturas que siguen incluyendo en su alimentación pescado fermentado cuentan con las tasas más bajas de cáncer en todo el mundo. Los populares platos japoneses de pescado fermentado son *funazushi* (carpa), *gyosho* (salsa de pescado) y *shiokara* (mezcla muy salada de intestinos de pescado). *Surströmiming*, «arenque amargo» en sueco, es un plato de arenques del mar Báltico fermentados, un plato típico de la cocina del norte de Suecia hasta al menos el siglo XVI. *Rakfisk* es trucha fermentada y se come en Noruega. Es interesante destacar que la fermentación de alimentos con alto contenido proteico (como el pescado) no solo potencia el contenido global de proteína y su biodisponibilidad, sino que también reduce la carga de componentes tóxicos, como los metales pesados[24].

Vinagre de umeboshi (también llamado vinagre de ciruela ume)

Este vinagre fermentado tiene un efecto alcalinizante sobre el organismo; combate la fatiga, contribuye a la digestión y previene las náuseas. Las bebidas preparadas con vinagre de umeboshi deberían ser un elemento básico diario para las personas sometidas a tratamiento contra el cáncer, ya que reducen la toxicidad sistémica. Se considera que el componente de ácido cítrico actúa como antibacteriano, incrementando la producción de saliva y contribuyendo a la digestión de alimentos y a la absorción de nutrientes. El vinagre de umeboshi tiene un sabor muy fuerte, por lo que constituye un aliño excelente para verduras crujientes, como el rábano.

Rábano

Este vegetal de fácil cultivo es una excelente fuente de una fibra alimentaria única, llamada *arabinogalactano*. Además de potenciar la actividad de las células NK, que atacan a las células tumorales, los arabinogalactanos tienen muchas otras poderosas acciones en lo que respecta al cáncer, como la inhibición de la metástasis y la protección contra el daño inducido por la radioterapia[25]. La fibra del rábano contribuye además a la producción de butirato, ácido graso de cadena corta que ya hemos mencionado y que favorece la función mitocondrial. Los rábanos tienen muy pocos carbohidratos y son una valiosa crucífera a incluir en toda dieta cetogénica.

Frambuesas negras

Una taza de esta fruta de bajo índice glucémico contiene 8 gramos de fibra soluble y aporta gran cantidad de ácido elágico. El ácido elágico es un compuesto conocido por su gran poder antibacteriano, antivírico y anticanceroso. ¡No es de extrañar que le gusten a nuestro microbioma! Fitonutrientes como los elagitaninos presentes en las frambuesas negras pueden reducir el número de células cancerosas, al enviar señales que estimulan la apoptosis[26]. Los compuestos fitoquímicos presentes en esta fruta protegen el microbioma oral de fumadores y reducen el riesgo de desarrollo de cáncer oral. Estudios llevados a cabo en la Ohio State University mostraron una reducción del 60-80 % de los tumores de colon en ratas alimentadas con una dieta a la que se habían añadido frambuesas negras. El contenido antioxidante de esta fruta es en torno a tres veces más alto que el de los arándanos, ¡y es muy sabrosa!

Unas palabras finales sobre la fibra

Estamos seguras de que seguiremos aprendiendo nuevas cosas sobre el poderoso microbioma y su papel en la salud y en el cáncer. ¡Es como si cada día se publicara un nuevo estudio! Pero no podemos dejar pasar más tiempo y hemos de ponernos ya en marcha para contribuir a la salud general de nuestros microbios. Evitar los alimentos transgénicos y los animales tratados con antibióticos, al mismo tiempo que aumentamos nuestro consumo de fibra y alimentos fermentados, constituye el eje de nuestra estrategia de alimentación en lo referente a este elemento del terreno interno.

Ahora que ya sabemos a grandes rasgos el modo en el que los microbios entrenan al sistema inmunitario, vamos a detenernos en células inmunitarias específicas y en los nutrientes que necesitan para su funcionamiento. Paso a paso, sistema a sistema, abordando cada uno de los diez elementos del terreno, el organismo va haciéndose más resistente. Y con cada verdura rica en fibra y natural el cáncer va debilitándose.

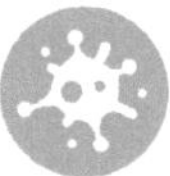

CAPÍTULO 7

Función inmunitaria

En guardia con una nutrición en profundidad

La naturaleza es un juego de cifras. Necesitamos todo el apoyo que podamos obtener, en la medida en que nuestro sistema inmunológico y nuestra salud sufren el asalto de la contaminación, del estrés, de alimentos contaminados y de enfermedades relacionadas con la edad al aumentar la esperanza de vida.

—Paul Stamets, *micólogo, autor y defensor de las setas medicinales*

Siempre y cuando se cuente con el nivel adecuado de ingesta de vitaminas, minerales y nutrientes, el cuerpo puede superar la enfermedad.

—Linus Pauling, *ganador en dos ocasiones del Premio Nobel (1954, Química; 1962, Paz)*

Ahora mismo, incluso mientras estás leyendo esta frase, tu sistema inmunitario está trabajando con ahínco. Millones de células circulan por el torrente sanguíneo, actuando como un auténtico «cuerpo de seguridad nacional». Buscan y destruyen invasores externos e internos, como bacterias o virus, y también células cancerosas en rápida división. Para identificar a estos peligrosos intrusos, las células inmunitarias tienen que distinguir entre células que deben estar en el cuerpo y células que no deberían estar. Para hacerlo, tienen que conocer la diferencia entre lo que es «propio» del organismo y lo que es «extraño». Y, como acabamos de aprender, el microbioma proporciona este dato. Es algo parecido a que dos equipos adversarios vistan camisetas de distinto color para diferenciarse. Los elementos extraños (organismos infecciosos, proteínas extrañas), que no deberían estar en el cuerpo, llevan una camiseta de color diferente que las células y proteínas que pertenecen al cuerpo. Las camisetas (en este caso se llaman etiquetas o *tags*) alertan al sistema inmunitario sobre la presencia de un invasor extraño al que hay que perseguir. Parece sencillo, ¿verdad? ¿Debería nuestro sistema inmunitario ser capaz de combatir cualquier enfermedad, como regla general? Aunque pueda sonar muy sencillo, este proceso puede complicarse, dado que las células cancerosas tienen una increíble capacidad para camuflarse, deprimir la función inmunitaria e incluso reclutar células inmunitarias para que luchen a su lado. Sin embargo, normalmente es labor del sistema inmunitario vigilar todas las células del cuerpo para asegurarse de que no se han convertido en células cancerosas. Este proceso se denomina *vigilancia inmunológica* y confiere una importante protección frente al desarrollo de cáncer. Pero dado que el cáncer es un contrincante difícil, nuestro sistema inmunitario tiene que dar lo mejor de su juego para ganar la competición.

Hoy en día el sistema inmunitario del ser humano se encuentra en situación de peligro. Ha quedado desarmado, agotado y trastornado por diversos hábitos modernos de nutrición y estilo de vida, como consumo excesivo de cereales y azúcar, estrés, carencia de nutrientes, pérdida de microbios beneficiosos y abuso de medicamentos. Su capacidad para combatir el cáncer ha disminuido de manera significativa y nuestros sistemas de vigilancia inmunológica se han ido debilitando. Los alimentos modernos representan en realidad un Código Rojo de ataque a nuestro sistema inmunitario. Hordas de antígenos que actúan como terroristas invaden nuestro organismo a diario con cada bocado de una dieta insana. Puede que suene excesivamente dramático, pero es así. Los alimentos modernos, ajenos a nuestros genes y al tracto gastrointestinal del ser humano —cereales, legumbres, colorantes alimentarios y emulsionantes—, causan permeabilidad intestinal, también conocida como *síndrome de intestino permeable* (SIP). El SIP es la causa original de los actuales problemas inmunitarios y es un tema central en este capítulo. El síndrome, sumado a la dieta típicamente estadounidense que adolece de graves deficiencias en nutrientes, da lugar a la desnutrición generalizada de nuestro «equipo» inmunitario. Por ejemplo, un 75-97 % de la población estadounidense presenta deficiencia de vitamina D[1]. Diversos científicos han llegado a la conclusión de que la vitamina D es esencial para activar nuestras defensas inmunitarias y que, sin la ingesta suficiente, ciertas defensas inmunitarias son incapaces de reaccionar y de combatir las infecciones o el cáncer. Estas células, un tipo de leucocitos llamados linfocitos T, son las más poderosas contra el cáncer con las que contamos. Y sin vitamina D no se activan, son como jugadores de *hockey* sin palo[2]. Más adelante, en este mismo capítulo, abordamos más detenidamente el papel de nutrientes específicos. Con todo, ahora que conoces el papel de la vitamina D, si te has dado cuenta de que para tu médico la alimentación no tiene nada que ver con el cáncer, es posible que quieras consultar a otro profesional.

Debido a los numerosos factores que aquí tratamos, incluida una dieta rica en azúcar, la mayoría de los estadounidenses presentan depresión crónica de su sistema inmunitario. La evidencia se encuentra por doquier. Las enfermedades inmunitarias (relacionadas o no con cáncer) van en aumento y las estadísticas hablan claro al respecto: entre los años 2000 y 2009 las enfermedades autoinmunes crecieron en torno a un 25 %. Las enfermedades autoinmunes se presentan cuando el organismo no reconoce sus propias células y empieza a destruir de manera activa sus tejidos. Entre estas enfermedades se incluyen trastornos como la diabetes de tipo 1, la enfermedad celíaca, la artritis reumatoide, la tiroiditis de Hashimoto y la esclerosis múltiple, que actualmente afecta a una de cada cinco personas.

Los trastornos de inmunodeficiencia impiden asimismo que el organismo luche debidamente contra infecciones y enfermedades. Las más frecuentes de estas últimas son la leucemia y el linfoma, que han aumentado un 20 % desde 1973. La Leukemia and Lymphoma Society estimó que en 2016 se diagnosticarían solo en Estados Unidos un total combinado de 171.550 casos de leucemia, linfoma o mieloma. Aproximadamente cada nueve minutos, muere en Estados Unidos una persona por un cáncer de la sangre. En cánceres como la leucemia tiene lugar una rápida producción de células inmunitarias anómalas, que no son capaces de combatir las infecciones del mismo modo en el que lo hacen las células inmunitarias sanas. Un sistema inmunitario sano se encuentra en estado constante de vigilancia y va destruyendo las numerosas células cancerosas que se producen de manera natural en el organismo antes de que tengan la oportunidad de agregarse y formar un tumor. Por consiguiente, el mantenimiento de la salud de nuestro sistema inmunitario es el pilar de la prevención y del tratamiento del cáncer.

Aparte de los cambios drásticos en la alimentación que se han producido en los últimos quince mil años —con una asombrosa aceleración en los últimos doscientos—, la población humana se ha visto expuesta a una escalada del estrés, a un uso extendido de medicamentos, a quimioterapia, a vacunas, a una presencia excesiva de azúcar en la alimentación, a la supresión de la fiebre, a la erradicación del microbioma y a un agotamiento generalizado de nutrientes. No importa lo saturadas, cansadas y confundidas que estén nuestras células inmunitarias; los ataques no cesan. Con el tiempo, un sistema inmunitario débil se torna más propenso a las infecciones, y una infección crónica conduce a un mayor agotamiento inmunitario, lo cual crea un medio muy propicio para el cáncer.

Se estima que un 5-15 % de todos los cánceres del mundo que afectan al ser humano son atribuibles a virus. Un virus es un pequeño agente infeccioso que se replica únicamente en el interior de las células vivas de otros organismos. Dado que llevan existiendo en la Tierra desde sus inicios, es muy probable que los virus fueran la causa principal de los primeros casos de cáncer, de aquellos que se registraron antes de la adopción de la agricultura. En este capítulo ofrecemos una visión general del funcionamiento del sistema inmunitario y de cómo el cáncer puede bloquear sus agresiones.

Analizaremos las principales amenazas a la función inmunitaria, entre ellas los componentes presentes en casi todos los alimentos elaborados, incluso si son ecológicos. Y comentaremos la estrategia de la medicina occidental para activar el sistema inmunitario utilizando inmunoterapias dirigidas, frente a la estrategia natural de la estimulación inmunitaria: el muérdago.

Y ahora, la buena noticia. Tu sistema inmunitario puede volver a la competición mediante una nutrición en profundidad centrada en la reparación intestinal a través de una dieta de eliminación, mediante la reposición de los nutrientes que se agotan en todos los pacientes de cáncer, entre ellos la vitamina D y el selenio, con el uso de setas medicinales y de estrategias de estilo de vida, como los baños de bosque. Si obtuviste una puntuación alta en el apartado de valoración del sistema inmunitario y al parecer tienes frecuentes resfriados y gripes, o no los tienes en absoluto (cualquiera de estas dos circunstancias puede ser una señal de trastorno inmunitario), si padeces una enfermedad autoinmune o una infección vírica crónica, entonces este capítulo reviste especial importancia para ti. Nuestro organismo posee una increíble capacidad de curación. ¡Solo necesita las herramientas apropiadas!

Funcionamiento del sistema inmunitario

El sistema inmunitario requiere la acción de diversos órganos, como son el timo, el bazo, las amígdalas y los ganglios linfáticos. Los vasos linfáticos, diversos tipos de leucocitos y células especializadas que viven en los tejidos actúan juntos conformando el sistema inmunitario. El timo, que se encuentra en el centro del tórax, justo encima del corazón, es la glándula principal del sistema inmunitario. Las hormonas del timo estimulan el desarrollo de las células inmunitarias que regulan la función inmunológica. Estas células (linfocitos T) maduran y reciben entrenamiento en el timo y después son liberadas al resto del organismo. Date unos golpecitos en el pecho como si fueras Tarzán, durante un minuto o así: acabas de activar un poco tu sistema inmunitario. La actividad del timo es máxima en el niño recién nacido y su función disminuye con la edad, de modo que estos ligeros golpes nunca vienen mal. Otro órgano clave en la inmunidad es el bazo, que se localiza en la parte superior izquierda del abdomen. En este órgano se almacenan linfocitos y otros elementos potenciadores de la inmunidad. Todos estos órganos, glándulas y células integran, así pues, el sistema inmunitario.

Como puede que sepas, son diversos los leucocitos implicados en el sistema inmunitario. Los leucocitos son las células del sistema inmunitario que protegen nuestro organismo frente a enfermedades infecciosas y otros invasores. Todos los leucocitos —incluidos leucocitos B, leucocitos T y células NK— derivan de células pluripotenciales existentes en la médula ósea.

TABLA 7.1. CÉLULAS INMUNITARIAS CLAVE Y FUNCIONES

Tipo de célula inmunitaria	Función
Célula NK (linfocito citolítico natural)	Las células NK son un tipo de leucocitos y un componente del sistema inmunitario innato (inespecífico). Son muy eficientes a la hora de destruir las células cancerosas y de eliminarlas del torrente sanguíneo.
Linfocito B	Los linfocitos B son un tipo de linfocito que producen anticuerpos en respuesta a la presencia de un antígeno. Los linfocitos B de memoria son un subtipo específico de linfocitos B capaces de recordar un patógeno y de producir anticuerpos más rápidamente en caso de reinfección.
Linfocito T	Los linfocitos T se desarrollan en el timo. Existen tres subtipos principales: **Linfocitos T cooperadores (TH):** conocidos también como *linfocitos T helper* (TH), reconocen los antígenos y ayudan a estimular la producción de anticuerpos por parte de los linfocitos B. Producen citocinas que activan otros linfocitos T y son necesarios para casi todas las respuestas inmunitarias de adaptación. Existen dos grupos de TH: TH1 y TH2. Los TH1 participan en mayor medida en la inmunidad mediada por células y pueden considerarse el grupo anticáncer, mientras que los linfocitos TH2 participan en mayor medida en los procesos de inmunidad humoral y pueden considerarse el grupo de autoinmunidad o de anticuerpos. **Linfocitos T reguladores (TRog):** conocidos antes como *células T supresoras,* estos linfocitos inhiben, modulan o desactivan la respuesta inmunitaria. **Linfocitos T citotóxicos:** estas células pueden matar células infectadas, dañadas o cancerosas.
Macrófago	Célula inmunitaria responsable de la detección, el englobamiento y la destrucción de patógenos y células cancerosas.

Inmunidad innata e inmunidad adaptativa

El sistema inmunitario se divide en general en dos categorías: *innato* y *adaptativo*. Como vimos en el capítulo anterior, el microbioma representa un tercer brazo esencial de nuestro sistema inmunitario. De hecho, nuestros microbios actúan básicamente como entrenadores de todas las células inmunitarias. Sin ellos, las células inmunitarias serían como un puñado de niños de cuatro años jugando al fútbol: desorganizados, desentrenados y marcando gol en propia meta. El sistema inmunitario innato es aquel con el que nacemos, y está integrado por numerosos elementos, entre ellos la piel y las membranas mucosas de los pulmones, de la cavidad nasal y del revestimiento intestinal. Se trata de la primera línea de respuesta y de ataque en lo que respecta a detección de antígenos. Cuando sucede esto, células como los macrófagos y las células NK estimulan una respuesta inflamatoria (que incluye fiebre e inflamación tisular), durante la cual patógenos y antígenos resultan en su mayor parte destruidos.

El brazo *adaptativo* (o *adquirido*) del sistema inmunitario es una respuesta inmunitaria antígeno-específica que se desarrolla con el tiempo por exposición a diferentes invasores, como son los microbios ambientales presentes en la comida y en la suciedad. Una vez que ha sido identificado el antígeno, el sistema inmunitario adaptativo crea un ejército de células inmunitarias diseñadas específicamente para atacar a ese antígeno o patógeno concreto. Las células inmunitarias adaptativas pueden tener «memoria» de un antígeno concreto, lo cual permite que las futuras respuestas frente al mismo invasor sean más rápidas y eficaces. Este es el concepto que explica el funcionamiento de las vacunas. Se estima que el organismo humano genera anticuerpos suficientes para reconocer un total de mil millones de dianas distintas. Bastante impresionante. A través de la placenta y de la leche materna, la madre transmite a su hijo anticuerpos suficientes para protegerlo frente a un antígeno al que la madre estuvo expuesta muchos años antes. Por el contario, una madre que evitó peligrosas infecciones infantiles por inmunización colectiva podría poner a su hijo en una situación de riesgo, al no poder transmitirle anticuerpos protectores específicos[3]. En algunos casos, la falta de desarrollo de inmunidad al evitar la exposición a ciertos virus puede no favorecer a largo plazo la salud desde el punto de vista inmunológico. Recuerda que el ser humano vivió sin vacunas durante un par de millones de años. Si pensamos que las enfermedades autoinmunes no aparecieron hasta principios del siglo xx, cuando el ser humano comenzó también a adoptar activamente la vacunación, cabe preguntarnos si podríamos no estar favoreciendo nuestra función inmunitaria del mejor modo posible.

Equilibrio de T_H1 y T_H2 en el cáncer

En un sistema inmunitario sano, los dos tipos de linfocitos T cooperadores —linfocitos T *helper* 1 (T_H1) y T *helper* 2 (T_H2)— trabajan juntos como buenos hermanos para ayudar a mantener el equilibrio de las respuestas inmunitarias. Los linfocitos T_H1 dirigen la respuesta inmunitaria innata y combaten de forma característica las infecciones víricas y bacterianas dentro de las células. Eliminan, además, las células cancerosas. Una respuesta T_H1 activa las células inmunitarias, incluidas células NK, linfocitos T citotóxicos, linfocitos T cooperadores, linfocitos T reguladores, macrófagos y citocinas IL-2. Los linfocitos T_H2 controlan las vías de la inmunidad adaptativa, regulando al alza la producción de anticuerpos para combatir amenazas externas como toxinas y alergenos. Las primeras células inmunitarias que intervienen en una respuesta inmunitaria T_H2 son los linfocitos B, que producen anticuerpos.

Un sistema inmunitario sano puede «elegir» qué tipos de células producir y saltar con facilidad hacia delante y hacia atrás entre las respuestas de tipo T_H1 y T_H2. Por el contrario, un sistema inmunitario afectado puede quedar «atascado» en un tipo de respuesta, lo cual conduce a la producción excesiva de solo un tipo de células inmunitarias. Cuando, entre dos hermanos, uno sostiene en el aire el peso del otro durante demasiado tiempo, la respuesta de uno de ellos puede prevalecer. Cuando uno de estos sistemas es más activo, puede suprimir la actividad del otro, causando lo que se conoce como dominancia de T_H1 o de T_H2. Cuando los sistemas T_H1 y T_H2 pierden el equilibrio, la inflamación se impone y la función inmunitaria pierde eficacia.

Las enfermedades autoinmunes, en las que el organismo no reconoce sus propias células, suelen ser de dominancia inmunitaria T_H1. Esta respuesta se ha relacionado con alergias al gluten y a otros alimentos. Las enfermedades con dominancia de T_H2 se han relacionado con el uso excesivo de antibióticos y pesticidas. Cuando nos encontramos expuestos a un alérgeno, el sistema T_H2 funciona a toda máquina y da lugar a una respuesta inflamatoria masiva. En consecuencia, la capacidad del sistema inmunitario de matar células cancerosas queda mermada. En el mundo desarrollado, la mayoría de las personas están estancadas en una dominancia de T_H2. Ello se debe a que nuestro cuerpo no se encuentra expuesto hoy a tantos parásitos y bacterias como en el pasado (gracias al uso excesivo de desinfectantes de manos, jabones y antibióticos) y nuestro sistema inmunitario no ha tenido tanto entrenamiento o desarrollo. Diversos estudios han hallado que la exposición deliberada de los lactantes a los gérmenes les brinda mayor protección frente a alergias, asma y enfermedades autoinmunes más adelante en la vida.

Dado que el modo T_H1 se considera el modo anticáncer, cuando las personas se encuentran ancladas en T_H2, su capacidad para librar a su cuerpo de las células cancerosas disminuye y el riesgo de desarrollar cáncer aumenta. Por fortuna, se ha encontrado que ciertos compuestos pueden estimular ambas poblaciones celulares, T_H1 y T_H2. Y, lo que es aún mejor, existen compuestos que regulan lo que se considera el eje del balancín, encontrándose entre ellos la vitamina D, los probióticos y el muérdago. Pero, antes de nada, conozcamos un poco mejor el modo en el que las células cancerosas pueden evitar con éxito la destrucción por parte del sistema inmunitario e incluso reclutar células inmunitarias para que trabajen para ellas, así como el papel que juega la nutrición en todo el proceso.

Cáncer y sistema inmunitario

En realidad, la mayoría de las células cancerosas son aparentemente muy similares a las células normales. Como una persona vestida de negro que se esconde entre las sombras, las células cancerosas son capaces de disfrazarse para evitar la detección y la destrucción por parte del sistema inmunitario. Cuando un cáncer crece, su capacidad para escapar del sistema inmunitario aumenta aún más, aunque también aumente su tamaño. Esto ocurre de varias maneras distintas. En primer lugar, las células cancerosas pueden producir citocinas inflamatorias, de las que acabamos de hablar, así como otras sustancias que paralizan la actividad de las células NK. Esto no es bueno, porque las células NK son como las «fuerzas especiales» del sistema inmunitario: son capaces de eliminar el cáncer metastásico y tienen un papel clave en la prevención de la recurrencia y de la diseminación del cáncer. Aun así, la actividad de las células NK puede resultar inhibida por una dieta pobre en proteína, por el estrés y por la exposición a toxinas[4].

Las células cancerosas también son muy hábiles a la hora de conseguir que ciertas células inmunitarias cambien de equipo, se unan a ellas y ayuden a favorecer su crecimiento. Tipos específicos de macrófagos pueden alojarse en el seno de tumores con la intención de activar una respuesta inmunitaria destructiva, pero acaban contribuyendo al crecimiento tumoral. Estos elementos culpables se denominan *macrófagos asociados a tumores* (MAT) y segregan factores de crecimiento, estimulan la angiogénesis, segregan enzimas que contribuyen a la metástasis e inhiben el sistema inmunitario adaptativo, neutralizando toda actividad dirigida contra el cáncer. Los MAT están presentes en la mayor parte de los tumores malignos y en algunos casos integran hasta el 50 % de la masa tumoral. Cuando funcionan correctamente, pueden literalmente engullir células cancerosas, que es lo que queremos que hagan. Pero el nivel y el funcionamiento de los macrófagos se ve comprometido cuando el consumo de vitamina B_{12} o B_6 es bajo o cuando el individuo tiene alguna alergia alimentaria[5].

Ciertas partes del cuerpo, como el pulmón y el intestino, son más problemáticas desde el punto de vista de la vigilancia inmunológica porque se encuentran relativamente abiertas al medio y expuestas a una mayor cantidad de antígenos que partes cerradas del cuerpo, como los huesos. Debido a su papel en la absorción de los alimentos, el tubo gastrointestinal tiene una inmensa área superficial. Solo el intestino delgado cuenta con un área superficial doscientas veces mayor que la piel. Fragmentos de intestino delgado se hallan revestidos por áreas de tejido linfático llamadas *placas de Peyer,* que filtran células muertas, incluidas células cancerosas, y albergan un elevado número de linfocitos. Cuando el sistema digestivo se enfrenta a un antígeno dañino o patógeno, las células de las placas de Peyer alertan a otros linfocitos T y dan instrucciones a los linfocitos B para que empiecen a producir anticuerpos para eliminarlo. Pero el intestino delgado se encuentra continuamente expuesto a un número infinito de antígenos, debido a una alimentación rica en cereales, legumbres, azúcar, aditivos alimentarios y colorantes. Ello crea una respuesta inflamatoria e inmunitaria crónica y permite al cáncer escapar en medio de la confusión. Es posible que estés preguntándote cómo exactamente algo tan inocente como un trocito de pan integral puede devastar el sistema inmunitario. Vamos a tratar de explicártelo.

Causas del deterioro del sistema inmunitario

Sabemos que opciones de estilo de vida como fumar, beber alcohol, llevar una vida sedentaria y practicar una higiene excesiva contribuyen a la desregulación inmunitaria. Y no hace falta decir que todos los hábitos de esta lista deben evitarse. Sabemos además que los tratamientos convencionales como la quimioterapia y la radioterapia deprimen también notablemente la función inmunitaria, razón por la cual nosotras tomamos precauciones concretas con los pacientes que se someten a estos tratamientos. Como ya apuntamos, el consumo de azúcar afecta gravemente a nuestra función inmunológica. Cuando el azúcar entra en el organismo es como si rociara con gas pimienta las células inmunitarias, paralizándolas durante varias horas tras su consumo. Se dice que por eso la temporada de gripes y resfriados suele comenzar por Halloween. No solo los niveles de vitamina D caen debido a que disminuyen las horas de luz solar, sino que además se celebra una fiesta centrada en comer kilos y kilos de caramelos. La verdad pura y dura es que la dieta rica en azúcar de muchos estadounidenses da lugar a depresión crónica de la función del sistema inmunitario. Pero además, no hay que olvidar los cereales, las lectinas, los emulsionantes y los colorantes alimentarios —elementos añadidos a nuestra dieta no natural— y tampoco las deficiencias de nutrientes y el abuso de medicamentos, todo lo cual conspira en contra de la inmunidad. Tenemos que comprender que cada uno de estos factores contribuye a reducir la función inmunitaria y así podremos evitarlos y comenzar a restablecer el equilibrio.

Agresores del sistema inmunitario # 1: alérgenos alimentarios e intestino permeable

La comida supone la mayor carga antigénica ajena al organismo y representa el mayor reto para el sistema inmunitario. Cada bocado de comida y cada sorbo de bebida que nos llevamos a la boca pasa por el tubo digestivo, donde la barrera inmunitaria trabaja de manera diligente para mantener a los invasores patógenos fuera del organismo. Básicamente, desde la boca hasta el ano, el tubo digestivo se encuentra revestido por un estrato simple de células epiteliales especializadas que constituyen una barrera que nos separa del medio externo. Las células que forman esta capa protectora se mantienen juntas por medio de estructuras llamadas *uniones estrechas*. Estas uniones permiten que macro y micronutrientes como vitaminas y aminoácidos pasen desde la luz del tubo a través del revestimiento hasta el torrente sanguíneo, al mismo tiempo que no permiten el paso de partículas como por ejemplo pesticidas. Si esta capa de células y uniones estrechas resulta interrumpida, el gran número de antígenos extraños presentes en los alimentos modernos tienen de repente libre acceso al torrente sanguíneo. Y agujeros así se producen continuamente. Este fenómeno se denomina *permeabilidad intestinal*, o *síndrome de intestino permeable* (SIP), y se estima que en torno al 80 % de la población estadounidense lo padece.

Piensa en el sistema de cañerías de tu casa. Están diseñadas para conducir agua desde y hasta el fregadero, el baño o el inodoro. Pero cuando una tubería tiene una fuga, el agua puede salirse y dañar las superficies de alrededor. Eso es lo que sucede en el SIP (aunque los agujeros en nuestro intestino son mucho menores). Las partículas de alimento grandes, los pesticidas, las toxinas, las hormonas, los OGM, los antibióticos, etc., se supone que no salen del tubo digestivo. Pero cuando lo hacen, suena una alarma en todo el sistema inmunitario y, con el tiempo, el resultado es una respuesta T_H2 crónica. Pero ¿qué es lo que causa esos agujeros, la rotura de esas uniones estrechas? Son muchos los factores que pueden provocarlos, aunque el gluten, las legumbres, los emulsionantes y los disolventes —pilares de la dieta estadounidense estándar— son los mayores factores agresores. Básicamente, estos alimentos contienen proteínas y otras sustancias activas que pueden crear agujeros en nuestro intestino y ¡debemos evitarlos a toda costa!

Gluten

El gluten (del latín *gluten*, que significa «cola») es una proteína presente en muchos cereales, entre ellos el trigo, la cebada y el centeno. Los investigadores han demostrado que comer cereales que contienen gluten da lugar a un aumento del nivel de la proteína zonulina. Esto sucede en todas las personas, tengan o no enfermedad celíaca. Al aumentar los niveles de zonulina, la unión entre las células intestinales se disuelve, creando espacios entre ellas que permiten el paso de antígenos. El sistema inmunitario organiza entonces un ataque contra estos antígenos, dando lugar a hipersensibilidades alimentarias, inflamación, autoinmunidad y cáncer[6]. De hecho, se ha observado desregulación de la zonulina en pacientes con glioma y se ha relacionado con un grado más alto de malignidad de cánceres cerebrales.[7] La actividad de la zonulina se ha relacionado también con el carcinoma oral de células escamosas y con el cáncer de pulmón y de páncreas. Por otro lado, las proteínas del trigo se han asociado con más de diecisiete tipos distintos de enfermedades autoinmunes, entre ellas la diabetes de tipo 1[8]. Si todavía no acabas de estar convencido de que una dieta sin trigo ni granos de cereal es absolutamente esencial para la prevención del cáncer, sigue leyendo.

Lectinas y emulsionantes

Las lectinas son pequeñas proteínas pegajosas presentes en elevado número en muchos alimentos y se ha descubierto que también causan permeabilidad de la barrera intestinal y desregulación del sistema inmunitario. Tienen afinidad de unión a diferentes tejidos orgánicos. Cuando entran en el torrente sanguíneo debido a intestino permeable, las lectinas se adhieren a la superficie de múltiples órganos y tejidos, como tiroides, hígado, riñón, próstata, mama, hipófisis y páncreas. Cuando esto sucede, la respuesta inmunitaria frente a las lectinas causa de manera inadvertida inflamación del tejido al que se han adherido. El resultado es la aparición de enfermedades autoinmunes órgano-específicas, como la tiroiditis de Hashimoto, y el desarrollo de cánceres específicos de órganos. Por otro lado, se ha encontrado que las lectinas presentes en los granos de cereales y en las legumbres inhiben la producción de linfocitos y estimulan el TNF, promoviendo la desregulación inmunitaria y los procesos autoinmunes[10]. Por esta razón, aconsejamos a nuestros pacientes evitar frutos secos y legumbres, entre ellos: anacardos, cacahuetes, garbanzos, lentejas, frijoles, judías pintas, soja y alubias. Las legumbres son un alimento relativamente nuevo para el ser humano y además son ricas en carbohidratos, no tanto en proteína. Una taza de lentejas, una de las legumbres con más alta proporción de proteína, contiene 40 gramos de carbohidratos y solo

18 gramos de proteína. En comparación, una taza de sardinas contiene 0 gramos de carbohidratos y 37 gramos de proteína.

Otra agresión a nuestro intestino proviene de los aditivos alimentarios sintéticos que están presentes ya en casi todos los alimentos elaborados: los *emulsionantes*. Los más corrientes en el uso alimentario son mono y diglicéridos, polisorbato-80 (P80), lecitina de soja y carboximetilcelulosa (CMC). Se ha descubierto asimismo que los emulsionantes causan aumento de la permeabilidad intestinal, alteran las bacterias intestinales y contribuyen directamente a la colitis. Los emulsionantes son un tipo de agente tensoactivo que permite que el aceite y el agua se mezclen y se mantengan en dicho estado. Piensa en cuando intentas mezclar agua y aceite; al cabo de unos minutos vuelven a separarse, a menos que se añada un emulsionante. Los emulsionantes inhiben la separación, una tarea para la que durante años el ser humano utilizó huevo. Hoy en día el apartado de los emulsionantes sintéticos es considerado el sector en más rápido crecimiento del mercado de los aditivos alimentarios. Estas versiones químicas se utilizan ampliamente en la elaboración de panes, chocolate, productos lácteos, refrescos, aliños de ensalada y helados. Muchos alimentos comercializados como sanos contienen lecitina de soja, de modo que, aunque compres alimentos que consideras seguros en la cooperativa local, has de saber que el asunto es mucho más complicado de lo que parece. Es difícil encontrar una chocolatina ecológica y de comercio justo que no la contenga. De manera que busca estos ingredientes en las etiquetas de los alimentos. Hay muchos alimentos que no contienen emulsionantes sintéticos: son los alimentos naturales y completos.

Colorantes alimentarios artificiales

Por último, en la lista de favorecedores del síndrome de intestino permeable (SIP) se encuentran también los colorantes alimentarios artificiales. Colorantes como el amarillo n°. 5 en Estados Unidos (E102 en la Unión Europea), ampliamente utilizado en productos como yogures, cereales, masa Play-Doh y caramelos, se elaboran a partir de petróleo. Sí, la misma sustancia con la que se fabrica la gasolina está presente en los cereales de colores para el desayuno de los niños. En los últimos cincuenta años, el uso de colorantes sintéticos en los alimentos ha aumentado un 500 %. Diversos estudios han encontrado que la exposición a colorantes alimentarios puede causar daño estructural no solo en el intestino, sino también en el bazo y el timo. Las investigaciones han encontrado asimismo que el colorante alimentario se une directamente a ciertos aminoácidos potenciadores de la inmunidad, la lisina y la arginina, y causa también una disminución de los niveles de albúmina sérica (la albúmina es una forma de proteína). Valores insuficientes de albúmina no son deseables para nadie que presente caquexia. Por otro lado, los colorantes alimentarios también están ligados a importantes problemas inmunitarios, como dermatitis, rinitis y ataques de asma. La asociación de colorantes alimentarios con problemas de conducta en los niños es indiscutible. Existen muchas maneras naturales de teñir los alimentos y las empresas de alimentos ecológicos utilizan por ejemplo zumo de remolacha como colorante de los productos destinados a los niños.

Ahora que hemos identificado los principales responsables implicados en la patología de la permeabilidad intestinal, es importante comprender otro factor que reduce la inmunidad: la deficiencia de nutrientes. Los estadounidenses siguen una alimentación pobre en nutrientes debido a una dieta cargada de alimentos elaborados; el síndrome de permeabilidad intestinal exacerba el problema, al impedir la absorción de vitaminas y minerales esenciales para que el sistema inmunitario funcione de manera eficiente. A continuación identificamos los nutrientes de los que dependen nuestro sistema inmunitario, de modo que podamos comenzar a comer más alimentos ricos en esos nutrientes.

Agresores del sistema inmunitario # 2: deficiencias de nutrientes

Para un sistema inmunitario sano se requieren cantidades suficientes de macro y micronutrientes. La deficiencia de un solo nutriente da lugar a respuestas inmunitarias alteradas, un efecto que puede producirse incluso cuando el estado de deficiencia es relativamente leve[11]. La conexión entre nutrientes e inmunidad es definitiva, y las deficiencias de nutrientes son la causa más frecuente de inmunodepresión[12]. Una mala nutrición y las deficiencias de vitaminas surgen del consumo insuficiente de alimentos animales y vegetales ricos en nutrientes. Micronutrientes específicos (vitaminas y minerales) y macronutrientes (entre ellos los aminoácidos presentes en las proteínas) son requerimientos conocidos para el funcionamiento del sistema inmunitario. Los cinco principales inmuno-micronutrientes son las vitaminas A, C y D, y los minerales selenio y cinc. Estos nutrientes, junto con proteínas completas, fortalecen el sistema inmunitario en virtud de diversos mecanismos, entre ellos la modulación de la función de las células inmunitarias, el favorecimiento de una respuesta inmunitaria anticáncer T_H1, la producción de anticuerpos y citocinas, y las activación de linfocitos T, linfocitos B, células NK y macrófagos[13].

Diversos estudios clínicos han señalado también el papel específico que desempeña cada aminoácido en diversas respuestas inmunitarias. Se ha demostrado así que la arginina, por ejemplo, potencia los mecanismos de inmunidad celular, en particular la función de los linfocitos T. En un estudio llevado a cabo en pacientes posoperatorios, la administración de suplementos de arginina favoreció la respuesta de los linfocitos T y aumentó el número de linfocitos T cooperadores, desencadenando un retorno más rápido a la función normal de los linfocitos T en comparación con el grupo control. Los investigadores han encontrado que la administración de suplementos de arginina mejora la función inmunitaria en pacientes quirúrgicos de alto riesgo y aumenta la capacidad de resistencia a la infección[14]. La insuficiencia de aminoácidos que contienen azufre —metionina, cisteína, homocisteína y taurina— afecta negativamente al funcionamiento de los linfocitos T. Los linfocitos T activados acaban de forma directa o indirecta con las células de los tumores cancerosos. La activación de estos linfocitos T es precisamente el fin para el que han sido diseñados los nuevos fármacos inmunoterápicos dirigidos, como el pembrolizumab (más sobre inmunoterapia en un minuto). De modo que ¿por qué no dar un empujoncito a tu sistema inmunitario con un poco de arginina, con una cigala o un centollo quizá, ricos en azufre y arginina?

Uno de los aspectos más alarmantes de la alimentación vegetariana o vegana es su efecto sobre el sistema inmunitario. Se sabe desde hace tiempo que una deficiencia de proteínas en la alimentación impide la correcta función inmunitaria e incrementa la propensión del ser humano a enfermedades infecciosas[15]. La malnutrición en cuanto a energía proteica causa inmunodeficiencia, que conduce a aumento de la frecuencia y de la gravedad de las infecciones, atrofia del timo y agotamiento del tejido linfoide[16]. Se produce deficiencia de células inmunitarias e incapacidad para fabricar anticuerpos. Diversos estudios han puesto de manifiesto que el sistema inmunitario puede resultar afectado de manera importante por una reducción de apenas el 25 % de la ingesta adecuada de proteínas. No es solo una deficiencia de aminoácidos lo que compromete el sistema inmunitario, sino un desequilibrio en las proporciones de aminoácidos ¿Quieres realmente arriesgarte a combinar cereales con un elevado índice glucémico y cargados de lectinas pensando en que vas a crear una proteína completa? No. Tu sistema inmunitario, al igual que tu ADN, necesita todos los aminoácidos mencionados para funcionar. Uno de los mejores alimentos que puedes comer para tu sistema inmunitario es caldo preparado con huesos de pollo ecológico. Por eso las abuelas preparaban siempre sopa de pollo cuando los niños estaban enfermos: se ha descubierto que diversos componentes del caldo elaborado con huesos ¡activan los linfocitos T y los linfocitos B!

Cuando se trata de nutrientes del sistema inmunitario, nuestro cuerpo necesita mucho más que un complejo multivitamínico diario (que puede contener o no las formas biodisponibles de las vitaminas). El campamento base de los nutrientes del sistema inmunitario tiene que ser la alimentación, como ha sido durante el último par de millones de años. La razón —como veremos más adelante— es que, del mismo modo que debe estar presente todo un conjunto de aminoácidos, también hay que tener en cuenta que existen increíbles sinergias entre vitaminas y minerales. En muchos casos cada uno de ellos necesita del otro para funcionar.

Vitamina A

La vitamina A es más que una vitamina; es un grupo de nutrientes liposolubles relacionados entre sí. Recuerda: *liposoluble* significa que debe existir grasa de alimentos para que se produzca su absorción, de manera que estas fuentes alimentarias y estos suplementos deben siempre tomarse conjuntamente con grasa alimentaria. Existen dos principales categorías de vitamina A: *retinoides* y *carotenoides*. Los retinoides son fuentes preformadas de vitamina A y se encuentran en productos animales como el hígado, los riñones y la mantequilla.

Los carotenoides, incluido el betacaroteno y la luteína, están presentes en las plantas. Las plantas con el contenido más alto de carotenoides adecuados para una dieta cetogénica son raíz de diente de león, berza, kale y espinacas. El organismo puede convertir los carotenoides en retinoides. No obstante, esta conversión resulta inhibida por mutaciones genéticas, insuficiencia de ácidos biliares, desequilibrio microbiano, consumo excesivo de alcohol, exposición a sustancias químicas tóxicas, estado hipoproteico, deficiencia de cinc, desequilibrio de hormonas tiroideas y uso de ciertos medicamentos, con y sin receta[17]. En pocas palabras, en la vida moderna, la mayor parte del tiempo no se produce la conversión del betacaroteno de las plantas en una forma activa de vitamina A. De modo que no podemos depender de las fuentes vegetales para los retinoides.

Tanto los retinoides como los carotenoides tienen sobre el cuerpo diferentes tipos de beneficiosos efectos anticáncer, aunque los efectos antiinflamatorios, genéticos e inmunitarios beneficiosos solo se obtienen a partir de las formas retinoides de la vitamina, concretamente del ácido retinoico[18]. En lo referente al sistema inmunitario, la vitamina A en forma de retinol desarrolla numerosas funciones. Para empezar, una deficiencia impide la regeneración del epitelio mucoso. Esto significa que sin suficiente vitamina A esas uniones estrechas permeables no pueden ser reparadas. Además, las fuentes preformadas de vitamina A favorecen las respuestas de anticuerpos, la citotoxicidad tumoral y la actividad de las células NK, y controlan la función de los leucocitos y de las células T_{Reg}. Por desgracia, una encuesta NHANES (programa de estudios que evalúa en Estados Unidos el estado de salud y nutrición de adultos y niños) de 2012 puso de manifiesto que más del 50 % de los estadounidenses presentaba deficiencia de todas las formas de vitamina A. Necesitamos comer más alimentos de este tipo. Una comida rica en retinoides y carotenoides puede consistir, por ejemplo, en un plato de hígado y raíz de diente de león salteados con azafrán y unos cuantos tomatitos cherry.

Vitamina C

A pesar de su desconfianza en lo que respecta a la medicina natural, la mayoría de los estadounidenses están familiarizados con la vitamina C, y la tomarán —o (erróneamente) beberán zumo de naranja en un intento por hacerse con ella— cuando tengan gripe o catarro. Conocida como la vitamina de la inmunidad por una buena razón, la vitamina C tiene una fuerte relación con el sistema inmunitario. Se ha mostrado asimismo que tiene una poderosa acción contra el cáncer, de manera que es una desgracia que más del 40 % de los estadounidenses presenten deficiencia de esta vitamina y más del 75 % de los pacientes de cáncer muestren niveles bajos —un indicador de mal pronóstico—. Y ocurre que los estadounidenses no solo no comen suficientes alimentos ricos en vitamina C, entre los que se encuentran la acerola, el brécol, el pimiento rojo, el escaramujo y las coles de Bruselas, sino que además la vitamina C, que es hidrosoluble, se agota rápidamente en épocas de estrés. Cuando el organismo experimenta algún tipo de estrés, nuestras glándulas suprarrenales consumen las reservas de vitamina C como si no hubiera un mañana, lo cual explica por qué mucha gente cae enferma después de un episodio estresante en su vida.

Antes de continuar explicando lo increíble que es la vitamina C, hablemos un momento del zumo de naranja envasado, pues mucha gente da por hecho que obtiene, al beberlo, un beneficioso efecto inmunitario, cuando en realidad es todo lo contrario. El zumo de naranja pierde casi un tercio de su contenido en vitamina C (en forma de ácido ascórbico) al cabo de tres días de su envasado; y cuando la gente lo compra, lleva envasado más de cinco días[19]. A propósito, un melón cantalupo cortado pierde más de un 30 % de su contenido en vitamina C en menos de veinticuatro horas. Por otro lado, 330 mililitros de zumo de naranja envasado contienen 34 gramos de azúcar y equivalen a cinco naranjas —sin pulpa—. ¡Estamos bastante seguros de que nuestros ancestros no hacían zumo! Compara esos 330 mililitros de zumo con una naranja entera, que contiene 7 gramos de azúcar y 2 gramos de fibra, por no hablar de los terpenos anticancerosos y del tejido blanco esponjoso rico en flavonas presente en la cáscara, y te darás cuenta de que la naranja entera es una opción mucho mejor para el sistema inmunitario. Las naranjas sanguinas o rojas son la variedad más nutritiva y tienen menos azúcar que la variedad común.

Este comentario viene al caso por ser un excelente ejemplo de cómo el azúcar agota el sistema inmunitario: el azúcar y la vitamina C tienen estructuras químicas similares y compiten por la absorción ante los leucocitos. Ambos nutrientes tratan de entrar por la misma puerta, pero solo hay sitio para uno. Elevaciones aunque sea modestas de la glucosa sanguínea impiden de manera competitiva el transporte de vitamina C hasta las células inmunitarias. El azúcar anula en esencia el beneficioso efecto de la vitamina C sobre la inmunidad. Si bebes un litro de refresco o comes 100 gramos de azúcar, la capacidad de reacción de los leucocitos se reduce un 40 %[20]. Esto, evidentemente, genera un problema, pues ha quedado demostrado que una ingesta elevada de vitamina C reduce el riesgo de casi cualquier tipo de cáncer, incluidos los de mama, colon y páncreas.

La vitamina C fue introducida por primera vez en el mundo del tratamiento del cáncer a mediados de la década de 1970 por el bioquímico Linus Pauling, ganador en dos ocasiones del Premio Nobel, y el médico que colaboraba con él, Ewan Cameron. En un estudio comparativo, Pauling y Cameron administraron a un grupo de pacientes terminales 10 gramos (10.000 miligramos) de vitamina C al día y a otro grupo nada. La supervivencia entre los pacientes que habían recibido vitamina C fue casi cinco veces más alta que en aquellos que no la habían recibido[21].

En los últimos cuarenta años, hemos aprendido que la vitamina C tiene numerosos efectos anticáncer e impulsores de la inmunidad. La vitamina C:

- tiene propiedades antivíricas y antibacterianas
- aumenta los niveles de interferón (una proteína de señalización producida en respuesta al desarrollo de tumores)
- aumenta selectivamente el envenenamiento de las células cancerosas
- reduce el efecto carcinógeno de toxinas sobre el ADN
- incrementa la actividad de las células NK
- aumenta las respuestas de anticuerpos y es necesaria para la creación de inmunoglobulinas
- es antiangiogénica, antiinflamatoria y en dosis orales más bajas actúa como un poderoso antioxidante

Al haber quedado demostrados tan asombrosos efectos, la vitamina C se administra actualmente por vía intravenosa en casos de cáncer progresivo y está siendo estudiada en ensayos clínicos en todo el mundo. En dosis más altas de las que pueden ser toleradas por vía oral, la vitamina C intravenosa se convierte en un pro-oxidante, que actúa de forma similar a la quimioterapia, pero ofreciendo mayor protección a las células sanas. Se ha encontrado que la vitamina C intravenosa estabiliza muchos casos de cáncer, deteniendo el crecimiento y la diseminación de tumores y favoreciendo la respuesta a la quimioterapia. Antes de que los pacientes sean considerados candidatos a recibir vitamina C intravenosa deben someterse a pruebas para la determinación de deficiencia de glucosa-6-fosfatasa (G6PD); los pacientes con este trastorno metabólico hereditario no toleran estas dosis tan altas de vitamina C y pueden experimentar hemólisis (rotura de hematíes) o graves problemas renales. Una última consideración: si tomas un suplemento de vitamina C, asegúrate de que proviene de una fuente limpia; la mayor parte de los suplementos de vitamina C derivan de maíz genéticamente modificado.

Vitamina D

Junto con la vitamina C, la vitamina D va ganando atención merecidamente en el campo de la inmunidad. Una deficiencia de la «vitamina del sol» (que se considera también una hormona) se ha relacionado con una mayor propensión a numerosos tipos de cáncer, como los de colon, mama, próstata y ovario[22]. La deficiencia de vitamina D se asocia asimismo a un aumento de los problemas de carácter autoinmune y de la propensión a las infecciones[23]. Niveles bajos de vitamina D pueden ser el resultado de muchos factores: SNP; consumo de productos alimenticios enriquecidos con vitamina D_2 en lugar de vitamina D_3; ausencia en la dieta de una cantidad suficiente de alimentos con elevado contenido de vitamina D; uso de protectores solares (las células de la piel del ser humano fabrican vitamina D a partir de la luz solar) o insuficiente exposición al sol; y uso de jabones agresivos que arrastran la microbiota clave que ayuda a sintetizar vitamina D a partir de la piel. Para evitarlo, la doctora Nasha Winters aconseja a sus pacientes utilizar jabón solo para las áreas de axilas y genitales.

La luz ultravioleta que llega a la piel es necesaria para sintetizar vitamina D_3, el precursor activo de la vitamina D, y esto no puede ocurrir en lugares y épocas del año en los que la insolación es escasa. Es posible que esta sea la razón por la que se diagnostican más cánceres en invierno que en verano[24]. El uso diario de cremas solares que proporcionan un alto nivel de protección frente al sol —utilizadas por más de la mitad de la población estadounidense— bloquea por completo la fotosíntesis de vitamina D y reduce los metabolitos circulantes de la vitamina. Esto da lugar a una deficiencia de la forma utilizable, salvo que exista una adecuada ingesta oral. Recuerda: los protectores solares no se inventaron hasta 1936. Hasta entonces, el ser humano no solo pasaba mucho más tiempo al aire libre, sino que además lo hacía sin crema protectora. El primer caso probado de melanoma se registró en 1987. Ciertamente no estamos diciendo que sea una buena idea quemarse al sol, pero evitar toda exposición solar puede también ser muy peligroso.

Si piensas que la mayoría de los estadounidenses pasan menos de quince minutos al día al aire libre, te darás cuenta de por qué tenemos problemas.

Para empezar digamos que muchas personas no se exponen de forma suficiente al sol y tampoco comen alimentos que contienen vitamina D. Existen dos formas alimentarias de vitamina D: la vitamina D_2 sintética (ergocalciferol) y la forma más potente y presente de forma natural, la vitamina D_3 (colecalciferol). La vitamina D_2 empezó a producirse a principios de la década de 1920 y deriva de la irradiación del ergosterol, una sustancia que se extrae de un hongo llamado *ergot,* o *cornezuelo,* que crece en el trigo y en el centeno[25]. Este proceso fue patentado y autorizado para su uso por parte de las compañías farmacéuticas, lo cual condujo al desarrollo de un preparado medicinal de vitamina D_2 llamado Viosterol. La vitamina D_2 está ahora presente en la mayoría de las leches y cereales enriquecidos, así como en los complejos vitamínicos. Tiene una bioactividad mucho menor que la vitamina D_3 natural, que está presente en concentraciones más altas en el aceite de hígado de bacalao, en pescado de aguas frías, como el salmón, las sardinas, la caballa y los arenques, en la mantequilla y en la yema de huevo. En ensayos clínicos realizados en la década de 1930 se encontró que el aceite de hígado de bacalao podía reducir la incidencia de resfriados en un tercio. Se debía al contenido de vitamina D_3, pero también a que el aceite de hígado de bacalao es rico en vitamina A. Diversos estudios sugieren que la vitamina D puede activar su receptor solo si existe cooperación directa de la vitamina A. A este respecto cabe decir que no debería infravalorarse el papel de las sinergias alimentarias y que tampoco deberíamos seguir aislando y extrayendo vitaminas y otros compuestos de los alimentos. En lugar de ello, tenemos que centrarnos en los propios alimentos[26].

En lo referente al papel de la vitamina D en el cáncer y en el funcionamiento del sistema inmunitario, un receptor de la vitamina D se expresa en los linfocitos T y B, y la actividad de estas células inmunitarias resulta estimulada o inhibida en función de la presencia o ausencia de la poderosa vitamina. Es así como la vitamina D modula las respuestas inmunitarias innata y adaptativa, siendo muy útil para equilibrar la relación T_H1-T_H2.

Hasta un 95 % de la población estadounidense presenta deficiencia de vitamina D, de modo que la determinación de sus niveles en sangre es una estrategia para la prevención del cáncer tan importante como las mamografías, si no más, en nuestra opinión. También es importante determinar los SNP que pueden afectar a los sitios receptores de vitamina D. Identificamos SNP del receptor de la vitamina D en casi todos nuestros pacientes y estas personas a menudo necesitan cantidades considerablemente más altas de suplementos de vitamina D que las personas en las que no se han encontrado SNP. Los polimorfismos del receptor de vitamina D se asocian asimismo a formas más graves de malignidad en muchos cánceres, incluido el de próstata[27].

Selenio

Para ser un mineral traza, el selenio tiene enorme impacto sobre el sistema inmunitario. Una ingesta baja de selenio se asocia a un aumento del riesgo de todos los tipos de cáncer. No es de sorprender, si se tiene en cuenta que el selenio es necesario para la actividad de la glutatión peroxidasa, nuestra principal enzima antioxidante, que nos protege del cáncer derivado de la inflamación. Una deficiencia de selenio da lugar a inmunodepresión, que incluye deterioro de la actividad de células NK. Un estudio encontró que 200 microgramos de selenio diarios incrementaban la actividad de las células NK un 80 % y aumentaban la capacidad de los linfocitos para acabar con las células tumorales en ¡un 118 %! Además, este mineral protege el cuerpo de los efectos perjudiciales de los metales pesados mercurio y plomo. El selenio ejerce asimismo una acción protectora sobre los genes. Las personas con mutaciones en el gen *BRCA1* presentan una frecuencia considerablemente mayor de roturas de ADN de doble cadena por célula que los parientes sanos no portadores de mutaciones. Sin embargo, la frecuencia de estas roturas se reduce notablemente con suplementos de selenio[28].

La mejor fuente de selenio se encuentra en las nueces del Brasil. Una de las recomendaciones más frecuentes que se hace a los pacientes de cáncer es que coman seis nueces de Brasil en días alternos. Esta ración proporciona el 700 % de la CDR de selenio, 19 gramos de grasa y apenas 3 gramos de carbohidratos, lo cual hace que las nueces del Brasil sean un pilar de toda dieta cetogénica. También es importante comer nueces del Brasil durante la quimioterapia, cuando los requerimientos de selenio son más altos. Otras fuentes excelentes del mineral son las gambas, el riñón de cordero y el atún listado. Son fuentes vegetales de selenio el espárrago y las setas shiitake. Por último, si te recomiendan tomar un suplemento de selenio, asegúrate de que es una forma metilada.

Cinc

Nuestra superestrella final de los nutrientes favorecedores de la función inmunitaria es el cinc. Este mineral participa prácticamente en cualquier aspecto de la función inmunitaria . Es esencial para el normal desarrollo y para el funcionamiento de los neutrófilos (otro tipo de leucocitos) y de las células NK. Una deficiencia de cinc afecta a la inmunidad adquirida, al impedir ciertas funciones de los linfocitos T y la producción de citocina T_H1[29]. El cinc mejora la función del timo y es capaz de restablecer la función inmunitaria, lo cual resulta de especial utilidad en la estación de gripes y catarros. Otro aspecto útil del cinc es que compite con el cobre para su absorción.

Niveles elevados de cobre constituyen un impulsor de muchos tipos de cáncer, de manera que contrarrestarlo con el cinc resulta muy beneficioso. Además, el cinc merece especial atención a la hora de valorar la idoneidad (mejor dicho, la no idoneidad) de las dietas veganas y vegetarianas. Los productos animales proporcionan la mayor parte del cinc, siendo las mejores fuentes las ostras, la carne de vacuno, el pescado y el marisco. Una alimentación rica en legumbres y cereales integrales es rica en ácido fítico, un inhibidor de la biodisponibilidad de cinc[30]. Otras fuentes de cinc compatibles con una dieta cetogénica son las semillas de calabaza y la nueces pecanas, que pueden dejarse en remojo toda la noche para reducir su contenido de ácido fítico.

En resumen, una de las mejores formas de empezar a impulsar tu sistema inmunitario consiste en incorporar a la dieta alimentos ricos en estas vitaminas y minerales, pero todos los días, no solo cuando sientas que has caído presa de un catarro o de la gripe. Ahora echemos un vistazo a los medicamentos recetados con mayor frecuencia hoy en día en Estados Unidos y consideremos el efecto que tienen sobre nuestro sistema inmunitario.

Agresores del sistema inmunitario #3: medicamentos que nos roban nutrientes

Sin duda hay un momento y un lugar para los medicamentos y no estamos sugiriendo que nadie interrumpa su medicación sin consultar a su médico. Muchos medicamentos ayudan a salvar vidas y hemos de dar las gracias por disponer de ellos. Sin embargo, es importante comprender que afectan a nuestro sistema inmunitario y pueden causar inmunosupresión, especialmente cuando se considera la prevalencia de uso. Cerca de tres de cada cinco estadounidenses adultos toman un fármaco de venta con receta. Un estudio de 2015 publicado en la revista médica *Journal of the American Medical Association* refería que la prevalencia del uso de fármacos de venta con receta en la población mayor de veinte años había aumentado hasta un 59 % en 2012. El número de estadounidenses que toman cinco o más fármacos con receta es del 15%. El gasto en prescripciones también se encuentra en los niveles más altos. En 2014 el gasto en fármacos recetados fue en Estados Unidos de 374.000 millones de dólares, según un informe del IMS (Institute for Healthacare Informatics). Una vez más, tenemos un problema con los fármacos.

Y si, por un lado, estos fármacos tienen el potencial de hacer el bien, la mayor parte de ellos están diseñados para suprimir o inhibir acciones o síntomas que son mensajes importantes enviados por el organismo. Antiácidos, antihistamínicos, antibióticos, hormonas, AINE, esteroides, antidepresivos y medicamentos para reducir los valores de colesterol y de hormonas tiroideas se encuentran entre los fármacos de uso más frecuente. En el capítulo 6 nos referíamos a los medicamentos de venta con receta como la principal causa de daño mitocondrial. También hemos estudiado los efectos destructivos de los antibióticos. El hecho es que muchos medicamentos se recetan y se utilizan en exceso y, en muchos, pero que muchos, casos, dan lugar a destrucción de nutrientes inducida por fármacos.

Por ejemplo, los antácidos, los antagonistas del receptor H2 de la histamina (antagonistas de H2) y los inhibidores de la bomba de protones son medicamentos habitualmente recetados para tratar la acidez, la esofagitis por reflujo gastroesofágico (ERGE) y las úlceras pépticas. Según las etiquetas, se supone que deben utilizarse durante un máximo de dos semanas. Sin embargo, la mayoría de la gente los utiliza durante mucho más tiempo. Numerosos estudios han encontrado que estos fármacos pueden causar diversas deficiencias nutritivas: incrementan considerablemente el riesgo de deficiencia de vitamina B_{12} y reducen la absorción de ácido fólico, hierro y cinc. De modo que no solo se agotan los donantes de grupos metilo, sino que también disminuyen nutrientes clave para la inmunidad.

Las mujeres que siguen tratamiento hormonal sustitutivo (THS) o que toman anticonceptivos sufren deficiencia de las vitaminas B_6 y B_{12}, de ácido fólico y de magnesio. Como podrás imaginar, cuando los principales dadores de grupos metilo y nutrientes clave para el sistema inmunitario son utilizados rápidamente y en ausencia de una alimentación terapéutica o de suplementos, aparecen las inmunodeficiencias. El cóctel integrado por diuréticos y betabloqueantes que se utiliza habitualmente para la hipertensión tiene con frecuencia efectos secundarios como fatiga, ansiedad e insomnio, que a menudo conducen a la prescripción médica de más fármacos. No obstante, estos medicamentos privan al organismo de magnesio y cinc, ambos minerales necesarios para la inmunidad y para el equilibrio mental-emocional.

Los nutrientes son esenciales para la actividad metabólica de cada célula del organismo. Se utilizan en los procesos metabólicos y deben ser repuestos por nuevos nutrientes presentes en los alimentos o, en algunos casos, por suplementos. Algunos fármacos provocan el agotamiento de nutrientes al acelerar su metabolismo, aunque pocas veces se recetan varios nutrientes juntos. Si tienes curiosidad por saber si tu medicación puede estar causándote carencia de nutrientes, existen libros enteros dedicados al tema de las interacciones entre fármacos y vitaminas, entre ellos: *A–Z Guide to Drug-Herb-Vitamin Interactions*, 2ª edición revisada y ampliada: *Improve Your Health and Avoid Side Effects When Using Common Medications and Natural Supplements Together*, de Alan R. Gaby).

Además de los medicamentos de venta con receta, el uso excesivo de medicamentos de venta sin receta está teniendo también un impacto notable sobre nuestro sistema inmunitario, especialmente cuando se administran a niños.

Los riesgos del uso del paracetamol para bajar la fiebre

Un amplio estudio realizado entre más de veinte mil niños puso de manifiesto que el uso de paracetamol, incluso con una frecuencia tan baja como una vez al año, podía tener efectos permanentes sobre la salud o incluso mortales. Los investigadores de la Universidad de A Coruña encuestaron a los padres de 10.371 niños de seis y siete años y de 10.372 adolescentes de trece y catorce años para saber si sus hijos tenían asma y también para determinar la frecuencia con la que habían tomado paracetamol cuando eran bebés o durante el año anterior. Se encontró que los niños del grupo de menor edad que habían tomado paracetamol solo una vez al año arrojaban un riesgo de asma un 70 % más alto. Los niños que habían recibido paracetamol una vez al mes o más arrojaban una probabilidad cinco veces mayor de tener asma. El paracetamol no solo causa problemas inmunitarios, sino también daño directo del ADN[31].

Curiosamente, el paracetamol se toma sobre todo para bajar la fiebre. La ironía es que deberíamos dar las gracias por tener fiebre. La fiebre es en realidad una señal de que el sistema inmunitario está funcionando bien. Comenzamos a querer suprimir la fiebre en los años 70 y 80: es una idea absolutamente moderna. En la mayoría de los casos, la fiebre es un signo positivo, una fuerte evidencia de que el niño o el adulto tiene un sistema inmunitario activo. Como decía Hipócrates: «Dame fiebre y puedo curar cualquier enfermedad». La fiebre actúa como un purificador natural de agua; mata las bacterias, los virus y las células dañadas e induce apoptosis en células que no deberían estar ahí. Si eliminamos la fiebre, estamos eliminando la capacidad del organismo de combatir la enfermedad. A menudo, la preocupación por una fiebre elevada se debe a la posibilidad de un ataque convulsivo, si bien este tipo de ataques no causan daño a largo plazo. Asustan mucho a quien los presencia, pero piensa en ellos como en una manera que tiene el cuerpo de sacudir hacia abajo el termómetro, de enfriarse.

La eliminación de la fiebre puede también conducir a diseminación vírica, que favorece la extensión de la enfermedad. La doctora Winters nunca intenta reducir la fiebre cuando es inferior a 39 °C (dependiendo evidentemente del malestar del paciente y del médico) y se encuentra cómoda trabajando con temperaturas mucho más altas. Le da más miedo que un paciente de cáncer no desarrolle una buena fiebre; en este caso empieza a preocuparse por una posible función deficiente del sistema. En realidad la fiebre mejora y regula el sistema inmunitario. De hecho, durante mucho tiempo se utilizó la aplicación de calor para inducir fiebre como terapia contar el cáncer, y con notable éxito.

Tratamientos inductores de calor: toxina de Coley e hipertermia

En 1891 el doctor William B. Coley, conocido como el padre de la inmunoterapia, inyectó estreptococos a un paciente con un cáncer inoperable. Defendía la hipótesis de que la fiebre producida por la infección podía, como efecto secundario, reducir el tumor maligno. Y estaba en lo cierto. Este es uno de los primeros ejemplos de inmunoterapia, que es una estrategia terapéutica basada en la idea de que es posible estimular o favorecer el sistema inmunitario de un paciente para que ataque a las células tumorales. En Alemania y México, algunos médicos utilizan aún la «toxina de Coley» junto con otras terapias de nueva generación inductoras de fiebre.

Al mismo tiempo, existen en Alemania hospitales que utilizan temperaturas elevadas (40-43 ºC) para inducir hipertermia en todo el organismo, conjuntamente con la administración de quimioterapia. De hecho, diversas clínicas oncológicas de Europa ofrecen la hipertermia junto con tratamientos como la radioterapia, la quimioterapia, el muérdago, la vitamina C, etc. La terapia mediante hipertermia pocas veces se utiliza de forma aislada. Actúa más bien como un caballo de Troya, permitiendo que el tratamiento de elección entre en la célula cancerosa para inducir muerte celular. El calor altera la microcirculación en el organismo y ayuda a vencer la resistencia al fármaco. La doctora Winters ha conocido a varios pacientes con diagnósticos en estadio IV que habían agotado todas las demás opciones y que después consiguieron la remisión completa con ayuda de la hipertermia. El calor resulta de ayuda como tratamiento favorecedor de la inmunidad, de modo que comenta las opciones con tu médico ¡y piénsatelo dos veces antes de combatir unas décimas de fiebre!

La nueva panacea occidental de los tratamientos para el cáncer: las terapias de inmunomodulación

Como ya sabemos, nuestro sistema inmunitario tiene un enorme potencial para destruir tumores sin dañar los tejidos sanos. Pero también somos conscientes de que hay mucho más cáncer del que el sistema inmunitario puede combatir por sí solo; las demás áreas del terreno están siempre en juego. Esta es una de las limitaciones de la inmunoterapia, el nuevo «curalotodo»; es un ejemplo de terapia dirigida que se centra solo en un aspecto del cáncer, en contraposición al terreno completo. Sin duda la ciencia de la inmunoterapia está cambiando en gran medida el discurso, por primera vez desde la «guerra contar el cáncer» de Nixon en 1971. Creemos que el corazón y el conocimiento están en el lugar correcto, acorde con el deseo de aprender más acerca de la inmunoterapia. Pero mientras algunos afirman que la inmunoterapia superará a la quimioterapia en la próxima década, esta prometedora iniciativa no está alcanzando los resultados esperados. Existen varios tipos de inmunoterapia. Los anticuerpos monoclonales constituyen un tipo. Se trata de versiones sintéticas de proteínas del sistema inmunitario diseñadas para atacar una parte muy específica de la célula cancerosa. Aunque este enfoque se encuentra en pleno desarrollo, un aspecto esencial de la inmunoterapia es que, si el sistema inmunitario de un individuo no está intacto, o sufre un proceso autoinmume en curso, ni la más poderosa inmunoterapia funcionará y, de hecho, puede resultar extremadamente tóxica e incluso causar grave insuficiencia de riñón, pulmón o hígado, estimulada por una reacción autoinmune.

Una proporción importante de pacientes de cáncer de pulmón también sufren enfermedades autoinmunes, que los convierten en candidatos no idóneos para estos tratamientos cada día más populares de inmunoterapia. Saad Khan, oncólogo e investigador del Harold C. Simmons Comprehensive Cancer Center del UT Southwestern Medical Center, afirmó en el verano de 2016: «Los tratamientos de inmunoterapia conllevan riesgo de toxicidades autoinmunes impredecibles, posiblemente graves y potencialmente irreversibles que afectan a diversos órganos. Con planes combinados de inmunoterapia, las tasas de estos episodios adversos pueden superar el 50 %».

La solución está en resolver el problema del cáncer desde dentro, no en poner otra venda sobre la herida. Tenemos que centrarnos en las terapias de inmunomodulación intrínseca, como la nutrición profunda —y también en el muérdago, la primera forma de inmunoterapia—.

Muérdago: la inmunoterapia original y no tóxica

El muérdago europeo de bayas blancas (en latín, *Viscum album*) se lleva utilizando con éxito en pacientes de cáncer desde 1917, si bien su uso en el tratamiento de enfermedades del bazo se remonta a los tiempos de Hipócrates (c. 460-370 a. J.C.). Es el tratamiento integrativo del cáncer mejor estudiado del mundo, con más de siete mil estudios publicados hasta la fecha. Y también es el más utilizado: el 80-85 % de los médicos alemanes y suizos y el 60-70 % de los médicos del resto de Europa incorporan el uso de muérdago a la quimioterapia y la radioterapia. Se sabe que reduce los efectos adversos —como anemia, neutropenia, trombocitopenia, toxicidad hepática, náuseas y vómitos— y proporciona también apoyo paliativo, mejora la calidad de vida, trata el dolor, reduce la ascitis y aumenta la supervivencia. El muérdago posee los siguientes mecanismos de acción e indicaciones:

- Las lectinas del muérdago son directamente citotóxicas para las membranas de las células cancerosas
- Tiene efecto antiangiogénico, al reducir el FCED
- Estabiliza/repara el ADN
- Inhibe la diseminación del cáncer
- Es antiinflamatorio
- Tiene efecto inmunomodulador (estimula los macrófagos, los linfocitos T, las células NK, las células dendríticas, las citocinas, etc.)
- Actúa como una terapia inductora de fiebre, de manera similar a la toxina de Coley
- Mejora la calidad de vida en general
- Puede administrarse por vía subcutánea, intravenosa, directamente en el tumor y en la ascitis abdominal y el derrame pleural

La doctora Winters intervino en un ensayo clínico en fase 1 en la John Hopkins University utilizando muérdago para todos los tumores sólidos. También lo ha utilizado en su clínica privada desde 2006 con gran éxito y sigue ofreciendo preparación sobre su uso correcto a otros médicos en clínicas de Estados Unidos. El muérdago representa una forma de inmunoterapia increíblemente poderosa que puede ser de ayuda en el tratamiento de diversos tipos de cáncer. Sin duda existen numerosas opciones que pueden estimular el sistema inmunitario de un modo no tóxico. Volvamos ahora a otro método: una nutrición en profundidad centrada en optimizar la función inmunitaria.

Revitalización metabólica del sistema inmunitario

Si obtuviste una puntuación alta en el apartado de inmunidad del cuestionario, tienes una enfermedad autoinmune, deseas prevenir el cáncer o detenerlo o quieres reponer tu sistema inmunitario después de quimioterapia, entonces las siguientes estrategias constituyen una forma excelente de empezar. Resulta asombroso comprobar cuántos alimentos favorecen la salud del sistema inmunitario. Por supuesto, evitar totalmente la comida mediante el ayuno es quizá la manera más eficaz de reconstruir tu sistema inmunitario. Diversos estudios han encontrado que ayunar durante al menos dos día puede regenerar un sistema inmunitario dañado por la quimioterapia y el cáncer. Lo que los investigadores han encontrado es que el ayuno básicamente «acciona un interruptor de regeneración» que prepara las células pluripotenciales para crear nuevos leucocitos, repoblando por completo todo el sistema inmunitario. En el capítulo 5 detallamos los beneficiosos efectos de ayunar cuando hablamos de la desintoxicación, pero también existe un importante efecto beneficioso sobre la inmunidad. Comentamos a continuación las estrategias nutricional y de estilo de vida que favorecen el sistema inmunitario, como son seguir una dieta de eliminación, el uso de setas medicinales, los «baños de bosque» y la hidroterapia. Son pautas que puedes aplicar a través de tus opciones de alimentación y en tu vida diaria. Se trata de estrategias probadas de refuerzo de la inmunidad que, además, ¡no tienen efectos secundarios!

Dieta de eliminación y reparación intestinal

Una de las mejores maneras de proporcionar a tu sistema inmunitario los nutrientes que necesita para sanar y cierto descanso —especialmente si se tiene un trastorno autoinmune— consiste en seguir una dieta de eliminación autoinmune de tipo paleolítico durante treinta a noventa días. Existen muchas formas de abordar una dieta de eliminación —razón por la cual recomendamos trabajar con un profesional experto en nutrición—, aunque el concepto general es el mismo. Durante treinta días o más (cuanto más tiempo, mejor) sigue una dieta sin cereales, legumbres, azúcar y productos lácteos. Evita también todas las lectinas, es decir, semillas y frutos secos, huevos, todos los alimentos elaborados y todas las plantas de la familia de las solanáceas. Pertenecen a esta familia los tomates, las patatas blancas, la berenjena, los tomatitos, los pimientos morrones, la guindilla (no la pimienta negra), las especias a base de guindilla y la páprika. La berenjena pueden ocasionar problemas a muchas personas debido a su contenido en lectina y solanina, que según se ha demostrado contribuye a la permeabilidad intestinal y aumenta la inflamación. Estos compuestos actúan como mecanismo de defensa de la planta frente a los insectos, la enfermedad y los depredadores. Son básicamente venenos inherentes que protegen a la planta de los depredadores, pero no son de tanta ayuda para personas con enfermedades inflamatorias autoinmunes, como la artritis reumatoide.

Se dice que una dieta de eliminación tiene los mismos efectos secundarios que la interrupción del consumo de drogas o alcohol. Algunos de nuestros pacientes han referido dolores de cabeza, fatiga, cambios en la función intestinal, irritabilidad, intensos antojos de alimentos y otros síntomas de desintoxicación. No obstante, mantente firme e informa a tu médico naturópata sobre tus síntomas, algunos de los cuales se presentan porque la persona desea aquello a lo que es más alérgico. Cuando tu sistema inmunitario está acostumbrado a luchar contra ciertos antígenos a diario y después, de repente, se eliminan los antígenos, se desencadenan los antojos. Las personas con desequilibrios de glucosa en sangre y una alimentación rica en gluten pueden experimentar síntomas de abstinencia de carbohidratos al retirar el gluten de su dieta. Al principio, los pacientes nos dicen cosas como: «Mi cuerpo no funciona sin cereales, estoy demasiado cansado y hambriento». Pero esto es incorrecto y suele ser indicativo de un grado avanzado de resistencia a la insulina —¡una razón más para evitar los cereales, ricos en lectinas!—. Además, dado que el gluten actúa como un opiáceo en el cerebro, cuando se elimina la gente puede caer en un estado de extrema depresión. ¡Se han eliminado las fuentes alimentarias de opiáceos! Definitivamente, los alimentos pueden tener efectos similares a los de las drogas sobre el organismo humano. Para más información, te recomendamos el excelente libro *Grain Brain* (*Cerebro de pan*), del neurólogo David Perlmutter. Mientras sigues tu dieta de eliminación, añade alimentos como caldo de huesos, alimentos ricos en cinc como las ostras y alimentos ricos en prebióticos y probióticos como puerros y chucrut, que ayudan a reparar el intestino. Existen multitud de libros interesantísimos y libros de recetas de cocina que pueden ayudarte en una dieta de eliminación. Dos que nos gustan especialmente son *The Autoinmune Paleo Cookbook*, de Mickey Trescott, y *The Wahls Protocol*, de Terry Wahls.

La fase de provocación de esta dieta comienza con la reintroducción de los alimentos en tu dieta, uno a uno, a intervalos de tres días, para ver si desencadenan una respuesta. En general, recomendamos prescindir de ciertos alimentos de manera permanente, pero si tienes curiosidad por saber si uno determinado desencadena una respuesta, este es el modo de averiguarlo.

Es posible que, cuando añadas de nuevo alimentos, experimentes dolor de cabeza, tos, malestar digestivo, dolor abdominal, dolor articular y otras complicaciones . Los síntomas pueden aparecer en los treinta minutos siguientes a la ingesta o retrasarse hasta tres días (hay alergias de inicio inmediato y otras de inicio retardado), que es la razón por la cual lo mejor es esperar ese tiempo antes de añadir cada alimento nuevo. En general, recomendamos al menos treinta días de dieta de eliminación y reparación antes de comenzar una prueba de alergia alimentaria. Si tienes SIP y realizas una prueba de alergia alimentaria demasiado deprisa, la mayoría de los alimentos que comes con regularidad podrían mostrarse como alergénicos, lo cual puede resultar muy deprimente. En lugar de ello, mantenlos fuera de tu dieta durante un período significativo de tiempo, repara tu intestino y después reintrodúcelos. La buena noticia es que la mayoría de la gente refiere sentirse mucho mejor una vez que ha eliminado de su dieta estos alimentos, de manera que no suelen tener ningún interés en volver a incorpórarlos. Tú eres tu mejor médico y tu cuerpo te hará saber si no le gusta un determinado alimento.

Setas medicinales

Otra estrategia que favorece la función del sistema inmunitario consiste en el uso de setas medicinales. Desde tiempos inmemoriales, los hongos han sido muy valorados en la medicina oriental. Representan uno de los más poderosos alimentos con efecto potenciador de la inmunidad. Las setas contienen múltiples metabolitos bioactivos que refuerzan y modulan el sistema inmunitario. Numerosos ensayos clínicos, pasados y presentes, han valorado o están valorando actualmente los efectos beneficiosos del uso de extractos medicinales de hongos en el tratamiento del cáncer. Y se conocen hoy muchos efectos beneficiosos, cuando se usan de forma aislada o conjuntamente con un tratamiento para el cáncer. Se ha descubierto que las setas complementan la quimio y la radioterapia al contrarrestar varios efectos secundarios de estas modalidades de tratamiento, como náuseas, supresión de la médula ósea, anemia y resistencias bajas[32]. Dos tipos que destacaremos para empezar son el yesquero multicolor o cola de pavo (*Trametes versicolor*) y el maitake, ambos con una poderosa actividad demostrada inmunoestimulante y anticáncer, incluida la inhibiciónde de la formación de tumores. Estas setas contienen polisacáridos, sustancias que aumentan las defensas inmunitarias al favorecer la función de macrófagos y células NK.

Recomendamos incorporar setas medicinales a tu dieta diaria, aunque también existe alguna evidencia de que un «festín de setas» mensual —comer setas variadas durante tres días— resulta de gran ayuda al sistema inmunitario. Del mismo modo que se rotan los probióticos, es una buena idea rotar la variedad de setas que tomas para obtener el máximo de beneficio. Las variedades frescas, secas y en polvo de estas setas quedan magníficas en cremas y salteadas. Recomendamos la seta entera, mejor con tallos e incluso con parte del micelio cuando sea posible, en lugar de los extractos del hongo.

Hay muchos supermercados, tiendas de alimentación y fruterías donde se venden setas (solo asegúrate de que son ecológicas) y los mercados locales en los que los agricultores venden su producción son también una fuente excelente de setas poco comunes. Antes de comenzar con cualquier tipo de suplemento de setas, consulta a tu médico naturópata, pues algunas pueden interferir en el efecto de ciertos medicamentos. Por otro lado, no recojas nunca setas en el campo si no cuentas con el asesoramiento de un experto y no comas champiñones crudos; pueden ser cancerígenos, y es mejor freírlos.

A continuación te ofrecemos un resumen de algunas de las setas más potentes y mejor estudiadas en oncología.

Cola de pavo

Un estudio clínico de siete años financiado por los National Institutes of Health y realizado conjuntamente por la Universidad de Minnesota y la

Bastyr University, en Seattle, encontró que la seta cola de pavo, en su forma liofilizada, estimulaba enormemente la función inmunitaria en mujeres con cáncer de mama en estadio I, II y III, y contribuía además a la reducción de tamaño del tumor[33].

Maitake

Esta seta, conocida también como *gallina de los bosques,* crece en grupos al pie de los árboles. En ensayos clínicos realizados en personas se ha encontrado que inhibe el crecimiento tumoral. También se ha comprobado que aumenta la producción de interleucinas, neutrófilos, linfocitos T y macrófagos, al mismo tiempo que combate los efectos secundarios de la quimioterapia[34].

Shiitake

Un estudio de 2015 realizado en la Universidad de Florida puso de manifiesto un aumento de la inmunidad en personas que habían consumido a diario, durante cuatro semanas, la seta shiitake cocinada[35]. Comparando los resultados de las pruebas sanguíneas obtenidos antes y después del experimento, los investigadores observaron un mejor funcionamiento de las células inmunitarias y una reducción de las proteínas inflamatorias.

Reishi (el hongo de la inmortalidad)

Las setas reishi contienen betaglucanos, un tipo de polisacárido que ha demostrado tener actividad antitumoral e inmunoestimulante. Hallazgos recientes indican que las setas reishi incrementan la citotoxicidad de las células NK frente a varias líneas de células cancerosas. También protegen frente al daño de las radiaciones[36].

Melena de león

Se ha demostrado que las setas melena de león estimulan la actividad de las células NK y de los macrófagos e inhiben la angiogénesis, lo que contribuye a la reducción del tamaño del tumor. También se ha descubierto que, cuando se combina la seta con el fármaco quimioterápico doxorrubicina, el cáncer de hígado farmacorresistente se hace susceptible de tratamiento[37].

Cordyceps

Existe evidencia de que esta seta es un inmunomodulador con efectos potenciadores sobre la inmunidad innata y adaptativa. Potencia la actividad de las células NK y se ha encontrado que inicia las respuestas de los linfocitos T frente a patógenos microbianos y tumores[38].

Terapias naturales: baños de bosque e hidroterapia

Existen muchas maneras de estimular el sistema inmunitario mediante sencillas prácticas diarias. De hecho, algunas parecen tan simples que resulta difícil creer que realmente funcionan. Ejemplo de ello es el *Shinrin yoku*, el arte japonés de los «baños de bosque». Los paseos contemplativos o la meditación acompañada de movimiento en medio del bosque tienen por objeto reconectar al individuo con la naturaleza, y se ha encontrado que refuerzan el sistema inmunitario. En 2005 un pequeño grupo de japoneses adultos, mujeres y hombres, participaron en una serie de estudios orientados a investigar el efecto de los baños de bosque sobre la función inmunitaria del ser humano. Durante el estudio, los sujetos realizaron un viaje de dos días y tres noches a áreas de bosque y se les tomaron muestras de orina y sangre los días 2 y 3 , así como dos veces durante el mes siguiente al viaje. Se descubrió que los baños de bosque favorecen la inhalación involuntaria de sustancias volátiles antimicrobianas llamadas *fitoncidas* (aceites esenciales del bosque), derivadas de los árboles. Dos de estas sustancias son el α-pineno y el limoneno. Se encontró que el aumento de la actividad de las células NK se mantenía durante al menos treinta días después del viaje, lo cual sugiere que un viaje de baño de bosque una vez al mes permite a las personas mantener un nivel más alto de actividad NK[39]. Este es un maravilloso e interesante ejemplo de la importancia de pasar tiempo en la naturaleza ¡por la salud de tu terreno interno!

Otro elemento natural, el agua, y su uso terapéutico, la *hidroterapia*, han sido muy utilizado a lo largo de la historia de la humanidad. Hoy en día es uno de los métodos más básicos de tratamiento ampliamente utilizado en la práctica de la medicina natural. La hidroterapia es el uso externo o interno de agua en cualquiera de sus formas (agua, hielo, vapor), a diversas temperaturas y presiones, y en distintos lugares durante un tiempo variable. Un método muy popular es la ducha de tres minutos de agua muy caliente seguida de treinta segundos de ducha de agua fría, repetido varias veces.

Otro sistema, conocido como *hidroterapia constitucional*, estimula el sistema inmunitario mediante la aplicación de una manera concreta de toallas calientes y frías en el torso. La terapia de los calcetines mojados es una aplicación casera de la hidroterapia. Esta técnica consiste en acostarse por la noche con calcetines de algodón mojados en agua con hielo y con otros calcetines de lana secos encima. Por la mañana, los pies están tibios ¡y el sistema inmunitario revitalizado! Nasha Winters lleva años utilizando esta terapia con muchos pacientes, incluso niños, con enorme éxito en la recuperación de enfermedades víricas o bacterianas y de personas con un sistema inmunitario debilitado. Se ha observado que el estrés que supone la breve experiencia del agua fría a diario durante varios meses favorece la inmunidad antitumoral y

Tratamiento de los calcetines mojados

El tratamiento de los calcetines mojados está indicado para dolor de garganta (o cualquier inflamación o infección de este órgano), dolor de cuello, infección de oídos, dolor de cabeza, migraña, congestión nasal, infección de vías respiratorias superiores, tos, bronquitis e infecciones sinusales, y funciona mejor si la persona lo repite hasta sentirse completamente bien.

TODO LO NECESARIO

1 par de calcetines blancos de algodón
1 par de calcetines gruesos de lana
Toalla
Un bol lo suficientemente grande como para tener los calcetines en remojo
Varios cubitos de hielo
Suficiente agua fría para llenar el bol

INSTRUCCIONES

Moja completamente los calcetines de algodón en el agua fría. Escurre bien los calcetines hasta que no goteen. Calienta tus pies. *¡Este punto es muy importante! El tratamiento no será tan eficaz y podría incluso ser perjudicial si no calientas primero tus pies.* Puedes calentarte los pies introduciéndolos en agua caliente o tomando un baño caliente de cinco a diez minutos. Sécate los pies y el cuerpo con una toalla. Ponte los calcetines mojados y fríos y después ponte encima los calcetines de lana. Métete en la cama. No pases frío. Déjate los calcetines puestos toda la noche. A la mañana siguiente verás que los calcetines húmedos de algodón estarán secos, y habrás dormido mejor.

mejora las tasas de supervivencia de cáncer no linfoide[40]. ¡Después de todo, existe una buena razón científica detrás de las inmersiones en agua fría como técnica de «biohacking»!

Conclusión sobre el sistema inmunitario

Nuestro sistema inmunitario es fundamental en lo referente a la vigilancia inmunológica, la identificación y la respuesta por parte de nuestro organismo frente al crecimiento del cáncer. Pero la alimentación actual, con un alto contenido en azúcar, cereales, lectinas y colorantes alimentarios artificiales lo está debilitando. Estos alimentos pueden causar SIP, que obstaculiza o sobreestimula las reacciones y respuestas inmunitarias. La alimentación moderna suele ser pobre en verduras con alto contenido en nutrientes y rica en medicamentos, lo cual da lugar a niveles peligrosamente bajos de vitaminas y minerales necesarios para un sistema inmunitario saludable.

Después de una dieta de eliminación, con la posterior incorporación diaria de setas y alimentos clave que aportan nutrientes al sistema inmunitario y de saludables paseos por la naturaleza, puedes proporcionar a tu sistema inmunitario lo que necesita para volver a entrar en el juego. ¡Es realmente posible! El sistema inmunitario y el tema que abordamos en el siguiente capítulo están íntimamente ligados. Ya sabemos que la inflamación es una de las respuestas del sistema inmunitario. Abordamos a continuación precisamente ese proceso que es considerado también el mayor impulsor del cáncer —la inflamación— y que, como habrás adivinado, depende en gran medida de la alimentación. Una inmunidad baja concede a las células del cáncer vía libre para prosperar salvajes. Y la inflamación les da alas para correr.

CAPÍTULO 8

Asociación inflamación-oxidación

Alimentos que extinguen el fuego del cáncer

No caves tu propia tumba con cuchillo y tenedor.

—Proverbio inglés

Cuanto más intenso sea el dolor o más grave la enfermedad, más grandes serán los cambios necesarios. Estos pueden suponer el abandono de malos hábitos o la adopción de otros nuevos y mejores.

—Peter McWilliams, *escritor y defensor*
de la legalización de la marihuana

No puedes desatar un fuego sin una chispa.

—Bruce springsteen

Este capítulo es un relato de dos mecanismos interconectados que favorecen el cáncer, ambos resultado de las formas modernas y desequilibradas de alimentación. La inflamación y la oxidación son malas influencias la una para la otra, y forman juntas un círculo vicioso que es la raíz del desarrollo del cáncer. La inflamación se considera el precursor primario de cáncer; el daño genético es el fósforo que enciende el fuego y la inflamación es el combustible que lo alimenta. Cuando prospera, la inflamación estimula la producción de radicales libres (molécula con electrones desparejados), muy destructivos, denominados *especies reactivas de oxígeno* (ERO). Cuando se produce un desequilibrio entre la cantidad de ERO presente en el organismo y la cantidad de antioxidantes

—agentes de la alimentación que los contrarrestan— el resultado es de *estrés oxidativo*, que a su vez produce daño genético y mitocondrial. Este daño activa el factor NF-κB, la proteína maestra que dirige todos los procesos inflamatorios, para poner en marcha la cascada de la inflamación.

Los trastornos y las enfermedades más frecuentes de hoy en día se basan en la asociación inflamación-oxidación: artritis, infecciones, alergias, trastornos autoinmunes, sinusitis, enfermedades cardiovasculares, colitis y cáncer[1]. El ser humano ha pasado de vivir con miedo a las enfermedades infecciosas a quejarse de dolor en la era de la inflamación. Los estadounidenses se encuentran en este sentido a la cabeza en el mundo y su deficiente alimentación alienta este ciclo en aumento de inflamación-oxidación. Los factores dietéticos son los que contribuyen en mayor medida a la inflamación y al estrés oxidativo, en forma de consumo excesivo de grasas con efecto inflamatorio y consumo insuficiente de antioxidantes de origen vegetal. La dieta típica estadounidense está cargada de grasas trans y agentes inflamatorios sintéticos, presentes en: alimentos elaborados, como aliños de ensalada y salsas para barbacoa, aceite de maíz, aceite de soja, aceite de cártamo, aceite de semilla de algodón, platos preparados para microondas, panes elaborados, patatas fritas de bolsa, *pizzas,* galletas, helados, bollería, margarina, sustitutivos de la mantequilla y precocinados. Al mismo tiempo, escasean en las comida las saludables grasas omega-3, presentes en alimentos como el pescado de aguas frías, el aceite de oliva, las nueces y las verduras de hoja de color verde oscuro. ¿Qué es lo que más has comido hoy?

Por desgracia, este peligroso desequilibrio de ácidos grasos estimula la producción de ciclooxigenasa-2 (COX-2), la enzima asociada a inflamación y dolor. No es de extrañar que el ácido acetilsalicílico (aspirina), el ibuprofeno y el naproxeno sódico, fármacos inhibidores de la COX-2, sean los medicamentos sin receta más vendidos en Estados Unidos. Nuestros ancestros del Paleolítico comían grasas omega-6 y omega-3 en una proporción de 1:1, mientras que las dietas modernas están más cerca del 20:1, a veces superando incluso esta relación. Nuestro consumo de grasas antiinflamatorias ha caído en torno a un quinto desde mediados del siglo XIX, mientras que nuestro consumo de grasas omega-6 proinflamatorias se ha duplicado desde entonces[2].

Esta moderna tendencia alimentaria, causa primaria de inflamación, puede invertirse solo mediante la adopción de estrategias alimentarias ancestrales. Sin embargo, el modelo médico occidental utiliza tratamientos basados en fármacos, que únicamente enmascaran el dolor crónico con el que viven muchas personas. Sencillamente, nosotras no queremos seguir adelante con el excesivamente familiar consejo «tómese dos aspirinas y llámeme mañana», sobre todo ahora que sabemos que la inflamación crónica daña el ADN y produce inmunosupresión, resistencia a la quimioterapia, inhibición de la apoptosis, favorecimiento, proliferación e invasión tumorales, angiogénesis y metástasis[3].

Cuando las brasas de una dieta cargada de grasas omega-6 arden en llamas, se generan grandes cantidades de ERO como subproducto inflamatorio. Pero gran parte de la población del mundo occidental no ingiere con la alimentación suficientes antioxidantes fitonutrientes como la vitamina C y los carotenoides presentes en bayas, cacao crudo y nuez pecana— como para contrarrestar la inflamación. Estos alimentos, en otro tiempo pilares de la alimentación del ser humano, prácticamente han desaparecido hoy de nuestras mesas. Según informes de los CDC (Centers for Disease Control, Agencia para el control y la prevención de enfermedades en Estados Unidos), se estima que más del 90 % de los estadounidenses no comen cantidades adecuadas de antioxidantes alimentarios, mientras que apenas un 9 % consume 2-3 tazas de verduras al día[4]. Y cada vez que se opta por una patata frita en lugar de por una hoja de repollo, esas ERO que dañan el ADN empiezan a superar en número a los antioxidantes, y el daño genético está asegurado. No obstante, como demostramos en este capítulo, consumiendo los alimentos correctos en las cantidades adecuadas, es posible prevenir tanto la inflamación como la oxidación.

De hecho, los antiinflamatorios en dosis terapéuticas y los alimentos ricos en antioxidantes deberían ser obligatorios en los tratamientos del cáncer. ¿Por qué? Porque nuestro organismo se encuentra sometido al ataque constante de agentes inflamatorios. Comer para prevenir la inflamación y la oxidación ha de ser absolutamente un acto deliberado. Hemos abordado ya diversos temas relacionados con la inflamación a propósito de otros elementos del terreno, de modo que ahora ya sabes que comer en exceso alimentos como gluten y cereales causa SIP, un trastorno que favorece enormemente la inflamación . La exposición a sustancias químicas tóxicas no solo produce inflamación, sino que también genera una cantidad masiva de radicales libres. El sobrepeso —que afecta a cerca de dos tercios de la población estadounidense— da lugar a la producción de una molécula inflamatoria llamada IL-6 y de proteína C-reactiva (PCR), que es un indicador clave de inflamación.

Pero aún nos queda adentrarnos en el confuso mundo de las *grasas*. Dado que llevar una alimentación rica en grasas es el elemento central de nuestra dieta cetogénica recomendada, es esencial conocer la diferencia entre «grasas que curan y grasas que matan», en palabras de Udo Erasmus, uno de los pioneros en este campo.

La diferencia entre grasas malas y grasas buenas sigue estando poco clara para mucha gente. Desde que en los años setenta Ancel Keys lanzara la hipótesis de que las grasas causaban cardiopatías, hemos sido bombardeados con información equivocada sobre este nutriente. Con el paso de los años, falsos mitos sobre las grasas han ido filtrándose a través de erróneos reportajes de los principales medios de comunicación y han llegado hasta médicos con insuficiente preparación en el campo de la nutrición como para cuestionar determinados conceptos.

Por desgracia, la mayor parte de la población estadounidense no tiene claro el efecto positivo que tienen ciertas grasas sobre la salud del ser humano, como las presentes en los huevos y el colesterol LDL. Por fortuna, recientemente se ha confirmado que la Sugar Association, el *lobby* del azúcar en Estados Unidos, pagó a tres científicos de Harvard para que publicaran una revisión que minimizara la relación entre azúcar y salud cardíaca, al tiempo que censuraba las grasas saturadas (esta filtración se publicó en la revista *JAMA* de la Asociación Médica de Estados Unidos en otoño de 2016). El desenmascaramiento de estas flagrantes conspiraciones y ocultaciones (¡y hay más!) ha sacado finalmente a la luz el fraude de la dieta baja en grasa. Sencillamente, cuando dejamos de comer las grasas que siempre han estado presentes de manera natural en la alimentación humana (como en un buen pescado azul) y empezamos a comer grasas sintéticas, la inflamación crónica, las cardiopatías y el cáncer están asegurados. Nada ha alimentado más la inflamación que cambiar en el desayuno los huevos por harina de avena. Los cereales ricos en carbohidratos favorecen el aumento de peso y los trastornos de azúcar en sangre, al mismo tiempo que la pérdida de grasas saludables hace que ardamos en llamas.

Existe un sencillo aspecto bioquímico de la grasa que, al parecer, muchos han pasado por alto en los últimos cincuenta años: el colesterol es necesario para sintetizar todas nuestras hormonas sexuales y del estrés. Es tan importante para nuestro terreno que el hígado lo produce de manera natural. Lo que es malo para la función cardíaca es el azúcar. Punto. Existen en la actualidad cientos de estudios que lo demuestran (para saber más al respecto, te recomendamos el *bestseller Big Fat Surprise* (*La grasa no es como la pintan*), de Nina Teicholz, o *Good Calories, Bad calories* (*Calorías buenas, calorías malas*), de Gary Taubes. La manteca y la mantequilla son, y siempre serán, mejores que la margarina.

En este capítulo abordamos con un poco más de detalle cómo se desarrollan los procesos de inflamación y oxidación, y analizamos el fracaso de las estrategias de la medicina occidental a la hora de combatirlas. Arrojamos luz sobre el debate de los antioxidantes ofreciendo pruebas que respaldan su consumo con ciertos alimentos durante la quimio y la radioterapia, unos alimentos habitualmente desaconsejados por los médicos no expertos en nutrición. Hablamos de los ácidos grasos esenciales y echamos abajo el mito de que el aceite de semilla de lino es una buena fuente de ácidos grasos omega-3 (no lo es, aunque es excelente para las hormonas). Nuestra estrategia metabólica para sofocar a los amotinados de la oxidación y la inflamación en nuestro terreno interno se centra en alimentos ricos en ácidos grasos omega-3, en antioxidantes fundamentales y en una serie de hierbas comestibles, así como en el concepto emergente de recuperar el «contacto tierra-piel».

Echemos ahora un vistazo al modo en el que se desarrolla la inflamación, a su papel en el cáncer, a la manera en la que los alimentos modernos la fomentan y al hecho de que el enfoque de la medicina occidental centrado en los fármacos no solo está fracasando a la hora de alcanzar la curación, sino que incluso está consiguiendo que nuestra salud empeore.

Inflamación: la herida que no se cura

La inflamación es en realidad un proceso normal y protector que tiene por objeto ayudar a salvaguardar los tejidos y favorecer la curación de una lesión o infección. Cuando te das un golpe en un dedo del pie, nuestro viejo conocido el factor NF-κB pone en marcha los cuatro signos cardinales de la inflamación aguda: *rubor* o enrojecimiento causado por la dilatación de los vasos sanguíneos, *calor, tumor* o hinchazón y *dolor*. Es característico que un dedo que ha sufrido un golpe se note de inmediato rojo y caliente al tacto, se hinche y se muestre doloroso y pulsante Se trata de respuestas de protección que contribuyen a la reparación y a la regeneración de los tejidos lesionados, al mismo tiempo que los protegen de una posible infección microbiana. Cuando el factor NF-κB entra en juego, estimula diversos compuestos —ERO, neutrófilos, enzimas COX-2, interleucinas, prostaglandinas y citocinas, incluido el TNF— al mismo tiempo que activa la angiogénesis, es decir, la producción de nuevos vasos sanguíneos en el sitio de la lesión.

La inflamación aguda —en el caso del golpe en el dedo del pie— es algo bueno y persiste solo durante un corto período de tiempo, entre unos días y unas semanas. La inflamación se convierte en un problema cuando pasa de aguda a crónica. Una estimulación crónica del crecimiento de vasos sanguíneos proporciona a las células cancerosas en crecimiento un abastecimiento continuo de alimento y oxígeno, que es el motivo por el cual a menudo se hace referencia al cáncer como una «herida que nunca se cura». Pero ¿qué es lo que causa la inflamación crónica? Las grasas elaboradas, los cereales y el azúcar de la moderna alimentación. El consumo diario de estos alimentos equivale a machacarse un dedo del pie todos lo días, mes tras mes, año tras año. Lamentablemente, la dieta estándar estadounidense es la principal causa de inflamación crónica, cardiopatías y cáncer. Diversos estudios han encontrado que las personas que siguen una dieta rica en ácidos grasos omega-6 favorecedores de la inflamación presentan cuarenta veces más daño en su ADN que las personas con una dieta más equilibrada[5].

De hecho, la inflamación crónica es considerada uno de los principales precursores del desarrollo de cáncer, y contribuye al menos a un 25 % de los casos. La inflamación crónica puede también conducir a esas enfermedades que acaban en *-itis*, sufijo que significa «inflamación», como la artritis y la colitis. Muchos tumores cancerosos aparecen precedidos de inflamación crónica en un determinado órgano. Por ejemplo, las personas con bronquitis crónica presentan una probabilidad un 15-20 % más alta de desarrollar cáncer de pulmón. Y los sujetos con gastritis son más propensos al desarrollo de cáncer de estómago. En la inflamación crónica, los agentes implicados en la reducción de la respuesta inflamatoria aguda siguen por ahí, ya que el desencadenante de la inflamación nunca se desactiva. El bollo de pan diario es como el dedo golpeado a diario.

La activación constante del factor NF-κB en las células cancerosas está ligada a la producción elevada de mediadores inflamatorios, como TNF, interleucina 6, prostaglandina E2 (PGE2) y ERO. Aquí la función de los mediadores inflamatorios de primera línea pasa de protectora a enfermiza, pues se convierten en favorecedores del crecimiento tumoral a través de la activación de genes implicados en la proliferación celular y la carcinogénesis. Cuando el TNF resiste como una presencia de bajo nivel pero crónica en el organismo, favorece el cáncer, al estimular la conversión de tejido precanceroso en un cáncer plenamente maligno. De hecho, la inflamación favorecedora del cáncer es uno de los diez signos distintivos compartidos por todas las células cancerosas. La activación del factor NF-κB atrae hacia el tumor a esas células inmunitarias de las que hablamos en el capítulo anterior denominadas macrófagos asociados al tumor (MAT). Los MAT son peligrosos porque producen la citosina inflamatoria IL-6, que a su vez estimula la producción de PCR, el conocido marcador de inflamación. Los niveles de PCR no solo se asocian a resistencia a la quimioterapia, sino que la IL-6 y la PCR pueden estimular la producción de ERO y obstaculizar las defensas antioxidantes[6]. Este es un ejemplo perfecto de la interrelación entre los diez elementos de nuestro terreno. De modo que el proceso inflamatorio y el sistema inmunitario pueden provocar conjuntamente estrés oxidativo. Esta es también otra razón por la cual no podemos afrontar el cáncer con un planteamiento del tipo una molécula-una diana; debe ser una estrategia metabólica que aborde el terreno como un todo, no solo el tumor.

La caquexia es un proceso inflamatorio

La inflamación también conduce a caquexia, un aspecto mortal del cáncer. La caquexia se produce cuando los pacientes de cáncer experimentan «consunción desde el interior», un síndrome responsable de la muerte del 50-80 % de los pacientes. La caquexia es un proceso multifactorial que causa pérdida de peso involuntaria y continua, acompañada de inflamación sistémica. Comienza cuando las células tumorales cancerosas envían citocinas inflamatorias, incluida IL-6, que libera proteínas a partir de los músculos y otras localizaciones[7]. Estas proteínas son enviadas al hígado, donde se transforman en glucosa para alimentar el tumor en crecimiento. La caquexia es el motivo por el que se exhorta con vehemencia a los pacientes a no perder peso durante el tratamiento del cáncer. «¡Come lo que quieras, con tal de no perder peso!» es el más corriente y a menudo el único consejo nutricional que se da a un paciente de cáncer.

Es esencial comprender que la caquexia se basa de hecho en el metabolismo, no en las calorías, y la investigación ha demostrado que los pacientes caquécticos rara vez responden simplemente a un aumento de la ingesta calórica[8]. Esto es importante, porque especialistas en oncología de la medicina occidental quieren alimentar a la fuerza a los pacientes caquécticos con alimentos de alto contenido en azúcar y complementos nutricionales en forma de batidos, de efecto inflamatorio, que lo único que hacen es empeorar su estado. La caquexia, como el propio cáncer, altera considerablemente el metabolismo del paciente y no puede resolverse utilizando simplemente la ecuación «calorías que entran = calorías que salen». En el estado de caquexia se produce reducción de la síntesis de proteínas e incremento de su degradación, de manera que asegurarse de que el consumo de aminoácidos (es decir, proteína de calidad) es alto y completo adquiere máxima importancia, al mismo tiempo que se mantiene baja la glucosa. Diversos estudios han encontrado que la dieta cetogénica no solo reduce el crecimiento y la proliferación tumoral, sino que además inhibe la caquexia inducida por el cáncer[9]. El modelo de «batidos para ganar peso» es realmente letal.

En lo referente a la pérdida de peso, es importante distinguir entre los dos tipos: pérdida de peso patológica (caquexia) y pérdida de peso terapéutica, que es beneficiosa. Prácticamente cualquier paciente que se ha sometido bajo nuestra supervisión a una dieta cetogénica ha perdido peso, al menos 4,5 kilos, y muy rápidamente. Esto es una pérdida de peso terapéutica, y se trata de algo bueno. ¡Estos 4,5 kilos suelen corresponder a inflamación! Una persona delgada sana y una persona caquéctica no entran en absoluto dentro de la misma categoría y esta es la conversación que tenemos con los pacientes y sus familiares que se ponen nerviosos cuando se produce pérdida de peso. El hecho es este: es más eficaz estabilizar e invertir la caquexia mediante ayuno que comiendo reiteradamente lo que no se debe. Cuando se consumen los alimentos equivocados (azúcar y carbohidratos), los únicos que se benefician de la glucosa como combustible son los secuestradores cancerosos, no las células sanas. Mientras la oncología occidental ha estado insistiendo en «come todo lo que puedas para prevenir la pérdida de peso», recientes estudios han puesto de manifiesto que la pérdida de peso es en realidad beneficiosa en muchos casos de cáncer.

Existen pruebas que nos pueden decir si un paciente está caquéctico o solo está perdiendo peso insano, favorecedor de inflamación. Los marcadores de laboratorio que ponen de manifiesto si el cuerpo ha sido «secuestrado» por la caquexia son la albúmina, la proteína y la PCR. Si estas pruebas confirman que el paciente sufre caquexia, inmediatamente adoptamos una actitud agresiva en lo referente a su nutrición y con ello no me refiero a una dieta con alto contenido en calorías o carbohidratos, sino a una dieta cetogénica. Simplemente no puede existir una respuesta de insulina durante la caquexia, pues sería mortal. Seguir comiendo alimentos proinflamatorios y con un alto contenido de azúcar acelera la velocidad de destrucción tisular propia de la caquexia. Este concepto está empezando a cambiar un paradigma profundamente arraigado en la medicina occidental. Pero es evidente que comer helado si se tiene cáncer no funciona. Lo que nos lleva a abordar a continuación el modo en el que las grasas de la dieta causan inflamación y provocan chispas cancerosas que se extienden por todo el organismo.

Prostaglandinas y ácidos grasos esenciales

Las grasas buenas son esenciales para la salud y su principal función es crear forma y estabilidad estructural para cada una de las células del cuerpo. Nuestro organismo fabrica todos los ácidos grasos que necesita, excepto dos, que debe recibir de la alimentación y que por ello se denominan ácidos grasos «esenciales»: omega-3 y omega-6. El organismo utiliza estas grasas en distintos procesos para generar unos productos finales similares a hormonas llamados *prostaglandinas* (PG). Existen tres principales grupos de PG: las series 1, 2 y 3. La grasas omega-6 son necesarias para sintetizar prostaglandinas de la serie 1, que son antiinflamatorias, a través de la acción de la enzima COX-1. Pero los ácidos grasos omega-6 se utilizan también en la fabricación de prostaglandinas proinflamatorias de la serie 2 por acción de enzimas COX-2, que derivan del ácido araquidónico. Las prostaglandinas de la serie 2 pueden contrarrestar los efectos de las prostaglandinas de la serie 1, especialmente cuando estas son superadas en número, un desequilibrio que favorece la inflamación. Las grasas omega 3 crean PG antiinflamatorias de la serie 3, también por acción de las enzimas COX-1.

Queremos mencionar aquí brevemente un argumento que esgrime con frecuencia la comunidad vegetariana: el ácido araquidónico procede fundamentalmente de la carne de vacuno, pollo y cerdo, y de los huevos. En animales criados en explotaciones ganaderas convencionales e incluso en algunos de cría ecológica alimentados con una dieta no natural de soja y maíz ecológicos, el contenido de grasas omega 6 es mucho más alto y por tanto favorece la inflamación. Pero en marzo de 2010 *The Nutrition Journal* publicó una revisión de perfiles de ácidos grasos y contenido de antioxidantes de carne de vacuno alimentado con pastos y de carne de vacuno alimentado con cereales y determinó que la primera contiene entre dos y cinco veces más omega-3 que la segunda. Diversos estudios han encontrado, asimismo, que los animales alimentados exclusivamente con pastos presentan niveles más altos de vitamina A, así como cantidades mayores de los antioxidante que combaten el cáncer, glutatión y superoxido dismutasa, en comparación con la carnes de vacuno alimentado con cereales.

Los alimentos en su estado natural siempre tienen mayores propiedades antiinflamatorias y antioxidantes. Incluso el pescado «ecológico» de piscifactoría (alimentado también con cereales) llega a tener un 20 % menos de proteína, dos veces más ácidos grasos omega-6 favorecedores de la inflamación, menos ácidos grasos omega-3 aprovechables y menos nutrientes en general que sus parientes de origen ecológico. Si la carne fuera la causa original de la inflamación, entonces nuestros ancestros —y los indígenas de la región ártica cuya dieta se basa en la carne— arrojarían tasas altísimas de enfermedades cardiovasculares. Y no es así. Las enfermedades cardiovasculares no aparecieron hasta después de la introducción de la agricultura. En resumen, come carne, pero asegúrate de que es de origen ecológico y que procede de animales salvajes o alimentados con pastos.

Para resumir, digamos que las prostaglandinas proinflamatorias de la serie 2 se forman por acción de las enzimas COX-2 (el principal objetivo de los AINE, conocidos también como inhibidores de COX-2), utilizando ácidos grasos omega-6. Las prostaglandinas antiinflamatorias de las series 1 y 3 se forman por acción de las enzimas COX-1, utilizando fundamentalmente ácidos grasos omega-3. La principal función de las prostaglandinas de las series 1 y 3 es bloquear la formación de prostaglandinas de la serie 2. Cuando la dieta no incluye suficientes grasas omega-3, las prostaglandinas de la serie 2 son las que predominan, prendiendo el fuego de la inflamación.

Otro obstáculo que ha de vencer el organismo para crear las beneficiosas prostaglandinas antiinflamatorias de la serie 3 es la gran cantidad de cofactores vitamínicos y minerales que también son necesarios. Cuando el cuerpo no cuenta con cantidades suficientes de vitaminas C, B_6, B_3, magnesio, melatonina y cinc, la producción de prostaglandinas de la serie 3 se detiene, y lo hace porque no se sintetizan dos enzimas que son esenciales en la vía de formación: las desaturasas delta-5 y delta-6 (D5D y D6D). Y como ya vimos en el capítulo 7, la mayoría de los estadounidenses tienen notables carencias de vitamina C y cinc. Y es así como el problema de la inflamación se complica. El consumo de grasas trans (el tipo presente en frituras, patatas fritas, etc.), la exposición a radiaciones, el envejecimiento y el alcohol inhiben la producción de prostaglandinas antiinflamatorias, porque causan una importante pérdida de actividad de la delta-6 desaturasa, y se asocian a inflamación y aparición de tumores[10].

Descrédito de la dieta Budwig

A continuación ofrecemos una explicación de la crítica a la dieta Budwig, un tratamiento contra el cáncer sugerido con frecuencia. En la década de 1950 la bioquímica alemana Johanna Budwig realizó los primeros estudios sobre lo que hoy sabemos acerca del papel de las semillas de lino en nuestra salud. Según sus investigaciones, las personas con cáncer presentan de manera constante carencia de ácidos grasos esenciales necesarios para mantener la integridad de las membranas celulares. Destacaba asimismo que estos pacientes también presentan deficiencia de albúmina, una proteína sintetizada por el hígado. La carencia de albúmina explicaría la frecuencia de anemia y caquexia en los pacientes de cáncer. Los niveles de oxígeno en sangre también disminuyen en el cáncer porque las grasas son necesarias para la producción de hemoglobina, el transportador de oxigeno del torrente sanguíneo. Budwig llegó a la conclusión de que el cáncer debe entonces provocar una deficiencia de ácidos grasos esenciales y planteó la hipótesis de que la reposición de grasas en el organismo mediante la dieta ayudaría a tratar el cáncer. Partiendo de su hipótesis, recomendaba a sus pacientes terminales de cáncer una mezcla de proteína de leche desnatada similar a una crema de queso llamada *quark* y aceite de semilla de lino. También les recomendaba zumo de zanahoria, alforfón, trucha arcoíris, verduras frescas y enemas de aceite de semilla de lino. Estaba en lo cierto en lo que respecta a las grasas, aunque desgraciadamente, sin la adecuada función de las enzimas D5D y D6D, el aceite de semilla de lino permanece en estado omega-6 y empeora la inflamación, un efecto que se intensifica aún más si la persona se somete a radioterapia. La única fuente preformada de grasas omega-3 que no requiere la actividad de las enzimas D5D y D6D para la síntesis de prostaglandinas antiinflamatorias es el pescado azul de aguas profundas. Esto nos ayuda a explicar por qué, en general, no recomendamos a nuestros pacientes de cáncer el aceite de semilla de lino, sino el aceite de pescado de alta calidad, que permite combatir la producción de prostaglandinas proinflamatorias de la serie 2.

De semilla a aceite procesado y tóxico

Las grasas modernas son también inflamatorias porque son procesadas y, en realidad, son «no-alimentos», totalmente ajenos al genoma humano. El aceite vegetal hidrogenado fue inventado en 1907 y en 1910 la empresa estadounidense Procter & Gamble (entonces fabricante de jabones) presentó una solicitud de patente para fabricarlo. Tenían sus motivos, porque pensaban que estos aceites les proporcionarían un producto menos costoso para utilizar en lugar de la manteca en la fabricación de jabón y en la cocina. Su descripción original fue «un producto alimentario consistente en aceite vegetal, preferiblemente aceite de semilla de algodón, parcialmente hidrogenado y endurecido hasta obtener una materia semisólida, homogénea y blanca o amarillenta similar a la manteca. La finalidad especial del invento es proporcionar un nuevo producto alimentario que pueda utilizarse como grasa en la cocina». Una vez aprobada la patente, Procter & Gamble emprendió una masiva campaña publicitaria orientada a convencer a las amas de casa para que sustituyeran la mantequilla y la manteca por la nueva grasa trans, comercializada como Crisco en Estados Unidos. Una nueva estafa publicitaria que desacreditaba las grasas animales en favor de alimentos industriales.

Se crea una grasa trans cuando se añade hidrógeno a un aceite vegetal (un proceso denominado *hidrogenación*) para hacerlo más sólido. Los fabricantes de alimentos utilizan los aceites parcialmente hidrogenados para mejorar la textura, prolongar la fecha de caducidad y aportar estabilidad de sabor a los alimentos. El aceite parcialmente hidrogenado es la razón por la cual los modernos productos de panadería aguantan actualmente meses sin estropearse en el armario. Afortunadamente, en verano de 2015 la FDA dio un paso en la dirección correcta: obligó a los fabricantes de alimentos a que retiraran todos los aceites parcialmente hidrogenados de sus productos en el plazo de tres años (de modo que, en el momento de la publicación de este libro, aún estarán presentes en algunos alimentos). Con todo, sigue permitiéndose la presencia en productos alimentarios de aceites procedentes de fuentes genéticamente modificadas, y por tanto inflamatorios. Se incluyen entre ellos los aceites de semilla de algodón (conocidos como la *píldora anticonceptiva masculina,* por sus efectos negativos sobre las hormonas), de soja, de maíz, de canola, de cártamo y otros presentes en la mayoría de los alimentos elaborados. Así que empecemos a leer etiquetas; será difícil encontrar una comida elaborada y envasada que no contenga al menos uno de ellos. Incluso las marcas ecológicas de alimentos elaborados utilizan estos modernos aceites sintéticos. (Una pista: si tiene etiqueta, probablemente no sea un alimento natural).

Tradicionalmente el aceite se producía antes en casa utilizando prensas de cuña manuales y mazos, sin calor. Los morteros y prensas de piedra empleados para la extracción del aceite de oliva datan del año 5000 a. J.C. y se utilizaron hasta la Revolución Industrial. Hoy en día, para obtener aceite, se somete la semilla o el fruto a agentes blanqueantes tóxicos, a desodorizantes, a disolventes, a altas temperaturas y a otros procesos de «refinado». Los aceites así procesados son el equivalente líquido de la harina blanca o del azúcar blanco refinados: carecen de nutrientes y son nocivos y absolutamente proinflamatorios. Y lo que es más, cuando estos aceites se calientan a altas temperaturas (por ejemplo, al freír u hornear) provocan un importante estrés oxidativo en el organismo.

La elección de aceites extraídos de forma idónea es esencial; la presión en frío con fecha de embotellado es fundamental, y también es importante su uso en la cocina a la temperatura correcta. Temperatura baja y cocinado lento son la clave para una cocina sana. Recomendamos evitar todos los aceites procesados y comprar siempre alimentos que no tengan más de un ingrediente y, si lo tienen, que no contengan grasas omega-6. Los aceites de oliva, lino y cáñamo nunca deben calentarse. Utiliza aceite de coco, manteca o mantequilla ecológicas.

Mercaderes de aceite de serpiente: los primeros vendedores de grasas omega-3

El aceite de serpiente, derivado de la culebra de agua, ha sido durante siglos un remedio popular de la medicina china, utilizado fundamentalmente para tratar dolores articulares de artritis y bursitis. Su introducción en Estados Unidos tuvo lugar a mediados del siglo XIX, con la llegada de trabajadores chinos para la construcción del Ferrocarril Transcontinental. Sorprendentemente, el aceite de serpiente comercializado por los proveedores chinos originales hacía exactamente lo que prometía en su publicidad: aliviaba el dolor de los trabajadores tras el trabajo en la construcción del ferrocarril.

Más tarde se descubriría que los beneficiosos efectos calmantes del aceite de serpiente eran atribuibles a la abundancia de ácidos grasos omega-3 que presentan las criaturas de sangre fría que viven en medios fríos. Los ácidos grasos omega-3 no se endurecen en agua fría del modo en el que lo hacen los ácidos grasos omega-6. De acuerdo con un análisis de 1989 publicado en la revista *Western Journal of Medicine,* el aceite chino de serpiente de agua contiene un 20 % de ácido icosapentaenoico (AIP), uno de los dos tipos de ácidos grasos omega-3 más utilizado por nuestro organismo.[11] Comparativamente, el salmón, una de las fuentes alimentarias más populares de omega-3, contiene un máximo de un 18 % de AIP.

Por desgracia, la mayoría de los vendedores de aceite de serpiente del siglo XIX encontraron seguramente más lucrativo obtener el aceite de un tipo diferente de serpiente, que resultó ser menos beneficioso, y probablemente esta sea la razón de su mala reputación.

La medicina occidental frente a la inflamación

En Estados Unidos la inflamación es un problema de alcance epidémico. Se venden al año más de treinta mil comprimidos de AINE (ácido acetilsalicílico e ibuprofeno, por ejemplo), más que ningún otro tipo de medicamentos de venta sin receta. En 2015 el fármaco para la artritis adalimumab fue el medicamento con receta más vendido; sus ventas alcanzaron los 8.600 millones de dólares. El adalimumab es un inhibidor del factor de necrosis tumoral TNF (recuerda que TNF es la citosina que interviene en numerosos trastornos inflamatorios, como la artritis reumatoide y la enfermedad inflamatoria intestinal). El resumen de un estudio publicado en la revista *Drug, Healthcare and Patient Safety* en diciembre de 2010 informaba de que «Los inhibidores del TNF-α son potentes fármacos y suponen riesgos teóricos y reales en términos de reducir la vigilancia tumoral y permitir que las células cancerosas crezcan y proliferen. Los ensayos clínicos han puesto de manifiesto que existe una tasa más alta de la esperada de tumores malignos linfoides después de TNF-α»[12]. Otro ejemplo de fármaco utilizado para bloquear o suprimir un proceso natural del organismo —en este caso inflamación— y que, sin embargo, parece causar cáncer.

La razón por la cual actualmente se están estudiando los AINE en la prevención del cáncer es por su papel en la reducción de la inflamación. Se ha descubierto que estos fármacos bloquean la carcinogénesis al reducir la producción de ciertas citocinas proinflamatorias, como la IL-6 y el TNF. No obstante, tienen importantes efectos secundarios: alteración del microbioma, inhibición de la función mitocondrial, aumento de las hemorragias gastrointestinales. El ácido acetilsalicílico fue el primer inhibidor de la COX, pero actualmente hay más de cincuenta.

El principal problema de muchos inhibidores de la COX es que bloquean tanto la COX-1 como la COX-2. La COX-1 es esencial para el mantenimiento de la integridad del revestimiento gastrointestinal y, por consiguiente, el uso de una medicación inhibidora contribuye al SIP.

La cortisona, una forma sintética de cortisol (la hormona del estrés), es un esteroide utilizado como agente antiinflamatorio en el tratamiento de la artritis reumatoide y a menudo se administra también como tratamiento coadyuvante en el cáncer. El problema que plantean la cortisona, la hidrocortisona y otros corticosteroides es que pueden causar picos a corto plazo en los niveles de glucemia, haciendo que resulte prácticamente imposible alcanzar la cetosis mientras se están utilizando. Por otro lado, su uso interfiere en el metabolismo de la vitamina D, del cinc, del ácido fólico, de la vitamina B_6 y de la vitamina B_{12}, deteniendo básicamente la metilación al mismo tiempo que causa problemas inmunitarios y epigenéticos. Es posible que tenga efecto anticanceroso (léase: reducción de inflamación) a corto plazo, pero el uso a largo plazo de esta clase de fármacos puede hacer más daño que bien y simplemente representa una estrategia equivocada[13].

Aparte del uso desenfrenado de inhibidores de la COX, esteroides y antagonistas del TNF, la medicina occidental se ha lanzado también a una nueva aventura multimillonaria para tratar la inflamación mediante medicina bioelectrónica. En 2015 los National Institute of Helth (NIH) anunciaron un programa de siete años de 248 millones de dólares llamado SPARC (Stimulating Peripheral Activity to Relieve Conditions: actividad periférica estimulante para aliviar las enfermedades). Este método utiliza dispositivos eléctricos implantados, similares a marcapasos, para estimular el sistema nervioso e impulsar la producción de TNF. Aunque esta tecnología pueda parecer interesante para personas que viven con dolor crónico, una vez más se trata de una estrategia orientada a tratar los síntomas, no la causa.

Mientras tanto, desde una perspectiva no tóxica, se ha encontrado que la apigenina, una flavona vegetal natural presente en abundancia en el perejil y la manzanilla, ejerce una potente acción antiinflamatoria, al inhibir la activación de NF-κB[14]. Se ha demostrado por otro lado que la luteolina, un flavonoide encontrado en elevada concentración en el apio y los pimientos verdes, reduce la producción de IL-6[15]. El poder de la medicina nutricional es enorme y de gran alcance, aunque aún sea en gran medida la gran ignorada. Ha llegado el momento de que esto termine. Tenemos que salir del planteamiento de «tratamiento» y entrar en el de la prevención. Nuestra estrategia metabólica llega a la raíz de las causas de la inflamación: el desequilibrio de ácidos grasos y la escasez de antioxidantes.

TABLA 8.1. FUENTES ALIMENTARIAS DE ÁCIDOS GRASOS OMEGA-3 Y OMEGA-6

Alimentos antiinflamatorios omega-3	Alimentos proinflamatorios omega-6
Pescado (salmón, sardinas, caballa, caviar)	Aceites de cártamo y de girasol
Aceite de serpiente de agua	Aceite de canola
Semillas de lino (en algunos casos) y de cáñamo	Aceite de semilla de uva
Chia y kukui (aceite de nuez de la India)	Aceite vegetal
Nueces	Aceite de germen de trigo
Semillas de grosella negra	Aceite de semilla de algodón
Albahaca fresca	Aceite de soja
Semillas de germinado de rábano	Margarina
Aceite de semilla de calabaza	Grasas industriales

Consideramos a continuación el papel del estrés oxidativo en el proceso del cáncer y abordamos los antioxidantes de la dieta, que son los actores principales en la interrupción de este ciclo nocivo.

Radicales libres, mitocondrias y efecto del ayuno

Como ya hemos explicado, el estrés oxidativo aparece cuando existe un desequilibrio entre la producción de radicales libres, llamados ERO, y la capacidad del organismo para contrarrestar sus efectos dañinos a través de la acción neutralizadora de los antioxidantes. Un radical libre es un átomo o compuesto que pierde uno o varios electrones y quiere reemplazarlos de manera descontrolada. Como una persona que acaba de quedarse sola y busca de inmediato pareja, los radicales libres son altamente inestables y no son selectivos en lo referente al electrón perdido. Un radical libre roba un electrón del primer sitio que encuentra. Cuando los radicales libres toman electrones de las proteínas, la pérdida causa rigidez tisular e inhabilitación de hormonas y enzimas, así como daño de estructuras celulares.

El ADN es además muy sensible a los ataques de radicales libres, los cuales causan daño genético que conduce a cáncer. La tasa media de daño de ADN infligido por los radicales libres es en realidad bastante alta. Se estima que se producen al día más de diez mil ataques oxidativos al ADN de una célula humana. Con cifras como estas, la importancia de una dieta rica en antioxidantes no puede infravalorarse. Radicales libres y antioxidantes se encuentran en una proporción de 1:1: por cada radical libre que se produce en el metabolismo normal o por exposición externa a toxinas (como aceites procesados) se utiliza un antioxidante para suprimirlo. Cuando no están presentes suficientes antioxidantes, los radicales libres asaltan el organismo como manifestantes furiosos, dañando ADN, mitocondrias, tejidos y células.

La membrana celular es una de las estructuras más sensibles al daño producido por los radicales libres, que una vez que han roto la membrana externa de una célula pueden entrar y dañar las mitocondrias de su interior. Parece una ironía, pero las mitocondrias son los principales orgánulos celulares instigadores de la producción de radicales libres, cuando son también las estructuras más sensibles al daño oxidativo. Las mitocondrias dañadas tienen una menor capacidad de utilización de la glucosa y del oxígeno para generar energía, lo cual conduce a fatiga, neuropatía, pérdida de memoria, deterioro cognitivo y, por supuesto, al efecto Warburg. Incluso más allá del efecto Warburg, las mitocondrias disfuncionales son incapaces de modular el ciclo celular, la expresión génica, el metabolismo, la viabilidad celular y otros aspectos del crecimiento celular y de la respuesta al estrés. Y los radicales libres entran en la célula y son atraídos por ellas[16].

Un ejemplo observable de estrés oxidativo puede ser una rodaja de manzana que se vuelve marrón por exposición al oxígeno. Cuando exprimes un poco de limón sobre la manzana (el zumo de limón en antioxidante), el cambio de color se detiene. Siempre que exiges a tu cuerpo que trabaje, ya sea comiendo ya sea haciendo ejercicio, aumenta la producción de radicales libres. Los ERO pueden ser el producto tanto de sustancias celulares exógenas (externas) como endógenas (internas). Son potenciales fuentes endógenas las mitocondrias, las enzimas del sistema citocromo P450 y las células inflamatorias activadas. La fuente más abundante en cuanto a formación de radicales libres es la mitocondria, que utiliza más del 90 % de la entrada de oxígeno durante el metabolismo para quemar proteínas, lípidos y carbohidratos, y convertirlos en energía y agua. Este punto, por sí solo, justifica la necesidad de ayuno y de restricción calórica en los pacientes con cáncer activo, pues de este modo se reduce la necesidad de que las mitocondrias conviertan el alimento en energía, disminuyendo en consecuencia la producción de radicales libres.

La segunda fuente de radicales está integrada por factores ambientales, como pesticidas, alcohol, falta de sueño, toxinas químicas, carcinógenos, exposición a radiación, humo del tabaco y niveles elevados de hierro. Valores altos de azúcar en sangre también aceleran la producción de radicales libres y el exceso de peso que se registra como resultado del azúcar alto en sangre causa producción aumentada e independiente de PCR e IL6.

Como puedes ver, estos peligrosos radicales libres se generan por muy diversas vías. A continuación, conozcamos a sus oponentes, los antioxidantes.

Antioxidantes: efectos contra el cáncer y debate al respecto

¿Cómo se frena el estrés oxidativo? Muy sencillo, consumiendo antioxidantes ¿De dónde provienen los antioxidantes? Muy fácil: provienen de plantas que contienen ciertos compuestos fitoquímicos que actúan como antioxidantes. Los fitoquímicos son compuestos presentes de manera natural en las plantas (*phyton* significa «planta» en griego). Existen miles de fitoquímicos distintos, responsables del color, del olor y del sabor de las plantas. El organismo también fabrica sus propios antioxidantes, como la superóxido dismutasa, la glutatión peroxidasa, la melatonina y el COQ10. El glutatión se considera el antioxidante más importante, potente y versátil producido por el organismo humano. Tiene numeroso papeles importantes en la defensa antioxidante, el metabolismo de los nutrientes y la desintoxicación de carcinógenos a través del metabolismo de fase 2. También interviene en la regulación de episodios celulares, como la expresión génica, la síntesis de ADN y la producción de citocinas. El glutatión se sintetiza en el cuerpo a partir de tres aminoácidos: cisteína, glutamina y glicina. Estudios llevados a cabo tanto en animales como en humanos demuestran que una correcta nutrición proteica es esencial para el mantenimiento de un adecuado estado de glutatión (otro golpe más contra las dietas vegetariana y vegana)[17].

Las fuentes externas de antioxidantes incluyen alimentos ricos en vitamina C y vitamina E, y también metabolitos vegetales como flavonoides, terpenoides y cumarinas. Estos antioxidantes actúan donando generosamente un electrón, que neutraliza el efecto dañino que los radicales libres pueden tener sobre las proteínas, el ADN, los lípidos y las mitocondrias. ¡Sus acciones contra el cáncer no son ninguna tontería! De hecho, la quimioprevención del cáncer utilizando compuestos fitoquímicos es una estrategia emergente hoy en día no solo para prevenir, sino también para tratar el cáncer[18]. Se ha encontrado que los antioxidantes tienen los siguiente efectos beneficiosos contra el cáncer:

- Regulación de actividades del sistema inmunitario
- Reducción de la inflamación
- Modulación de hormonas
- Citotoxicidad tumoral
- Prevención de angiogénesis
- Prevención de efectos secundarios de la quimioterapia
- Inducción de apoptosis
- Inhibición de metástasis
- Apoyo a la epigenética y a la metilación del ADN

Con toda la evidencia disponible que avala la importancia de consumir alimentos ricos en antioxidantes (básicamente, muchas frutas y verduras), su consumo sigue siendo objeto de debate en el campo de la oncología, e incluso a menudo se desaconseja. Esta es una idea totalmente equivocada. El aspecto objeto de controversia en el campo de la oncología es si el uso de antioxidantes conjuntamente con radioterapia y quimioterapia es útil o perjudicial. Por ello, en pacientes que están recibiendo radioterapia o quimioterapia, a menudo no se recomienda el consumo de suplementos o alimentos ricos en antioxidantes. La doctora Higgins ha tenido varios pacientes a los que su oncólogo de medicina tradicional había aconsejado que evitaran comer arándanos durante el tratamiento. Sin embargo, nuestras investigaciones y las de otros profesionales nos dicen algo totalmente distinto y han puesto de manifiesto que los antioxidantes no tienen un efecto negativo sobre la seguridad o la eficacia de los fármacos quimioterápicos. De hecho, ocurre más bien lo contrario. Ambas estrategias juntas pueden incrementar la apoptosis de las células cancerosas, al mismo tiempo que protegen las células sanas y reducen los efectos secundarios. Dado que los antioxidantes están presentes en todos los alimentos de origen vegetal, para evitarlos de verdad en tu alimentación tendrías que comer solo agua destilada y cartón.

Keith Block, (director médico del Block Center for Integrative Cancer Treatment de Evanston, Illinois, fundador y director editorial de la revista médica revisada por expertos *Integrative Cancer Therapies* y autor del *bestseller Live Over Cancer*) y su equipo del Block Center han ofrecido la visión más detallada hasta la fecha sobre el tema objeto de debate. Evaluaron más de 2.300 estudios y a cerca de 5.000 pacientes y ninguno de los estudios que revisaron mostró evidencia clínica alguna de interferencia del uso de antioxidantes con la quimioterapia. «Simplemente no existe evidencia de que los antioxidantes resten eficacia a la quimioterapia», dice el doctor. Según afirma el doctor Neil McKinney en su libro *Naturopathic Oncology*, resultado de una atenta investigación, los estudios llevados a cabo arrojan una certeza de alrededor de cien a uno a favor del uso de antioxidantes durante la quimioterapia, por su capacidad para «favorecer la tolerabilidad». La quimioterapia citotóxica causa un estrés oxidativo masivo, dejando a los pacientes con una grave deficiencia en antioxidantes, lo cual a su vez, como acabamos de ver, favorece la extensión de la inflamación. Nosotras solemos recomendar a nuestros pacientes que, durante la quimio y la radioterapia, coman alimentos ricos en antioxidantes, como cacao en polvo y alcaparras, y que consulten a su médico en relación con la posibilidad de tomar suplementos, dependiendo del tratamiento.

Valoración de la inflamación y la oxidación

NashaWinters ha utilizado una serie de tres marcadores de laboratorio que ella denomina «trifecta» para valorar el nivel de inflamación del paciente: proteína C-reactiva (PCR), velocidad de sedimentación globular (VSG) y lactosa deshidrogenasa (LDH). Cada marcador ofrece información sobre el nivel de inflamación, los procesos metabólicos y la función mitocondrial, y ayuda a determinar el grado de actividad o estabilidad del cáncer en el terreno en un momento dado. (También recomienda compañías que ofrecen en Estados Unidos pruebas de laboratorio, como Genova Diagnostics, que cuentan con tablas de valoración de estrés oxidativo).

Enfoque metabólico para detener el ciclo de inflamación-oxidación

Se ha llegado a decir que, si se puede controlar la inflamación, se puede controlar el cáncer. Adoptar una estrategia metabólica frente al cáncer significa rebajar el nivel de inflamación y el estrés oxidativo mediante nutrición terapéutica. Si no abordamos la causa subyacente a la inflamación, los fuegos del cáncer seguirán vivos. La medicación puede reducir el dolor asociado a la inflamación, pero solo enmascara un proceso muy destructivo que continuará su curso, día tras día. Dado que, al detener el proceso inflamatorio, se previene la oxidación, y viceversa, el consumo de alimentos con un alto contenido en antioxidantes y antiinflamatorios es la estrategia terapéutica clave. Alimentos vegetales específicos, pescado y hierbas de efecto antioxidante, así como determinadas prácticas de estilo de vida, como detenerse a sentir el contacto con la tierra, pueden reducir significativamente la inflamación y el estrés oxidativo. He aquí algunos elementos que respaldan nuestra estrategia para romper el ciclo de inflamación-oxidación.

Paso 1. Incorpora a tu dieta plantas antiinflamatorias y antioxidantes

Los agentes antioxidantes están presentes en alimentos y bebidas de origen vegetal, como frutas, verduras, hortalizas, hierbas, especias, frutos secos, aceitunas, chocolate, té y vino. Estos compuestos vegetales tienen propiedades antiinflamatorias, antimicrobianas, antivirales, anticancerosas e inmunomoduladoras, todo lo cual es beneficioso para la salud del ser humano y justifica una dieta centrada en los alimentos vegetales. Además, se ha encontrado que los antioxidantes inhiben también el crecimiento de las células cancerosas, dada su capacidad de acción sobre múltiples procesos implicados en el cáncer por modulación directa de la expresión génica[19]. Existen miles de tipos distintos de antioxidantes y constantemente se están descubriendo y estudiando otros nuevos. Hablar de todos ellos nos llevaría fácilmente un libro entero. Por eso, nos centraremos aquí en dos conocidos antioxidantes, inhibidores activos demostrados de la inflamación y del estrés oxidativo: la quercetina y el resveratrol[20].

QUERCETINA: ALCAPARRAS Y CEBOLLAS PARA TODOS

Se dice de la quercetina que es el más potente flavonoide conocido. Ciertamente es el más estudiado. La quercetina tiene dos papeles, como limpiador de radicales libres y como antioxidante, y es merecedora del título de superestrella del terreno de la inflamación-oxidación. Se ha encontrado que inhibe la COX-2, el NF-κB y la metástasis. En combinación con el flavonoide epigalocatequina galato (EGCG), presente en el té verde, detiene el crecimiento del cáncer de próstata. La quercetina se encuentra en mayor concentración en alcaparras, manzanas ecológicas (recomendamos las manzanas verdes y ecológicas, por su menor contenido en azúcar) y cebollas. Por cierto, nunca nos cansaremos de decir cosas buenas de las cebollas. Se ha observado que uno de sus fitonutrientes, la onionina A, se opone a la progresión del cáncer de ovario, al inhibir la proliferación de las células cancerosas. La cebolla debe estar presente en el menú diario. Otras fuentes de abundante quercetina son los arándanos rojo y azul, la grosella negra y las bayas de saúco. Los arándanos azules son los que poseen el mayor efecto inhibidor de COX-2[21]. Es posible que algunas de estas bayas no te resulten familiares; si es así, empieza a buscar fuera de tu supermercado habitual, dirígete a agricultores locales e infórmate por si alguna de estas plantas fuera autóctona en tu área. ¡O cultívala tú mismo!

RESVERATROL: EL TIPO DE VINO QUE BEBES SÍ IMPORTA

El resveratrol es un antioxidante único, ya que puede atravesar la barrera hematoencefálica, la membrana que protege el cerebro y el sistema nervioso. Cuando en la década de 1990 se tuvo pleno conocimiento de los efectos antioxidantes y antienvejecimiento del resveratrol, los científicos creyeron que habían descubierto la clave de la «paradoja francesa» (ya sabes a lo que nos referimos: por qué los franceses pueden comer alimentos con alto contenido en grasas y aun así presentar una incidencia de enfermedades cardiovasculares que es apenas un tercio de la registrada en Estados Unidos). *La clave está en que beben un vino tintocon un elevado contenido de resveratrol*. Se ha descubierto que el resveratrol incrementa los niveles de glutatión, reduce al mínimo o evita la oxidación lipídica y actúa como un fitoestrógeno. Desde entonces, por supuesto, los estadounidenses han extraído resveratrol y lo han convertido en un suplemento, que no ha demostrado tener muchos efectos beneficiosos, si es que tiene alguno. Recuerda: la piedra angular de una estrategia metabólica eficaz es comer los alimentos completos, no sus componentes aislados. Y lo que es más, el vino tinto contiene poderosos taninos que tienen también un poderoso efecto contra el cáncer.

Recomendamos en general beber un vaso de vino tinto ecológico procedente de cultivos sostenibles dos o tres veces a la semana, pero esta recomendación varía en función del tipo de cáncer de cada persona, de su función hepática y de otros factores. Y lo que es más, no todos los vinos se obtienen de la misma manera. La organización Pesticide Action Network (PAN) encontró que muchos pesticidas utilizados en los viñedos aparecen en las listas de causas conocidas o probables de cáncer. El glifosato se utiliza ampliamente en los viñedos de cultivo convencional. Además, el agente químico retardante de llama 2,4,6-tribromofenol se utiliza en ocasiones en la fabricación de las barricas de madera, los estantes y los cajones empleados para transportar las uvas o el vino. Una vez más es una cuestión de calidad.

Paso 2. Incorpora hierbas antiinflamatorias fundamentales

Desde sus inicios, el ser humano ha utilizado agentes antiinflamatorios naturales en forma de plantas medicinales. Estas plantas, concretamente el sauce blanco y la ulmaria, sentaron las bases de la actual aspirina. Ambas plantas contienen salicina, de estructura química muy similar a la aspirina (ácido acetilsalicílico). La salicilina tiene también las mismas propiedades antipiréticas (reduce la fiebre), antiinflamatorias y analgésicas (alivia el dolor) que el ácido acetilsalicílico; no obstante, a diferencia del fármaco sintético, la corteza de sauce no daña la mucosa intestinal[22].

Existen hierbas de uso culinario con asombrosos efectos sobre la oxidación y la inflamación. El aceite de semilla de comino negro es doscientas veces más potente que la aspirina y resulta delicioso en las ensaladas. Nosotras somos unas fans tremendas de las hierbas. Steve Ottersberg, bioquímico y esposo de Nasha, se refiere al cilantro, al comino y a la cúrcuma como «la santísima trinidad» y añade la sabrosa combinación de estas tres superestrellas antiinflamatorias a la mayoría de las recetas. Jess, por su parte, bautizó a su hijo con el nombre de Pepper porque los compuestos derivados de la pimienta negra (*pepper* en inglés) inhiben la activación de TNF y de NF-κB, al mismo tiempo que aumentan el efecto de otras hierbas, incluida la cúrcuma. No es broma. El paso más grande que puedes dar para incorporar los más poderosos alimentos anticáncer a tu dieta consiste en añadir hierbas, muchas hierbas. Si deseas consultar una guía más completa de las propiedades medicinales de las hierbas, te recomendamos encarecidamente el libro *Healing Spices*, de Bharat B. Aggarwal y Debora Yost. Aggarwal ha publicado numerosos estudios sobre los beneficiosos efectos antiinflamatorios de las hierbas. Gracias a su trabajo y al trabajo de otros investigadores que siguen estudiando los efectos medicinales de hierbas y alimentos, nos encontramos actualmente en una nueva senda en lo referente al uso medicinal de la nutrición como estrategia de primera línea contra el cáncer. Detengámonos un poco más en algunas de estas hierbas.

CÚRCUMA: EL MAYOR ENEMIGO COMESTIBLE DEL CÁNCER

La cúrcuma, la hierba de color naranja intenso original de la India y del sudeste de Asia, se obtiene de la raíz (rizoma) de la planta *Curcuma longa* y se ha utilizado en la medicina ayurvédica desde hace siglos. Junto con el jengibre y el cardamomo, pertenece a la familia *Zingiberaceae*. Se ha descubierto que la curcumina, el extracto más estudiado que se obtiene de la cúrcuma, posee una cantidad sin precedente de efectos anticancerosos, debido a su acción sobre las vías biológicas que intervienen en la mutagénesis, la expresión de oncogenes, la regulación del ciclo celular, la apoptosis y la metástasis[23]. Se ha puesto de manifiesto que la curcumina posee efecto antiproliferativo en múltiples cánceres y es un inhibidor de NF-κB. De hecho ,se considera un fármaco «multifuncional», debido a su capacidad para modular la actividad de múltiples dianas implicadas en la carcinogénesis a través de la interacción directa con la expresión génica. Se ha observado asimismo que, combinada con EGCG, inhibe el crecimiento celular en el cáncer de mama.

Y lo mejor de todo es que la cantidad de cúrcuma necesaria para obtener sus beneficiosos efectos antiinflamatorios es minúscula. Apenas 50 mg (aproximadamente $^1/_{50}$ de una cucharadita) de cúrcuma durante un período de varios meses se han relacionado con beneficios para la salud. Por supuesto, recomendamos más que esto: al menos 1 cucharadita al día de láminas de la raíz entera o de polvo deshidratado. La cúrcuma completa tiene evidentemente diferentes efectos beneficiosos que el extracto de curcumina, pues contiene tres curcuminoides distintos (curcumina, bisdemetoxicurcumina y demetoxicurcumina) y varios aceites volátiles (como tumerona, atlantona y zingiberona). Se han encontrado propiedades anticancerosas para cada una de estas sustancias. La cúrcuma constituye un excelente condimento para platos de huevos, salteados, *smoothies* medicinales y leche dorada (*golden milk*), una nueva tendencia en bebidas que se prepara con leche tibia de frutos y semillas y cúrcuma añadida. Está buenísima.

JENGIBRE

Esta raíz es quizá más conocida por su efecto calmante sobre el estómago. Las infusiones de jengibre ayudan considerablemente a reducir las náuseas relacionadas con la quimioterapia. Tiene además poderosas acciones antiinflamatorias, como la inhibición de la COX-2 y de NF-κB. La raíz es rica en fitonutrientes denominados *gingeroles,* que se ha encontrado que elevan los niveles de enzimas antioxidantes como el glutatión. Otro extracto de jengibre, la zerumbona, activa genes que destruyen el cáncer, al mismo tiempo que activa genes supresores tumorales. El jengibre encurtido (busca marcas sin conservantes ni colorantes), el kimchi y el jengibre fresco picado en agua caliente son solo algunas maneras de disfrutar de esta planta. Resulta también excelente en platos de pescado.

BOSWELLIA

Boswellia es el nombre de la planta o árbol indio que produce franquinicienso u olíbano, una resina utilizada como ingrediente de inciensos y perfumes durante miles de años y tan apreciado en la antigüedad que los Reyes Magos del Nuevo Testamento lo llevaron como obsequio al Niño Jesús. Su acción antiinflamatoria ha sido atribuida a su capacidad de inhibición del TNF. Posee actividad antiproliferativa y proapoptósica en astrocitoma de rata y en líneas celulares de leucemia humana, reduce el edema peritumoral en pacientes con glioblastoma, invierte metástasis cerebrales en pacientes con cáncer de mama e induce detención del ciclo celular, inhibición del crecimiento celular y apoptosis en el cáncer de vejiga[24]. Deposita bajo tu lengua un par de gotas de aceite terapéutico de buena calidad o añade un par de gotas al aliño de la ensalada preparada en casa.

Paso 3. Equilibra tus ácidos grasos: más virgen, menos estable en las estanterías

Es notablemente conocido que nuestra dieta moderna está saturada (juego de palabras) de grasas inflamatorias. El camino para reducir el estrés oxidativo serpentea por los pasillos de las tiendas de comestibles y luego de vuelta a tu despensa. En primer lugar, es importante sustituir todos los aceites vegetales presentes en condimentos como mayonesas, aliños de ensalada y salsas, así como en alimentos elaborados y envasados (bollería, panes, etc.). Siempre que leas canola, semilla de algodón, soja o maíz, mételo en una bolsa y dónalo a un banco de alimentos o tíralo. Evita los alimentos fritos, la comida basura, la margarina, los caramelos, las patatas fritas de bolsa, los productos cárnicos comerciales y la bollería no elaborada en casa. Te sorprendería en cuántos alimentos modernos se encuentran al acecho estas grasas. Lee las etiquetas de todo, incluso en las tiendas de alimentos saludables.

Al mismo tiempo que reduces estas grasas inflamatorias, aumenta tu consumo de ácidos grasos omega-3, comiendo pescado como sardinas, caballa, arenques, trucha ártica y salmón salvaje. Las semillas de chía, las nueces, el aceite de oliva virgen extra prensado en frío (y no utilizado para cocinar a altas temperaturas) y las verduras de hoja verde oscuro son también excelentes fuentes de ácidos grasos omega-3. Apenas 1 taza de la planta silvestre conocida como *bolsa de pastor* o *verdolaga* contiene más de 250 miligramos de ácidos grasos omega-3[25]. Por otro lado, la preparación del pescado a más de 150 °C durante 30 minutos pueden acabar con más del 75 % del contenido de AIP y ADH[26].

El tema de la contaminación del pescado con mercurio ha apartado a algunas personas de su consumo, cuando no debería ser así. En primer lugar, los peces pequeños como anchoas y sardinas están menos contaminados por mercurio y, en segundo lugar, la intoxicación por mercurio depende mucho de la ingesta de selenio. El mercurio y el selenio tienen afinidad química el uno por el otro, y el selenio se une al mercurio y lo desactiva. Y, como se sabe, el pescado es muy rico en selenio. Por otro lado, el pescado fermentado tiene un contenido bajo en metales pesados, de modo que constituye una excelente opción.

La calidad es muy importante en lo que respecta al aceite de oliva, que contiene docenas de polifenoles, incluida vitamina E, que es un antioxidante. Unas variedades de aceituna contienen cantidades más altas de antioxidantes que otras, como la Cornicabra, la Cortina, la Moraiolo y la Koroneiki. Cuanto más amargo es el sabor del aceite, más alto es el contenido en polifenoles. No en vano el aceite de oliva ocupa un lugar central en la dieta mediterránea. Otro polifenol presente en el aceite de oliva (el hidroxitirosol) protege los vasos sanguíneos del daño de los ERO. Se ha observado asimismo que otros polifenoles, como la apigenina, la oleuropeína y la luteolina, actúan no solo como nutrientes antioxidantes y antiinflamatorios, sino también como potentes inhibidores de la angiogénesis y la metástasis (tema que abordamos en el próximo capítulo). Cuando vayas a elegir un aceite de oliva de alta calidad, busca la fecha de envasado, no la fecha de caducidad; y asegúrate de que se trata de aceite de oliva virgen extra prensado en frío y embotellado en vidrio oscuro.

Paso 4. Las verduras de hoja verde y las hierbas combaten la inflamación

Resulta sorprendente que ciertos alimentos que son plantas silvestres puedan contener un 25 % de grasa. Las verduras de hoja verde como el kale y las espinacas y las hierbas silvestres contienen ácido linolénico, esencial para la construcción de los ácidos grasos omega-3 —razón por la cual precisamente la carne de animales alimentados con pastos contiene casi seis veces más grasas omega-3 antiinflamatorias que la carne de animales alimentados con cereales—. La carne clasificada como de origen ecológico procede también a menudo de animales alimentados con cereales, como maíz y soja, y aunque estas mezclas sean técnicamente ecológicas, hemos de recordar una vez más que los cereales no son la dieta natural de los rumiantes (vacas, ovejas y cabras). De modo que ¡no te dejes engañar por el etiquetado! Gracias a su microbioma, las vacas son capaces de obtener nutrientes a partir del alimento de origen vegetal por fermentación en una cámara especializada del estómago, antes de su digestión. La alimentación natural de la vaca es la hierba, con algunas hojas, ramitas o cortezas. No el maíz.

TABLA 8.2. TIPOS DE GRASAS Y FUENTES ALIMENTARIAS

Familia de ácidos grasos	Tipo de ácido graso	Fuentes alimentarias
Omega-3	ácido alfa-linolénico (ALA, por sus siglas en inglés)	semillas de lino, nuez, cáñamo y chía, verduras de hoja verde
	ácido estearidónico (SDA)	semillas de grosella negra
	ácido icosapentaenoico (EPA),ácido docosahexaenoico (DHA)	pescado de agua fría (p. ej., sardinas, salmón, trucha, caballa)
Omega-6	ácido linoleico (LA)	soja, cártamo, girasol, sésamo
	ácido gamma-linolénico (GLA)	aceite de borraja, aceite de semilla de grosella negra, aceite de onagra
	ácido araquidónico (AA)	productos de animales de explotaciones convencionales
	ácido caprílico (CA)	leche de cabra
Omega-7	ácido palmitoleico (PA)	aceites tropicales (p. ej., coco y palmiste)
Omega-9	ácido oleico (OA)	aceitunas, almendras, aguacate, avellanas, nueces de macadamia, manteca, mantequilla
Grasas saturadas	ácido esteárico (SA)	carne de vacuno, cerdo, mantecas animales, manteca de cacao, manteca de karité
	ácido palmítico (PA)	grasas tropicales (p. ej., coco y palmiste)
	ácido butírico (BA)	mantequilla
	ácidos grasos de cadena media	aceite MCT
Grasas trans	aceites parcialmente hidrogenados, de elaboración sintética	margarina, sustitutos de la leche, barritas para el desayuno, grasas alimentarias, productos horneados

Un artículo de 2001 publicado en la revista *Science* concluía diciendo que las dietas a base de cereales son «muy estresantes» para el ganado. Y no solo esto, sino que además causan úlceras y sobrecrecimiento de *E. coli* en el rumen. El ganado vacuno alimentado con cereales enferma gravemente y, por consiguiente, se hacen necesarios más antibióticos para mantenerlos con vida. De modo que la carne ecológica, si la vaca ha sido alimentada en un 100 % con cereales, no es la mejor opción. La carne, los huevos y el pescado ecológicos no son lo suficientemente buenos. La alimentación de las vacas debe consistir en hierba en un 100 %, durante toda su vida (apenas treinta días de engorde con maíz cambian el perfil de ácidos grasos, que en consecuencia será más alto en grasas omega-6 que omega-3).

Las gallinas son omnívoras, y no deberían ser vegetarianas; les gusta comer lagartijas y gusanos, como a cualquier ave. Deben criarse en libertad y se les debe permitir que picoteen el suelo en busca de gusanos; si se les da pienso como complemento, este debe ser 100 % ecológico —mejor sin soja—. Los huevos deben provenir de esta misma categoría de gallinas.

Las nueces tienen un alto contenido en ácidos grasos omega-3, mientras que las semillas de chía, las almendras y las nueces pecanas son ricas en antioxidantes, incluida la vitamina E. Por si no lo sabías, ¡una nuez pecana tienen más poder antioxidante que tres nueces de nogal!

DESCUBRE EL HINOJO

Posiblemente uno de los productos vegetales más olvidados de la sección de alimentación sea el hinojo. Con un bulbo de color verde claro blanquecino, tallos plumosos como el eneldo y sabor a regaliz, el hinojo es una de las plantas con mayor efecto antiinflamatorio que existen, y además contribuye a la digestión. Se ha demostrado que masticar semillas de hinojo es muy eficaz contra el dolor por enfermedad de intestino irritable y por cólico, siendo una práctica habitual en la India. El hinojo contiene anetol, un poderoso fitonutriente. En estudios animales se ha demostrado repetidas veces que el anetol reduce la inflamación y ayuda a prevenir el cáncer a través de la inhibición del TNF*. El hinojo, combinado con salchicha y repollo, compone un plato magnífico.

COME CACAO EN POLVO Y CHOCOLATE NEGRO DE CALIDAD

Desde el siglo XVII, tanto el cacao como el chocolate se han considerado medicinales. Los amantes del chocolate estarán de acuerdo. El cacao contiene más polifenoles y tiene una capacidad antioxidante mayor que la del té verde, el té negro o el vino tinto. Contiene además aproximadamente 380 fotoquímicos conocidos, 10 de los cuales son compuestos psicoactivos. Es posible identificar tres grupos de polifenoles en los granos de cacao: catequinas, que constituyen alrededor del 37 % del contenido de polifenoles de las legumbres, antocianidinas (en torno al 4 %) y proantocianidinas (alrededor del 58 %). Los polifenoles del cacao modulan la inflamación intestinal y reducen la producción de enzimas proinflamatorias y citocinas. Los fenólicos del cacao tienen efectos

---

* Cuanto más cocines el hinojo, menos sabor a regaliz tendrá.

antiproliferativos, antimutagénicos y quimioprotectores, además de acción anticancerígena y capacidad para inhibir la peroxidación de los lípidos[27]. Se ha encontrado incluso que los polifenoles del cacao inhiben la actividad mutagénica de las aminas heterocíclicas que se forman cuando se cocina la carne a altas temperaturas. La carne cocinada con polvo de cacao resulta excelente.

El cacao en polvo es además una de las mejores fuentes de magnesio. Una ración de 100 gramos de cacao natural en polvo proporciona casi 520 miligramos de magnesio. Un estudio ha encontrado que los indicadores inflamatorios PCR, TNF e IL-6 disminuían tras aumentar la ingesta de magnesio. En 2014 la revista *European Journal of Clinical Nutrition* publicó los resultados de un metanálisis que revelaba la asociación entre el aumento del magnesio en la dieta y niveles más bajos de PCR.

Existen varios factores que causan valores bajos de magnesio y se clasifican dentro de una de las dos siguientes categorías: disminución de la ingesta de magnesio o aumento de las pérdidas de magnesio (bien por el tubo gastrointestinal, bien por los riñones). Ejemplos de la primera categoría son el alcoholismo (que da lugar en general a una ingesta pobre de nutrientes) y una baja ingesta de fuentes alimentarias de magnesio (cacao, almendras, espárragos, café y almejas). En 2005-2006 casi la mitad (48 %) de la población estadounidense consumía con la alimentación una cantidad de magnesio menor de la CDR[28]. Ejemplos de la segunda categoría son estados de diarrea grave, estrés, malabsorción y uso de antibióticos[29].

Por desgracia, en el momento en el que el polvo de cacao se utiliza para elaborar una chocolatina se pierden la mayor parte de sus compuestos antioxidantes y antiinflamatorios. La adición como emulsionante de lecitina de soja genéticamente modificada, los productos lácteos habituales y un montón de azúcar acaban con cualquiera de los beneficiosos efectos del cacao. La mejor manera de obtener los máximos beneficios del cacao consiste en elegir un chocolate de alta calidad con un 85 % de cacao o más (sin lecitina de soja), virutas de cacao o cacao puro en polvo. A propósito, las virutas de cacao son las semillas de la planta, separadas de la cáscara y partidas en trocitos más pequeños. Y sí, en una dieta cetogénica puedes disfrutar de auténtico chocolate: 2 cucharaditas de virutas de cacao natural ecológico, que puede parecer poco, pero que es todo cuanto necesitas para satisfacer tu antojo de chocolate, contienen 2 gramos de carbohidratos y 0 gramos de azúcar. Las virutas de cacao constituyen un excelente sustituto de los picatostes en cremas y ensaladas, aunque no lo creas.

Conecta con la Tierra: un estilo de vida de efecto antiinflamatorio

El ser humano empezó a calzarse hace algo así como cuarenta mil años, siendo las sandalias el calzado más común en la mayoría de las primeras civilizaciones. Los primeros zapatos suaves de tipo mocasín fueron creación de los pueblos de montaña de Mesopotamia. Desde entonces hemos creado zapatos de suela gruesa y, por algún motivo caprichoso, de tacón alto. Nuestro cuerpo y nuestros pies han ido poco a poco perdiendo su conexión directa con la tierra. ¿Cuándo fue la última vez que dormiste en el suelo? ¿O que caminaste con los pies descalzos? Para la mayoría de la gente, las respuestas a estas preguntas no contemplan acciones sostenidas en el tiempo, si es que han llegado a producirse en algún momento. El concepto de *conexión con la tierra* (en inglés *earthing* o *grounding*) se refiere a tener deliberadamente contacto cutáneo directo con la superficie de la Tierra, por ejemplo con las manos o los pies desnudos, o utilizando distintos instrumentos creados para tal fin. En diversos estudios se ha encontrado que el establecer contacto con la tierra reduce o incluso previene los cuatro signos cardinales de la inflamación después de una lesión: enrojecimiento, calor, hinchazón y dolor[30].

Por otro lado, algunos expertos afirman que los radicales libres que acumulamos a lo largo del día tienen carga positiva y, dado que la superficie de la Tierra tiene carga negativa, conectar con ella ejercería un masivo efecto antioxidante. Jess ha empezado a experimentar paseando treinta minutos al día descalza por el bosque en lugar de sentarse a tomar el té de la tarde, y afirma percibir más energía, una mayor concentración y un mejor humor. Queda por valorar la actividad antioxidante, pero por ahora sin duda le sienta bien y acude todos los días descalza a trabajar.

Que reine la calma

La inflamación y la oxidación son dos procesos que realmente favorecen el cáncer. Los trastornos inflamatorios se encuentran en aumento en Estados Unidos y, por desgracia, la estrategia centrada en los fármacos de la medicina moderna está cargada de efectos secundarios, entre los que se incluyen el riesgo de desarrollo de cáncer. El consumo de grasas muy procesadas, como el aceite de soja, provoca inflamación, y la oxidación —un efecto secundario de la inflamación— requiere ser contrarrestada mediante antioxidantes derivados de las plantas. Es posible abordar ambos procesos incrementando el consumo de ácidos grasos omega-3 y de plantas específicas, como alcaparras, cebollas, hinojo y hierbas. No se puede pasar por alto la importancia de alcanzar este equilibrio. La inflamación es uno de los principales impulsores de los dos aspectos más letales del cáncer: crecimiento y diseminación. En el siguiente capítulo nos detenemos en la angiogénesis y en la metástasis, así como en los factores alimentarios que las provocan y las inhiben.

CAPÍTULO 9

Crecimiento y diseminación del cáncer

Detención de la angiogénesis y la metástasis

Imagina que un avance médico esgrime la promesa de acabar con el cáncer y con más de 70 enfermedades mortales. Esta es la promesa de la angiogénesis.

—William Li, *presidente y director médico,*
The Angiogenesis Foundation

La sangre es el néctar de elección de la célula cancerosa, un vampiro bioquímico

— The Definitive Guide to Cancer,
de Lise Alschuler, Karolyn A. Gazella

Sé tranquilo como una montaña y fluye como un gran río.

—Lao-Tse

En el último capítulo hablamos de la inflamación, la chispa que prende el fuego del cáncer. La estimulación del crecimiento y la diseminación de las células cancerosas son dos de los numerosos efectos negativos que tiene la inflamación sobre el organismo y el proceso del cáncer. Este capítulo trata sobre dos circunstancias que tienen lugar cuando el cáncer comienza a descontrolarse: la angiogénesis, o formación de nuevos vasos sanguíneos que contribuyen a sustentar el crecimiento del tumor, y la metástasis, el desarrollo del cáncer en una nueva localización. Estos dos signos distintivos de cáncer, en los que intervienen la sangre y la circulación, son los más letales. No obstante, existen estrategias metabólicas y no tóxicas que pueden detener el desarrollo de ambos procesos. Se trata de enfoques que confieren beneficios legítimos a un componente de nuestro terreno en el que la medicina occidental se queda corta con sus opciones de tratamiento, un componente que las células del cáncer capitalizan y manipulan para crecer y diseminarse: el sistema circulatorio.

Nuestro cuerpo tiene suficientes vasos sanguíneos como para dar la vuelta al mundo dos veces —más de noventa mil kilómetros—. Los vasos sanguíneos aportan oxígeno y nutrientes a los tejidos y órganos de todo el cuerpo y recogen para su eliminación los productos de desecho del metabolismo. Otra forma de plantearlo: los vasos sanguíneos actúan como un repartidor de leche y como un basurero. Mantienen el organismo alimentado y limpio. El cuerpo humano, cuando se encuentra en equilibrio, funciona como un sistema perfecto, con cada célula desempeñando su papel para un funcionamiento correcto, de tal manera que la leche llega a tiempo y la basura se recoge según el horario previsto. En la mayor parte de los casos, todos (nos referimos a nuestros órganos y tejidos) se encuentran en su punto de entrega y de recogida designados (con la única excepción de hematíes y leucocitos). La principal manera en la que el organismo evita que vasos sanguíneos, células y órganos tengan un mal viaje por el cuerpo es gracias a la *matriz extracelular* (MEC). Esta matriz a modo de red está integrada por material no vivo que llena los espacios entre las células, protegiéndolas y ayudando a mantenerlas unidas. La MEC es la principal razón por la que, si haces el pino, ¡el estómago no cae hasta la boca!

Los tumores y las células cancerosas no responden a estas reglas; crecen y se propagan fuera de la área que les corresponden. De hecho, han desarrollado maneras de adquirir incluso más nutrientes y oxígeno atrayendo la creación de nuevos vasos sanguíneos (angiogénesis) para poder crecer aún más. Además, utilizan astutas tácticas para abrirse camino a través de la gruesa red de la MEC y diseminarse por todo el cuerpo (metástasis). Una vez que ha metastatizado, el pronóstico del paciente empeora. Más del 90 % de las muertes por cáncer se deben a aparición de metástasis y, a pesar de la elevada mortalidad por cáncer metastásico, las dianas terapéuticas para la prevención de la metástasis siguen siendo limitadas en el terreno de la medicina occidental. En este capítulo presentamos la evidencia actual de una estrategia metabólica para prevenir y detener el crecimiento y la diseminación del cáncer, una opción terapéutica a sumar a las que la medicina occidental ofrece hoy en día. Cuando el cáncer se encuentra considerablemente avanzado, cuantas más opciones se barajen, mejor será.

En primer lugar comentaremos los mecanismos en virtud de los cuales el cáncer crece y se disemina y la manera en la que la circulación, la coagulación y la salud de la sangre contribuyen al proceso. Arrojaremos luz sobre las deficiencias y los peligros de algunos planteamientos de la medicina occidental en relación con la circulación sanguínea. Por ejemplo, un estudio de 2013 publicado en la revista *Journal of the American Medicine Association* encontró que ciertos medicamentos para la presión arterial multiplicaban por más de dos veces y media el riesgo de cáncer de mama[1]. También comentaremos las conexiones entre niveles altos de cobre, sangre «pegajosa», fibrinógeno y angiogénesis, y haremos hincapié en el ejercicio físico como antídoto final para estos procesos, por no mencionar la prevención general del cáncer. Nos detendremos en compuestos alimentarios, incluidos ácidos grasos y setas concretas, con capacidad para inhibir episodios metastásicos clave. De hecho, se han identificado una multitud de compuestos alimentarios con efectos no tóxicos moduladores de la angiogénesis y la metástasis sobre los tumores. Entre ellos se encuentran el té verde, el caldo de huesos, el zumo de aloe vera y la capsaicina de las guindillas. Hablaremos más de ello al final del capítulo.

Antes de nada, revisemos los procesos y los factores implicados en el crecimiento y la diseminación del cáncer.

Vasos sanguíneos: angiogénesis y diseminación

En adultos sanos, normalmente no es necesario que crezcan nuevos vasos sanguíneos, salvo pocas excepciones: el crecimiento mensual del revestimiento uterino que hace posible el ciclo menstrual, la gestación y después de una lesión. Y además, en condiciones normales, el cuerpo cuenta con un sistema de control para regular la angiogénesis, un sistema que comprende estimuladores e inhibidores. Cuando se necesita sangre, el organismo señala ciertos factores de crecimiento, como el factor de crecimiento del endotelio vascular (FCEV), un estimulador de la angiogénesis, para generar nuevos vasos sanguíneos. Normalmente, cuando los vasos dejan de ser necesarios, se disuelven por acción de inhibidores de la angiogénesis. Sin embargo, cuando se pierden estos sistemas de control y equilibrio, pueden aparecer el cáncer y otras enfermedades. El desarrollo insuficiente de vasos sanguíneos conduce a arteriosclerosis y aumento del riesgo de accidente cerebrovascular, mientras que el excesivo desarrollo de vasos sanguíneos es una causa de hipertensión pulmonar y endometriosis. Aparte del cáncer, existen decenas de enfermedades relacionadas con la angiogénesis[2].

Las células cancerosas requieren un aporte de sangre para crecer y para alimentar su rápido metabolismo. Como cualquier organismo, sin comida ni oxígeno no pueden sobrevivir. Y cualquier tumor que crece más allá de un tamaño muy pequeño (0,5-1 milímetro, aproximadamente el tamaño de la punta de un bolígrafo) necesita sangre nueva. Como pequeños vampiros, las células tumorales dirigen el proceso normal de angiogénesis para su propia supervivencia. Las células cancerosas son capaces de «encender» la angiogénesis y de activar el FCEV al mismo tiempo que desactivan los inhibidores de la angiogénesis.

Cuando un cáncer microscópico se desarrolla, alcanza el tamaño de la punta de un bolígrafo y después, en la mayor parte de los casos, el crecimiento se detiene —un estado denominado *cáncer sin enfermedad*—. Si el organismo se encuentra en equilibrio, no proporciona aporte de sangre a estos tumores diminutos, que con el tiempo mueren. Pero las células cancerosas se tornan creativas cuando se encuentran sometidas a hipoxia, es decir, cuando se las priva de oxígeno. Se produce hipoxia cuando el tumor crece y también en caso de baja presión arterial, enfermedad pulmonar obstructiva crónica (EPOC), altitud elevada o anemia. Al activar un proceso llamado *respuesta de estrés por hipoxia*, los tumores emiten señales a los vasos sanguíneos vecinos, convenciéndoles para que lancen una «extensión vascular de suministro» que aporte el oxígeno y los nutrientes necesarios. Cuando las células cancerosas entran en contacto con nuevas líneas de suministro de nutrientes y oxigeno, no solo crecen, sino que además comienzan a viajar. Un tumor en crecimiento pocas veces es la causa principal de muerte; es en el momento en el que metastatiza a una nueva localización cuando se convierte en un gran problema.

La formación de esa nueva vía de suministro para el tumor está dirigida por el FCEV y, por consiguiente, la mayoría de los fármacos antiangiogénicos son inhibidores del FCEV. El objetivo de los inhibidores de la angiogénesis es detener el crecimiento y la migración de nuevos vasos sanguíneos. Se ha puesto de manifiesto que el bevacizumab, un inhibidor de la angiogénesis del que ya hemos hablado, mejora ligeramente las tasas de supervivencia en diferentes tipos de cáncer, pero también corta de manera indiscriminada la circulación en otras áreas del cuerpo, con importantes efectos secundarios como hipertensión grave, perforaciones intestinales y hemorragias.

Metástasis: las células cancerosas viajan e invaden

Los vasos sanguíneos son como la red de carreteras del cuerpo. La sangre bombeada por el corazón es conducida a tejidos y órganos alejados a través de una amplia red de vasos sanguíneos, que incluye 19.000 millones de capilares. Cuando un tumor metastatiza, unas pocas células cancerosas se desprenden del «tumor primario», el tumor que formaron en origen, y entran en la red de vasos sanguíneos o en el sistema linfático para viajar hasta una nueva localización. Es así como forman nuevos tumores, colonizan por metástasis otras partes del cuerpo. Por ejemplo, el cáncer de mama que se ha extendido a los pulmones se denomina cáncer de mama metastásico, no cáncer de pulmón.

Como exploradores ansiosos por descubrir nuevas tierras, el tumor en crecimiento designa a grupos de células pioneras para que viajen a sitios alejados donde puedan establecer asentamientos, o tumores secundarios. Así es como se conquistó el lejano Oeste americano, no es un concepto nuevo. ¿Pero cómo lo hacen las células cancerosas? Recuerda que una amplia proporción de tejido humano consiste en espacio extracelular lleno de una mezcla de moléculas de carbohidratos y proteínas denominada MEC. Las moléculas que componen la MEC están ligada entre sí mediante fuertes uniones. Para metastatizar, las células cancerosas deben disolver estas uniones, para lo cual crean enzimas que digieren las proteínas. Como guerreros armados con espadas en medio de la jungla, las células cancerosas se abren paso a través de la densa matriz. Una vez que han escapado de esta, las células metastásicas del cáncer tratan de acceder a la circulación sistémica por una de las dos siguientes vías. Para muchas células cancerosas, su mejor opción de diseminación es el sistema linfático (por ello a menudo los ganglios linfáticos son biopsiados o eliminados durante la cirugía, para valorar si el cáncer se ha extendido; esta información determina asimismo el estadio del cáncer). Utilizando la vía alternativa, las células cancerosas entran en el torrente sanguíneo, bien indirectamente a través de la linfa, bien directamente por los vasos sanguíneos.

Una vez que estas células cancerosas pioneras llegan a un órgano alejado, pueden crecer y dar lugar a un tumor metastásico. Pero la mayoría de ellas no lo hacen. Se estima que entre diez y mil millones de células cancerosa son liberadas a diario al torrente sanguíneo por los tumores, pero apena un 0,001 % acaban desarrollando colonias metastásicas. Hace un siglo, el cirujano Stephen Paget formuló la hipótesis de la «semilla y el suelo». Defendía la teoría de que los patrones de preferencia de órgano de los tumores que metastatizan se deben a interacciones simbióticas entre la célula tumoral metastásica (la semilla) y el micromedio del nuevo órgano potencial (el suelo). Algunos tipos tumorales son capaces de dar lugar a metástasis prácticamente en cualquier órgano del cuerpo, aunque los órganos diana más frecuentes de las metástasis son los huesos, el cerebro, el hígado y el pulmón[3]. Cuando el terreno de la persona se encuentra en equilibrio y sano, el cáncer no puede formar un tumor metastásico, pues el nuevo medio no le proporcionaría sostén. Las células cancerosas metastásicas son básicamente semillas que crecen para dar lugar a plantas sumamente tóxicas y letales, pero solo si se plantan en un suelo insalubre.

Una parte de ese «suelo» al que hacía referencia Paget se conoce ahora como *microentorno tumoral*, o MET. El MET consiste en todas las células no cancerosas presentes en el tumor. Se incluyen células inmunitarias, citocinas, factores de crecimiento, ERO y otros compuestos inflamatorios. También están presentes en el MET los fibroblastos asociados al cáncer (FAC). Se trata de células que favorecen el proceso del cáncer al estimular el crecimiento tumoral, la angiogénesis, la inflamación y la metástasis[4]. Dado que se asocian a cáncer en todos los estadios de progresión —su producción de factores del crecimiento propicia la angiogénesis—, se han convertido en un objetivo emergente de las terapias del cáncer[5]. De hecho, los fibroblastos normales (células presentes en el tejido conjuntivo y que producen el colágeno y las fibras que componen la MEC) pueden ser «entrenados» por las células cancerosas para expresar genes proinflamatorios, alimentando en consecuencia el proceso del cáncer[6].

Así pues, suceden multitud de cosas en el entorno inmediato de un tumor, en el «suelo», que pueden provocar o inhibir su crecimiento. Las semillas del cáncer metastásico prosperarán en un medio inflamatorio, inmunodeprimido y altamente oxidativo. Sin embargo, si el terreno está sano, nutrido y en condiciones óptimas, esas mismas malas semillas no germinarán. Dado que la sangre y el sistema circulatorio son los principales sistemas que permiten el crecimiento del cáncer y su diseminación, es imprescindible conocer cómo se produce la circulación sanguínea y de qué manera influyen en ella los factores nutritivos.

Circulación sanguínea: relación entre viscosidad de la sangre y cáncer

Según la medicina china, la sangre estancada, o lo que los médicos de la medicina occidental denominan sangre *gorda* o *pegajosa,* es una de las principales causas de cáncer. Al estancarse la sangre, los nutrientes de la sangre no entran en las células de manera eficaz, los productos de deshecho de las células no son eliminados debidamente y las células básicamente enferman. Ni se hace entrega de leche ni se recoge la basura. El término *viscosidad* se refiere a la densidad y a la pegajosidad de un líquido. En el caso de la sangre, su viscosidad guarda relación directa con su capacidad de flujo por el interior de los vasos. La sangre debe fluir por nuestro cuerpo como el agua por un río.

Cuando el río topa con un obstáculo o se llena de desechos y la circulación se detiene, entonces pueden crecer todo tipo de cosas. Piensa en la diferencia entre una poza enfangada y un arroyo limpio. Con el tiempo, el agua estancada se llena de todo tipo de patógenos y bacterias. En el caso del cáncer, después de la caquexia y de las infecciones, los problemas de circulación son la tercera causa de muerte en pacientes de cáncer. Teniendo en cuenta que las enfermedades cardíacas han sido la primera causa de muerte en Estados Unidos durante décadas (aunque rápidamente superada por el cáncer), está claro que tenemos importantes problemas circulatorios, ligados sin lugar a dudas a la dieta y al estilo de vida.

La sangre de elevada viscosidad o estancada es más propensa a la *coagulación*. Así es como funciona el asunto: al momento de sufrir un corte, por ejemplo, el tejido cutáneo dañado activará en el vaso sanguíneo rasgado —quizá una vena o puede que incluso una arteria— las plaquetas de la sangre, que se tornarán pegajosas y se aglomerarán como pegamento en torno al corte, formando un coágulo en la parte dañada del vaso sanguíneo. Las plaquetas, también llamadas *trombocitos,* son componentes de la sangre con origen en la médula ósea que intervienen en la coagulación. Enseguida una proteína filiforme denominada fibrina acude para formar un andamiaje estructural que mantiene el coágulo en su lugar (hablaremos más detenidamente de ella en un minuto).

El recuento normal de plaquetas de una persona oscila entre 150.000 y 450.000 plaquetas por microlitro de sangre. Una cifra más alta es signo de una enfermedad llamada *trombocitosis* y una cifra inferior se conoce como *trombocitopenia*. La trombocitosis, es decir, la enfermedad consistente en tener demasiadas plaquetas, incrementa el riesgo de coagulación sanguínea espontánea o bien de hemorragia, dependiendo de la causa.

El cáncer y la activación de la coagulación avanzan de la mano. Los tumores malignos pueden dar lugar a activación de las plaquetas, lo cual les ayuda a crecer y diseminarse. Estas plaquetas activadas se forman alrededor de los tumores, protegiéndolos como un escudo frente a las células inmunitarias y también frente a los fármacos quimioterápicos. Las plaquetas activadas colaboran asimismo en la metástasis y la migración creando vías hacia el torrente sanguíneo y favoreciendo la angiogénesis. Una vez más, un proceso orgánico normal es interceptado y trastocado por las células cancerosas.

La hipercoagulación también incrementa la producción de fibrina, la proteína estructural que interviene en la formación del coágulo. La fibrina se forma a partir del fibrinógeno, una proteína producida en el hígado. Cuando el daño tisular da lugar a hemorragia, el fibrinógeno se convierte en fibrina por acción de la enzima trombina. El fármaco heparina, un anticoagulante (o diluyente de la sangre), actúa a través de una vía integrada por múltiples pasos y evita la conversión de fibrinógeno en fibrina. La heparina se utiliza para tratar y prevenir la formación de coágulos sanguíneos en venas y arterias y en el pulmón, y reduce además la diseminación del cáncer. Funciona tan bien que Nasha lo considera realmente un fármaco antimetastásico infrautilizado.

Un nivel alto de fibrinógeno es indicativo de sangre pegajosa y se ha relacionado con supervivencia reducida y deficiente respuesta al tratamiento en ciertos cánceres. Alimentos con un elevado índice glucémico, como los azúcares, se asocian a valores altos de fibrinógeno[7]. Así pues, un antígeno natural frente al fibrinógeno alto es la eliminación del azúcar de la dieta y otro es el consumo de plantas que contengan cumarina, compuesto de aroma dulce presente en las semillas de anís, la canela cassia, el diente de león, el rábano picante y la lechuga silvestre. La cumarina se utiliza en la elaboración de perfumes, pero si se ingiere tiene propiedades anticoagulantes.

Principales causas de alteración del flujo sanguíneo

En el capítulo anterior ya comentamos lo perjudicial que es una relación desequilibrada de ácidos grasos. Algunos de los conceptos expuestos son aplicables al flujo sanguíneo. Las grasas trans, especialmente los aceites sintéticos parcialmente hidrogenados presentes en los productos de bollería, los alimentos fritos, margarinas y sustitutos de la leche, pueden incrementar los factores que intervienen en la coagulación y hacer que la sangre se torne más viscosa. Las grasas sintéticas dentro de una dieta rica en azúcares son la principal causa de enfermedad cardíaca y de cáncer. Las grasas inflamatorias omega-6 inducen la producción de una proteína que estimula a su vez la generación de nuevas plaquetas y que aumenta la agregación plaquetaria. Esta es una de las razones por las cuales la American Hearts Association recomienda comer pescado azul (por su contenido en ácidos grasos omega-3) al menos dos veces por semana: para equilibrar la actividad procoagulante de las grasas omega-6.

No obstante, existen otros dos factores mucho más básicos, pero aun así enormemente importantes, no solo para la salud cardiovascular sino también para un estilo de vida anticáncer que muchos estadounidenses no practican, y nos referimos a: (1) beber suficiente agua y (2) hacer ejercicio. Estos dos factores son los principales responsables de tener o no una sangre de viscosidad elevada, o pegajosa. Otro factor, un nivel elevado de cobre, también está presente con frecuencia en los pacientes de cáncer metastásico y puede contribuir al crecimiento y a la diseminación del cáncer. Analicemos estos tres conceptos con mayor detalle.

Deshidratación y angiogénesis

La deshidratación, que es mucho más frecuente de lo que puedas pensar, puede tener efectos de gran alcance sobre el terreno y además contribuye al crecimiento del cáncer. Los tratamientos del cáncer y los efectos secundarios de vómitos y diarrea aumentan la deshidratación en los pacientes de cáncer. Para mantener una adecuada hidratación, una persona adulta de unos 60 kilos de peso necesita beber al día en torno a 2 litros de agua limpia y filtrada.

¡Pero no toda el agua tiene la misma calidad! Y la calidad importa. El agua del grifo del sistema de canalización de las ciudades puede contener flúor, por ejemplo, y diversos efectos perjudiciales de este elemento sobre la salud han empezado a aflorar, siendo uno de ellos el incremento de angiogénesis en piel y huesos[8]. Siendo el cáncer de piel el más frecuente hoy en día, se hacen necesarios nuevos estudios para valorar el efecto favorecedor de la angiogénesis que pueden tener acciones como ducharse, bañarse y nadar en aguas fluoradas.

El principal problema de la deshidratación es que causa aumento de los niveles de histamina[9]. La histamina es un compuesto producido por los mastocitos como parte de la respuesta inmunitaria local. Los mastocitos son considerados los «reguladores maestros» del sistema inmunitario y están presentes en el tejido conjuntivo, especialmente en la piel, el intestino y los pulmones. Cuando son estimulados por un patógeno (entre ellos alérgenos alimentarios como trigo, leche de vaca o soja), los mastocitos segregan TNF e histamina[10]. Esta liberación de histamina aumenta la permeabilidad capilar y se ha puesto de manifiesto que induce una respuesta angiogénica similar a la favorecida por el FCEV[11]. Date cuenta de lo importante que es, no solo seguir la dieta de eliminación de alérgenos descrita en el capítulo 7, sino también mantener una buena hidratación y evitar así un aumento de la angiogénesis.

La importancia del ejercicio físico

Dice un proverbio oriental: «Un hombre vivirá cien años si da cien pasos después de cada comida». Estamos de acuerdo. En lo que respecta al cáncer, optimizar la dieta y el ejercicio físico son dos formas primordiales de prevenir la enfermedad. Como ya dijimos en los capítulos de introducción del libro, se estima que la alimentación y el estilo de vida causan más del 85 % de todos los cánceres. Un estilo de vida sedentario incrementa el riesgo de desarrollo de cáncer y de enfermedad cardiovascular[12]. Un estudio de los CDC estimó que, en 2013, cerca del 80 % de los estadounidenses adultos no realizaba la cantidad recomendada de ejercicio a la semana[13]. En total, los estadounidenses pasan sentados una media de trece horas al día y duermen por la noche una media de ocho horas, lo cual arroja un resultado de veintiún horas de sedentarismo al día. Puede parecer una obviedad decir que debemos evitar los largos períodos de tiempo sentados en el coche o delante de la mesa de trabajo, pero en el mundo actual pasamos sentados la mayor parte del día.

En 2016, los datos recopilados de 1,4 millones de personas en el primer análisis combinado sobre actividad física e incidencia de cáncer realizado a escala mundial pusieron de manifiesto que el ejercicio reduce un 25-30 % el riesgo de trece tipos distintos de cáncer[14]. La actividad física reduce el riesgo de recidiva de cáncer y prolonga la supervivencia global, especialmente en mujeres con cáncer primario de mama, y actualmente existe evidencia del efecto beneficioso del ejercicio físico en personas con cáncer metastásico. De hecho, el ejercicio incrementa el tiempo de supervivencia más de un 20 % en personas con cualquier tipo de cáncer metastásico. No obstante, las recomendaciones clásicas relativas a la práctica de ejercicio físico, similares a las recomendaciones clásicas sobre alimentación, distan mucho de ser las óptimas: las actuales recomendaciones son que los adultos realicen al menos dos horas y media de ejercicio aeróbico de intensidad moderada a la semana y una hora y cuarto de actividad de elevada intensidad. Esto es todo.

Tales recomendaciones quedan muy lejos de nuestros niveles de actividad de hace apenas treinta años, por no hablar de nuestros ancestros del Paleolótico, que debían caminar al día una media de diez kilómetros las mujeres y dieciséis los hombres. En realidad, debe haber movimiento cada dos horas. El ejercicio diario debe incluir, al menos, treinta minutos de actividad caminando o corriendo, lo cual implica jadear y romper a sudar. Los escritorios para trabajar de pie, los encuentros para caminar y el ejercicio diario son ya una necesidad. Como decimos a nuestros pacientes: si tienes tiempo para ver la televisión, tienes tiempo para hacer ejercicio.

Cobre: el botón de encendido de la angiogénesis

El cobre, un mineral esencial, actúa como cofactor en la producción de numerosos promotores de la angiogénesis, entre ellos el FCEV[15]. El cobre se encuentra ampliamente extendido en el medio ambiente, como resultado de actividades de minería, de emisiones de fábricas que producen o utilizan el metal, vertederos, aguas residuales de las viviendas, combustión de residuos y combustibles fósiles, industria maderera y producción de fertilizantes fosforados. El cobre se utiliza como fungicida en los cultivos de tomates (desgraciadamente aprobado para la horticultura orgánica), las casas antiguas tienen cañerías de cobre y, por supuesto, el cobre está presente en los utensilios de cocina. De acuerdo con los CDC, en el año 2000 la actividad industrial liberó al medio ambiente alrededor de 635 toneladas de cobre. Así pues, sin ser conscientes de ello, nos encontramos expuestos continuamente a niveles elevados de cobre ambiental.

Existen, además, muchas fuentes alimentarias ricas en cobre, como carnes ecológicas, marisco y clorofila líquida. No obstante, estos alimentos tienen también un elevado contenido de cinc. Y como otras parejas de metales con efectos que se equilibran entre sí (calcio y magnesio, sodio y potasio), el cinc contrarresta niveles altos de cobre. La naturaleza dispone de un sistema asombroso para crear alimentos en perfecto equilibrio. Puedes comentar con tu médico la posibilidad de valorar mediante un análisis tus niveles de cobre y también de tomar algún suplemento de cinc en caso de que sean excesivos o si tienes un cáncer metastásico. Actualmente Dwight McKee está investigando un método de quelación del cobre utilizando el fármaco tetratiomolibdenato (TM) como tratamiento para la angiogénesis por exceso de cobre, una posibilidad que nos entusiasma y de la que ansiamos tener más información.

Azúcar, metástasis y oxígeno hiperbárico

Como vimos en el capítulo 4, el mayor factor favorecedor de cáncer es un nivel elevado de azúcar en sangre. El azúcar no es solo la fuente de combustible preferida de las células cancerosas, sino que además las proteínas que proliferan en el marco de un exceso de glucosa, como el IGF (factor de crecimiento insulinoide), inhiben la apoptosis y favorecen la progresión del ciclo celular, la angiogénesis y las actividades metastásicas en diversos cánceres[16]. Quizá recuerdes que el IGF-1 es una hormona similar en estructura a la insulina y que actúa junto con la hormona del crecimiento para reproducir y regenerar células. A menudo su nivel es alto en individuos con prediabetes o diabetes en estado avanzado. Se ha observado que el IGF-1 favorece el crecimiento y la metástasis de cáncer de hígado, páncreas, mama y otros[17]. La alteración de la angiogénesis y la resistencia a la insulina se encuentran íntimamente relacionadas. Según un estudio de 2015 realizado en el Anderson Cancer Center de la Universidad de Texas, la ingesta elevada de azúcar, característica de la dieta occidental, incrementa el riesgo de cáncer de mama y de metástasis pulmonar.

Para evitar la diseminación del cáncer es absolutamente esencial eliminar todas las formas de azúcar, cereales, legumbres y otros alimentos ricos en carbohidratos. Se ha puesto de manifiesto que el ayuno prolongado, durante 48 a 120 horas, reduce de manera rápida y eficaz los niveles de IGF-1, al mismo tiempo que aumenta la sensibilidad de las células a los agentes quimioterápicos[18]. También se encuentra actualmente en auge la combinación de una dieta cetogénica con una terapia no tóxica llamada *oxigenoterapia hiperbárica*. Esta terapia satura los tumores con oxígeno, lo cual puede invertir los efectos favorecedores del cáncer que tiene la hipoxia tumoral y de los que ya hemos hablado. De hecho, un estudio de 2013 publicado en la revista *PLOS ONE* por Angela Poff, Csilla Ari, Thomas Seyfried y Dominic D'Agostino encontró que la combinación de una dieta cetogénica y oxigenoterapia hiperbárica tenía importantes efectos anticáncer y suponía un incremento del 77 % en la media de supervivencia en ratones con cáncer metastásico sistémico, en comparación con ratones control[19]. Este es un gran hallazgo y por fortuna la investigación continúa en estas áreas de terapias combinadas. Recomendamos encarecidamente integrar las estrategias metabólicas de ayuno y dieta cetogénica como tratamiento de primera línea para la angiogénesis y la metástasis y también consultar a profesionales especializados en terapia de oxígeno hiperbárico.

Coagulación y controversia sobre la vitamina K

En la cara opuesta de la moneda de la viscosidad sanguínea se encuentra la *hipocoagulación*, es decir, la situación en la que la sangre está demasiado «diluida» y no es posible que se formen coágulos de forma adecuada. La coagulación impide el sangrado excesivo cuando se lesiona un vaso sanguíneo. Si los niveles plaquetarios bajan como resultado de una deficiente función hepática, o debido a quimioterapia o al uso excesivo de medicamentos para «aclarar» la sangre (anticoagulantes naturales o sintéticos), aumenta el riesgo de hemorragia y pueden presentarse dolores de cabeza, sangrado nasal, tendencia a los hematomas y hemorragias incontroladas. Un estudio de la Universidad de California de 2015 encontró que a casi un cuarto de la población con fibrilación auricular y bajo riesgo de accidente cerebrovascular se les prescribían fármacos anticoagulantes que realmente no necesitaban. Un análisis de las inspecciones del gobierno de Estados Unidos realizadas entre 2011 y 2014 reveló que unos 165 residentes en instituciones habían sido hospitalizados o habían fallecido por errores relacionados con el anticoagulante warfarina[20]. No estamos diciendo que los anticoagulantes sean malos, pero sí que se debe tener precaución y llevar a cabo un seguimiento regular en caso de hiper e hipocoagulación, y que existen muchas sustancias naturales más seguras e igual de eficaces para restar viscosidad a la sangre.

Controversia en torno a la vitamina K

Inevitablemente, cuando se habla de coagulación, siempre se saca a colación la vitamina K, y así debe ser, pues es necesaria para que tenga lugar dicho mecanismo. La vitamina K, una vitamina liposoluble, fue designada con tal letra (de la palabra alemana *koagulation*) porque el hígado la utiliza para fabricar varias proteínas de la coagulación sanguínea, como la protrombina. Un nivel bajo de vitamina K da lugar a disminución de la capacidad de coagulación. La warfarina es un fármaco que actúa contra la vitamina K, reduciendo la capacidad del hígado para utilizarla. No obstante, es una idea errónea, pero frecuente, que la gente a la que se administra warfarina deba evitar absolutamente la vitamina K natural, presente en el kale, las espinacas, las coles de Bruselas, el perejil, la berza, las hoja de mostaza, las acelgas y el té verde. El objetivo debería ser alcanzar el equilibrio. En primer lugar, si tienes la sangre poco densa, es decir, si presentas hipocoagulabilidad, es obligado que incrementes tu consumo de alimentos ricos en vitamina K (y afortunadamente estos alimentos tienen también propiedades antiangiogénicas). Si, por el contrario, tienes problemas de hipercoagulación y sigues una medicación para ello, un aumento repentino de la ingesta de vitamina K podría reducir el efecto de la warfarina. Por otro lado, una reducción considerable de la ingesta de vitamina K puede incrementar el efecto de los fármacos anticoagulantes. Dado que queremos que comas muchas de estas verduras —y probablemente en cantidades mayores de las que ya comes—, es importante que hables con tu médico sobre el ajuste de la dosis de anticoagulante. Con el tiempo, una vez que hayas realizado los cambios en la dieta sugeridos en el libro, tus problemas de coagulación se resolverán.

La vitaminas K1 y K2 (MK-7), dos formas naturales de vitamina K, también tienen como objetivo el cáncer en múltiples estadios de desarrollo y favorecen la apoptosis. La vitamina K1 está presente abundantemente en las verduras verdes arriba mencionadas. La vitamina K2, en la carne, la yema de huevo, el hígado de pollo ecológico y el *natto,* un derivado japonés de soja fermentada con derivados enzimáticos y con un poderoso efecto anticanceroso. En el maravilloso mundo de las sinergias, la vitamina K juega también un importante papel en la acción de la vitamina D, y ambas deben tomarse juntas, en suplementos y con la comida. Lo creas o no, las acelgas salteadas y el salmón ahumado constituyen un desayuno excelente.

Hierro bajo, ferritina alta, cereales e interruptor genético

Junto con la vitamina K, el hierro es otro suplemento poco conocido y, a menudo, prescrito de forma incorrecta. Del mismo modo que necesita vitamina K para la coagulación, el organismo necesita hierro para producir sangre. Alrededor del 70 % del hierro del organismo se localiza dentro de los hematíes, donde forma parte de la hemoglobina. El desarrollo de nuevos hematíes depende de que los depósitos de hierro sean suficientes y, además, el hierro es necesario para otros procesos de reparación y de replicación del ADN celular[21]. Se trata de funciones importantes y, aun así, la mayor parte de la gente no tiene hierro en cantidad suficiente. Según la Organización Mundial de la Salud, dos mil millones de personas, más del 30 % de la población mundial, presentan deficiencia de hierro. Es la deficiencia nutritiva más frecuente en el mundo[22]. Cuando los niveles de hierro son bajos, el aporte de oxígeno a células y tejido se ve comprometido, dando lugar a *hipoxia anémica*. La anemia, que contribuye a la hipoxia tumoral, puede afectar a la eficacia de la radioterapia y de la quimioterapia, al privar a las células tumorales del oxígeno esencial para la actividad citotóxica de estos tratamientos. Los efectos de la hipoxia también dan lugar a incremento de la invasividad y del potencial metastásico, pérdida de apoptosis y angiogénesis[23]. En el día a día, niveles bajos de hierro pueden causar fatiga, falta de aliento y sensación de mareo.

Son diversos los factores que conducen a anemia: ingesta insuficiente de hierro (en el caso de dietas veganas y vegetarianas), absorción o utilización mermada, pérdida de sangre, embarazo, menstruación y otros. Pero la principal razón por la cual la deficiencia de hierro es en el mundo la más frecuente de todas las deficiencias de nutrientes es que, cuando pasamos de ser cazadores-recolectores a ser granjeros y agricultores hace quince mil años, nuestra dieta viró de las carnes ricas en hierro a los cereales menos ricos en hierro. Las dietas basadas en cereales están cargadas también de ácido fítico, el «antinutriente» número 1. El consumo de ácido fítico puede reducir la absorción de hierro un 50 %[24]. El ácido fítico está presente también en frutos y semillas, aunque su contenido disminuye por remojo o germinación. Por desgracia, la mayor parte de los seres humanos dejaron de remojar y germinar los cereales en tiempos de la Revolución Industrial, al mismo tiempo que aumentaba el consumo de los mismos.

Existen dos tipos de hierro según su fuente. Uno se denomina *hierro hemo* y proviene de la carne, y el otro es el hierro *no hemo*, presente en plantas, incluidos cereales y legumbres. El hierro hemo se encuentra unido a proteínas, que en consecuencia se denominan *proteínas hemo*. Ha quedado perfectamente establecido que las formas hemo del hierro presentan una biodisponibilidad considerablemente mayor, mientras que las formas vegetales se oxidan enseguida (forman radicales libres) y no están directamente disponibles para su absorción[25]. Es este otro ejemplo que muestra que, cuando realmente nos adentramos en la ciencia de la nutrición, vemos que las vitaminas y los minerales son complejos, que a menudo tienen varias formas y que con frecuencia muestran mayor biodisponibilidad si provienen de fuentes animales. La cuestión de la oxidación del hierro no hemo de fuente vegetal ha planteado un problema en alimentos enriquecidos con hierro; las fuentes aprobadas y que figuran en la lista de la FDA estadounidense como «reconocidas en general como seguras» causan más problemas desde el punto de vista de la inflamación-oxidación de lo que cabría esperar. Los cereales enriquecidos de manera sintética, como los presentes en panes y cereales del desayuno, no deben considerarse nunca una manera óptima de conseguir cantidades adecuadas de hierro biodisponible. Las dietas vegetarianas no proporcionan los niveles adecuados de hierro, a pesar de quienes insisten en que esas fuentes vegetales ofrecen hierro suficiente. Sencillamente, no es correcto desde el punto de vista bioquímico.

No obstante, algo de lo que pueden presumir las fuente vegetales de hierro es de que muchas de ellas incluyen vitamina C. Además de beneficiosos efectos inmunitarios, la vitamina C posee un efecto favorecedor de la absorción del hierro no hemo de la dieta, al mismo tiempo que reduce sus efectos oxidativos. Cabe destacar que los cereales tienen poco o ningún contenido de vitamina C. Una taza de trigo duro contiene 0 miligramo de vitamina C y lo mismo puede decirse de la avena y del arroz. Los alimentos considerados las mejores fuentes vegetales de hierro y vitamina C son el perejil, las algas marinas como el quelpo, la borraja (una hierba con sabor a pepino) y las espinacas.

Si un nivel bajo de hierro es un problema, un nivel alto también lo es, especialmente un nivel alto de *ferritina*, que es la forma en la que se almacena el hierro en el organismo. Diversas líneas de evidencia han demostrado que la ferritina elevada tiene un papel en la proliferación, el estrés oxidativo, la angiogénesis y la inmunodepresión. En muchos pacientes de cáncer se detectan niveles más altos de ferritina, que se han relacionado con enfermedad más agresiva y con peor pronóstico clínico[26]. Esto se convierte en un problema importante cuando los niveles de hematíes, hemoglobina y/o hematocrito son bajos y los médicos no han analizado debidamente los niveles de ferritina antes de considerar la administración de suplementos de hierro. A menudo, en esta situación, la ferritina es elevada (35-75 es lo ideal). Añadir más hierro a una ferritina ya de por sí alta es como echar gasolina a un fuego y, aun así, a muchos pacientes con cáncer se les prescriben suplementos de hierro (especialmente si se quejan de fatiga), cuando la investigación ha demostrado que el hierro alimenta directamente el crecimiento de ciertos tipos de cáncer, entre ellos los glioblastomas[27]. Los síntomas de sobrecarga de hierro son dolor articular y pérdida de deseo sexual (y también, paradójicamente, fatiga).

¿A qué se deben entonces los niveles altos de ferritina? Los individuos con una ancestral mutación del ADN en el gen *C282Y* absorben más hierro que la mayoría. La enfermedad resultante (hemocromatosis hereditaria) se encuentra entre las enfermedades genéticas más frecuentes en Estados Unidos, afectando a casi una de cada doscientas personas. Los teóricos han formulado la hipótesis de que la mutación C282Y se desarrolló cuando, en la era neolítica, se desató una pandemia de deficiencia de hierro, al ocupar las dietas hinchadas con cereales el lugar de las dietas ricas en carne y pescado. Es posible que esta mutación protegiera al ser humano frente a la amenaza de una dieta más pobre en hierro hemo. Hoy en día esa misma mutación puede dar lugar a niveles altos de hierro, que alimentan el cáncer. Por consiguiente, es absolutamente esencial que los médicos controlen los niveles de ferritina de sus pacientes con cáncer. Los pacientes con ferritina elevada deben evitar la carne roja y otros alimentos ricos en hierro, que ayudan a reducir sus niveles. De ahí la necesidad de biopersonalizar el consumo de carne roja.

En ausencia de valoraciones genéticas y de análisis de laboratorio, hay que tener en cuenta que los niveles de hierro ejercen muy diversos efectos sobre el proceso del cáncer.

Pruebas de laboratorio para valorar la circulación

Debido a que son numerosos los factores a considerar en relación con la circulación y la metástasis, Nasha Winters realiza con regularidad las siguientes valoraciones de laboratorio (además de un hemograma completo):

- **Fibrinógeno:** proteína que interviene en la coagulación. Niveles altos pueden indicar sangre densa/pegajosa, que hace que la persona sea más propensa a la coagulación y alimenta el crecimiento del cáncer.
- **Factor de crecimiento del endotelio vascular (FCEV):** es un marcador de angiogénesis. Los niveles de FCEV en el cáncer gástrico y en otros tipos de cáncer son considerablemente más altos que los hallados en controles.
- **Cobre sérico y ceruloplasmina:** inductores de angiogénesis
- **Ferritina:** marcador de hierro almacenado. Niveles altos alimentan el crecimiento de las células cancerosas y causan inflamación y estrés oxidativo. Se ha puesto de manifiesto que el exceso de hierro aumenta el riesgo de cáncer de mama.

Como con cualquier otro análisis de laboratorio, consulta a tu médico de atención primaria para interpretar los resultados y determinar cuáles son las actuaciones más adecuadas en tu caso.

Estrategia metabólica para detener el crecimiento y la diseminación del cáncer

Aunque el pronóstico de un cáncer metastásico o en rápido crecimiento pueda mostrarse sombrío, no significa que no pueda producirse su remisión. Nunca pierdas la esperanza. Nasha Winters comienza todas sus charlas en los seminarios sobre cáncer con esta cita de Emily Dickinson: «Esperanza es esa cosa con plumas que se posa en el alma / y entona una melodía sin palabras / y nunca cesa, en absoluto». Tras superar ella misma un cáncer de ovario en estadio IV, Nasha ha ayudado a cientos de pacientes con cáncer en estadio IV que habían sido desahuciadas por sus oncólogos convencionales. Con los alimentos adecuados, una dieta terapéutica personalizada y terapias no tóxicas que incluyan muérdago y oxígeno hiperbárico, todo ello orientado a optimizar el terreno interno, es posible superar el cáncer. Solo tienes que creer en ello.

Nuestra estrategia metabólica centrada en la alimentación para abordar este elemento del terreno es escalonada. Cuando se producen estos procesos avanzados, recomendamos en primer lugar evitar todos los productos lácteos. Un estudio sobre cáncer de colon publicado en 2003 encontró que bacterias intestinales patógenas como *E. coli, Salmonella, Listeria* y otra podían convertir las proteínas derivadas de la caseína beta de la leche en factores proinvasivos, que estimulan la motilidad y la capacidad invasiva de las células cancerosas[28]. Como vimos en el capítulo 6 a propósito del microbioma, son numerosos los factores que contribuyen a romper el equilibrio de las bacterias intestinales, de manera que no demos oportunidades.

El uso terapéutico de enzimas que digieren las proteínas —como la natoquinasa, una poderosa enzima que deriva del natto japonés (soja fermentada), y la lumbroquinasa, que deriva de las lombrices— ayuda a descomponer la gruesa matriz de fibrina, debilitando en consecuencia ese micromedio protector del cáncer, al mismo tiempo que contribuye a una circulación más sana. Recomendamos aumentar la ingesta de alimentos, hierbas y fitonutrientes de bajo índice glucémico y antiangiogénicos. También incorporamos a la dieta cartílago y caldos de huesos de pollo ecológico y de espinas de pescado salvaje. Se ha observado que unos sorbitos de zumo de aloe vera y diferentes tipos de té, entre ellos el té verde, tienen un potencial antimetastásico no tóxico y altamente terapéutico. Analicemos más detenidamente el modo en el que algunas de estas estrategias de terapia nutricional ayudan a prevenir y a reducir la tasa de crecimiento y diseminación del cáncer.

Los mejores alimentos para inhibir la angiogénesis y la metástasis

Un artículo de revisión publicado en 2005 en la revista *Journal of Physiology and Pharmacology* con el título «Nutraceuticals as Anti-Angiogenic Agents: Hopes and Reality» («Nutracéuticos como agentes antiangiogénicos: expectativas y realidad») afirmaba que ciertos agentes de origen vegetal inhiben la proliferación de células cancerosas, las vías de señalización del factor de crecimiento y la angiogénesis e inducen apoptosis. Entre estos agentes se incluyen el resveratrol (en el vino y en la uva roja de origen ecológico) y la curcumina (en la especia cúrcuma), que ya mencionamos en el capítulo anterior. La naringenina, presente en la cáscara de pomelo, es uno de los bioflavonoides cítricos más abundantes y también reduce considerablemente la metástasis[29]. De aquí es de donde procede la pectina cítrica modificada, uno de los agentes antimetastásicos más potentes de los que se dispone. A continuación nos detendremos algo más en otros alimentos cuyos componentes también tienen propiedades antiangiogénicas —como la apigenina (del perejil), el licopeno (de los tomates cherry) y la capsaicina (de las guindillas)—, así como en algunas de las características de la seta chaga.

William Li, presidente y director médico de la Angiogenesis Foundation, ofreció una excelente charla TED en 2010 presentada como «Can We Eat to starve Cancer?» («¿Podemos comer para matar de hambre al cáncer?») . En ella presentó una lista de numerosos alimentos y hierbas que inhiben la angiogénesis mejor que muchos fármacos contra el cáncer, según había constatado con su equipo de trabajo. La vitamina E, presente en grandes cantidades sobre todo en las semillas de girasol, encabezaba la lista. Lo mejor de estos alimentos vegetales es que tienen efectos quimioprotectores que van más allá de la angiogénesis y de la metástasis, lo cual subraya la necesidad de aceptar la nutrición como terapia primaria en el cáncer. Partiendo de los hallazgos realizados ya en materia de sinergias alimentarias, es muy posible que descubramos que el consumo simultáneo de varios de estos alimentos tiene un efecto antiangiogénico mucho mayor que las terapias convencionales y, por supuesto, sin efectos tóxicos.

PEREJIL: UN CONDIMENTO VALIOSAMENTE MEDICINAL

Originario del Mediterráneo, el perejil era considerado sagrado en la antigua Grecia, donde se utilizaba para engalanar a los ganadores de los acontecimientos deportivos y también para decorar las tumbas. El uso del perejil como condimento alimentario tiene una larga historia, cuyos orígenes pueden encontrarse en la antigua Roma. Hoy en día se utiliza, por ejemplo, para preparar el *tabbouleh,* o tabule, un plato de Oriente Medio elaborado con tomate, perejil picado, menta, cebolla y aderezado con aceite de oliva, zumo de limón y sal (el tabule tradicional incluye bulgur, un cereal que contiene gluten, pero dado que todos los demás ingredientes son superalimentos, hemos creado una versión con coliflor, y sin gluten; encontrarás la receta completa en el capítulo 13). Se ha demostrado que la apigenina, un flavonoide vegetal presente en los tallos y hojas del perejil (así como en el apio y en la infusión de manzanilla), tiene actividad citotóxica en el cáncer de mama, induce apoptosis de las células de cáncer de colon e inhibe la metástasis en el cáncer de ovario; su actividad citotóxica es comparable a la de la doxorrubicina[30].

El perejil tiene además un contenido excepcionalmente alto de vitaminas K, C y A, y de folato. Tanto el perejil de hoja plana como el de hoja rizada son un condimento excelente para muchos platos.

TOMATES CHERRY: LICOPENO EN EL PUNTO DE MIRA

Después de las patatas, los tomates son el vegetal más consumido en Estados Unidos, aunque sea sobre todo en forma de kétchup y de salsa para los espaguetis. Los tomates cherry son técnicamente una baya, y recientemente han sido centro de atención por su contenido en licopeno, un agente que previene el cáncer de próstata. El licopeno es un pigmento y un compuesto fitoquímico de color rojo brillante presente en tomates, zanahorias rojas y moradas y escaramujo (que también es rico en vitamina C). Se ha encontrado que inhibe la proliferación de las células cancerosas y que reduce el riesgo de cáncer de próstata, al bloquear la angiogénesis[31]. Cuanto más pequeño sea el tomate y de un rojo más intenso (incluso con tonos morados), mayor es el contenido de licopeno —mucho más alto que el de la variedad de tomate habitual, más grande y con menos sabor, que suele encontrarse en las tiendas de alimentación—. Las variedades de tomatitos cherry y «pasa» son los que incluyen la más alta densidad de nutrientes. Los tomates cherry tienen, además, menos carbohidratos que las variedades más grandes: ½ taza contiene apenas 3 gramos de carbohidratos.

INFUSIÓN DE CHAGA: UNA TAZA AL DÍA COMO ANTIOXIDANTE

La seta chaga crece en los troncos de abedul de regiones frías como Siberia, norte de Canadá, Alaska y norte de Estados Unidos, incluidos Maine y Vermont. Las poblaciones de Siberia solían molerla y añadirla a guisos, sopas y bebidas cotidianas. Supuestamente ayudaba a prevenir enfermedades degenerativas y favorecía una larga vida. En áreas de consumo diario de chaga las tasas de cáncer son bajas o nulas. Diversos estudios han descubierto los numerosos mecanismos de acción de la seta, como sus efectos antioxidantes, reductores de la glucemia y estimulantes del sistema inmunitario. La seta chaga es conocida por su elevado contenido en superóxido dismutasa, una enzima que actúa como un poderoso antioxidante. Contiene asimismo niveles elevados de betaglucanos, el potente polisacárido que reduce la proliferación tumoral e impide la metástasis tumoral[32]. Según Cass Ingram, experto en chaga y autor del excelente libro *The Cure Is in the Forest*, se debe tomar una infusión de chaga al día. También recomienda tomar chaga junto con orégano salvaje, un agente antifúngico natural que potencia la absorción de los ingredientes activos de la seta chaga. A veces, el poder de ciertos alimentos consumidos tradicionalmente juntos es simplemente asombroso.

GUINDILLAS: DEMASIADO PICANTES PARA QUE EL CÁNCER PROSPERE

La guindilla (también llamada *chile, ají* o *pimiento picante*) es una planta perteneciente al género *Capsicum*. Estudios recientes han puesto de manifiesto que su componente capsaicina no solo tiene propiedades de prevención frente a ciertos carcinógenos mutagénicos, sino que además tiene otros efectos anticáncer. Concretamente, esta planta inhibe el FCEV y es capaz de detener la angiogénesis inducida por el tumor[33]. Puede parecer contradictorio que algo que provoca sudoración y que incrementa la circulación inhiba la angiogénesis, pero así es. ¡Como el ejercicio físico! Un estudio prospectivo de cohorte basado en la población, en el que participaron 199.293 hombres y 288.082 mujeres de treinta a setenta y nueve años, y que fue publicado en la revista *British Medical Journal* en 2015, llegaba a la conclusión de que el consumo frecuente de alimentos picantes se asociaba a un riesgo un 15% menor de morir de cáncer, debido probablemente a sus efectos antiinflamatorios[34].

Las variedades más picantes son la guindilla roja, el chile habanero y los pimientos Scotch Bonnet. Cuanto más picante es la guindilla, más capsaicina contiene. La harissa, un condimento que se elabora con guindilla, ajo y aceite de oliva, es ampliamente utilizada en la cocina del norte de África y de Oriente Medio. No solo es rica en capsaicina, sino que además contiene otras poderosas hierbas anticáncer, como la alcaravea. ¡Ha llegado el momento de añadir un poco de picante a tu vida! Te irás acostumbrando a medida que vayas comiéndolo, de modo que al poco tiempo empezarás a necesitarlo en tus platos. Nosotras somos convencidas defensoras del uso de guindilla en la cocina.

CARTÍLAGO: DETÉN LA METÁSTASIS COMIENDO HUESOS

Ya hemos hablado en este capítulo de la forma en la que las células cancerosas pueden metastatizar abriéndose camino entre la «jungla» de la matriz extracelular (MEC) que las rodea. Esta matriz a modo de entramado compuesto fundamentalmente por colágeno proporciona un andamiaje estructural y bioquímico que es capaz de impedir la propagación de las células cancerosas, al modular la diferenciación y la proliferación celulares[35]. También actúa como reservorio de factores de crecimiento. Si incluyes alimentos ricos en colágeno en tu dieta, tu organismo será capaz de regenerar la MEC degradada, lo cual ayuda a encapsular los tumores.

Pero, ¿de dónde procede el colágeno? De los huesos. Hasta hace cerca de un siglo, el ser humano comía huesos de una u otra forma; no se desaprovechaba nada del animal. Se consumían todas las partes comestibles y los huesos se echaban a la sopa. Hoy en día, como ya hemos mencionado, la mayoría de los estadounidenses comen solo músculo animal en forma de carne, mientras que tiran a la basura huesos y vísceras. Sin embargo, la glucosamina/condroitina es uno de los suplementos más consumidos en este país, porque ayuda a aliviar el dolor de la artritis. De modo que ¿por qué no obtenerlo de los alimentos que consumes? El elevado contenido de glucosamina y condroitina del caldo de hueso estimula el crecimiento de nuevo colágeno, repara articulaciones dañadas, alivia la artritis y reduce el dolor y la inflamación. La glucosamina es conocida también por ser un agente tóxico para diversas líneas celulares malignas, con escasa toxicidad en cambio sobre tejidos sanos, y puede detener la metástasis en los cánceres de colon, mama y próstata[36]. Nuestro cuerpo produce colágeno de manera natural, pero el proceso se hace más lento con la edad. La incorporación de caldos de huesos ricos en minerales no solo contribuye a mantener la integridad de la MEC, sino que además proporciona las medidas de protección del ADN de las que hablamos en el capítulo 3. Recomendamos el caldo de espinas de pescado y el caldo elaborado a partir de gallina ecológica si los niveles de ferritina son demasiado altos para un caldo de hueso de vaca.

ZUMO DE ALOE VERA: INHIBE LA AGREGACIÓN PLAQUETARIA

El origen del uso del áloe vera, conocido como la *planta de la inmortalidad*, puede situarse hace seis mil años, en Egipto. Crece de forma natural en climas tropicales y se cultiva con fines agrícolas y medicinales. Hoy en día debe su fama sobre todo a su uso como remedio para las quemaduras solares, pero sus extractos son también potentes antioxidantes que inhiben la agregación plaquetaria y la angiogénesis. Es también una sabia opción hidratante para la piel, especialmente si te duchas con aguas tratadas con flúor. La aloína, uno de los principales componentes del aloe, inhibe la secreción de FCEV en las células cancerosas[37]. Tomado por vía oral, ayuda en los casos de inflamación gástrica y estreñimiento. El aloe presenta doscientos componentes biológicamente activos —vitaminas, enzimas y aminoácidos— con efectos desintoxicantes y acción sobre la inmunidad del individuo. Aunque se venda como «zumo», contiene muchos menos azúcares y carbohidratos que sus parientes los zumos de frutas: 60 cc de zumo de aloe vera contienen 2 gramos de carbohidratos y 6 gramos de azúcar, de modo que hay que consumirlo con moderación para mantenerse en estado de cetosis. Si tienes una planta de aloe en casa, puedes preparar esta poderosa bebida extrayendo el gel de los tallos y mezclándolo en la batidora con agua o té verde, zumo de limón recién exprimido y vinagre de manzana.

TÉ VERDE: POTENTE INHIBIDOR DEL CRECIMIENTO TUMORAL

El té verde es probablemente la bebida contra el cáncer más conocida y ampliamente aceptada, y por una buena razón. Las catequinas presentes en el té son los flavonoides más extensamente estudiados y poseen actividad antiinvasiva y antimetastásica. La revista *Cancer and Metastasis Reviews* publicó un artículo en 2011 con el título *Cancer and Metastasis: Prevention and Treatment by Green Tea*. En él aparecen resumidos los efectos del té verde y se describe el papel del EGCG (galato de epigalocatequina, la principal catequina) en la inhibición de la invasión y la angiogénesis tumorales[38]. El artículo subraya que el EGCG tiene una actividad antioxidante entre veinticinco y cien veces más eficaz que la vitamina C o la vitamina E y que es un potente regulador de las vías de señalización que contribuyen a la metástasis del cáncer. Se han realizado tantos estudios de investigación sobre este tema que el té verde merecería todo un capítulo; pero por ahora confórmate con saber que probablemente sea la bebida antitumoral y antimestastásica más potente que puedes tomar.

Todos los tés auténticos provienen de árbol de té de hoja perenne de nombre *Camellia sinensis*. Es la manera de procesar las hojas lo que determina que un té sea verde, negro u oolong. El té verde es el menos procesado de todos y proporciona los polifenoles más antioxidantes. No obstante, los tés verdes absorben altas dosis de pesticidas, de manera que es absolutamente necesario que compres uno ecológico. Los tés verdes de más alta calidad con las variedades japonesas, como *sencha, matcha* y *gyokuro*. Este último es el mejor y es un té de un color verde intenso y dulce que se deja madurar despacio para potenciar el contenido de aminoácidos y flavonol de la hojas. Para preparar debidamente un té verde, espera a que el agua alcance casi el punto de ebullición y después deja que se enfríe ligeramente antes de verterla sobre el té. Deja reposar durante tres a diez minutos para que libere las catequinas y después retira las hojas. Se recomiendan cinco tazas al día, siempre que sea posible.

GINSENG: INHIBIDOR HERBÁCEO DE LA INVASIÓN

Existen tres tipos diferentes de ginseng —panax, siberiano y americano— y cada uno de ellos tiene distintas propiedades bioactivas. El ginseng contiene varios componentes activos, entre ellos ginsenoides, polisacáridos, flavonoides, aceites volátiles, aminoácidos y vitaminas. Las tres variedades pueden ayudar a restablecer la energía en pacientes oncológicos muy cansados, al mismo tiempo que inhiben la invasión, la metástasis y la angiogénesis en el cáncer. El ginseng americano contiene un grupo químico llamado *ginse-noides,* que pueden actuar sobre la insulina y ayudar a bajar los niveles de azúcar en sangre. Se ha encontrado que estos compuestos inhiben además la angiogénesis tumoral. Otros agentes fitoquímicos activos presentes en el ginseng son polisacáridos que ejercen un efecto positivo sobre el sistema inmunitario y se utilizan a menudo en combinación con fármacos contra el cáncer para potenciar la quimioterapia y reducir su toxicidad. La terapia combinada de ginseng y ciclofosfamida o gemcitabina en dosis bajas tiene un considerable efecto antiangiogénico, sin toxicidad manifiesta.[39] Para quienes estén pensando en dejar la cafeína, el té de ginseng es un magnífico sustituto.

LA MANZANILLA CALMA LAS METÁSTASIS

Existen dos plantas de manzanilla: la manzanilla alemana, que es la más conocida, y la manzanilla romana o inglesa. Como todos los alimentos que ya hemos mencionado, la manzanilla se ha utilizado como medicina durante miles de años, pudiéndonos remontar en este sentido a los antiguos egipcios, romanos y griegos. Al igual que los tomates cherry, la manzanilla contiene también el fitoquímico apigenina, que inhibe el crecimiento celular, sensibiliza las células del cáncer para su eliminación por apoptosis y obstaculiza la angiogénesis. También tiene efectos que alteran la relación de las células cancerosas con el micromedio y puede reducir la captación de glucosa de las células cancerosas, frenar su progresión e inhibir la metástasis[40]. La manzanilla, además, alivia las molestias digestivas y contribuye a la relajación. Los increíbles efectos de estos alimentos, hierbas, caldos e infusiones son sencillamente asombrosos, siempre y cuando sean ecológicos y de alta calidad. ¡La hora del té debería ser a todas horas!

Protección frente al crecimiento y la diseminación del cáncer

Cuando la angiogénesis y la metástasis son dos de los aspectos más mortales del cáncer, la estrategia metabólica puede ofrecer una importante protección. Ambos procesos resultan activados fundamentalmente por la inflamación, la deshidratación, el sedentarismo y niveles altos de cobre. Se ha encontrado que el consumo regular de guindillas, setas chaga, perejil, té verde, caldo de huesos y otros alimentos reduce la diseminación del cáncer y el crecimiento de nuevos vasos sanguíneos. En este sentido, el té verde y un caldo de espinas de pescado con guindilla constituyen un poderoso cóctel.

El siguiente elemento del terreno que abordamos, las hormonas, tiene también mucho que ver con el crecimiento y la diseminación del cáncer. La vida moderna está llena de estrógenos ambientales que alimentan el cáncer de mama, de próstata y otros cánceres hasta alcanzar niveles pandémicos. El equilibrio hormonal es imprescindible y, si bien las semillas de lino no son la mejor fuente de ácidos grasos omega-3 antiinflamatorios, sí son excelentes para el equilibrio hormonal. Veamos a continuación cuál es el papel que juegan las hormonas en el cáncer y, lo que es más importante, cómo podemos mantener su equilibrio.

CAPÍTULO 10

Hambre de equilibrio hormonal

Controlar tus hormonas es controlar tu vida.

—Barry Sears, *doctor en medicina*

El médico del futuro ya no tratará el cuerpo humano con fármacos, sino que curará y prevendrá la enfermedad a través de la nutrición.

—Thomas Edison

Las hormonas son mucho más que aquello que nos alteraba de forma placentera cuando éramos adolescentes (y no tan placenteramente en la menopausia). Las hormonas coordinan el crecimiento, la fertilidad, la inmunidad y el metabolismo en sus naturales fluctuaciones a lo largo de la vida del individuo. Estas fluctuaciones son a menudo más pronunciadas en las mujeres en fases como la pubertad, el embarazo y la menopausia, si bien los hombres tienen la misma sensibilidad que las mujeres frente a los desequilibrios hormonales. La *andropausia,* es decir la «menopausia masculina», es el declive gradual de testosterona que tiene lugar en el hombre cuando se hace mayor. Los hombres con sobrepeso son propensos al predominio de estrógenos y a los síntomas asociados, como son disfunción eréctil, disminución de la libido y cáncer de próstata[1]. Ni siquiera el sexo es inmune a los potentes efectos de las hormonas, especialmente de los estrógenos: todos experimentamos sus altibajos asociados, independientemente de nuestro estado de salud.

Desgraciadamente, los tipos de cáncer de los órganos reproductores y los relacionados con hormonas se encuentran entre los más frecuentes en nuestros días. Los cánceres de mama y de próstata afectan actualmente a una de cada siete personas. No obstante, además de los cánceres de los órganos de la reproducción, las hormonas en exceso pueden estimular el crecimiento de otros tipos de cáncer, entre ellos el de pulmón, el tipo más frecuente en todo el mundo. ¿De dónde vienen todas estas hormonas? La escalofriante respuesta es que provienen de muchas fuentes corrientes. Gran parte de los alimentos que consumimos y muchos de los productos que usamos a diario contienen compuestos químicos sintéticos denominados xenoestrógenos. Estos compuestos son tan potentes como los estrógenos naturales presentes en nuestro cuerpo, a veces incluso más. El brusco aumento de las tasas de cáncer de órganos de la reproducción ha coincidido sorprendentemente con la aprobación y el uso de hormonas y sustancias químicas en alimentos, productos para el hogar y medicamentos, actuando dichas hormonas como disruptores endocrinos.

En 1947 las hormonas sexuales fueron aprobadas e introducidas en la producción ganadera. En 1960, se aprobó el uso de la píldora anticonceptiva. Desde 1945 miles de sustancias químicas que son disruptores endocrinos son liberados al medio ambiente y menos del 5 % de los mismos son objeto de pruebas de seguridad antes de su liberación. De 1950 al año 2000 las tasas de cáncer de mama aumentaron un 60 %, y desde 1973 hasta 1991 se registró un incremento del cáncer de próstata del 126 %. Las tasas de cáncer testicular, ovárico y endometrial también han aumentado rápidamente a lo largo de las últimas décadas. Y vamos a explicar por qué.

En la actualidad están muy extendidos los signos y síntomas relacionados con desequilibrios hormonales, como acné, enfermedad autoinmune, depresión, infertilidad, trastornos de tiroides, endometriosis, quistes ováricos, insomnio, disminución de la libido, pubertad precoz, síntomas menopáusicos y aumento de peso. La infertilidad afecta a una de cada seis parejas. Los trastornos de la glándula tiroides afectan a una de cada cinco mujeres. Más del 50 % de las mujeres refieren síntomas menopáusicos, como sofocos, lo cual no es normal. Y hablando de lo que no es normal, el desarrollo mamario característico de los once años hace una generación está ahora registrándose a los siete años e incluso a los tres años. Ha llegado el momento de prestar más atención a lo que está causando este aumento masivo de cánceres y desequilibrios relacionados con las hormonas. Como veremos en este capítulo, los cánceres de mama y próstata no son simplemente cuestión «de mala suerte». Son el resultado directo de las hormonas presentes en nuestros alimentos, especialmente en la carne y en los productos lácteos, de la exposición diaria a agentes químicos alteradores hormonales de origen sintético —presentes en todo tipo de productos, desde botellas de agua hasta el champú— y del uso de hormonas sintéticas y bioidénticas en el control de la natalidad y en las terapias de sustitución hormonal. Probablemente, tan solo hoy hayas sufrido exposición a más de doscientas sustancias químicas que actúan como disruptores hormonales.

Las hormonas son unos impulsores tan potentes del cáncer que es un área del terreno que la oncología occidental evalúa habitualmente, habiéndose desarrollado fármacos para combatirlas. Sin embargo, estos «salvavidas» no están ayudando a quienes se ahogan en pozas de estrógenos. Del mismo modo que a las células cancerosas les gusta el azúcar, también les encantan las hormonas, que estimulan a las células para que se reproduzcan. Alrededor del 70 % de los cánceres de mama son sensibles a los estrógenos, lo que significa que los estrógenos hacen que el cáncer crezca. En la naturaleza, la labor de los estrógenos es hacer que las células proliferen, y todas las células cancerosas crecerán en respuesta a esta hormona, no solo las diagnosticadas como sensibles a ellas. Los estrógenos impulsan la angiogénesis, causan inflamación y modulan el metabolismo[2]. De modo que nada de corretear entre las margaritas como una adolescente de grandes ojos cuando se trata de hormonas y cáncer. Es esencial que tanto la comida como los productos que utilizamos en el hogar estén libres de hormonas y también que demos los necesarios pasos en materia de nutrición para mantener el equilibrio hormonal.

Con todo, mantener el equilibrio hormonal requiere conocimiento y esfuerzo, ya que muchos aspectos de la vida diaria dan lugar a sobreexposición a estrógenos. La simple rutina de darse una ducha, lavarse el pelo, ponerse perfume, tomar una píldora anticonceptiva y tomarse un yogur para desayunar es suficiente para que los niveles de estrógenos se alteren. Sin embargo, como siempre, con la nutrición adecuada y modificaciones en el estilo de vida, el equilibrio es absolutamente posible. Diversos compuestos alimentarios pueden ayudar a mantenerlo. Entre ellos se incluyen fitoestrógenos, ácidos grasos, ciertas semillas, fitonutrientes, hierbas y determinados compuestos de crucíferas, así como la reducción de azúcar y de alcohol (descritos con más detalle al final del capítulo). La salud hormonal —como todos los demás elementos del terreno— depende absolutamente de la nutrición.

En este capítulo explicamos cómo funcionan las hormonas en el organismo, su papel en el cáncer, qué es lo que rompe su equilibrio, las maneras de valorarlas y un plan probado de restablecimiento hormonal. De modo que date una ducha fría y localiza tus dispositivos de flotación. Vamos a sacarte de la poza de estrógenos y a llevarte a cálida playas de equilibrio hormonal.

Fundamentos de hormonas y cáncer

La palabra *hormona* es de origen griego y significa «incitar» o «agitar». Las hormonas son moléculas de mensajeros químicos que controlan y regulan las actividades de células, órganos y prácticamente cualquier proceso en el organismo, como la digestión, el metabolismo y la reproducción. Las hormonas son el producto de glándulas endocrinas y viajan por el torrente sanguíneo hasta sus destinos celulares. Todas las células se hallan expuestas a las hormonas circulantes, pero no todas reaccionan; solo lo hacen las que poseen receptores específicos para determinadas hormonas. Se puede pensar en los receptores hormonales como en la puerta de un garaje, que se abre cuando una hormona pulsa el botón de apertura correspondiente, permitiendo la entrada. Cuando una hormona se une a un receptor, como el coche que entra en el garaje, desencadena una respuesta biológica que altera el comportamiento de la célula. Por ejemplo, cuando un estrógeno se une a un receptor estrogénico en la superficie de una célula, dice a esa célula que se divida y crezca. Demasiados estrógenos equivalen a demasiado crecimiento, y ahí está el problema. Las células de endometrio, mama, ovarios, riñón, cerebro, hueso, corazón, intestino y próstata tienen sitios de receptores para estrógenos. Las células de estos tejidos crecerán y se dividirán cuando llegue el estrógeno[3].

Dado que las hormonas participan en la mayoría de los aspectos del funcionamiento orgánico, no es de sorprender que estén muy implicadas en la progresión del cáncer. Son distintas las maneras en las que los estrógenos y otras hormonas alimentan el proceso del cáncer: estimulan el crecimiento y la división de las células cancerosas, causan inhibición del sistema inmunitario, favorecen la inflamación e incrementan el flujo sanguíneo a los tumores. Resulta increíble, pero las células cancerosas son capaces de ordenar el número de sitios de receptores hormonales en su superficie, tal y como hacen con los receptores insulínicos.

Cuando se extirpa un tumor de mama, ovario o próstata, se analiza el tejido para determinar si tiene receptores hormonales, de qué tipo son y cuántos hay. Si las células cancerosas tienen receptores hormonales, ese cáncer se clasifica como ER-positivo, o ER+. Se ha puesto de manifiesto que las concentraciones de estrógenos son veinte veces más altas en los tejidos de cáncer de mama. Si las células cancerosas tienen receptores de progesterona, se denominan PR-positivas, o PR+. Esto significa que la hormona progesterona estimula su crecimiento. Un diagnóstico de cáncer de mama «triple negativo» significa que el tumor no tiene receptores ni de estrógenos ni de progesterona y que además es negativo para el gen *HER2* (un gen favorecedor del crecimiento). Este dato se considera como un factor de mal pronóstico en la medicina occidental porque las principales opciones de tratamiento —y en algunos casos las únicas— para el cáncer de mama son los tratamientos de bloqueo hormonal.

Los fármacos antiestrogénicos, conocidos también como *moduladores selectivos de los receptores estrogénicos* (MSRE), actúan bloqueando y desactivando el receptor estrogénico de la superficie de las células cancerosas. Básicamente, estos fármacos aparcan el coche en el garaje y lo dejan ahí. Un ejemplo de este tipo de fármacos es el tamoxifeno; por desgracia, se ha descubierto que el tamoxifeno es causa de cáncer de útero, accidente cerebrovascular y coágulos sanguíneos en los pulmones[4]. Y a pesar del hecho de que el tamoxifeno se clasifica como un carcinógeno del grupo 1, sigue siendo un tratamiento de primera línea para muchos cánceres de mama. Tiene que haber una mejor manera de tratarlo.

Las hormonas predominantes en el hombre, los andrógenos, están implicadas en el crecimiento del cáncer de próstata. Se trata de hormonas esteroides que confieren al hombre el desarrollo sexual y los caracteres masculinos. Se incluyen en esta categoría la testosterona, la androstenodiona y la deshidroepiandrosterona (DHEA). Los andrógenos favorecen el crecimiento de las células de la próstata, tanto normales como cancerosas, al unirse a receptores androgénicos y activarlos, de la misma manera que hacen los estrógenos y la progesterona con sus receptores. Una vez activado, el receptor androgénico estimula la expresión de genes específicos que causan el crecimiento de las células de la próstata[5]. Durante el desarrollo temprano, los cánceres de próstata requieren niveles relativamente altos de andrógenos para crecer, clasificándose este tipo de cáncer de próstata como andrógeno-dependiente o andrógeno-sensible. Los fármacos antiandrogénicos de terapia hormonal se unen a los receptores androgénicos y bloquean la captación de andrógenos por parte de las células del cáncer de próstata sensibles a los andrógenos. Un ejemplo de esta clase de fármacos es la flutamida, que se utiliza en los casos de cáncer de próstata avanzado. Puede causar también grave daño hepático, a veces mortal.

Estos fármacos son solamente la tapa de una olla a presión; no cambian ni los procesos metabólicos, ni el terreno; al contrario, en la mayoría de los casos empeoran el terreno. Tenemos que fijarnos en lo que comemos y en la manera en la que vivimos, porque estos dos factores tienen mucho que ver con el modo en el que nuestro organismo crea y utiliza las hormonas. Echemos un vistazo más de cerca a los estrógenos, ya que esta hormona —producida tanto en el hombre como en la mujer y presente también ampliamente en nuestro entorno— es sin lugar a dudas uno de los factores que más influyen en el cáncer.

Estrógenos

Cuando hablamos de estrógenos nos referimos a una clase de más de dos docenas de tipos diferentes de moléculas estrogénicas. Las más conocidas son la estrona, el estradiol y el estriol. El estradiol es la forma predominante en mujeres en edad fértil y no gestantes, y fundamentalmente contribuye a la liberación cíclica de óvulos a partir de los ovarios (ovulación). Es el más potente de todos los estrógenos, lo cual significa que tiene la capacidad de provocar el mayor crecimiento celular. La estrona se produce en los ovarios, en los adipocitos de hombres y mujeres, y es el estrógeno predominante en las mujeres posmenopáusicas. El estriol es segregado en grandes cantidades por la placenta durante la gestación. Todos los tipos de estrógenos se forman a partir del colesterol por un efecto dominó hormonal. La primera ficha de dominó en la línea es la pregnenolona, que se convierte en otras hormonas, como DHEA, progesterona, testosterona y diversas formas estrogénicas.

La aromatasa es una enzima muy importante, responsable de la conversión de los andrógenos en estrógenos, tanto en hombres como en mujeres. Los fármacos inhibidores de la aromatasa actúan bloqueando la enzima, de modo que se producen menos estrógenos y, en consecuencia, hay menos estrógenos disponibles que estimulen el crecimiento de células cancerosas positivas para receptores de estrógenos. Puede que fármacos como estos tengan una función interesante, pero no son útiles en la prevención del cáncer en primera instancia, ni para detener los mecanismos que finalmente lo están impulsando. Si tienes en cuenta la cantidad de estrógenos a la que nos hallamos expuestos a diario, es como tratar de detener las aguas de las cataratas del Niágara utilizando un tapón del tamaño de un alfiler.

Una vez que han completado sus tareas en el organismo, los estrógenos son enviados al hígado para ser metabolizados o desactivados y preparados para su excreción a través de las heces o la orina. Este órgano de desintoxicación, siempre tan ocupado, también procesa y dirige las hormonas. Fabrica y regula los niveles de hormonas y también da instrucciones a diversas hormonas para que realicen debidamente su función en otras partes del cuerpo. Cuando el organismo se encuentra expuesto a un exceso de toxinas, el hígado no es capaz de procesar las hormonas tan rápida y eficazmente, lo cual provoca en última instancia desequilibrios hormonales. Los defectos en el proceso de desintoxicación pueden dar lugar a que una hormona se metabolice solo parcialmente, algo así como un plato sucio que vuelve a guardarse en el armario. Una hormona parcialmente metabolizada puede regresar a la circulación sanguínea en busca de sitios receptores, pero no puede liberar el mensaje propio de una hormona plenamente funcional. Abre la puerta del garaje, pero en lugar de decir «encender las luces», dice «encender la manta». No tiene sentido. El mensaje con el que hay que quedarse es que, para un adecuado metabolismo hormonal, es esencial optimizar la función hepática y adoptar estrategias de desintoxicación.

Metabolitos estrogénicos y crucíferas

El hígado convierte los estrógenos en metabolitos estrogénicos por la acción de ciertas enzimas, como COMT y CYP1B1[6]. Tres de estos metabolitos estrogénicos, productos de degradación de la hormona, son la 2-hidroxiestrona, la 4-hidroxiestrona y la 16-alfa-hidroxiestrona. Desde la década de 1980, la 2-hidroxiestrona ha sido considerada una forma estrogénica quimioprotec-

Rompamos el mito hormonal: crucíferas y función tiroidea

En 1929, investigadores de la Universidad John Hopkins alimentaron a conejos con una dieta a base de repollo y los animales desarrollaron bocio (aumento de tamaño de la glándula tiroides). En consecuencia, durante décadas muchas personas con problemas de tiroides recibieron el consejo equivocado de evitar las crucíferas por su contenido *bociógeno*. Los bociógenos son sustancias que pueden alterar la producción de hormonas tiroideas, al interferir en la captación de yodo por parte de la glándula tiroides. Están presentes en fármacos, agentes químicos y alimentos. Durante demasiado tiempo se ha culpado a las crucíferas de causar bajos niveles de yodo.

Tras ochenta años de investigación sobre la glándula tiroides podemos confirmar definitivamente que el bocio no aparece por comer repollo. Así que, por favor, no saques las crucíferas de tus menús. El bocio, y en algunos casos el cáncer tiroideo, tienen su causa en la enfermedad tiroidea autoinmune llamada tiroiditis de Hashimoto y en xenobióticos bociógenos[7]. La *tiroiditis de Hashimoto* es responsable de cerca del 90 % de todos los casos de hipotiroidismo. Se ha encontrado que el perclorato, un agente químico sintético comercializado en 1952, impide el desarrollo de una función tiroidea normal, al interferir en la captación de yodo por parte de la glándula tiroides. Fármacos como benzodiacepinas, antagonistas de los canales de calcio, esteroides, retinoides (vitamina A sintética) y pesticidas también causan alteración de la regulación tiroidea.

Este mito sobre el yodo y la glándula tiroides perpetuó una peligrosa recomendación en la comunidad de la medicina natural, que es la de tomar suplementos de yodo para mantener el equilibrio hormonal. A menudo se prescriben suplementos de yodo a pacientes con cáncer de mama o con glándula tiroides hipofuncional, cuando es esencial señalar que, en realidad, la mayoría tenemos un exceso de yodo. Se pueden alcanzar unos niveles adecuados de yodo comiendo sal marina de calidad y de vez en cuando algas marinas. Evitar los cereales y las aguas fluoradas (el flúor compite con el yodo) también refuerza considerablemente la función tiroidea. Cuando los pacientes con hipotiroidismo son tratados con yodo en exceso, les estamos empujando hacia una tormenta autoinmune. Nosotras realizamos análisis de valoración de anticuerpos tiroideos en todos los pacientes antes de considerar la posibilidad de incorporar alimentos ricos en yodo, para no dañar la glándula tiroides.

tora o «buena», mientras que la 16-alfa-hidroxiestrona se ha asociado al desarrollo de cáncer. Esta última posee sobre los tejidos efectos estimulantes similares a los del estradiol y alimenta el crecimiento y la división de células cancerosas dependientes de las hormonas o de otra clase de células cancerosas en mayor medida que la 2-hidroxiestrona. Esta, en cambio, no tiene casi efecto estrogénico. Aunque hay quien dice lo contrario, prevalece la evidencia de que la relación entre 2-hidroxiestrona y 16-alfa-hidroxiestrona es importante como factor de riesgo de cáncer sensible a los estrógenos, como el cáncer de mama y el cáncer de cuello uterino. Digamos simplemente que, en lo referente a metabolitos estrogénicos, mejor 2 que 16. Y adivina qué es lo que ayuda al cuerpo a conseguir más metabolitos «buenos»: las verduras crucíferas.

Dos de los numerosos componentes activos presentes en las crucíferas son el indol-3-carbinol (I3C) y el diindolilmetano (DIM). Desde el punto de vista fisiológico, el DIM es el agente activo predominante e I3C es el precursor. Diversos estudios han encontrado que estos compuestos pueden inhibir la formación del metabolito estrogénico «malo», 16-alfa-hidroxiestrona[8]. Un estudio ha puesto de manifiesto que DIM tiene la capacidad de reducir su producción en un 50 %, al mismo tiempo que incrementa en un 75 % la producción del metabolito «bueno», la 2-hidroxiestrona. Un estudio doble ciego y controlado con placebo en el que participaron mujeres con riesgo aumentado de cáncer de mama encontró que cuatro semanas de suplementos con I3C promovían cambios favorables en la relación de los dos metabolitos, medidos en la orina. Un hito bastante impresionante, sin efectos secundarios.

El I3C está presente en diversas crucíferas, como brécol, coles de Bruselas, repollo, coliflor, berza, kale, nabo, colinabo, hojas de mostaza y rábano. Las más altas concentraciones se encuentran en los berros de jardín, o mastuerzo (distintos de los berros de agua), y en las hojas de mostaza. El I3C se libera al masticar estos alimentos y después se convierte en DIM por acción de los ácidos estomacales[9]. Por consiguiente, el uso de antiácidos impide esta conversión. Además, los niveles de ácidos estomacales disminuyen de manera natural con la edad y también con el estrés. En lo que respecta al equilibrio hormonal, es muy importante optimizar las secreciones y las vías digestivas. Consulta a tu médico para saber qué es lo más adecuado para ti.

Estrógenos, manzanas y microbioma

Sabemos desde la década de 1970 que la composición de nuestro microbioma condiciona el modo en el que se metabolizan nuestros estrógenos. Esta microbiota incluso tiene nombre: *estroboloma*. El estroboloma está integrado por bacterias beneficiosas presentes en el sistema gastrointestinal y que producen una enzima esencial para el metabolismo de los estrógenos. La salud del estroboloma afecta asimismo a una de las vías de desintoxicación hepática de la fase 2, la glucuronidación, descrita en el capítulo 5. La glucuronidación participa en la desintoxicación de xenoestrógenos (sintéticos o naturales), estrógenos humanos, fármacos, toxinas químicas, etc. Las bacterias intestinales pueden producir una enzima llamada ß-glucuronidasa que bloquea este importante proceso *detox* de estrógenos y permite que las hormonas parcialmente metabolizadas sean reabsorbidas por el organismo. Esto da lugar a que todo tipo de estrógenos se acumulen y alcancen niveles excesivos.

Niveles altos de ß-glucuronidasa se asocian también a un aumento del riesgo de diversos cánceres, en particular de los tipos de cáncer dependientes de hormonas, como los de mama, próstata y colon. Afortunadamente, existe un antídoto nutricional. El calcio-D-glucarato es la sal cálcica del ácido D-glucárico y está presente en muchas frutas y verdura, y sobre todo en las manzanas. El calcio-D-glucarato incrementa la glucuronidación e inhibe la ß-glucuronidasa. En consecuencia, potencia la capacidad del organismo para excretar estrógenos y toxinas ambientales[10]. Pero no te olvides de unos cuantos puntos importantes relativos a las manzanas. En primer lugar, la mejor opción son las manzana pequeñas, verdes y silvestres, que tienen menos azúcar que las manzanas rojas y considerablemente más fitonutrientes que las variedades modernas. En segundo lugar, para evitar el azúcar y obtener el máximo beneficio de la fibra, da más importancia a la piel que a la carne de la fruta, pues es ahí donde se encuentran la mayor parte de los nutrientes y de la fibra. Por último, las manzanas cultivadas con fines comerciales presentan algunos de los niveles más altos de residuos de pesticidas, de modo que es fundamental elegir manzanas ecológicas. ¡Una pequeña manzana verde silvestre tiene efectos quimioprofilácticos enormemente potentes!

Progesterona y colesterol

Todo yin tiene su yang. Y el yang de los estrógenos es la progesterona. La progesterona se opone a los estrógenos y protege al organismo frente a los potentes efectos que tienen sobre el crecimiento. El predominio estrogénico se produce en gran medida cuando no existe suficiente presencia de progesterona para contrarrestar el exceso de estrógenos. Estrógenos y progesterona son las dos principales hormonas sexuales que produce la mujer en el ciclo menstrual. Durante los primeros catorce días del ciclo, los ovarios segregan cantidades crecientes de estrógenos. A la mitad del ciclo menstrual, en torno al día 14, uno de los dos ovarios ovulará y liberará un óvulo. La fase del ciclo menstrual que tiene lugar después de la ovulación se denomina *fase luteínica* y está dirigida por la progesterona. Este es uno de los numerosos biorritmos naturales que sigue el cuerpo humano en relación con el planeta: un mes es lo que tarda la Luna en completar su órbita alrededor de la Tierra.

Por cuanto respecta al cáncer, un nivel bajo de progesterona es un problema casi tan grande como un nivel alto de estrógenos. Uno de los estudios más significativos sobre la relación entre niveles bajos de progesterona natural y aumento del riesgo de cáncer de mama se publicó en la revista *American Journal of Epidemiology* en 1981. El estudio llevó a cabo un seguimiento de 1.083 mujeres con antecedentes de dificultad para quedarse embarazadas, durante períodos comprendidos entre trece y treinta y tres años. Los investigadores encontraron que las mujeres infértiles que presentaban una deficiencia de progesterona corrían un riesgo de cáncer de mama premenopáusico un 500 % mayor que el riesgo que corrían las mujeres cuya infertilidad se debía a causas no hormonales. Por otro lado, las mujeres con una deficiencia de progesterona arrojaban una probabilidad un 1.000 % más alta de muerte por todos los tipos de cáncer[11]. Pero ¿cuál es la causa de unos niveles bajos de progesterona? De acuerdo con la literatura en materia de toxicología, las toxinas químicas, entre ellas los pesticidas[12].

Si has hablado con tu médico, te ha realizado análisis y ha determinado que tienes un nivel bajo de progesterona, entonces merece la pena que consideres la infusión de sauzgatillo.

Utilizado desde hace dos mil quinientos años, el sauzgatillo (*Vitex agnuscastus*) es el fruto del árbol casto, un pequeño arbusto con forma de árbol originario de Asia Central y del área mediterránea. Diversos estudios han demostrado que puede incrementar los niveles de progesterona, al mismo tiempo que reduce los valores de estrógenos. Ha quedado asimismo demostrada su capacidad para normalizar ciclos anómalos, mejorar el síndrome premenstrual (SPM) y favorecer la fertilidad.

Polimorfismos genéticos y estrategias alimentarias

Como vimos en el capítulo 5, numerosas enzimas y vías de desintoxicación hepáticas tienen un papel fundamental en la eliminación de sustancias químicas del organismo, así como en el metabolismo hormonal. Nos parece una mala práctica no valorar los polimorfismos de un solo nucleótido (SNP), los antecedentes familiares, los metabolitos hormonales, el uso de esteroides y los antecedentes de terapias de bloqueo hormonal antes de someter a nadie a terapia hormonal. Son muchas las piezas del puzle que deben tenerse en cuenta cuando se trata de hormonas, y la genética encabeza la lista.

Por ejemplo, se ha llegado a la conclusión de que en el metabolismo estrogénico y en la desintoxicación intervienen muchos SNP. Para empezar, la producción de enzima aromatasa es posible gracias a las instrucciones que encierra el gen *CYP19*. Cuando hay polimorfismos de un solo nucleótido en este gen, la producción de estrógenos se ve alterada. Las enzimas de desintoxicación CYP1, de las que ya hemos hablado, también participan directamente en la formación de metabolitos estrogénicos y pueden dar lugar a la formación de más 16-alfa-hidroxiestrona (metabolito «malo») que 2-hidroxiestrona (metabolito «bueno»). Estas enzimas CYP1 también intervienen en la capacidad de desintoxicación del organismo, razón por la cual siempre nos fijamos en los SNP detox antes de emprender cualquier plan de desintoxicación. ¡Alimentos al rescate! Se ha encontrado que diversas plantas y distintos fitonutrientes alteran la actividad de las enzimas CYP1. Las crucíferas y los alimentos que contienen resveratrol actúan como activadores de CYP1A1. Otro compuesto, el crisoeriol, presente en el apio, tiene acción inhibidora de CYP1B1 y reviste especial importancia en pacientes con sobreactividad de esta enzima[13]. Los SNP de la familia de enzimas CYP2 se ven favorecidos por alimentos y fitonutrientes como la quercetina, el brécol y el romero[14].

Ahora ya sabes que el tema de las hormonas y de su metabolismo es mucho más complejo de lo que se nos suele contar. Y la nutrición puede hacer mucho en este campo. El genoma, el microbioma y los sistemas de desintoxicación están intrínsecamente implicados en la salud hormonal. La valoración y el seguimiento de los niveles hormonales son obligados. Solicítalos a tu médico antes de que te prescriba cualquier terapia hormonal, pues la mayoría de las mujeres presentan predominio de estrógenos, no falta de los mismos.

Análisis hormonales

La valoración de los niveles hormonales es esencial, sobre todo en mujeres para las que se está considerando el tratamiento hormonal sustitutivo (THS). Existen tres métodos principales de análisis: suero (sangre), orina y saliva. Cada uno de estos métodos tiene sus ventajas y sus inconvenientes. Las determinaciones en suero constituyen la prueba estándar para la valoración hormonal en la comunidad médica convencional, y el método ideal para determinar ciertas hormonas, como la hormona folículoestimulante (FSH), la insulina en ayunas y las hormonas tiroideas. Sin embargo, para hormonas sexuales como estrógenos, progesterona y testosterona, la validez de las pruebas séricas es limitada. He aquí la razón: existen dos tipos de hormonas: ligadas y no ligadas. Alrededor del 95 % de las hormonas están ligadas a proteínas y por consiguiente no están disponibles para su uso por parte de los tejidos. El 5 % restante de hormonas no están ligadas, están activas y se encuentran plenamente disponibles para su uso por parte de los tejidos. Las pruebas de determinación de hormonas en suero no distinguen entre niveles de hormonas ligadas y libres, y a menudo arrojan resultados normales o altos porque se incluyen las hormonas ligadas. Por consiguiente, para obtener un cuadro real de la situación, la sangre no es la mejor opción.

La saliva es el medio preferido para valorar estrógenos y progesterona. Las pruebas en saliva miden las hormonas libres, de manera que ofrecen valores más exactos que las pruebas séricas en cuanto a situación hormonal. La medición de hormonas en orina es menos habitual en la práctica clínica, aunque sea bastante frecuente en investigación. La recogida de orina de veinticuatro horas (depositando la orina en un recipiente a lo largo de un período de 24 horas) es el método preferido para valorar las hormonas segregadas durante el sueño profundo, como la melatonina. Una ventaja de la muestra de orina es la posibilidad de medir metabolitos hormonales como la 2- y la 16-hidroxiestrona. Esta determinación reviste especial importancia cuando se desea valorar la idoneidad y la seguridad de fármacos estrogénicos exógenos. Te recomendamos que consultes a tu oncólogo experto en naturopatía en relación con las pruebas más apropiadas en tu caso. (Existen numerosas compañías que comercializan este tipo de pruebas; las preferidas de Nasha Winters son el test de orina de 24 horas de Meridian Valley, el test de hormonas en saliva Diagnos-Tech y/o la prueba de orina en seco DUTCH).

Los tres principales «agresores» hormonales

A pesar de lo impactantes que son las tasas de cáncer de próstata, mama y otros tipos de cáncer relacionados con hormonas, la mayor parte de la gente no es consciente de que factores de la alimentación diaria y del estilo de vida están causando una importante alteración endocrina en hombres, mujeres y niños. Son muchas las maneras en las que resultamos expuestos a los estrógenos del medio ambiente, aunque las que comentamos en los tres apartados siguientes son las más frecuentes. En esta sección vamos a bucear en las profundas aguas de los factores hormonales de crecimiento. Queremos que dispongas de los conocimientos y herramientas necesarios para poder evitar estos agentes químicos que alteran el equilibrio hormonal, y esperamos que compartas esta información con otras personas, de modo que podamos comenzar a invertir las tasas de cáncer, que se disparan alimentadas por los estrógenos ambientales. Es posible detener este proceso. Ha llegado el momento de cortar el suministro que está llenando de estrógenos, estas pozas en las que todos nos bañamos.

Exposición ambiental a estrógenos presentes en productos de uso diario

Todos utilizamos a diario cremas para la piel, espumas de afeitar, geles de baño, lociones, perfumes, barras de labios, esmaltes de uñas, burbujas para el baño, maquillaje, champús, tintes para el cabello, desodorantes, protectores solares, repelentes de insectos, productos para la limpieza del hogar, juguetes, prendas de vestir, agua embotellada, fertilizantes para el jardín y mucho más. Pues bien, todos estos productos pueden contener agentes químicos que alteran el equilibrio hormonal. Como media, los estadounidenses se hallan expuestos diariamente a cientos de estas sustancias químicas. Desde 1940 hasta 1982, la producción de sustancias químicas derivadas del petróleo aumentó un 350 %. Este tipo de sustancias químicas se denominan también xenoestrógenos, xenobióticos, xenohormonas, estrógenos exógenos o, según el término técnico, *disruptores endocrinos* (EDC, por las siglas en inglés de Endocrine Disrupting Chemicals). Se trata de agentes químicos sintéticos que imitan y actúan como estrógenos en el organismo y que se utilizan profusamente en casi todos los productos de la vida moderna.

Son numerosas las sustancias químicas consideradas EDC, como plásticos, plastificantes, pesticidas y retardantes de llama. Y al igual que sucede con las toxinas, la exposición del ser humano a estos alteradores endocrinos se produce por ingestión, por inhalación y por contacto con la piel. Cuando nos aplicamos lociones y protectores solares cargados de xenoestrógenos, estas sustancias son absorbidas y pasan directamente al torrente sanguíneo. ¿Untaríamos con tanta facilidad protector solar en nuestra tostada o, por el contrario, leeríamos antes los ingredientes más detenidamente? Pues es casi lo mismo (aunque la gente se aplica mucha más loción en el cuerpo de la que estaría dispuesta a comer).

En 2013 la Organización Mundial de la Salud y las Naciones Unidas emitieron el siguiente comunicado: «La exposición a disruptores endocrinos durante el desarrollo fetal y la pubertad influye en el aumento de la incidencia de trastornos de la reproducción, cánceres relacionados con el sistema endocrino, problemas de aprendizaje y comportamiento, THDA, infecciones, asma y quizá obesidad y diabetes en el ser humano». Algunos de estos disruptores endocrinos han sido clasificados como *obesógenos* y son compuestos dietéticos, farmacológicos e industriales que alteran procesos metabólicos y predisponen al aumento de peso en algunas personas. Los *ftalatos* y los *plastificantes*, por ejemplo, han sido relacionados con obesidad en seres humanos, del mismo modo que artículos aromatizados, como ambientadores, productos para lavar la ropa y productos para el aseo personal. Los obesógenos pueden afectar al número y al tamaño de los adipocitos, así como a las hormonas que influyen en el apetito, la saciedad, las preferencias alimentarias y el metabolismo energético[15].

En la tabla 10.1 hallan reflejo algunos de estos agentes químicos, sus fuentes y la manera en la que podemos evitarlos. Ten en cuenta que existen excelentes recursos, aparte de este libro, donde puedes obtener más información sobre disruptores endocrinos, como EWG, Safecosmetics.com., Endocrine Disruption Exchange y Silent Spring Institute.

Esperamos que esta lista sirva para tomar conciencia de los numerosos agentes químicos alteradores hormonales a los que nos hallamos expuestos en nuestra vida cotidiana. Es cierto que resulta abrumador. Pero comienza sustituyendo los productos de uno en uno, o revisa cada habitación de la casa y empieza a sustituir productos de lavado, limpieza y de aseo personal por marcas que no contengan esos ingredientes. A continuación, echemos un vistazo al componente hormonal de productos de la moderna alimentación.

TABLA 10.1. COMPUESTOS QUÍMICOS DISRUPTORES HORMONALES: PRODUCTOS DE ORIGEN Y MANERA DE EVITARLOS

Compuesto químico	Fuentes de productos	Cómo evitarlo
Bisfenol-A	Botellas y tazas de plástico Facturas de papel Alimentos y bebidas enlatados Selladores dentales Envoltorios de plástico para alimentos Vinos fermentados en cubas forradas con plástico	Usa recipientes de vidrio para el agua Envía las facturas por correo electrónico Evita las comidas y bebidas enlatadas Consulta a tu dentista Utiliza recipientes de vidrio para guardar la comida Contacta con tu bodeguero e interésate por las técnicas de fermentación que utiliza
Dioxinas	Papel higiénico blanqueado Toallitas y servilletas de papel blanco Tampones Filtros de café blanqueados Carne y productos lácteos no ecológicos Herbicidas ampliamente utilizados en cereales, incluidos trigo, maíz, avena y arroz Desinfectante de manos	Utiliza solo productos de papel sin blanquear, especialmente si son de uso interno (es decir, los tampones) Evita todos los cereales, especialmente los no ecológicos Utiliza aceite Thieves (véase capítulo 6) o desinfectantes de manos naturales, sin triclosán

(Continúa en página siguiente)

(Continuación)

TABLA 10.1. COMPUESTOS QUÍMICOS DISRUPTORES HORMONALES: PRODUCTOS DE ORIGEN Y MANERA DE EVITARLOS

Compuesto químico	Fuentes de productos	Cómo evitarlo
Ftalatos	Fragancias sintéticas (perfume, detergente para la ropa) Ambientadores Cortinas de ducha Juguetes de plástico para bebés Impermeables Alfombras Bolsas de goteo intravenoso y otros dispositivos médicos	Evita todos los productos con fragancias sintéticas No utilices ambientadores de enchufe o para el automóvil; opta por aceites esenciales Evita todos los productos plásticos para bebés y niños Utiliza alfombras de fibras naturales Sigue los protocolos de desintoxicación bajo supervisión de un médico naturópata después de procedimientos médicos
Perclorato	Agua de bebida (en Estados Unidos, especialmente en Nevada, California y Utah) Producción de combustible para cohetes y operaciones militares Fuegos artificiales Voladura de rocas Fertilizante utilizado en el cultivo del tabaco y cítricos	Debes tomar medidas agresivas para filtrar el agua (v. capítulo 13). Come solo frutas y verduras orgánicas Si vives cerca de un base militar, sigue sin falta los protocolos de desintoxicación cada 2-3 meses bajo la supervisión de un naturópata
Éteres de polibromodifenilo (PBDE)	Sartenes antiadherentes Pijamas para niños Sofás Colchones Coches nuevos Asientos de avión Monitores de ordenador	Cambia tus utensilios de cocina por otros de acero inoxidable Compra pijamas infantiles de algodón ecológico. Busca productos fabricados sin retardantes de llama Utiliza la mezcla de aceites esenciales Thieves en tus viajes en avión
Éteres de glicol (incluido el 2-butoxietanol [EGBE] y el metoxidiglicol [DEGME])	Productos de limpieza Pinturas Jabones líquidos Productos de limpieza en seco Limpiadores de pizarras blancas Cosméticos	Opta por productos de limpieza no tóxicos Utiliza respirador y guantes cuando uses productos de pintura No limpies en seco la ropa Utiliza cosméticos no tóxicos
Parabenos	Champús y acondicionadores Lociones y protectores solares Desodorantes	Verifica todos los productos de aseo personal y opta por marcas que no usen parabenos

Carne y productos lácteos de explotaciones convencionales

Desde la década de 1950 la FDA estadounidense ha mantenido la aprobación de seis fármacos hormonales esteroideos favorecedores del crecimiento para su uso en el ganado vacuno y ovino. Date cuenta de que estos compuestos se denominan *aceleradores del crecimiento*, porque eso es lo que hacen hormonas como los estrógenos, y también los antibióticos: ¡hacen que los tejidos crezcan! Las hormonas que se utilizan en producción animal consiguen que los animales crezcan hasta un 50 % más deprisa. Las aprobadas en Estados Unidos son estradiol, progesterona, testosterona y hormonas sintéticas, como el compuesto estrogénico zeranol, el andrógeno acetato de trembolona y el progestágeno acetato de melengestrol. El primer estrógeno sintético empleado con este fin, el dietilestilbestrol (DES), fue aprobado para su uso en ganado vacuno en 1940. Se estima que dos tercios de las cabezas de ganado vacuno de Estados Unidos fueron tratadas con DES en 1956 y el NCI (National Institute of Cancer) estima que entre cinco y diez millones de personas estuvieron expuestas a DES en estados Unidos entre 1938 y 1971[16]. Durante todo este tiempo el DES se utilizó también en mujeres embarazadas para prevenir el aborto: las tasas de cáncer en estas mujeres y en su descendencia se dispararon, dando lugar a la conocida como epidemia de «niños DES».

El DES dejó de utilizarse en el ganado en 1972, al determinarse que causaba cáncer. Con todo, en Estados Unidos la población, sin saberlo, sigue comiendo con la carne de animales criados en explotaciones convencionales seis hormonas, que otros países han prohibido porque los análisis han demostrado que su presencia en la carne causa cáncer. En 1981 la Unión Europea prohibió el uso de hormonas sintéticas y rechazó la importación de animales y de carne de animales a los que se hubiera administrado hormonas. El Comité de la Unión Europea para medidas veterinarias relativas a salud pública determinó que estas seis hormonas del crecimiento utilizadas habitualmente tenían el potencial de causar «efectos endocrinos, sobre el desarrollo, inmunológicos, neurobiológicos, inmunotóxicos, genotóxicos y carcinógenos. La exposición, aunque sea a niveles bajos, de residuos en la carne y en productos cárnicos conlleva riesgos, no siendo posible establecer niveles umbral para ninguna de estas seis sustancias»[17].

En 1999 un comité científico de la Unión Europea presentó pruebas que demostraban que el estradiol utilizado en la producción de ganado en Estados Unidos era «absolutamente carcinógeno». El informe continuaba diciendo que «el estradiol tiene efectos iniciadores y favorecedores de tumores. En lenguaje llano, esto significa que incluso pequeñas dosis de residuos de esta hormona en la carne, debido a su uso como favorecedor del crecimiento en el ganado, suponen un riesgo inherente de cáncer»[18]. ¡Y en Estados Unidos ni tan siquiera se exige etiquetado! El sistema esconde la cabeza bajo la arena del engaño a pesar de que concluyentes estudios realizados en otros países hayan probado de manera definitiva que el uso de hormonas en la producción animal causa cáncer. Y una cosa más: en un estudio de 2009 publicado en la revista *Annals of Oncology* sobre las concentraciones de estrógenos en la carne y los tipos de cáncer humano relacionados con hormonas, los investigadores encontraron que la carne procedente de animales criados en Estados Unidos contenía entre 140 y 600 veces más estrógenos que la carne procedente de Japón. Este estudio concluía diciendo que «el reciente incremento de casos de cáncer dependiente de hormonas en Japón se muestra paralelo al creciente consumo de carne importada de EE.UU. Durante el último cuarto de siglo, los cánceres dependientes de hormonas se han multiplicado por cinco: por cuatro el cáncer de mama y ovario, por 8 el cáncer endometrial y por 10 el cáncer de próstata»[19].

Una de las formas más frecuentes de forzar una mayor producción de leche consiste en la inyección de hormona recombinante de crecimiento bovino (rBGH por sus siglas en inglés), una hormona artificial, fruto de ingeniería genética. Sintetizada por primera vez por la multinacional agroquímica estadounidense Monsanto, la rBGH fue aprobada por la FDA estadounidense en 1993, pero una vez más Canadá y la Unión Europea prohibieron su uso en ganado vacuno de leche debido a los riesgos que entraña para la salud tanto de las vacas como de las personas.

Así pues, es alta la probabilidad de que quesos, yogures, helados, mantequillas, aislados de proteína de suero de leche o cualquier producto estadounidense elaborado con derivados lácteos de origen no ecológico contengan rBGH (y otras hormonas promotoras del crecimiento).

Se ha encontrado que estos productos también contienen niveles más altos de IGF-1, la hormona que regula la función insulínica y el metabolismo de carbohidratos y que da lugar también a que la hipófisis induzca crecimiento celular y replicación. En numerosos estudios se han encontrado niveles más altos de IGF-1 asociados a aumento del riesgo de cáncer de mama, de próstata y colorrectal. La principal acción del fármaco para el cáncer de mama tamoxifeno es la reducción de los niveles sanguíneos de IGF-1, de modo que sabemos lo poderosos que son sus efectos. De hecho, la IGF-1 ha sido ampliamente considerada el factor impulsor número uno de los casos de cáncer «triple negativo» y de la mayoría de los cánceres de ovario. Si actualmente tienes niveles altos de IGF-1, tu primer paso debe ser dejar de comer animales y productos lácteos de explotaciones ganaderas convencionales. Si has estado comiendo carnes limpias (cien por cien ecológicas) y tus niveles de IGF-1 siguen siendo altos, entonces debes reducir de manera drástica tu consumo de carne a un 5-10 % de la dieta y mantener el consumo de huevos ecológicos, pescado salvaje y caldos de huesos de pollo ecológico hasta que los niveles bajen. Para el resto de la gente, hay que decir que nunca es buen momento para beber leche o comer carne y derivados lácteos que no tengan la etiqueta de ecológicos o que hayan sido tratados con hormonas. Nunca.

Tratamiento hormonal sustitutivo y píldora anticonceptiva

El tratamiento hormonal sustitutivo (THS) y los anticonceptivos orales son hormonas exógenas extensamente estudiadas. Se ha encontrado que ambas aumentan el riesgo de diversos cánceres, como el colorrectal y los de mama, ovarios, cuello uterino, endometrio e hígado. De hecho, tanto los fármacos de THS como los anticonceptivos orales han sido clasificados como carcinógenos del grupo 1 por el IARC (Centro Internacional de Investigaciones sobre el Cáncer). Un metanálisis en el que participaron más de 160.000 mujeres puso de manifiesto que, para el uso actual o reciente de THS, el riesgo de cáncer de mama aumentaba en relación con la duración de su uso[20]. Un estudio de los NIH llegó a la conclusión de que, en mujeres posmenopáusicas los riesgos para la salud de un tratamiento hormonal combinado a largo plazo eran superiores a los beneficios. Las mujeres que seguían THS combinado arrojaron una probabilidad un 25 % mayor de padecer un cáncer de mama invasivo que las mujeres del grupo placebo, una probabilidad un 78 % más alta de tener un cáncer con diseminación a ganglios linfáticos y el doble o más de probabilidad de morir por cáncer de mama que el grupo placebo (y una probabilidad un 57 % mayor de morir por otras causas)[21]. Recuerda que el uso de tratamientos hormonales es nuevo para el ser humano, pues tiene poco más de cien años de antigüedad.

Hoy en día, en torno a una de cada cinco mujeres estadounidenses posmenopáusicas siguen THS, en su mayor parte para tratar síntomas como sofocos, sudores nocturnos y sequedad vaginal. Por alguna razón, tratamos la menopausia como una enfermedad, cuando en realidad estos síntomas prevalentes hoy día en las mujeres nacidas durante el «baby boom» (1946-1965) son el resultado directo de la moda de las dietas bajas en grasa que comenzó en la década de 1970. Recuerda que los estrógenos se forman a partir del colesterol. Si seguimos una dieta baja en grasa, no podemos sintetizar estas hormonas. Por otro lado, los síntomas menopáusicos se remedian tan fácilmente mediante las pautas que damos al fin de este capítulo como tomando hormonas sintéticas. Una de las formas más eficaces de reducirlos es la dieta cetogénica.

Las hormonas bioidénticas no son mejores, y aun así son erróneamente consideradas por muchos como naturales y saludables. Estas hormona son tan similares a nuestras propias hormonas que el organismo no las reconoce como extrañas. Esta es la razón por la cual las enfermedades autoinmunes son mucho más frecuentes en las mujeres que en los hombres. El otro problema de las hormonas bioidénticas es que se unen de manera más eficaz e irreversible que nuestras propias hormonas. En resumen, las hormonas bioidénticas no son ni más seguras ni más naturales que las versiones sintéticas. No debemos pasar por alto el metabolismo hormonal y hemos de centrar nuestra atención y el tratamiento en contribuir a los diez elementos del terreno, no en sustituir funciones mediante la administración de una terapia hormonal.

En el extremo opuesto a las mujeres menopáusicas en el espectro hormonal, nos encontramos con las jóvenes. Los anticonceptivos orales y los DIU que liberan hormonas parecen ser la única respuesta a las exigencia de control de la reproducción. Repetimos que los anticonceptivos combinados de estrógenos-progesterona aparecen en la lista del IARC en el grupo 1 de carcinógenos conocidos para el ser humano. A pesar de ello, el número de chicas que toman anticonceptivos orales aumentó un 50 % entre 2002 y 2009, de acuerdo con un estudio realizado por Thomson Reuters. Hoy en día, toman la píldora una de cada cinco chicas estadounidenses de edades comprendidas entre los trece y los dieciocho años, en total 2,5 millones de chicas, y la edad a la que empiezan a hacerlo es cada día más temprana, en ocasiones incluso a los doce años. ¿Qué es lo que nos ha hecho perder la cabeza de este modo?

Existen otras formas, no hormonales, de evitar el embarazo. El método de consciencia de la fertilidad (en inglés FAM, fertility awareness method) o método del ritmo es una opción para las mujeres jóvenes, que les permite no solo establecer una conexión con su propio ciclo, sino también prevenir embarazos de manera natural. También llamada *planificación familiar natural,* es un modo de predecir los días fértiles e infértiles durante el ciclo menstrual de la mujer. El método del ritmo se basa en signos corporales como la temperatura y el moco cervical. Según un estudio de 2006 publicado en el Oxford Journal, un 1,8 % de las mujeres de la cohorte experimentaron un embarazo no deseado al utilizar el método del ritmo durante trece ciclos. Es eficaz y no es tóxico. Otra opción es el DIU de cobre; nosotras valoramos siempre previamente los niveles de cobre y nos aseguramos de que la mujer está tomando suplementos de cinc, pues el cobre agota las reservas de este elemento.

Como puedes ver por estos tres «agresores» endocrinos (y hay muchos más; ¡este libro no tiene suficientes páginas!), vivimos absolutamente bombardeados por estrógenos ambientales. Desde los alimentos que comemos hasta las pastillas que nos tragamos, pasando por los productos que nos aplicamos en el cuerpo, los estrógenos están por todas partes y son responsables del avance del proceso canceroso. Comienza leyendo etiquetas y sustituyendo tus productos de limpieza y para el cuidado corporal. Compra carnes de animales de cría en pastos y productos cárnicos ecológicos. Aborda tus ciclos hormonales mediante la medicina natural. Hazlo y estarás contribuyendo a reducir las tasas de cáncer. Veamos a continuación lo que podemos hacer para conseguir el equilibrio.

NuvaRing: ¿mortal elección?

En recuerdo de Karen y Erika Langhart

Dedicamos aquí un recuerdo a Karen Langhart, una querida amiga de Nasha Winters. La hija de Karen, Erika, murió como consecuencia del uso del anillo vaginal anticonceptivo NuvaRing, que contiene dos tipos de hormonas femeninas: un estrógeno y la progestina etonogestrel. Erika sufrió una doble embolia pulmonar y murió el día de Acción de Gracias del año 2011. Los médicos afirmaron que su muerte se había producido como consecuencia del uso de este anticonceptivo. Por desgracia, Karen se quitó la vida en enero de 2016, tras una vana lucha con la FDA estadounidense para tratar de informar y empoderar a la gente en relación con los peligros que entraña el uso de estos productos farmacéuticos. NuvaRing sigue presente en el mercado. Para conocer mejor la historia de Erika, las opciones disponibles de anticoncepción y mucho más, puedes visitar la página web www.informedchoiceforamerika.com.

Equilibrio hormonal y nutrición en profundidad

Si deseas equilibrar tus niveles hormonales, optimiza tu dieta y evita los productos que actúan como disruptores endocrinos. La alimentación y el estilo de vida son los dos frentes más eficaces sobre los que se puede actuar para reducir la exposición y los efectos de los disruptores endocrinos. De hecho, la alimentación es la única manera de ayudar al organismo a metabolizar de forma adecuada los estrógenos y es un sistema demostrado y sin efectos secundarios de combatir desequilibrios hormonales

Hemos comentado ya algunas estrategias, como los beneficiosos efectos sobre el microbioma de las manzanas y las ventajas de las grasas saludables, como las de los huevos ecológicos, para optimizar los niveles de colesterol. Además, dado que el hígado tiene un papel esencial en el metabolismo y en la desintoxicación de hormonas, todo lo que has aprendido sobre desintoxicación, como saunas y ayuno, resulta aún más importante. Hemos comentado ya que compuestos presentes en las crucíferas, como el indol-3-carbinol (I3C) y el diindolilmetano (DIM), tienen poderosas propiedades quimiopreventivas y moduladoras hormonales. También es importante saber que hervir las crucíferas durante nueve a quince minutos da lugar a una reducción del 18-59 % de su contenido total de I3C. Para evitar tal pérdida, recomendamos métodos de cocción en los que se utilice menos agua, como la cocción al vapor. El consumo de crucíferas crudas es la modalidad ideal. Por desgracia, la fermentación puede reducir la concentración de I3C saludables de las crucíferas del género *Brassica*, de manera que, si tienden a producirte gases, entonces una ligera cocción al vapor o un salteado es mejor que su consumo en forma de chucrut[22].

Analizamos a continuación un protocolo de equilibrio hormonal basado en las semillas y aclaramos el confuso papel de los alimentos fitoestrogénicos, entre ellos la soja. También nos detenemos en una hierba muy poderosa, el romero, que puede ser más potente —y sin duda más seguro— que el carcinógeno del grupo 1 tamoxifeno en el bloqueo de estrógenos. Hablamos también de otros poderosos alimentos y fitonutrientes que contribuyen al equilibrio hormonal, como las semillas de lino y los flavonoles. ¡Comencemos!

En busca de fitoestrógenos

Más de 160 compuestos vegetales han sido identificados como estrogénicos en más de 300 especies de plantas. Los fitoestrógenos son formas débiles de estrógenos, equivalentes en acción a los estrioles, la forma menos activa de estrógeno humano, y no son tan estimulantes como el estradiol[23]. Actúan de la misma manera que los estrógenos del ser humano, uniéndose a sitios receptores y transmitiendo el mensaje.

Sin embargo, en general, los fitoestrógenos son los grandes desconocidos de la comunidad médica occidental. A Jess Higgins le resulta imposible contar el número de veces que pacientes le han contados que evitaban comer ñame y boniato porque su médico les había dicho que aumentan los niveles de progesterona. Esto es absolutamente falso. Los ñames de supermercado y los ñames silvestres son dos familias totalmente distintas de plantas y el ñame de supermercado tiene cero impacto sobre las hormonas. El ñame silvestre es una especie perenne que normalmente no se come, aunque sí puede usarse en forma de crema tópica. También han venido a nuestra consulta pacientes cuyo médico les había recomendado una crema de ñame silvestre como tratamiento hormonal, sin valorar previamente sus polimorfismos genéticos ni su terreno, lo cual les había llevado a la recidiva de un cáncer activo. Las plantas pueden ser una medicina muy potente y, por consiguiente, debemos utilizarlas sobre una base altamente biopersonalizada y adaptada.

Desde la perspectiva de la medicina evolutiva, sabemos que el ser humano lleva milenios consumiendo fitoestrógenos, razón por la cual estos compuestos naturales han formado y deben seguir formando parte de la alimentación humana. No deben en ningún caso evitarse. Los estrógenos que suponen un problema para nosotros son los compuestos químicos, no las plantas. Si llevamos una dieta equilibrada que incluya fitoestrógenos naturales, nuestras hormonas estarán en equilibrio. Es cuando comenzamos a sobredosificarnos con suplementos y hierbas que contienen fitoestrógenos cuando sobrevienen las dificultades. Numerosos estudios de investigación han encontrado que los fitoestrógenos pueden ayudar a prevenir y tratar el cáncer a través de diferentes mecanismos, como son:

- Inducción de apoptosis
- Reducción de la producción de metabolitos estrogénicos «malos»
- Despliegue de potencial antiangiogénico
- Actuación como moduladores selectivos naturales de receptores estrogénicos
- Potenciación de la eficacia de la radioterapia
- Inhibición del crecimiento, de la invasión y de la metástasis tumorales
- Inhibición de la actividad de la enzima aromatasa
- Reducción de la resistencia a medicamentos contra el cáncer
- Reducción de la recidiva de cáncer
- Reducción de la producción de estrógenos

Pero ¿qué son exactamente los fitoestrógenos? Es posible dividirlos en cinco categorías principales: *isoflavonas, lignanos, cumestanos, flavonoles y estilbenos*[24]. Dentro de cada una de estas categorías existen subcategorías de cientos de compuestos y cada día surgen otras nuevas. De numerosos estudios epidemiológicos se desprende que las personas que consumen grandes cantidades de fitoestrógenos en su alimentación tienen tasas más bajas de diversos tipos de cáncer, como cáncer de próstata, de mama o de colon[25]. Nos detendremos un poco más en cada uno de ellos, comenzando por el fitoestrógeno más polémico del grupo: la soja.

Isoflavonas y el gran debate sobre la soja

Se han identificado cerca de seiscientas isoflavonas distintas, pero la *genisteína*, la *daidceína* y el *equol* son las más estudiadas y las que mejor se conocen. Las isoflavonas están presentes en gran medida en la soja, especialmente en el natto y en el miso fermentados y de origen ecológico; se ha demostrado que la fermentación incrementa la biodisponibilidad de las isoflavonas[26]. Existen también elevadas concentraciones de genisteína y daidceína en las grosellas y en la psoralea (*bu gu zhi* en la medicina china)[27]. El equol es la más potente de todas las isoflavonas, pero no es de origen alimentario. Es el producto final del metabolismo de la daidzeína por parte de las bacterias intestinales. El equol es superior a todas las demás isoflavonas por su actividad antioxidante, por su mayor afinidad por receptores estrogénicos y por sus propiedades antiandrogénicas. No obstante, sin la adecuada microbiota intestinal, no puede formarse equol.

Y aquí es donde la cuestión «soja o no soja» empieza a ser algo muy «biopersonal». Solamente el 30-40 % de los adultos producen equol después de comer soja y, por motivos obvios, se ha sugerido que estos individuos pueden beneficiarse en mayor medida de la ingesta de soja. Una vez más, la capacidad de producción de equol depende de la presencia de bacterias formadoras de equol y solo un pequeño porcentaje de seres humanos alberga las bacterias intestinales (*Slackia*) que llevan a cabo esta biotransformación. Probablemente este sea el motivo por el cual las investigaciones han arrojado resultados mixtos en lo que respecta a los efectos beneficiosos del consumo de soja. La prevalencia de sujetos productores de equol es más alta en la población asiática que en la caucásica[28]. Solamente el 30-40 % de la población caucásica de Estados Unidos es capaz de convertir la daidceína en equol, frente al 40-60 % de las personas de ascendencia asiática. También se ha encontrado que el consumo de algas marinas favorece la producción intestinal de equol y, por consiguiente, la presencia de algas marinas en la alimentación asiática podría favorecer la conversión intestinal de fitoestrógenos[29].

Otro aspecto importante a tener en cuenta es el tipo de soja. Los estudios sobre la ingesta de soja que han mostrado mayores efectos beneficiosos en términos de protección frente al cáncer hacen referencia a una o dos raciones al día de productos asiáticos de soja, que son formas fermentadas de soja, como tofu, tempeh y miso. Los productos de soja occidentales, como proteína de soja, leche de soja, hamburguesas vegetarianas a base de soja, salchichas de tofu, tofupavo y suplementos de isoflavona, pueden contener niveles varias veces más altos de genisteína y, por consiguiente, tienen mayores efectos estrogénicos. En Estados Unidos se está asistiendo a una megadosificación de soja y a una exposición a niveles de isoflavonas mucho más altos que los correspondientes a la dieta asiática tradicional. Y lo que es más, los seres humanos no han consumido siempre soja: su cultivo comenzó durante la Revolución Agrícola y no llegó a Europa hasta el siglo XVIII. En realidad, es un alimento moderno, que contiene gran cantidad de lectinas (de las que hablamos en el capítulo 7; véase «Agresores del sistema inmunitario #1»).

En resumen, debido a todos estos factores, muy pocas veces recomendamos la soja. Lo que recomendamos para mantener el equilibrio hormonal —no la inflamación— es semilla de lino molida.

Sésamo y lino para un rápido equilibrio hormonal

Los *lignanos* constituyen una de las cinco clases principales de fitoestrógenos y están presentes en una amplia variedad de alimentos vegetales. Las mayores concentraciones se encuentran en las semillas de lino, las semillas de sésamo y el kale de hoja rizada. Cuando se consumen, los precursores del lignano se convierten, por acción del microbioma intestinal, en los fitoestrógenos biológicamente activos llamados *esterolignanos:* enterodiol y enterolactona. Diversos estudios de investigación han encontrado que la semilla de lino es tan eficaz como el tamoxifeno a la hora de reducir la recidiva del cáncer de mama y que puede frenar el crecimiento del cáncer de mama en la mujer. Treinta y dos mujeres en espera para cirugía por cáncer de mama participaron en un estudio aleatorizado para recibir un *muffin* diario con o sin 25 gramos de semillas de lino. El análisis del tejido canceroso después de la cirugía reveló que los marcadores de crecimiento tumoral habían disminuido en un 30-71 % en el grupo de semillas de lino, sin registrarse cambios en el grupo control. Una revisión global de veintiún estudios encontró que en mujeres posmenopáusicas con ingesta más elevada de lignano la probabilidad de sufrir cáncer de mama era considerablemente menor[30].

Las semillas de lino molidas se unen a los estrógenos en el intestino y ayudan a eliminarlos, como si laváramos platos sucios de estrógenos parcialmente metabolizados. Se ha descubierto asimismo que los lignanos de la semilla de lino se unen a receptores de hormonas masculinas y favorecen la eliminación de testosterona, revelando también su utilidad en la prevención y el tratamiento del cáncer de próstata. Es importante destacar que las concentraciones más altas de enterolignanos se alcanzan tras la administración de suplementos de semilla de lino recién molida. El aceite de semilla de lino y las semillas de lino enteras no tienen tanto efecto. Las semillas de lino recién molidas se oxidan con mucha facilidad (recuerda la manzana que adquiere una coloración marrón cuando queda expuesta al oxígeno) y no deben almacenarse durante más de cinco horas ni utilizarse para cocinar transcurrido este tiempo. Son excelentes para bebidas y batidos fríos, o para añadirlas a las ensaladas.

La segunda fuente más rica de lignanos la constituyen las semillas de sésamo. Los lignanos del sésamo se denominan *sesamina* y *sesamolina* y sus metabolitos son el enterodiol y el sesamol. Se ha valorado la acción estrogénica del sésamo y se ha encontrado que tiene beneficiosos efectos, equivalentes a los de las semillas de lino molidas. Se considera que las semillas de sésamo son uno de los alimentos más antiguos de la humanidad y nuevos estudios han encontrado efectos sinérgicos en la interacción de los lignanos del sésamo con la vitamina E, siendo responsable del «efecto antiedad del sésamo». Según una revisión japonesa, los lignanos del sésamo poseen actividad inmunorreguladora y anticancerígena[31]. Al igual que las semillas de lino, las semillas de sésamo son muy sensibles a la oxidación y no deben cocinarse a altas temperaturas.

Plan cíclico de semillas y equilibrio hormonal

En el ámbito de la nutrición naturópata y de la fitoterapia se ha puesto de manifiesto que el consumo cíclico de semillas es un método natural y útil para alcanzar el equilibrio hormonal, en hombres y mujeres. El plan se basa en el uso de semillas concretas en momentos concretos del mes para equilibrar estrógenos y progesterona. Un combinado de semillas de lino y calabaza durante las dos primeras semanas después de la luna nueva (para los hombres) o después de la menstruación (para las mujeres) ayuda a desintoxicar el organismo del exceso de estrógeno que se registra en este momento del mes. Una combinación de semillas de girasol y sésamo utilizada en la segunda mitad del ciclo de veintiocho días aporta gran cantidad de selenio, que favorece la producción de progesterona. He aquí como funciona el plan de semillas:

- Días 1 a 14: toma 1 cucharada de semillas de lino molidas y 1 cucharada de semillas de calabaza molidas todos los días.
- Días 15 a 20: toma 1 cucharada de semillas de girasol molidas y 1 cucharada de semillas de sésamo molidas todos los días.

Las semillas se pueden moler en un mortero, en un molinillo de café o en una picadora y añadirse a alimentos fríos, como batidos o ensaladas, o mezcladas con agua (consulta la receta en el capítulo 13 bajo el título «equilibrio hormonal»). Durante las dos semana de la fase folicular, evita las semillas de girasol y de sésamo, y durante las dos semanas de la fase luteínica evita las semillas de lino y calabaza. También puedes añadir aceite de pescado los días 1 a 14 y aceite de onagra los días 15 al 28 para ayudar a mantener el equilibrio de ácidos grasos.

Cumestanos y flavonoles: las superestrellas del equilibrio hormonal

Los cumestanos, entre ellos el cumestrol, se encuentran en una amplia variedad de plantas. Las fuentes alimentarias más ricas de cumestanos son los germinados de trébol rojo, las espinacas y las coles de Bruselas. El trébol rojo y los fitoestrógenos que contiene alivian los síntomas de la menopausia y tienen potentes efectos inhibidores del crecimiento de tres líneas celulares de cáncer, incluida la de ovario. El trébol rojo tiene un poderoso efecto y es necesario que realices junto con tu médico un detenido seguimiento de tu respuesta orgánica.

Los flavonoles son compuestos fitoquímicos presentes en elevadas concentraciones en diversas fuentes alimentarias, como chocolate con alto contenido de cacao (más del 85 %), cebolla, cebollino, kale, arándanos, lechuga romana y hojas de nabo. Diversos estudios han encontrado que los flavonoles de la dieta reducen el riesgo de cáncer de mama y de páncreas. Una ingesta más elevada de flavonoles también se asocia a un menor riesgo de cáncer de ovario. Son flavonoles los siguientes compuestos: quercetina, miricetina y kenferol. Un estudio publicado en 2004 en la revista *Cancer Research* puso de manifiesto que el kenferol ayuda a revertir la resistencia del cáncer de mama a diversos agentes quimioterápicos[32]. Son estudios como este los que ofrecen esperanza a las personas con quimiorresistencia: comer kale, que es un alimento muy rico en kenferol, puede ayudar al cuerpo a responder mejor a la medicina convencional. La nutrición terapéutica debe sencillamente incluirse en el plan de tratamiento del cáncer.

Hierbas con efecto sobre las hormonas: romero y tomillo

El romero, planta considerada sagrada en la antigüedad, tiene diferentes propiedades anticancerígenas, como por ejemplo su efecto favorecedor del equilibrio hormonal. Un estudio realizado en la Rutgers University encontró que el romero tiene la capacidad de inactivar las hormonas estrogénicas a través de la estimulación de enzimas hepáticas que inhiben las formas agresivas de estrógenos. En dicho estudio se puso de manifiesto que una dieta con un 2 % de romero incrementaba la glucuronidación, el mecanismo de desintoxicación de la fase 3 que ayuda a eliminar los estrógenos. La mezcla única de antioxidantes presentes en el romero —ácido carnósico, carnosol y ácido rosmarínico— protege frente a las aminas heterocíclicas causantes de cáncer que se forman en la carne cuando se cocina a altas temperaturas. De hecho, un estudio encontró que, al añadir extracto de romero a las hamburguesas, se reducían considerablemente o incluso se anulaban los niveles de dichas aminas. Es una hierba que se cultiva estupendamente en casa y que puede disfrutarse todo el año.

En cuanto al tomillo (del griego *thymon*, que significa «fumigar»), existen más de cien variedades. Uno de sus compuestos activos se denomina tumol, un potente germicida de la clase de fitonutrientes denominados *monoterpenos*. Se ha observado que los monoterpenos protegen el ADN y tienen efectos anticancerígenos sobre el hígado, la sangre, la piel y el útero. Y los efectos beneficiosos del tomillo no acaban aquí: un estudio de 2012 publicado en la revista *Nutrition and Cancer* llegó a la conclusión de que el tomillo tiene un importante efecto citotóxico sobre las células del cáncer de mama[33]. Los autores concluyeron que el tomillo «es un candidato prometedor en el desarrollo de nuevos fármacos terapéuticos para el cáncer de mama». Las hierbas recién cortadas pueden incorporarse a huevos, salteados y otros platos durante todo el año. Un plato no está completo si no se le añade alguna hierba, como demostramos a lo largo de este libro. Prueba a añadir una pizca de tomillo fresco a una taza de agua templada con limón por la mañana, con un toque de hierbas amargas: ¡no hay mejor tónico!

Equilibrio de los biorritmos hormonales

Si tu equilibrio hormonal se rompe debes preguntarte cuál es el mensaje oculto tras ese desequilibrio. El ciclo hormonal de la mujer (y del hombre) es de veintiocho días, la duración de un ciclo lunar completo. El ser humano está diseñado para alcanzar el máximo de fertilidad y la ovulación con la luna llena, cuando la noche tiene más luz. La fertilidad es más baja durante la menstruación, que debería tener lugar de forma natural con la luna nueva, cuando las noches son más oscuras. La fertilidad del hombre suele seguir a la de la mujer en este escenario, de manera que alcanzamos el máximo de fertilidad al mismo tiempo para aumentar las posibilidades de reproducción. Increíble, ¿verdad? Debido a este biorritmo que es innato en el ser humano, hemos de confesar que nos encanta el concepto de *baños de luna* como una manera natural de favorecer el equilibrio hormonal. Los baños de luna consisten precisamente en eso, en tumbarse desnudo al aire libre durante la luna llena, una práctica moduladora de las hormonas que además favorece la concepción.

En lo que respecta a las hormonas, existe una importante conexión entre los medios interno y externo, razón por la cual es tan importante pasar más tiempo al aire libre. Y en este sentido, el capítulo siguiente profundiza en el restablecimiento de nuestros biorritmos naturales y en la reducción del estrés, que se hallan estrechamente conectados con el equilibrio hormonal. Abordamos concretamente una hormona, el cortisol, y su papel en el proceso del cáncer. La lectura de este libro puede resultar por momentos estresante, a medida que se van conociendo todos los factores dietéticos y ambientales que causan cáncer. Pero no desesperes: en los próximos dos capítulos nos centraremos en relajarnos, desestresarnos y en aportar equilibrio al área emocional de nuestro terreno interno. Respira profundamente y ¡vamos allá!

CAPÍTULO 11

Estrés y ritmos circadianos

Tranquilidad y reconexión con los ciclos naturales

Entre el estímulo y la respuesta, hay un espacio. En ese espacio reside nuestra libertad y nuestra capacidad para elegir una respuesta. En nuestra respuesta reside nuestro crecimiento y nuestra felicidad.

—Viktor Frankl, *de origen austriaco, neurólogo, psiquiatra, superviviente del Holocausto y fundador de la logoterapia*

El ambiente, a través de la luz, la comida y el estrés, activa unos interruptores en los genes para producir hormonas, que a su vez activan o desactivan otros genes —de crecimiento, muerte o reparación.

—T. S. Wiley, Lights Out: Sleep, Sugar and Survival

El estrés es el más poderoso carcinógeno imaginable. Aumenta la inflamación, dispara la glucemia e incapacita al sistema inmunitario. La metástasis se ve favorecida cuando el cuerpo o la mente están en una situación de estrés, y lo mismo ocurre con la angiogénesis. Con todo, el estrés crónico en todas sus formas —emocional, físico y químico— es la norma general en la vida moderna. Una alimentación rica en azúcar da lugar a una respuesta de estrés crónico en el organismo, de igual modo que la exposición constante a toxinas. El estrés persistente de nuestros días y las presiones de la vida diaria, hoy en día consideradas en su mayor parte «normales», no tienen nada que ver con los factores estresantes físicos intermitentes que actuaban sobre nuestros ancestros, como correr huyendo de un oso o haber comido una planta tóxica. En verdad, el estrés esporádico que experimentaban nuestros antepasados fue un aspecto fundamental para la evolución humana, un concepto este denominado *hormesis*, que es también la idea en la que se basa la medicina homeopática. La hormesis define la idea de que exposiciones bajas a un estresante ambiental, como una planta tóxica, o a un estresante metabólico, como un estado de cetosis nutricional, pueden desencadenar una respuesta biológica favorable. Pero un estrés «bueno» en dosis bajas no es la norma habitual en nuestros días. En 2015 la American Psychological Association refirió que uno de cada cuatro estadounidenses afirmaban encontrarse muy estresado[1]. Si estás leyendo este libro, será probablemente porque tú o alguien cercano en tu vida tiene cáncer y ese diagnóstico, por sí solo, ya es enormemente estresante.

El estrés de cualquier tipo desencadena una compleja cascada metabólica que incluye la producción de cortisol, nuestra principal hormona del estrés. El cortisol regula asimismo numerosas funciones orgánicas normales, como el ciclo de sueño-vigilia. Sin embargo, cuando existe un exceso, el cortisol impulsa diversos aspectos del proceso de cáncer, principalmente la metástasis[2]. Los factores estresantes de la vida moderna reducen considerablemente los niveles de otra poderosa hormona anticáncer, la melatonina, considerada también la hormona del sueño. Un metaestudio de 2015 sobre la melatonina llegó a la conclusión de que, esta hormona no solo reduce los efectos secundarios de la quimioterapia, sino que también es eficaz en lo concerniente a la eliminación de células cancerosas[3]. Por desgracia, nuestra adicción a las pantallas (televisión, ordenadores, móviles) tiene un enorme efecto supresor sobre las hormonas que previenen los efectos secundarios de agentes químicos. Una potente iluminación artificial inhibe la melatonina y se clasifica como carcinógeno del grupo 2B[4]. Vivimos totalmente al margen de nuestros ritmos circadianos, el ciclo natural del reloj humano que tiene su origen en los ciclos de la Tierra. Este desequilibrio, identificado hace mucho en la medicina china, está provocando en la actualidad un trastorno metabólico masivo: el cáncer.

Desde el punto de vista de la alimentación, el estrés tiene muy diversas formas, desde pesticidas y colorantes artificiales, hasta una dieta con alto contenido en azúcar o en carbohidratos o baja en grasas. Comer alimentos que provocan una respuesta inmunitaria —lo cual para la mayoría de los seres humanos equivale a decir cereales, legumbres, productos lácteos y azúcar— causa una elevación crónica del cortisol. Tanto nuestro cuerpo como nuestra mente se encuentran sometidos a un estrés constante, crónico, que es tan destructivo como la inflamación crónica. Y a pesar de todo este estrés, el 55 % de los estadounidenses no disfrutaron de su permiso de vacaciones en 2015[5]. Algo no anda bien.

Durante años, los médicos han insistido en la necesidad de reducir el estrés. Pero no parece que sus consejos estén funcionando, pues el estrés sigue considerándose una de las principales causas de enfermedad cardíaca, que después del cáncer es la principal causa de muerte en Estados Unidos. El estrés, el azúcar y la exposición a toxinas y a hormonas sintéticas están matándonos poco a poco. La buena noticia es que todo ello es evitable. En este capítulo, exploramos la mecánica de la respuesta de estrés y el modo en que el estrés contribuye al cáncer. Identificamos distintos tipos de factores estresantes, en particular los de base alimentaria. Además, nos detenemos en los biorritmos, el sueño y la melatonina.

Nuestra estrategia metabólica se centra en apoyar la salud suprarrenal mediante micronutrientes y fitonutrientes específicos, en el consumo de alimentos de temporada, en la práctica del ayuno y en el uso de hierbas adaptogénicas. Hacemos hincapié en recuperar la sintonía con los determinantes esenciales de salud, pilares de la medicina china y ayurvédica durante miles de años. Animamos a comer en un marco de tiempo acorde con nuestro «reloj celular». Y no nos olvidamos de recomendar que hay que salir al aire libre y alejarse de todo tipo de pantallas; esto no puede ser más esencial para nuestro bienestar. Vivir estresados, al margen de nuestros biorritmos naturales y sin dormir lo suficiente es directamente cancerígeno. De hecho, apenas una noche sin dormir altera el reloj biológico del ser humano, causando importantes cambios en los sistemas inmunitario, endocrino y neurológico[6]. Veamos qué es lo que sucede en nuestro organismo cuando experimentamos estrés y cómo esta respuesta alimenta el desarrollo de cáncer.

La respuesta del organismo al estrés

Es posible que hayas oído hablar de la respuesta física de «lucha o huida», o que la hayas experimentado en tu propia piel. Es la reacción equivalente a lo que debió ser en un pasado remoto correr huyendo de un tigre dientes de sable. Solo que hoy en día lo que desata la respuesta no es un tigre, sino más bien una factura o un golpe con el coche. La respuesta de lucha o huida es una reacción del sistema nervioso simpático. La respuesta contraria, de «reposo y digestión», es una reacción del sistema nervioso parasimpático, que se activa en los momentos de relajación, descanso y meditación. Durante la respuesta de lucha o huida, o de respuesta de estrés agudo, la presión arterial aumenta, los vasos sanguíneos se contraen, se libera glucosa en el hígado, la digestión se detiene, el intestino deja de moverse y se inhibe la erección. Todas estas respuestas están dirigidas por hormonas del estrés como el cortisol, que se forma a partir del colesterol, la molécula madre utilizada también para sintetizar hormonas sexuales. Durante un episodio estresante, es más importante para el cuerpo incrementar la frecuencia respiratoria para poder correr más deprisa que reproducirse; de manera que cuando el estrés es considerable, la producción de hormonas sexuales disminuye. Piensa en la madre que levanta el coche que aprisiona a su bebé. Podría considerarse un momento de superpoderes, aunque este aspecto se conoce técnicamente como «fuerza histérica», una demostración de fuerza extrema más allá de los que consideramos normal. Suele darse cuando la persona se encuentra en situaciones de vida o muerte y constituye un ejemplo de lo poderosas que pueden ser las hormonas del estrés. Cuando el bebé está a salvo, la respuesta parasimpática de la madre se desata y la presión arterial baja, la frecuencia cardíaca disminuye, la motilidad intestinal aumenta y vuelven a producirse hormonas sexuales. No obstante, en el mundo occidental los niveles de estrés son tan altos y se deben a tantas causas diferentes que es como si nos pasáramos todo el día intentando levantar coches para liberar a bebés. Muchos nos sentimos sencillamente agotados, lo cual se debe a fatiga suprarrenal, que de forma más técnica se denomina *trastorno de regulación del eje hipotálamo-hipofisario-suprarrenal* (HHS).

La respuesta de estrés se encuentra dirigida en gran medida por el eje HHS, un conjunto complejo de efectos directos e interacciones de retroalimentación entre tres glándulas endocrinas. Estas interacciones modulan también sistemas orgánicos, como el digestivo, el inmunitario, el nervioso, el metabólico y el reproductor. El hipotálamo, situado en el cerebro, coordina el sistema nervioso autónomo y la actividad de la hipófisis. Controla también la temperatura corporal, la sed y el hambre e interviene en el sueño y en la actividad emocional. La hipófisis es una glándula del tamaño de un guisante, encapsulada dentro de una estructura ósea en la base del cráneo. Se considera la glándula de control maestro y produce hormonas que desencadenan el crecimiento, como las hormonas estimuladoras de la glándula tiroides.

Las glándulas suprarrenales son dos glándulas de forma triangular situadas encima de los riñones, a modo de sendos sombrerillos. Producen entre treinta y sesenta hormonas distintas, entre ellas cortisol, progesterona y DHEA, que influyen prácticamente en cualquier función orgánica. Las glándulas suprarrenales producen también una pequeña cantidad de hormonas sexuales y son las encargadas de la producción de estrógenos en la mujer después de la menopausia. El estrés de larga duración es la razón principal por la que muchas mujeres presentan síntomas importantes de menopausia; sus glándulas suprarrenales están «quemadas» por años de estrés y dejan de ser capaces de producir los estrógenos y la progesterona necesarios. Si contemplamos la menopausia desde la perspectiva suprarrenal, el tratamiento hormonal sustitutivo tiene aún menos sentido. Por encima de todo, necesitamos favorecer la función suprarrenal.

Cuando nos enfrentamos a una situación generadora de estrés —ya sea la exposición a sustancias químicas o un desencadenante emocional o físico— las glándulas suprarrenales incrementan de manera inmediata la producción de cortisol. El cortisol se conoce también como la hormona del estrés por una buena razón, ya que condiciona, regula o modula muchos de los cambios que tienen lugar en el organismo en respuesta al estrés y que tienen que ver, entre otros, con los siguientes aspectos: niveles de azúcar en sangre; metabolismo de grasas, proteínas y carbohidratos necesarios para mantener niveles glucémicos saludables; respuestas inmunitarias; reacciones inflamatorias; presión arterial; tono y contracción de vasos sanguíneos y corazón; activación del sistema nervioso central, etc. Con todas estas acciones, no es de extrañar que el estrés sea causa de ataques cardíacos. Cuando las glándulas suprarrenales se encuentran sometidas a un continuo sobreesfuerzo y los niveles de cortisol llegan a ser muy altos, demasiado a menudo provocan en la persona una sensación crónica de «tensión y cansancio». Puede que conozcas esta situación: tienes una sensación de agotamiento extremo, entonces te vas a la cama, te acurrucas bajo el edredón y... ¡no puedes dormirte!

Existen muchos síntomas indicativos de trastornos de la regulación del eje HHS y de los desequilibrios metabólicos asociados que se producen en respuesta a la activación del cortisol a largo plazo. Estos síntomas son fatiga, antojos de sal, disminución de la libido, trastornos de la glándula tiroides, dificultad para manejar el estrés, depresión leve o profunda, problemas de fertilidad y síndrome premenstrual, mareos al ponerse de pie, problemas de concentración, menor disfrute y felicidad en la vida, ansiedad, peor control del azúcar en sangre, aumento de la resistencia a la insulina/diabetes, infertilidad, aumento de acumulación de grasa abdominal (grasa en el vientre), menor resistencia inmunitaria y cáncer. Un nivel elevado de cortisol tiene un efecto inhibidor sobre la enzima que convierte las hormonas tiroideas inactivas en activas, enlenteciendo de manera significativa el metabolismo y estimulando el aumento de peso. Cuando las mujeres lo intentan literalmente todo para perder peso y aun así no lo consiguen, el culpable suele ser el estrés. Es metabólicamente imposible perder peso cuando se tiene el cortisol alto, pues nuestro metabolismo se frena. Cuando las glándulas suprarrenales están en constante estado de alerta, la hipófisis se vuelve lenta por exceso de trabajo. Como resultado de ello, el sistema reproductor sufre y se registran bajos niveles de progesterona en la mujer y de testosterona en el hombre (de ahí la epidemia de infertilidad). Y lo que es más, niveles elevados de cortisol mantenidos en el tiempo también echan por tierra la capacidad hepática de desintoxicación de residuos estrogénicos. Esos estrógenos son entonces excesivamente abundantes y vuelven a la circulación sanguínea siendo más tóxicos. Quédate con esto: el estrés crónico siembra el caos en todo el organismo y causa cáncer.

Estrés y cáncer

La incidencia y la progresión del cáncer y la mortalidad por dicha causa están directamente ligadas al estrés y a la alteración del ciclo circadiano de actividad y descanso. Un estilo de vida sometido de manera crónica a estrés y que no respeta los ritmos circadianos (falta de sueño, demasiado tiempo delante de pantallas electrónicas, poco tiempo al aire libre y consumo de alimentos no nutritivos y fuera de temporada) provoca trastornos de la hormona melatonina segregada por la glándula hipofisaria y también de cortisol, lo cual dispara exponencialmente el riesgo de cáncer. El estrés crónico causa también resistencia a la insulina, incrementa la producción de IGF-1 y la inflamación, debilita el sistema inmunitario, altera la microbiota intestinal e impulsa la angiogénesis y la metástasis[7]. Piensa en ello: la metástasis es como la versión que tiene el cáncer de la respuesta de lucha y huida. Dado que el estrés afecta al funcionamiento neuroquímico, hormonal, digestivo, inflamatorio e inmunológico y que todos estos cambios influyen en el proceso de desarrollo de cáncer, no es de sorprender que el estrés alimente el crecimiento y la diseminación tumorales[8].

Concretamente, cuando está presente en cantidades elevadas, el cortisol inhibe la función inmunitaria, dando lugar a que la actividad de las células NK disminuya un 50 %[9]. El estrés induce asimismo aumento de la permeabilidad intestinal, permitiendo que bacterias y antígenos atraviesen la barrera epitelial y activen la respuesta inmunitaria de la mucosa. El estrés altera la composición del microbioma, al reducir la diversidad microbiana. Desde el punto de vista metabólico, un nivel elevado de cortisol causa estragos en el equilibrio de azúcar en sangre. En períodos de estrés, el cortisol puede proporcionar al organismo la glucosa necesaria a partir de las proteínas almacenadas en el hígado (gluconeogénesis). No obstante, el cortisol elevado durante largos períodos de tiempo produce de forma constante exceso de glucosa, lo cual conduce a aumento de niveles de glucosa en sangre. Y dado que las células cancerosas poseen la capacidad de incrementar su tasa de consumo de glucosa, el experimentar un grado elevado de estrés alimenta el proceso del cáncer (recuerda el efecto Warburg). Niveles altos de la hormona del estrés causan también resistencia a la insulina y la implicación de la insulina en la carcinogénesis se atribuye a su papel en el aumento de la proliferación celular y en la inhibición de la apoptosis[10]. El azúcar hace que el cáncer sea invencible, y el cortisol lo arma con un escudo.

Pero ¿cuáles son todos esos factores estresantes? Algunos de ellos te sorprenderán.

Tipos de factores estresantes

A lo largo de los años, hemos tratado a numerosos pacientes que referían bajos niveles de estrés, pero que irónicamente estaban sufriendo la carga más alta de estrés de su vida. Muchos de nosotros nos encontramos expuestos a factores estresantes todo el día, en forma de toxinas ambientales y metabólicas, y no nos detenemos a pensar en ello. El estrés nos afecta de tres formas: mental/emocional, física/metabólica y, por último, química. Los factores estresantes de la categoría mental/emocional son los identificables más fácilmente, pues se asocian a emociones intensas, como tristeza, miedo o ira. Los factores emocionales estresantes son: presión en el trabajo, preocupación de índole económica, problemas familiares, divorcio, prisión, pérdida de un ser querido, violación, maltrato, traslado de residencia, pérdida de trabajo, criar niños o escribir un libro. Problemas de salud como dolor crónico, discapacidad y, por supuesto, tener cáncer, son muy estresantes. En 2015 el 77 % de los estadounidenses refirieron haber recibido un diagnóstico de enfermedad crónica (por lo menos), lo cual equivale a un montón de gente muy enferma caminando por ahí. Cuidar de un ser querido con cáncer es también una tarea increíblemente estresante. Algunos estudios han llegado a la conclusión de que un diagnóstico de cáncer puede tener mayor impacto sobre los miembros de la familia que sobre los propios pacientes y ello se asocia a un aumento de morbilidad para los cuidadores.[11] Ciertamente la mayoría de nosotros somos capaces de reconocer si estos factores emocionales estresantes están afectando a nuestra vida diaria. En lo que respecta a los factores químicos estresantes, es más probable que pasen desapercibidos.

Tóxicos estresantes

Como ya comentamos en el capítulo 5, nos encontramos expuestos diariamente a un montón de toxinas. La exposición a pesticidas, herbicidas, conservantes, metales pesados, productos de limpieza, productos para el cuidado corporal, aerosoles químicos, humo del tabaco, fármacos y drogas provoca una respuesta de estrés oxidativo. Existen actualmente en el mercado más de veinte mil productos pesticidas que contienen 620 ingredientes activos. Posiblemente no seas consciente de ello pero, si te comes una manzana que no sea ecológica, te estarás comiendo también cuarenta y siete pesticidas distintos, seis de los cuales son carcinógenos conocidos o probables[12]. Los productos obtenidos según procedimientos convencionales causan una mayor carga tóxica, sometiendo a estrés oxidativo a los sistemas orgánicos inmunitario y de desintoxicación. Toxinas como los pesticidas dan lugar a la formación de peligrosos radicales libres, como los ERO. El estrés oxidativo daña las mitocondrias y causa inflamación, y nosotros sabemos que eso alimenta el fuego del cáncer. Puede que todo esto te resulte agobiante, pero tenemos que empezar a mirar con lupa los alimentos y las bebidas que consumimos. Los productos no ecológicos están literalmente cubiertos de pesticidas tóxicos. Sí, incluso una ensalada puede ser estresante. Por consiguiente, comer alimentos naturales, ecológicos y biodinámicos debería reconocerse como poderosa actividad reductora de estrés.

La tercera categoría, la del estrés físico y metabólico, incluye el tipo principal de agentes estresantes diarios con los que el ser humano ha tenido que lidiar desde tiempos ancestrales. Desde el punto de vista histórico, las épocas de carestía de alimentos que debía sufrir el ser humano le llevaron seguramente a caer en ocasiones en un estado de cetosis, una forma de estrés «bueno» y saludable, de efecto protector. También es posible que el ser humano sufriera deshidratación, comiera plantas equivocadas, que se cansara después de correr a la caza de un puma o que desarrollara infecciones. Estos factores metabólicos y a menudo estresantes a corto plazo estimulan el sistema inmunitario, ayudándole a desarrollar memoria a largo plazo frente a los antígenos y a eliminar las células inmunitarias muertas. Sin embargo, hoy en día estos agentes estresantes físicos y metabólicos han adquirido un tinte muy distinto. Para empezar, el exceso de ejercicio (piensa en las supermaratones y en los adictos a las endorfinas) causan un elevado estrés oxidativo y valores altos y mantenidos de cortisol. Este tipo de ejercicio (y otras actividades, como puede ser saltar en paracaídas desde un avión) no forma parte de un estrés evolutivo. Nos encontramos ya con esta observación en el *Canon de Medicina del Emperador Amarillo,* escrito en China hacia 2600 a. J.C. En aquel entonces, para mantener la salud y alcanzar la longevidad, el libro refiere que la gente «seguía una alimentación equilibrada y regular, se levantaba y se retiraba con un horario regular, evitaba el estrés mental y físico y se abstenía de todo tipo de excesos»[13]. Se animaba a las personas a cultivar el Tao, que implica llevar una forma de vida sencilla y natural, conceptos que hoy en día nos resultan lamentablemente algo ajenos.

Por ahora quédate con la idea de que el azúcar y una elevada ingesta calórica afectan negativamente a todos los elementos de tu terreno interno. Y el estrés no es una excepción. En contraposición a la falta de alimento, hoy en día disponemos de sobreabundancia de calorías. Comemos más azúcar en treinta minutos que nuestros ancestros en todo un año. Dado que la principal función del cortisol es equilibrar el efecto de la insulina, la cuestión es bastante sencilla: cuando la insulina se mantiene elevada de forma crónica, ocurre lo mismo con el cortisol. Si comes más de 30 gramos de azúcar al día (menos los niños) estás viviendo en una situación de estrés crónico, aun en el supuesto de que no existiera en tu vida ningún otro agentes estresante. Y un apunte especial en lo que respecta a los niños: siempre es mejor comer poco que mucho. Los niños lo hacen de manera natural. Pasan por unas etapas en las que tienen hambre y por otras en las que no quieren comer, lo cual responde a un patrón evolutivo. Como padres, hay que procurar no forzar a los niños a comer si no tienen hambre. Sobre todo si están enfermos.

De hecho, un estudio de 2016 encontró que el ayuno intermitente inhibe el desarrollo y el avance del tipo más frecuente de leucemia infantil, la leucemia linfoblástica aguda, o LLA[14].

Después del estrés causado por nuestra alimentación rica en azúcares, el consumo excesivo de alimentos alergénicos es un segundo elemento enormemente estresante. Se estima que una de cada diez personas tienen alergia, al menos, a un alimento y que una de cada cien personas tienen enfermedad celiaca. Las tasas de alergias alimentarias se encuentran en aumento y además se trata de enfermedades infradiagnosticadas. Actualmente algunos médicos creen que las alergias alimentarias son la causa principal de síntomas no diagnosticados y que al menos el 60 % de los estadounidenses sufre síntomas —hipotiroidismo, trastornos de conducta y depresión— que podrían deberse a alergias alimentarias. La sensibilidad alimentaria a la gliadina, la caseína, la soja, los huevos, los cacahuetes, colorantes artificiales y muchos más elementos sitúa a las glándulas suprarrenales en una situación de respuesta crónica de estrés. Como ya hemos mencionado, cuando se consume un alergeno con la alimentación, el cuerpo produce histamina, un compuesto desencadenante de inflamación y modulado por el cortisol, que también favorece la metástasis. Cuanta más histamina se libera, más cortisol hace falta para controlar la respuesta inflamatoria y más tienen que trabajar las glándulas suprarrenales para producir más cortisol. Y cuanto más tienen que trabajar las glándulas suprarrenales, más cansadas estarán y menos cortisol producirán, permitiendo que la histamina inflame aún más los tejidos. Ahora puedes ver por qué son tantas las personas que sufren alguna alergia estacional. Si sufres continuos catarros, es muy probable que estés sometido a mucho estrés. Ha llegado el momento de echar un vistazo a tu alimentación.

La causa principal del aumento de la incidencia de alergias alimentarias parece ser el consumo excesivo y regular de un número limitado de alimentos y el elevado nivel de conservantes, estabilizantes, colorantes artificiales y saborizantes añadidos. Y también la «deforestación» de nuestro microbioma. Otros factores son la genética, una digestión inadecuada, falta de integridad de la barrera intestinal y comer mientras se sufre estrés (por ejemplo, mientras conducimos o trabajamos). Muchos de nuestros pacientes se muestran reticentes a eliminar el gluten o los productos lácteos de su dieta, aun cuando alejar este desencadenante del cortisol puede marcar la diferencia entre un cáncer metastásico y un cáncer que se mantiene localizado y controlado. Tú decides.

Por último, en el frente de los alimentos estresantes, nada ha contribuido más a la fatiga suprarrenal como la alimentación baja en grasas. El hecho bioquímico básico es que tanto las hormonas del estrés como las sexuales se producen a partir del colesterol (¡búscalo en Google!). La combinación colesterol insuficiente-estrés crónico hace que el organismo sea incapaz de producir hormonas sexuales. Este conjunto de circunstancias da lugar a lo que se conoce como *robo de pregnenolona*. La pregnenolona es un esteroide que se sintetiza a partir de colesterol y es el precursor de la mayor parte de las hormonas esteroideas, entre ellas progestágenos, andrógenos, estrógenos y cortisol. En tiempos de estrés, la pregnenolona favorece la producción de cortisol en detrimento de la de estrógenos (recuerda, es más importante salvar al bebé que hacer uno nuevo). Este efecto causa infertilidad, «menopausia precoz» (un falso diagnóstico, en nuestra opinión), desequilibrio hormonal, síndrome premenstrual y menopausia, lo que a menudo lleva a la mujer a un tratamiento de sustitución hormonal. Evitar alimentos ricos en colesterol como los huevos, el cordero y el hígado no es una buena idea. Las grasas son amigas, siempre lo han sido y siempre lo serán.

Dicho esto, cuando se produce un desequilibrio de cortisol, se trastoca una de las más antiguas y saludables actividades del ser humano: el sueño.

Dormir: el elixir de la vida

Dormir es esencial para vivir y, aun así, más de sesenta millones de estadounidenses sufren trastornos del sueño, como son el insomnio o el despertarse a las cuatro horas de haberse dormido, en plena noche, y ser incapaces de volver a dormirse durante una o dos horas. Si este cuadro te resulta familiar, no eres la única persona a la que le pasa. Es el trastorno del sueño comunicado con mayor frecuencia. La duración total de las horas de sueño disminuyó en dos horas en la segunda mitad del siglo XX. Actualmente mucha gente duerme de forma regular apenas cinco o seis horas por la noche. Estos millones de personas privadas de sueño se describen a sí mismas como dispuestas a hacer cualquier cosa para dormir un poco más. La privación de sueño es tan horrible que se utiliza como técnica de tortura (y si no) pregúntale a cualquier mujer que haya sido madre recientemente). Y, por desgracia, el antídoto que ofrece la medicina occidental consiste, una vez más, en la administración de fármacos. No solo el zolpidem es la pastilla adictiva recetada con mayor frecuencia para dormir, sino que, además, un estudio de 2012 publicado en la revista *British Medical Journal* encontró que las personas que tomaban de forma regular pastillas para dormir por prescripción médica presentaban una probabilidad cinco veces mayor de morir en un período de dos años y medio y de desarrollar cáncer[15]. El riesgo de cáncer aumenta en las personas que no duermen, es especialmente alto en las personas que trabajan por turnos y en las que cruzan a menudo husos horarios en viajes en avión. En 2007 la AIIC (Agencia Internacional para la Investigación del Cáncer) llegó a la conclusión de que el trabajo por turnos es probablemente carcinógeno para el ser humano (IARC Grupo 2A).

Mientras dormimos —un adulto necesita dormir al menos ocho horas por la noche, y los niños al menos doce— se liberan hormonas, se producen crecimiento y reparación tisulares, se regeneran vías nerviosa, se favorece la desintoxicación y el sistema inmunitario se recarga. Y, como probablemente habrás adivinado, el sueño afecta a la reacción del cuerpo frente a la insulina. Dos noches durmiendo poco pueden incrementar los niveles de IGF-1[16]. La privación de sueño causa también una disminución de la leptina, conocida como *hormona de la saciedad,* y un incremento de grelina, u hormona del hambre. En otras palabras, dormir poco abre el apetito y ello conduce a un aumento de peso. Y además, la grelina se asocia a progresión del cáncer, con proliferación, apoptosis e invasión y migración celulares[17]. No dormir es directamente carcinógeno, de modo que ¿por qué no dormimos lo suficiente?

Muchas de las enfermedades relacionadas con elementos del terreno de las que hemos hablado en capítulos anteriores contribuyen también de manera importante al insomnio. Alergias, asma, problemas gastrointestinales como el reflujo, desequilibrios hormonales, alteraciones de la glucemia, sobrecarga tóxica, artritis y dolor crónico pueden contribuir al insomnio[18]. Si tienes un trastorno del sueño, tus máximas prioridades han de ser restablecer el equilibrio glucémico, eliminar los agentes tóxicos, reequilibrar tus hormonas y reducir la inflamación. Te darás cuenta de que seguir nuestro planteamiento no solo permite tratar un terreno propiciador de cáncer, sino que además ayuda a tratar muchas enfermedades crónicas, entre ellas los trastornos del sueño. Para todas las enfermedades agudas y crónicas, respetar el sueño es primordial. Tener una buena «higiene del sueño» significa tener prácticas saludables que favorezcan un sueño nocturno completo y reparador. Cenar temprano, evitar el alcohol y otros estimulantes como la cafeína a última hora de la tarde, hacer ejercicio, establecer una rutina relajante antes de irse a la cama, acostarse a la misma hora todas las noches, asociar la cama con dormir y no con trabajo y convertir tu dormitorio en un oasis de relajación son todos pasos probados que favorecen un buen sueño nocturno. Suena bien ¿verdad?

El cortisol responde rápidamente a nuestra ingesta diurna de alimento y, como ya hemos explicado, aumenta con una dieta rica en azúcar. Se produce de manera cíclica y debe alcanzar su valor máximo por la mañana y su valor mínimo por la noche. Cualquier trastorno de este ritmo da lugar a disfunción orgánica y a una noche sin dormir. Un cucurucho de helado por la tarde no solo da lugar a un pico de insulina, sino también de cortisol, e impide conciliar el sueño. Los niveles de glucosa en sangre son normalmente más bajos a primera hora de la mañana —la palabra inglesa *breakfast* significa literalmente *break* («romper») *the fast* («el ayuno»). Sin embargo, si existe un desequilibrio en el eje HHS, los niveles de cortisol pueden no ser suficientes para mantener un adecuado nivel de glucosa en sangre durante la noche, dando lugar a que el individuo se despierte en mitad de la noche por hambre. Un valor bajo de glucosa es una señal de alarma interna (recuerda, la glucosa es el principal combustible para todas las células, incluidas las células cerebrales) que interrumpe el sueño para que el individuo pueda despertarse y reabastecerse de combustible. Despertarse en mitad de la noche para comer es un comportamiento característico de trastorno de la regulación suprarrenal.

En segundo lugar después del desequilibrio glucémico, la principal razón de la moderna epidemia de insomnio es la insuficiente exposición a la luz natural durante el día, al mismo tiempo que existe una sobreexposición a la luz artificial de televisores, ordenadores y móviles. El patrón de permanecer despierto durante el día mientras hay luz y dormir por la noche con la oscuridad forma parte de la vida humana de manera natural, pero se ha visto totalmente alterado por el estilo de vida moderno. El resultado es la disminución de los niveles de melatonina, que es además una de las hormonas más potentes contra el cáncer (y antioxidante natural) que produce el cuerpo humano. Pues bien, el tiempo que pasamos delante de una pantalla está provocando su extinción. Detengámonos ahora en la melatonina y en su papel en el proceso del cáncer.

Melatonina y cáncer

La melatonina es una hormona producida por la glándula pineal o epífisis, que se encuentra alojada en el cráneo. Durante el día, la epífisis suele estar en estado inactivo, pero cuando el sol se pone y reina la oscuridad, se activa y comienza a producir melatonina. Los niveles de melatonina en sangre normalmente se mantienen elevados durante unas doce horas, o durante toda la noche, mientras los niveles de cortisol son bajos. Los niveles diurnos de melatonina, en cambio, son apenas detectables. Sin embargo, la exposición a una potente luz interior y a luz artificial fuera de las horas normales de luz diurna reduce la secreción de melatonina, y este es un aspecto preocupante en lo concerniente al cáncer. La melatonina activa genes supresores tumorales, inhibe la angiogénesis tumoral y actúa como un potente antioxidante anticancerígeno que puede atravesar la barrera hematoencefálica[19]. Una secreción considerable de melatonina también es esencial para el sistema inmunitario. Diversos estudios han encontrado que son necesarias al menos seis horas de secreción de prolactina (hormona de la reproducción bajo la influencia de la melatonina) en la oscuridad para mantener la función de linfocitos T y células NK. Sin embargo, dormir seis horas o menos inhibe esta acción. Son necesarias tres horas y media de secreción de melatonina para que comience la producción de prolactina[20]. Otros estudios han encontrado que las mujeres expuestas a luz artificial durante las horas nocturnas, especialmente las trabajadoras de turno de noche, experimentan una elevada incidencia de cáncer de mama. Por consiguiente, no es de sorprender que tomar melatonina, sola o combinada con quimioterapia, mejore la regresión del tumor y reduzca los efectos secundarios[21]. Recuerda, a principios del siglo XIX acababa de inventarse la electricidad; hasta entonces, y durante más de dos millones de años, la única luz que habían visto nuestros ojos era la luz del sol y la del fuego. Actualmente muchas personas no ven ni la una ni la otra y, como resultado de ello, los niveles de melatonina están cayendo. Nuestros genes responden a nuestro entorno, y una pérdida de melatonina en respuesta a una pérdida de exposición a la luz natural es una reacción epigenética a la vida moderna que contribuye al desarrollo de cáncer.

Nasha Winters lleva años recomendando melatonina en dosis altas a los pacientes oncológicos —dosis de 20-40 miligramos al día— con notable éxito. (Descargo rápido de responsabilidad: la melatonina es una hormona, y los suplementos de melatonina deben administrarse bajo supervisión médica, pues un mal uso puede interferir en la función de otras hormonas). La melatonina está imponiéndose como terapia no tóxica y muy potente para el cáncer. Existen cientos de informes sobre sus mecanismos. En dosis bajas, de entre 0,5 y 3 miligramos al día, influye en los ciclos de sueño, mientras que en dosis por encima de los 10 miligramos —especialmente en niveles de 20-40 miligramos al día— influye en los ciclos circadianos y en la angiogénesis, actúa como inhibidor natural de la aromatasa, potencia numerosos agentes quimioterápicos, sensibiliza las células cancerosas frente a la radioterapia al mismo tiempo que protege las células sanas y contrarresta la toxicidad quimioterápica[22]. Tomar suplementos de melatonina es una posibilidad, aunque los más poderosos cambios epigenéticos y del terreno orgánico se producen cuando se equilibran previamente la dieta y el estilo de vida ¡No hay una píldora mágica! De hecho, vivir en tan extrema discordancia en relación con los ritmos naturales de la Tierra es uno de los mayores factores medioambientales y de estilo de vida que contribuyen a los desequilibrios favorecedores del cáncer en el organismo. En los últimos 250 años de existencia, el ser humano ha prosperado en desconexión casi absoluta con la Tierra, al margen de la complicada relación que tenemos con ella, en nuestro propio detrimento.

Nuestro error: vivir en contra de nuestros biorritmos

El cáncer, y la enfermedad en cualquiera de sus formas, se contempla como una violación de las leyes de la naturaleza. Las leyes naturales (perfectamente establecidas en la medicina china y naturopática) son elementos, conocidos también como *determinantes,* que toda persona necesita para vivir. Este enfoque ancestral de la salud viene a decir que cuando la vida no se desarrolla de acuerdo con estas leyes naturales, pueden sobrevenir desequilibrios como el cáncer. Estas leyes son:

- **Respiración y aire limpio.** El ser humano puede vivir solo tres minutos sin respirar. Cuando sentimos estrés, nuestra respiración se acorta y se torna tensa, dificultando la circulación. Además, vivimos expuestos a numerosas toxinas presentes en el aire.
- **Agua limpia e hidratación.** Sin agua, podemos vivir solamente entre tres y cinco días. La deshidratación causa una sobrecarga de toxinas en el organismo y, además, muchas de nuestras fuentes de agua contienen carcinógenos. La mayor parte de los estadounidenses viven deshidratados.
- **Sueño y biorritmos normales.** Dormir entre ocho y diez horas entre las 10 de la noche y las 7 de la mañana es esencial para diversos procesos orgánicos. Cuando las horas de sueño se encuentran fuera de este intervalo, interrumpen sistemas clave. En un estudio un joven vivió sin dormir once días[23].
- **Descanso y ocio.** El descanso favorece niveles bajos de cortisol. Jugar, como demuestran los niños, genera felicidad. Experimentar alegría y felicidad es esencial para la salud.
- **Luz del sol.** Hasta el siglo pasado, el ser humano obtenía la vitamina D del sol. Durante gran parte de nuestra existencia, lo habitual fue pasar al aire libre la mayor parte del día. Como hemos puesto de manifiesto, la vitamina D tiene numerosos e importantísimos efectos contra el cáncer.
- **Ciclos solar, lunar y vital.** En el pasado, cambiábamos nuestra dieta en función de la época del año. Ayunábamos y pasábamos la mayor parte del invierno en un estado cetogénico, mientras que en invierno abundaban más en nuestra dieta los carbohidratos. Pues bien, hemos alterado este sistema y ya no comemos según la estación. ¡Y no es normal que podamos comer piña en cualquier época del año!
- **Exposición a la naturaleza y a sus fuerzas naturales.** La exposición a diferentes temperaturas, a la lluvia y al viento es un factor fisiológico de estrés bueno. No debe preocuparnos tener calor en verano y en primavera, cuando estamos llenos de estrógenos, y frío en invierno, cuando los carbohidratos desaparecen y los niveles de insulina y estrógenos disminuyen. Con la calefacción y el aire acondicionado hemos alterado este ritmo y ahora nuestro cuerpo vive en una perpetua primavera.
- **Teoría de Gaia (o principio de Gaia).** Según esta teoría, el ser humano interactúa con su entorno orgánico en la Tierra para formar un complejo sistema autorregulador que contribuye al mantenimiento de condiciones óptimas para la vida en el planeta. Prueba de ello son

la composición de nuestro microbioma y su manera de reaccionar a la ingesta de alimentos.
- **Nutrición y digestión.** Sin comida, morimos en alrededor de cuarenta días. Nuestro genoma y todo nuestro cuerpo dependen de los nutrientes de la dieta, y el ser humano ha alterado radicalmente su composición.

Como puedes ver, estos determinantes de salud no son debidamente respetados en el mundo occidental moderno. Mientras el modelo occidental considera el cáncer como algo que sencillamente le «sucede» a una persona, la medicina naturopática reconoce la *vis medicatrix naturae*, es decir, el poder curativo de la naturaleza. El cáncer no existe en la naturaleza, solo lo tienen el ser humano y nuestras mascotas. De modo que ¿cuál sería el mensaje? Que hemos perdido el equilibrio en una o más áreas de nuestro terreno interno. Piénsalo. ¿Cuándo fue la última vez que te reíste, que te sentiste realmente feliz, descansado, la última vez que te has divertido, que has dormido al aire libre, que has caminado descalzo, que has bebido dos litros de agua, pasado todo un día sin mirar una pantalla, disfrutando con una comida realmente nutritiva o comiendo más de diez frutas y verduras distintas en un solo día? ¿Cuándo fue la última vez que sentiste hambre, humedad o frío? Como media, hoy en día los niños pasan treinta minutos al día o menos al aire libre. Uno de cada cinco no juegan al aire libre a la manera tradicional, nunca. Esto supone menos tiempo al aire libre que el que se le permite a un recluso en prisión. No podemos estar más desconectados de los ritmos circadianos naturales del planeta: nos pasamos el día frente a un ordenador, estamos menos tiempo al aire libre, nos acostamos demasiado tarde y mantenemos la misma temperatura ambiental todo el día. Llevamos una alimentación con un alto contenido en azucares y calorías durante todo el año. Solo una ligera exposición a la vida moderna —el ruido, las toxinas, los traslados de un lado a otro, la comida, el agobio del trabajo, el dormir poco o mal, los apuros económicos, el no tener tiempo para relajarnos y jugar, la contaminación lumínica, el tiempo que se pasa delante de una pantalla, los alimentos azucarados, la exposición a xenoestrógenos, el no tomarnos nunca vacaciones—, y ¡*zas*!: nuestro ancestral ADN se quiebra mientras corremos a una reunión.

Relojes internos y ayuno intermitente

Y hablando de las prisas continuas de la vida moderna, ¿sabías que el reloj mecánico no se inventó hasta el año 1656? Antes de ese momento, el ser humano vivía según patrones diarios, mensuales y anuales. De hecho, los científicos han descubierto que cada célula del cuerpo es un reloj. El ser humano, con total independencia del reloj de bolsillo, posee un reloj biológico interno, de precisión suiza, que pauta los acontecimientos diarios normales, como son la vigilia y el sueño. Nuestros ritmos circadianos constituyen una adaptación al medio que hemos conservado a lo largo de la evolución y cuyas huellas podemos seguir hacia atrás hasta las primeras formas de vida[24]. El descubrimiento de este «reloj genético» condujo a la constatación de que, en realidad, el gen del ritmo circadiano halla expresión en todo el cuerpo, en órganos y tejidos. De hecho, la expresión génica es rítmica, se produce guiada por señales ambientales. Se supone que unos genes se activan de día y otros de noche. El cuerpo humano es realmente asombroso. Dicho esto, existen datos genéticos y epidemiológicos acumulados que muestran que la interrupción de los ritmos circadianos está ligada al cáncer y que el metabolismo anómalo observado en el cáncer podría también ser consecuencia de la alteración de los relojes biológicos[25]. Resulta que quedarse levantado hasta medianoche comiendo galletas y viendo tu *reality show* preferido equivale a enviar a tus genes un mensaje peligrosamente alterado, por muy entretenido que resulte.

Aparte de los relojes celulares, el microbioma intestinal interviene también en el control de nuestros ritmos circadianos. Los microorganismos intestinales producen metabolitos según patrones diurnos, lo cual influye en la expresión de los genes del ritmo circadiano en órganos como el hígado. Investigadores del Medical Center de la Universidad de Chicago han encontrado que nuestros microbios detectan qué, cuándo y cuánta comida consumimos, lo cual a su vez da lugar a «señales metabólicas que alimentan la regulación de las redes circadianas que controlan nuestro metabolismo», tal y como afirmó el reconocido investigador Eugene Chang en la revista *The Scientist* en 2015. «Las dietas de tipo occidental alteran estas señales microbianas de un modo que trastorna las funciones circadianas». En resumen, nuestros hábitos alimentarios constituyen el factor que contribuye en mayor medida al desequilibrio de nuestros ritmos circadianos. Fue hace apenas quince mil años cuando, para asegurarnos la supervivencia, aprendimos a controlar el suministro interactivo de alimentos que la Tierra nos ofrece. Ninguna otra especie ha tenido nunca acceso ilimitado a la energía de los carbohidratos sin preocuparse por el esfuerzo, la estación, la competencia o los desastres naturales. Esta es la razón por la cual la investigación —y un montón de datos anecdóticos— sigue destacando los beneficiosos efectos del ayuno intermitente.

El ayuno ayuda a resetear los ritos circadianos. Actúa como factor estresante bueno, comparable a una respuesta inflamatoria o inmunitaria aguda. El ayuno reaviva las defensas celulares frente al daño genético, al mismo tiempo que incrementa la capacidad de respuesta del organismo a la insulina. Por ejemplo, en un estudio se observó que los ratones que comían copiosamente durante ocho horas al día y después ayunaban durante el resto del día no desarrollaban obesidad ni mostraban niveles de insulina peligrosamente altos. Desde el punto de vista evolutivo, el hábito de las tres comidas al día es un extraño invento moderno; las personas, sencillamente, comemos demasiado a menudo. La volatilidad de las fuentes de alimento de nuestros remotos antepasados propiciaba el ayuno frecuente, algo totalmente ajeno hoy en día a la mayor parte de la gente. Estas presiones evolutivas dieron lugar a la selección de genes que fortalecieron áreas del cerebro implicadas en el aprendizaje y la memoria, lo cual aumentaba la probabilidad de encontrar alimento y de sobrevivir. El ayuno periódico, o por lo menos comer dentro de un intervalo de ocho horas dentro de las horas de luz diurna, reduce el riesgo de cáncer y se ha encontrado que, además, afianza la pérdida de peso. En la práctica, si tu primera comida es a las 7 de la mañana, la última no debe ser posterior a las 3 de la tarde. Inténtalo.

Pruebas de laboratorio para valorar el estrés y el desequilibrio del ritmo circadiano

Una manera de valorar los niveles de cortisol y el desequilibrio circadiano consiste en la determinación del índice de estrés suprarrenal (IES). Se trata de un test salival que determina los niveles de cortisol a lo largo del día, junto con otros marcadores de estrés, e informa así sobre el grado de alteración del equilibrio del cortisol. También son muy importantes las valoraciones genéticas y concretamente la determinación de la enzima catecol-O-metiltransferasa (COMT) que descompone las hormonas catecolaminas como el estrógeno y también el cortisol. Se ha asociado la existencia de un polimorfismo en el gen de la COMT con diversas enfermedades mentales y ciertos cánceres. Por fortuna, el magnesio y la vitamina C ofrecen apoyo a quienes presentan SNP de COMT.

Estrategia metabólica para reducir el estrés y restablecer los biorritmos

Es absolutamente necesario que comencemos a vivir en más estrecha armonía con el mundo natural en los aspectos físico, mental y moral. Los excesos en la vida son lo que en mayor medida contribuyen al cáncer —y esa es la mejor definición de la vida moderna: demasiados estímulos, demasiada comida—. Solo tienes que echar una mirada a los últimos treinta años. Compara un episodio de *Mister Rogers*[*] con un episodio de *La patrulla*

---

[*] Serie infantil de la televisión estadounidense que empezó a emitirse en los años sesenta.

canina. ¡Y nos preguntamos por qué no duermen nuestros niños! Vivimos bombardeados constantemente por estímulos, y el antídoto está en los tranquilizantes naturales. Debemos frenar el uso crónico de pantallas de todo tipo y salir más al aire libre. Salir de acampada, salir a jugar al parque o tomarse unas vacaciones no solo es divertido, sino que es esencial para la prevención y el tratamiento del cáncer. Estudios de escaso alcance han encontrado que, aunque solo sean cuatro días y cuatro noches al aire libre, reproduciendo un estilo de vida más propio del Paleolótico, con ejercicio físico e ingesta calórica moderados, pueden hacer que mejoren considerablemente varios marcadores metabólicos, como por ejemplo los niveles de insulina[26]. Actualmente el sedentarismo se considera el segundo mal después del tabaco: simplemente, nuestro cuerpo no está diseñado para permanecer sentado frente de un ordenador, del mismo modo que no estamos diseñados para inhalar el humo de tabaco genéticamente modificado y envuelto en papel tratado con dioxinas. Son absolutamente necesarios planteamientos de estilo de vida que favorezcan la serenidad, la paz, la tranquilidad y el sosiego.

Además de reconsiderar la actividad al aire libre, nuestro estrategia para este elemento del terreno interno se centra en restablecer la salud de las glándulas suprarrenales, al mismo tiempo que se equilibra la respuesta del cortisol mediante nutrientes específicos y hierbas adaptogénicas. Por cuanto respecta al estilo de vida, hay que comer alientos de temporada. Por último, uno de los abordajes más interesantes y novedosos del tratamiento del estrés consiste en tratar deliberadamente de desencadenarlo comiendo ciertos agentes fitoquímicos. A continuación analizamos más detenidamente el concepto de hormesis.

Hormesis y respuestas adaptativas al estrés

Como ya hemos apuntado, hormesis es la respuesta adaptativa de células y organismos a un estrés moderado (generalmente intermitente). También se conoce como «preacondicionamiento» o provocación de una respuesta adaptativa al estrés. Se define como el proceso en virtud del cual la exposición a una dosis baja de un agente químico o de un factor ambiental que es perjudicial a dosis más altas induce un efecto de adaptación beneficioso en la célula o en el organismo. Para nuestros propósitos, son ejemplos de hormesis la restricción de energía alimentaria (ayuno) y la exposición a dosis bajas de ciertos fitoquímicos. Los estudios han mostrado que, en respuesta a estas bajas dosis de factores estresantes, las células aumentan su producción de proteínas protectoras y restauradoras, incluidos factores de crecimiento y enzimas antioxidantes y de fase 2, tales como superóxido dismutasa y glutatión peroxidasa[27]. También existe evidencia de que los agentes fitoquímicos tienen efectos beneficiosos por activación de la respuesta de estrés de señalización de vías. Fitoquímicos como el resveratrol (presente en pistachos y uvas rojas orgánicas), los sulforafanos (presentes en crucíferas como la coliflor), la curcumina (de la planta cúrcuma), la capsaicina (de las guindillas) y la alicina (del ajo) activan estas vías de respuesta al estrés, lo cual es una forma de protección de las células frente al estrés[28].

Este fenómeno de la hormesis nos lleva a uno de los determinantes esenciales de salud, del que ya hemos hablado: el principio de Gaia. La naturaleza otorga ventajas de supervivencia a las plantas capaces de producir sustancias químicas nocivas, de sabor amargo, así como a los seres humanos capaces de tolerar estos fitoquímicos y de aprovechar las propiedades calóricas de las plantas. En pocas palabras, cuanto más amargo es un alimento, más quimioprotectora es la respuesta. Las diversas cantidades de fitoquímicos presentes en verduras, especias y tés tienen probablemente relación en el ser humano con la adopción de respuestas celulares de adaptación al estrés y con enzimas desintoxicantes que nos permiten consumir plantas que contienen sustancias químicas portencialmente tóxicas[29]. Y esta tolerancia al sabor amargo ha acompañado a la especie humana del aperitivo a la sanación; durante siglos la medicina ayurvédica (medicina tradicional de la India) ha recomendado el uso de melón amargo como alimento funcional para prevenir y tratar la diabetes. Se parece al coco, sabe más a coco que a melón y contiene al menos tres sustancias activas con propiedades antidiabéticas, entre ellas la charantina, que tiene un efecto confirmado de reducción de la glucosa sanguínea. Además, los extractos de melón amargo inhiben el crecimiento de las células cancerosas por inducción de apoptosis y detención del ciclo celular[30]. Y otra cualidad del melón amargo es su bajo índice glucémico: una taza contiene menos de 1 gramo de azúcar y 3 gramos de carbohidratos. Otros alimentos amargos comentados en capítulos anteriores, como las hojas de diente de león, el tupinambo y la rúcula, también contribuyen a la respuesta de hormesis.

En la medicina china los alimentos amargos se asocian al corazón. Ayudan a disipar el calor y mantienen el corazón fresco y, dado que el estrés suele asociarse a cardiopatías, los alimentos amargos resultan especialmente apropiados. Recomendamos el uso de fórmulas de hierbas amargas para las comidas, especialmente para aquellas personas en transición hacia una dieta cetogénica, pues favorecen la digestión. De modo que, ahora que hemos estimulado un estrés protector y saludable mediante ayuno y consumo de alimentos amargos, veamos cómo podemos favorecer el funcionamiento de esas glándulas suprarrenales sobrecargadas de trabajo.

Nutrientes suprarrenales clave: vitaminas C y E y magnesio

Tres son los micronutrientes clave que intervienen en la cascada suprarrenal: las vitaminas C y E y el magnesio. Aparte de todo lo ya comentado en el capítulo 7, la vitamina C tiene una amplia actividad de apoyo a la glándula suprarrenal. De hecho, es la vitamina más importante en el metabolismo suprarrenal. Cuanto más cortisol se produce, más vitamina C utiliza el organismo, motivo por el cual mucha gente cae enferma a raíz de un episodio muy estresante. La vitamina C actúa como antioxidante dentro de la propia glándula suprarrenal. Dado que es soluble en agua y es utilizada rápidamente por el organismo, debe consumirse varias veces al día, especialmente en épocas de mucho estrés. Son fuentes de abundante vitamina C el perejil, el alga conocida como *musgo de Irlanda,* la verdolaga y la borraja. Esta última, de flor estrellada, es una planta herbácea anual originaria del área mediterránea y de sabor similar al pepino. Hojas y flores son comestibles y constituyen un excelente condimento para ensaladas. En fitoterapia se lleva utilizando mucho tiempo como tónico reparador de las glándulas suprarrenales.

El musgo irlandés es una planta marina de color rojizo que crece en la zona intermareal del Atlántico Norte. El carragenano que se extrae del musgo irlandés ha sido ampliamente utilizado en todo el mundo como agente espesante en alimentos y cosméticos. Si por un lado las algas que contienen carragenano llevan utilizándose desde hace siglos en la preparación de alimentos debido a sus propiedades gelificantes, el carragenano aislado y refinado que encontramos en los modernos alimentos procesados fue retirado a finales de 2016 de la lista de ingredientes autorizados para alimentos ecológicos, debido a los problemas digestivos que ocasiona. Es un buen ejemplo de alimento con propiedades muy valiosas, pero cuyos componentes aislados mediante los modernos métodos de procesado pueden ser tóxicos. En este caso, se separaba el carragenano de la vitamina C. Nos hallamos ante una razón más por la que necesitamos estudiar los alimentos completos, no sus distintos componentes aislados. Recomendamos evitar el aditivo alimentario carragenano, salvo si lo consumimos en su forma alimentaria como parte del musgo irlandés.

Las plantas marinas están muy indicadas para las dietas cetogénicas y anticáncer. Nori, wakame, arame, kombu y otras se han utilizado durante siglos en la medicina china y japonesa para el tratamiento del cáncer. ¿Por qué? Porque se ha demostrado que tienen acción anticancerígena, antioxidante, antiinflamatoria y antidiabética[31]. Son muy ricas en nutrientes (vitaminas, minerales y grasas insaturadas), presentan un bajo contenido glucémico y tienen un potente efecto estimulador de miembros beneficiosos de la microbiota, como *Bifidobacterium* y *Lactobacillus*. Las láminas de nori (utilizadas para preparar sushi) representan el soporte alimentario ideal para otros ingredientes en una dieta cetogénica, pues aportan apenas un gramo de carbohidratos.

Otro macronutriente favorecedor de la función suprarrenal es la vitamina E, que pertenece al grupo de las vitaminas liposolubles, como tocoferoles y tocotrienoles. Neutraliza las moléculas de radicales libres dentro de las glándulas suprarrenales y en otras localizaciones. La producción de hormonas suprarrenales genera radicales libres que, si no se controlan, pueden dañar el tejido suprarrenal. La vitamina E es también esencial para seis reacciones enzimáticas diferentes de la cascada suprarrenal. Las mejores fuentes alimentarias son las semillas de girasol y las hojas de nabo y mostaza.

Aunque ya hablamos del magnesio en el capítulo 8, merece una nueva mención en lo referente a la salud suprarrenal. El magnesio actúa como la chispa que pone en marcha las glándulas suprarrenales y es esencial para la producción de hormonas como el cortisol. Almejas, acelgas, cacao en polvo, pipas de girasol y semillas de sésamo son fuentes alimentarias muy ricas en este mineral.

Propiedades de las hierbas adaptogénicas

Durante miles de años, una pieza central del tratamiento del cáncer en la medicina china ha sido el empleo de hierbas. Estudio tras estudio se ha observado lo mismo: necesitamos más investigación sobre los poderosos efectos protectores y anticancerosos de las hierbas, porque lo que se ha descubierto hasta ahora es asombroso. Las *hierbas adaptogénicas* componen una categoría de plantas medicinales que favorecen un «estado de resistencia inespecífica» al estrés. Los adaptógenos tienen efectos protectores contra el estrés, como acciones antifatiga y antiinfecciosa; tienen, además, un efecto restaurador, así como un impacto normalizador sobre el eje HHS[32]. Diversas plantas actúan como adaptógenos, aunque las más notables son «las cinco magníficas»: ginseng, rhodiola, albahaca india (o tulsí), ashwaganda (o bufera) y raíz de regaliz. Estas plantas no solo tienen acción antiestrés, sino que tienen también poderosos efectos sobre muchos aspectos del cáncer, entre ellos el efecto Warburg. Así por ejemplo, la rhodiola ha demostrado tener acción antidepresiva, al mismo tiempo que favorece la función inmunitaria y reduce el crecimiento del cáncer de vejiga[33]. Y lo mejor es que todas estas hierbas pueden tomarse por vía oral en forma de infusiones y tónicos. ¡Deberíamos tomarlas diario!

Los tres tipos principales de ginseng —panax, americano y siberiano— se cuentan entre los adaptógenos más potentes. El ginseng aumenta la resistencia a agentes víricos estresantes y mejora la función inmunitaria, y diversos estudios han encontrado también que ayuda a reducir la fatiga asociada al cáncer. Los ginsenoides que se extraen del ginseng panax son citotóxicos e inducen apoptosis en las células cancerosas[34]. Es asombroso todo lo que se puede conseguir con una taza de té de gingseng.

Los textos ayurvédicos hablan de la albahaca india (también llamada *tulsí*) como «la incomparable», un pilar de la fitoterapia y una diosa encarnada en planta. Y continúa siendo una de las plantas curativas más preciadas y veneradas en la India. Se ha encontrado que normaliza el azúcar en sangre y potencia la resistencia de la mucosa gástrica. Perteneciente a la familia de la menta, la albahaca india contiene potentes compuestos anticancerosos que inhiben la proliferación, la migración y la invasión, al mismo tiempo que inducen la apoptosis de las células cancerosas pancreáticas[35].

La raíz de regaliz es una de las «hierbas suprarrenales» más conocidas dentro de la categoría de plantas que favorecen la función de las glándulas suprarrenales. Aumenta la energía y la vitalidad y equilibra de manera natural el cortisol. Esta planta tiene la capacidad de incrementar la vida media del cortisol circulante, lo cual hace que cese la demanda a las glándulas suprarrenales para que sigan produciéndolo. Sus lignanos poseen además un efecto modulador sobre el metabolismo de los estrógenos. Cuando los niveles de estrógenos son altos, inhibe su acción, y cuando los niveles de estrógenos son bajos, favorece la respuesta estrogénica —algo así como un cooperador hormonal—. Esta acción es importante porque la persona que sufre agotamiento suprarrenal, ya sea hombre o mujer, presenta a menudo un metabolismo estrogénico alterado, como vimos en el capítulo anterior. Esta planta resulta especialmente beneficiosa para quienes se encuentran en los últimos estadios de agotamiento suprarrenal. Para los pacientes con fatiga suprarrenal avanzada, unos sorbitos de una infusión de raíz de regaliz repartidos a lo largo del día constituyen una excelente manera de enfocar la respuesta al estrés, especialmente si la infusión puede ir acompañada de un momento tranquilo de respiración y meditación.

Comer productos naturales y de temporada

Aparte de todo el tiempo que pasamos recluidos en interiores y pegados a una pantalla, el mayor cambio para los biorritmos humanos ha llegado de la mano de nuestra desconexión de una alimentación a base de productos naturales y de temporada. Hasta hace cerca de quince mil años, había pocos hogares o aldeas permanentes, si es que había alguno. El ser humano ha sido nómada durante el 99 % de su existencia y, al igual que los animales, seguía un patrón de migraciones estacionales. Cuando la tierra dejaba de producir las plantas y los animales deseados, el ser humano se mudaba. Nos hemos adaptado a muchos hábitats y hemos combinado diferentes alimentos para crear una dieta sostenible. Las estaciones se suceden y con ellas nuestras fuentes de alimentos van cambiando, razón por la cual a menudo enfocamos las recomendaciones dietéticas en función de la estación del año. Lo más interesante es que, con las estaciones, cambia el contenido de nutrientes de plantas y animales, en función también de cuáles sean las fuentes de alimento[36]. En la Tierra, las fuentes de alimentos naturales viven en armonía con los biorritmos naturales del planeta. Junto con los seres humanos, las plantas y los animales son el producto de millones de años de adaptación y evolución. Durante la mayor parte de su existencia, el ser humano —y su genoma— ha estado alimentándose de productos animales y vegetales, y de sus correspondientes nutrientes según la estación del año.

La Tierra tarda un año en dar una vuelta completa alrededor del Sol. En primavera (en inglés *spring* significa «salir», «brotar»), las verduras de hojas amargas de color verde oscuro son los primeros alimentos en brotar del suelo en muchas áreas —la provisión por parte de la naturaleza de fitonutrientes inductores de hormesis—. En esta época del año las plantas dirigen los nutrientes hacia sus nuevos brotes, yemas y hojas. Estas verduras amargas proporcionaban carbohidratos ricos en fitonutrientes a nuestros antepasados, que salían básicamente de un estado de cetosis tras un largo invierno, y además estimulaban los procesos de desintoxicación hepática. La primavera ha sido siempre tiempo de renovación, absolutamente necesario después de largos meses de invierno de producción de cetonas por parte del hígado. En invierno hay menos horas de luz diurna, de modo que nuestros antepasados disponían de menos tiempo para obtener alimento, y el ayuno nocturno duraba más. En cambio, el verano es época de abundancia. Cuando hay más horas de luz solar, podemos procesar mayores cantidades de glucosa, pues disponemos de más horas de actividad a la luz del sol. En otoño, nuestra actividad se frena y nuestro organismo necesita más calorías para sobrevivir. Las plantas se preparan para entrar en un estado de latencia, dirigiendo nutrientes y azúcares de vuelta hacia las raíces y otras estructuras de almacenamiento interno. De forma natural, nuestros ancestros pasaban de una alimentación de tipo cetogénico en invierno a una alimentación a base de plantas y rica en carbohidratos en verano.

En otras palabras, no hay una dieta única para todas las estaciones, sino que la alimentación del ser humano ha de estar en continuo cambio en función de la época del año y de la disponibilidad local de productos. Los alimentos que requieren transporte desde lugares distantes o que se recogen antes de que estén maduros tienen solo parte de los nutrientes presentes en las plantas locales y silvestres, nutrientes absolutamente necesarios para nuestro sistema inmunitario, y para mucho más[37]. La falta de nutrientes supone un estrés enorme para el organismo y puede conducir al cáncer. En el mundo actual necesitamos todos los nutrientes que podamos obtener, por no hablar de la necesidad de ensuciarnos las manos y de recoger alimentos silvestres para repoblar nuestro microbioma con bacterias amigas. Nosotras animamos a nuestros pacientes a que comiencen a averiguar de qué alimentos pueden disponer en función de la estación del año, para después rotarlos en su dieta.

Aprender a vivir sin estrés

La vida moderna está llena de excesos. Durante la mayor parte de nuestra existencia, los seres humanos no tuvimos posesiones. Íbamos caminando a todas partes y cualquier cosa suponía kilos de más con los que había que cargar. Ahora tenemos casas enormes, coches enormes y comemos raciones enormes. Toda esta vida moderna —y no nos malinterpretes, nosotras también tenemos casa y coche— supone mucho estrés para nuestro cuerpo y para nuestra mente. El cáncer es en realidad un mensajero que nos dice que no estamos viviendo ni comiendo de acuerdo con las leyes naturales. E incluso con todas las comodidades y bondades que la vida moderna nos ofrece, mucha gente está triste y sufre ansiedad, depresión y soledad. Por desgracia, las tasas de depresión se están disparado, especialmente en niños. Después de los accidentes de tráfico y del cáncer, el suicidio es la tercera causa de muerte en personas de edades comprendidas entre los quince y los veinticuatro años, y aproximadamente el 20 % de los adolescentes experimentan depresión. La depresión afecta a la mayoría de pacientes con cáncer en un momento u otro, haciendo difícil que la persona se mantenga positiva y encuentre las energías para soportar meses y años de tratamientos, pruebas y efectos secundarios.

La depresión puede hacer que hasta la más feliz de las personas piense que la vida no merece la pena. Las energías se desvanecen y lo que antes resultaba placentero pasa a no provocar sentimiento alguno. La alimentación y el estilo de vida actuales son como una gran inyección de novocaína: nos dejan como entumecidos, insensibles. Y en la medida en que se pierde sensibilidad para determinantes esenciales de la salud, muchas personas pierden en su vida sensaciones, conexión y propósito. El estrés crónico —especialmente el estrés alimentario— es una causa principal de todo ello. Exploraremos muchos de estos factores en el siguiente capítulo, dedicado al bienestar mental y emocional. El estado mental lo es todo y, como verás, tiene un impacto tan grande sobre tu terreno interno como tus genes.

Pero no te preocupes, existen un montón de alimentos para el buen humor, métodos de medicina mente-cuerpo y cannabinoides que actúan como un pellizco en el brazo. Estos recursos pueden devolver la cálida luz de la vida a quienes se encuentran hundidos en las sombras de la desesperación, tengan cáncer o no. El poder de la mente para prevenir y superar el cáncer es la herramienta más fuerte que tiene el ser humano. Aprendamos a alimentarlo.

CAPÍTULO 12

Bienestar mental y emocional

La más poderosa de todas las medicinas

Cuando una enfermedad forma parte de tu recorrido espiritual, ninguna actuación médica podrá curarte hasta que tu espíritu haya empezado a obrar los cambios que la enfermedad busca inspirar.

—Caroline Myss, Anatomy of the Spirit

Todo es energía y eso es todo lo que hay. Sintoniza la frecuencia de la realidad que deseas y no podrás sino obtener esa realidad. No puede ser de otra manera. NO es filosofía. Es física.

—Albert Einstein

Después de la comida, las emociones y los patrones de pensamiento son nuestros modificadores epigenéticos primarios. Nuestra mente puede realmente cambiar nuestra materia, para mejor o para peor. Pero no somos completamente responsables de nuestros patrones de pensamiento: los estudios han hallado que los bebés expuestos a estrés, a respuestas hiperactivas de estrés o a ausencia de cuidados emocionalmente ricos pueden transmitir estas señales epigenéticas a sus descendientes —incluido el rasgo de cuidados maternales— [1].De modo que sí, en cierto modo puedes «culpar» a tus padres de tu manera de sentir, pero también tienes la capacidad de reprogramar completamente patrones negativos de pensamiento. No podemos culpar a otros de nuestra vida o de nuestras enfermedades. No obstante, puedes aprovechar el poder del pensamiento positivo para mejorar tu respuesta a los tratamientos o incluso lograr la regresión espontánea o la remisión, que se registra en más del 20 % de todos los casos de cáncer sin tratamiento[2]. El libro *Mind Over Medicine*, de la doctora Lissa Rankin, cuenta que casi el 80 % de los pacientes que toman un placebo («la píldora de azúcar») se curan solos, simplemente por el poder de la mente. La mente supera a la medicina. Desde que en el siglo XVII el matemático y filosofo René Descartes postulara el paradigma de separación mente y cuerpo, hemos intentado volver a unirlos. No es posible curar realmente el cuerpo sin ayuda de la mente.

Este elemento del terreno interno, la salud mental y emocional, es el más difícil de abordar por la gente en general. Preguntas tan sencillas como «¿Eres feliz?» o «¿Cómo te sientes?» pueden ser para algunos cuestiones realmente profundas. Nos hemos dado cuenta de que en nuestras actividades de retiro, reuniones y *webinars*, cuando hablamos de la esfera mental y emocional, algunos pacientes tienden a fijarse de forma especial: y suelen ser los que hacen bien todo lo demás. Toman los suplementos con absoluta diligencia, hacen ejercicio con regularidad y modifican su dieta. Pero sus análisis, sus síntomas y la progresión de su enfermedad indican que algo más está pasando: ellos progresan. Cuando un paciente se desvincula completamente del tema de la conexión mente-cuerpo, es como un foco enorme que ilumina una puerta cerrada. Suele significar que la persona deberá experimentar alguna suerte de transformación emocional total para que pueda producirse la curación. Y para muchas personas, esto es aún más aterrador que el propio cáncer.

Afrontar —o no afrontar— la salud emocional puede suponer la diferencia entre un cambio vertical y un cambio horizontal. La enfermedad emocional es como un importante badén de velocidad para cualquiera que aspire a una salud óptima. En algún punto de tu recorrido, es posible que encuentres que ciertos marcadores de enfermedad se niegan a cambiar, o que ciertos síntomas físicos simplemente no abandonan el «edificio». Te encuentras en un punto de estancamiento. O puede que, tras una prolongada remisión, experimentes una recaída. ¿Qué está pasando? Probablemente esté en juego algún factor mente-cuerpo. Tal vez te encuentres atrapado en una relación, estés descontento en el trabajo, estés luchando contra una adicción o arrastres una relación sin resolver o un antiguo trauma sobre el que nunca has trabajado. Si no trabajas en ello, todas estas cosas pueden minar hasta las estrategias terapéuticas holísticas y occidentales más inteligentes.

Tan aterrador como un diagnóstico de cáncer es una invitación a una transformación total, no de la dieta, de los tratamientos de fitoterapia o de los sistemas de filtración del agua, sino de la forma de ser de la persona. Realizar todos estos ajustes externos es como reordenar el mobiliario. No darán frutos, o estos serán raquíticos, si no se explora el subconsciente. Si solo se realizan cambios externos, simplemente habremos armado al viejo ser de nuevas herramientas para jugar su juego: así por ejemplo, un antiguo hábito de trabajar en exceso puede reaparecer en forma de largas horas buscando el diagnóstico en internet. Nuevos cambios en la dieta pueden convertirse en el pretexto que reavive viejas tensiones familiares. Es posible que el paciente practique ejercicio de forma regular durante unas semanas, pero después el sedentarismo volverá a su vida, porque su vida está ahora «llena de citas con el médico». Cuando no se produce un cambio de los patrones mentales y de comportamiento, pocas veces el cáncer mejora. Nasha Winters lo ha comprobado miles y miles de veces.

Un diagnóstico de cáncer, aun siendo traumático, no siempre es una sorpresa. El psicólogo Lawrence LeShan, autor de *Cancer as a Turning Point*, encontró que a menudo existe un detonante importante, una «golpe certero» que precede al diagnóstico, a menudo entre seis meses y dos años antes. Se cree que el cáncer comienza como un desequilibrio energético años antes de que sea detectado en el plano físico. Estados emocionales intensos y mantenidos en el tiempo crean un caldo de cultivo perfecto para la enfermedad, como vimos en el capítulo anterior. Y de hecho existe todo un campo de estudio, la *psiconeuroinmunología*, que analiza el modo en el que la respuesta de estrés emocional y sentimientos como ansiedad, miedo, culpa, ira y tristeza debilitan el sistema inmunitario, interfieren en la curación e incluso causan enfermedad. Candace Pert, bióloga molecular y autora del revolucionario libro *Molecules of Emotion*, descubrió que ciertas proteínas y citocinas del sistema inmunitario facilitan e integran la comunicación entre el cerebro y el cuerpo. Llegó a la conclusión de que el cuerpo es un reflejo de nuestros pensamientos, un concepto confirmado por otros.

El médico alemán Ryke Geerd Hamer afirmó que el cáncer afecta a un área específica del cerebro que controla un tejido u órgano relacionado con el conflicto. Su teoría, controvertida aunque bien estudiada, es que el cáncer tiene su origen en una inesperada experiencia traumática, como la pérdida de un ser querido o un divorcio. El doctor Bernie Siegel, autor de *The Art of Healing: Uncovering Your Inner Wisdom and Potential for Self-Healing* (traducido al español con el título de *El arte de la curación: descubre tu sabiduría interior y tu extraordinario potencial de autocuración*), encontró que los dibujos de sus pacientes de cáncer sobre la enfermedad y su tratamiento revelaban el modo en el que iban a responder a este. El doctor consideró que los dibujos revelaban creencias y actitudes que afectaban positiva o negativamente a la curación y a los resultados del tratamiento. Al doctor O. Carl Simonton, oncólogo reconocido en todo el mundo y autor de *Getting Well Again*, se deben ideas e investigaciones pioneras en el campo de la oncología psicosocial. El doctor encontró que, utilizando sistemas de imágenes y creencias, los pacientes de cáncer terminal podían no solo mejorar su calidad de vida y aumentar su supervivencia, sino también alcanzar la remisión.

Así pues, hemos de reconocer que no somos las primeras personas en vincular patrones de pensamiento con pronóstico de cáncer. Aquello en lo que decides centrarte se convierte en tu realidad. Si todavía no has visto el documental *The Connection: Mind Your Body,* este es el momento. Cuando científicos, investigadores y médicos de prestigio dicen que las técnicas mente-cuerpo, como la meditación, son tan poderosas como la quimioterapia, la radioterapia y la cirugía, tenemos que escucharles. En este capítulo hablaremos de los factores que actúan sobre las emociones, como desequilibrios de neurotransmisores, polimorfismos genéticos, conexión intestino-cerebro y, por supuesto, la alimentación. Explicaremos en qué consisten los antojos y lo que significan desde el punto de vista de la medicina china. Nuestro planteamiento de restablecimiento del equilibrio pretende conectar con la gente y conseguir que nos conozcamos a nosotros mismos. Comentamos también aquí el papel indispensable de las vitaminas del grupo B para el cerebro y para la salud mitocondrial. Abordamos asimismo el tema del estudio emergente de las increíbles propiedades de los cannabinoides en la depresión y el cáncer. Este capítulo es literalmente el corazón de nuestra estrategia metabólica. Potenciar los otros nueve elementos del terreno interno no servirá de nada si tu mente no cree que sucederá. Tenemos que confiar plenamente para triunfar.

Factores de la esfera emocional

Es posible que tu vida y tu educación hayan grabado en tu mente patrones negativos de pensamiento, pero existen otros factores que también contribuyen a la fuerza mental o emocional. Puede que tuvieras una infancia feliz, pero que más tarde empezaras a sentir cierto vacío en tu vida. También es posible que seas una persona enormemente feliz y equilibrada, pero que quieras prevenir la depresión y decidas utilizar las herramientas emocionales que explicamos en este capítulo para favorecer tu recorrido de curación. Prestar atención a la salud emocional es esencial para todos, siempre. Tal y como vimos en el capítulo anterior, el estrés está presente en todas partes. Y la depresión también. ¿Por qué? En muchos sentidos estamos más «conectados» que nunca, pendientes constantemente de todo lo que sucede en las redes sociales (en inglés se conoce como FOMO, de *Fear of Missing Out,* o «miedo a perderse algo»), y aun así esta era de gran riqueza de datos ha dejado a muchos más solos, más aislados y con más ansiedad que nunca. Los trastornos del estado de ánimo han alcanzado tasas desconocidas hasta ahora, con 18,8 millones de estadounidenses afectados por depresión y 19 millones por ansiedad —lo cual significa que aproximadamente uno de cada diez estadounidenses sufre depresión o trastorno de ansiedad—.

La depresión es actualmente la principal causa incapacitante en todo el mundo y supone para la industria farmacéutica más de 50.000 millones de dólares al año. Pero no importa lo leve o grave que sea la depresión o la ansiedad, o que aparezca desencadenada por sustancias químicas o por las circunstancias: el tratamiento estándar es, lo has adivinado, la prescripción de medicamentos. Sin embargo, a escala mundial, el actual modelo centrado en el tratamiento farmacológico ha alcanzado solo modestos resultados beneficiosos a la hora de abordar la carga de una mala salud mental.

Mientras tanto, la evidencia que se desprende de la investigación en psiquiatría nutricional sobre la relación entre calidad de la dieta, deficiencias nutricionales y salud mental va creciendo como una gran bola de nieve[3]. Lo que vamos sabiendo es que la depresión —al igual que el cáncer— no sucede porque sí; más bien es el resultado de los modernos modelos alimentarios. La medicina occidental no se pregunta por qué estamos tan deprimidos, aunque existen muchos factores precipitantes conocidos que han de tenerse en cuenta, la mayor parte de ellos tratados ya en este libro. Trastoca cualquiera de los diez elementos del terreno interno y estarás trastocando tu mente y tus emociones. Las alergias e intolerancias alimentarias, las insuficiencias digestivas, el estrés oxidativo, la disfunción mitocondrial, el estrés emocional, el desequilibrio hormonal, las toxinas, las deficiencias de nutrientes, la prescripción de medicamentos, la inflamación, las infecciones, las adicciones crónicas a las pantallas y, sobre todo, la separación de los determinantes esenciales de salud: todo ello afecta a nuestras emociones.

Es posible que pensemos que estamos «conectados» cuando recuperamos a viejos amigos en las redes sociales, pero esta «conexión» se da a través de elementos de la vida moderna en absoluta discordancia con nuestra evolución. Facebook, los *reality shows* de televisión y los videojuegos revuelven nuestro terreno emocional como huevos en una sartén. Las personas ya no hablan entre ellas: miran una pantalla. Y si no empezamos a levantar la vista de las pantallas, nuestra felicidad seguirá cayendo en picado. De hecho, una encuesta reciente ha encontrado que una de cada cinco personas afirma sentirse deprimida como resultado del uso de las redes sociales. Sepamos ahora qué es lo que controla la felicidad en el plano biológico: los neurotransmisores.

Neurotransmisores: las moléculas de la felicidad

Los neurotransmisores son muy similares a hormonas; se trata de mensajeros químicos que transmiten señales de una neurona a la siguiente. Las neuronas son células nerviosas que conducen mensajes entre el cerebro y otras partes del cuerpo, y son las unidades básicas del sistema nervioso (ramas simpática y parasimpática). Dos neurotransmisores fundamentales relacionados con la felicidad son la dopamina y la serotonina. La serotonina ayuda a controlar funciones como el estado de ánimo, el apetito y el sueño. Las personas con depresión presentan a menudo niveles de serotonina más bajos de lo normal, que es la razón por la cual los antidepresivos prescritos con mayor frecuencia son inhibidores selectivos de la recaptación de serotonina (ISRS), como por ejemplo la fluoxetina (Prozac). Los ISRS bloquean la reabsorción (recaptación) de serotonina en el cerebro, de manera que hay más serotonina disponible en el organismo. El cerebro produce serotonina a partir del aminoácido esencial triptófano (conocido por los efectos sedantes después de una cena con pavo como plato principal). La serotonina es también el precursor de la melatonina, la «píldora para dormir» natural del organismo. El triptófano genera serotonina; y la serotonina genera melatonina. Si no hay proteínas en la alimentación, no hay serotonina, de modo que añadir a una dieta una carne rica en triptófano (como la de alce) y huevos ecológicos puede contribuir al bienestar emocional.

La dopamina controla el flujo de información dirigido a áreas del cerebro y está ligada al pensamiento, las emociones, la memoria y los sistemas de recompensa. Problemas que afectan a la producción de dopamina pueden dar lugar también a trastornos del movimiento, como ocurre en la enfermedad de Parkinson. La depresión por deficiencia de dopamina se caracteriza por un estado de desmotivación y escasa energía, ligado también a las adicciones. La ingesta de azúcar libera dopamina, que es la razón por la cual nos volvemos literalmente adictos a ella; al igual que la cocaína, desencadena cierta sensación de dicha[4]. Pero con el tiempo, como ocurre con las glándulas suprarrenales y el cortisol, la activación crónica de la dopamina conduce a fatiga y depresión. Lo bueno es que los niveles bajos de dopamina pueden evitarse (por ejemplo, el polifenol del té verde ayuda a aumentar los niveles de dopamina). En lo que respecta al estado de ánimo, también hay que tener en cuenta los genes. La presencia de SNP en los genes que controlan nuestros neurotransmisores influye mucho en que pasemos más tiempo sonriendo o con el ceño fruncido. La terapia nutricional puede rescatarnos de tal situación, pero antes debes saber qué SNP tienes.

La genética de las emociones

Además de afectar a muchos mecanismos del sistema inmunitario, los niveles bajos de vitamina D pueden también dar lugar a depresión. Los niveles de serotonina aumentan con la exposición a la luz natural y (al igual que la vitamina D) caen al disminuir la exposición al sol, que es la razón por la cual muchas personas sufren trastorno depresivo estacional. La vitamina D regula la conversión de triptófano en serotonina[5]. De manera que puedes comer pavo todos los días, pero si tienes niveles bajos de vitamina D (que es el caso del 90 % de la población de Estados Unidos) y tienes un SNP en el receptor de vitamina D, entonces probablemente no estés fabricando mucha serotonina. Los individuos con SNP de MTHFR (del que hemos hablado en el capítulo 3) corren también alto riesgo de grave enfermedad psiquiátrica crónica, porque producen menos dopamina[6]. Numerosos estudios que se remontan a los años sesenta muestran una incidencia elevada de deficiencia de folato en pacientes con depresión y valores bajos de dopamina. Recordemos que un SNP de MTHFR inhibe el uso de este nutriente esencial[7].

Un SNP en el gen para la enzima monoaminoxidasa (*MAOA*) puede afectar a la velocidad a la que el organismo descompone los neurotransmisores serotonina y dopamina. También es conocido como el *gen guerrero* y su funcionamiento explica por qué los fármacos antidepresivos pueden funcionar o ser contraproducentes. En el cerebro, la enzima COMT ayuda también a descomponer los neurotransmisores y dirige las vías del cerebro por las que viaja la dopamina. Variaciones en el gen de COMT se asocian a enfermedades mentales como trastorno bipolar, trastorno de pánico, ansiedad, trastorno obsesivo-compulsivo, trastorno alimentario y trastorno de hiperactividad con déficit de atención[8].

Como puedes ver, la valoración genética puede ser la clave para desbloquear las puertas de la depresión, la adicción y otros trastornos emocionales y cognitivos. Los antidepresivos no hacen que la depresión desaparezca. Solo tienes que preguntar a alguien que haya intentado dejarlos sin apoyo nutricional. Descubrir en el ámbito genético por qué se produce la depresión puede proporcionar herramientas idóneas para aliviarla en el terreno epigenético mediante una nutrición en profundidad. Y esto es muy importante, porque nuestros genes influyen en los rasgos de personalidad y existe evidencia de que estos también pueden contribuir al cáncer.

Personalidad de tipo C

Del mismo modo que unos patrones insanos de estilo de vida y de alimentación pueden conducir al cáncer, rasgos nocivos de personalidad pueden también vincularse a su desarrollo. Oncólogos bioconductuales han identificado en los primeros puestos de la lista el hábito de aferrarse a emociones tóxicas como la ira o el odio. Se han añadido después otras características, agrupadas todas ellas en lo que se conoce como *personalidad de tipo* C. Entre ellas se encuentran:

- Ser demasiado meticuloso y responsable
- Hacerse responsable de las cargas de otros
- Tener límites personales poco definidos

- Querer agradar a los demás
- Necesitar aprobación
- Interiorizar emociones tóxicas, como ira, resentimiento y hostilidad, y tener dificultad para expresarlas
- Tener un bajo umbral para el estrés[9]

¿Pero cómo puede alguien deshacerse de esta personalidad? Pues expresando sus emociones, buscando un propósito y creando nuevos sueños y razones para vivir, empezando a ser asertivo y dejando de comprometerse tanto. Más de una vez habrás escuchado la charla de seguridad que se da a bordo de los aviones: «pónganse la mascarilla de oxígeno antes de ayudar a otros». Deja que preocuparte por lo que puedan pensar los demás. Practica la vulnerabilidad. Sé quien realmente eres. Abandona relaciones que ya no te ayudan a crecer. Sé consciente de que la muerte no es la única manera de salir de situaciones difíciles. El trabajo de Brené Brown que explora el valor, la vulnerabilidad y la valentía puede ofrecer herramientas maravillosas para ayudar a redescubrir tu auténtico ser interior. Su libro *Daring Greatly* es de lectura obligada para cualquiera que se identifique con estos patrones y rasgos de personalidad.

Los obstáculos más habituales que ha observado Nasha en sus pacientes con el paso de los años han sido: no contar con el adecuado sistema de apoyo, no ser realmente capaces de contar la verdad, no vivir de acuerdo con su auténtico ser por miedo a herir o decepcionar a otros o preocuparse por lo que los demás puedan pensar. Si te resulta familiar, entonces has de saber que no estás solo, y que puedes cambiar Si todo esto está revolviendo en tu interior pensamientos o emociones, empieza a escribirlos y sácalos fuera. La desintoxicación emocional genera libertad emocional.

Cada persona tiene su propia historia, toda una colección de episodios tristes y felices que con el tiempo pueden tomar impulso y comenzar a causar sufrimiento físico y psicológico si no son debidamente canalizados. Miles de años de sabiduría médica china han identificado nuevas conexiones emociones-cáncer. Por ejemplo, el cáncer de mama suele tener sus raíces en problemas con la madre o el hijo, el cáncer de ovario en un abuso sexual o una traición en una relación, el cáncer de pulmón en una pérdida trágica. Incluso si has tenido la suerte de haber llevado una vida sin estrés, el diagnóstico y el tratamiento del cáncer inducen a menudo por si solos un trastorno de estrés postraumático (TEPT), tanto en el paciente como en sus cuidadores. Los pacientes de cáncer pueden sentirse impotentes y desesperanzados en algún momento de su recorrido y ciertamente esto puede conducir a depresión. Todo ello subraya la importancia fundamental de trabajar en traumas y desequilibrios emocionales, antiguos y nuevos. Sentirse desempoderados puede realmente acelerar la progresión del tumor y favorecer la recidiva[10]. Algunas estimaciones establecen que el 70 % de todos los pacientes diagnosticados de cáncer sufrirá una recidiva. Nosotras argumentamos que en algunos casos la razón está en la desazón emocional.

Esperamos que el adentrarte en algo que puede generarte incomodidad te ayude a establecer el campo de trabajo y te ofrezca motivación para abrir cualquier puerta cerrada que pueda estar impidiendo tu recuperación. Dieta por el buen camino: comprobado. Programa de suplementos en marcha: comprobado. Revisión del entorno: comprobado. Equipo médico estupendo: comprobado. En marcha todos los análisis para empezar bien las cosas: comprobado. Ahora es el momento de avanzar hasta la frontera final: tus pensamientos. Como dijo san Isaac de Nínive: «Adéntrate en ti mismo y en tu alma y descubrirás las escaleras por las que ascender». Pero antes de subir vamos a bajar, directamente a las entrañas de otro sistema que controla nuestras emociones: el intestino.

Un segundo cerebro

El rompedor trabajo de Michael Gershon y su libro *The Second Brain*, publicado en 1999, propusieron el concepto de un eje intestino-cerebro. Expresiones como «tener un nudo en el estómago» o «solo de pensarlo se me revuelve el estómago» no son más que dos ejemplos de la facilidad con la que relacionamos emociones y reacciones físicas. El eje intestino-cerebro (EIC) es una línea bidireccional de comunicación que relaciona los centros emocional y cognitivo del cerebro con funciones intestinales. Prometedores avances en investigación han encontrado que la microbiota intestinal influye profundamente en estas líneas de comunicación. Y lo que es más, los estudios han puesto de manifiesto que la colonización bacteriana del intestino es esencial para el desarrollo y la maduración del sistema nervioso[11]. Recuerda lo que dijimos en el capítulo 6 a propósito de las amenazas a nuestro microbioma en forma, por ejemplo, de antibióticos: resulta que también son una amenaza para nuestra felicidad. Cuando comenzamos a unir los puntos entre los elementos del terreno interno, no es ninguna sorpresa que ensayos clínicos hayan mostrado que los suplementos de probióticos reducen las cifras de depresión un 50 % y mejoran la ansiedad un 55 %[12].

Se estima que un 50 % de la dopamina y aproximadamente un 90 % de la serotonina tienen su origen en el intestino, de modo que no solo no debe sorprenderte que «seas lo que comes», sino tampoco que «pienses y sientas según lo que comes».

Si engullimos a diario buenas dosis de trigo, alimentos procesados, azúcar, glifosato, AINE y grasas inflamatorias, entonces nuestro microbioma se encontrará alterado de manera drástica y ello influirá directamente en nuestros niveles de serotonina. La depresión se ha asociado también a niveles elevados de lipopolisacáridos (LPS), toxinas inflamatorias unidas a nutrientes y producidas por bacterias intestinales en respuesta a una dieta deficiente. También se ha atribuido a la inflamación intestinal la naturaleza progresiva de enfermedades neurodegenerativas, como la enfermedad de Parkinson[13]. La evidencia de que la moderna alimentación actúa en contra de nosotros se encuentra por doquier. Y cuando la panza están llena de alimentos tóxicos, también lo está la mente.

Alimentos tóxicos: lácteos A2

Toma una experiencia personal con una gran carga emocional y mézclala con hábitos alimentarios atroces y tendrás la receta perfecta para un trastorno del estado de ánimo. Es de esperar que hayas aprendido que genes e intestino predisponen a nuestros pensamientos y que la depresión no está «toda en la cabeza», como a muchos nos han hecho creer. Aparte de nosotras, numerosos expertos —entre ellos el neurólogo David Perlmutter, autor de *Grain Brain* (*Cerebro de pan*) and *Brain Maker* (*Alimenta tu cerebro*)— consideran que existen dos grupos concretos de alimentos que sabotean la salud cerebral. Los cereales y los productos lácteos —pilares diarios de la alimentación para muchos estadounidenses— pueden socavar la capacidad de curación del organismo y activar una serie de reacciones inmunitarias y la inflamación del eje intestino-cerebro. Hemos hablado ya del gluten del trigo y de todos los cereales como vehículo de trastornos inmunitarios y de la glucemia, todo lo cual es aplicable también aquí. El gluten ha sido identificado como una causa primaria de depresión y de esquizofrenia. Múltiples estudios han encontrado «una llamativa reducción, si no una completa remisión» de los síntomas de esquizofrenia después del inicio de la retirada del gluten de la dieta[14]. Se puede decir más alto, pero no más claro ¡Elimina los cereales de tu alimentación!

Hay quien consume lácteos a diario, pero en el caso de personas con trastornos del estado de ánimo es mejor eliminarlos de la dieta durante un período de tres meses (se tarda este tiempo en eliminarlos del sistema) para ver si los síntomas o los marcadores de enfermedad mejoran. Como recordarás del capítulo 3, la caseína es la principal proteína presente en la leche de vaca. La caseína tiene dos formas, A1 o A2, dependiendo de la raza de vaca. La caseína A2 es más abundante en la leche de ganado vacuno Jersey, Guernsey y Normande. Pero la raza Holstein —que produce leche con caseína A1— da bastante más cantidad de leche. Más leche significa más dinero para el ganadero, razón por la cual hoy en día más del 90 % de las vacas de las explotaciones lecheras son de raza Holstein.

El problema es que muchas personas pueden digerir la caseína A2, pero no la forma A1, como explica Keith Woodfor, profesora y autora del libro *Devil in the Milk: Illness, Health, and the Politics of A1 and A2 Milk*. La escritora ha encontrado más de cien estudios que relacionan la proteína A1 con enfermedades, entre ellas la diabetes de tipo 1. Cuando la caseína

¿Qué es el gluten y por qué deberíamos evitarlo?

El gluten —la sustancia que hace que la masa de pan suba y que confiere a los productos de bollería y a muchos alimentos procesados su textura elástica y gomosa— es una proteína que se forma por combinación de dos proteínas más pequeñas, la gliadina y la glutenina. El trigo es el cereal que más gluten contiene y encierra en torno a un 10-15 % de proteína. El resto es almidón. Cuanto más estrechamente relacionado con el trigo está un cereal, más alto es su contenido de gluten. Estos cereales incluyen centeno, cebada, bulgur, trigo duro, trigo kamut, sémola, triticale (un híbrido de trigo-centeno) y espelta. En los cereales en remojo y germinados se desata una acción enzimática que descompone el gluten en péptidos, lo cual facilita su digestión, aunque no erradica el contenido de gluten. Incluso los panes de cereales germinados como el de espelta o el pan Ezekiel contienen gluten, y tan solo una rebanada puede contener más de 15 gramos de carbohidratos.

Un artículo de revisión publicado en *The New England Journal of Medicine* enumera cincuenta y cinco enfermedades cuya causa se cree que es la ingesta de gluten, entre ellas la osteoporosis, la enfermedad de intestino irritable, la enfermedad inflamatoria intestinal, la anemia, el cáncer, la fatiga, las aftas en la boca, la artritis reumatoide, el lupus, la esclerosis múltiple y casi todas las demás enfermedades autoinmunes[15]. El gluten se halla ligado también a numerosas enfermedades psiquiátricas y neurológicas, entre ellas ansiedad, depresión, esquizofrenia, demencia, migrañas, epilepsia y neuropatía (daño nervioso). Se ha asociado asimismo a autismo, cardiopatía e infertilidad. La hipersensibilidad al gluten afecta a adultos y a niños y, en Estados Unidos, se observa con mayor frecuencia en la población caucásica de ascendencia europea, principalmente irlandesa.

Para obtener una orientación más precisa sobre cómo seguir una dieta sin gluten, recomendamos trabajar con un experto en nutrición. También existen recursos *online,* entre ellos glutenfreedomproject. com, un sitio en cuyo desarrollo ha intervenido Jess Higgins.

A1, no la variedad A2, es objeto de digestión, desencadena la liberación de beta-casomorfina-7, un opioide de estructura similar a la de la morfina y que también se ha relacionado con el cáncer de próstata[16]. La beta-casomorfina-7 tiene la capacidad de estimular la angiogénesis por activación de las vías de los opiáceos[17]. Así que he aquí otro motivo para saber realmente lo que comes y para conocer al ganadero que te abastece: pregunta al productor de tu localidad de qué tipo de vacas obtiene la leche. Tu salud podría depender de ello.

Además del gluten y de los productos lácteos, existen deficiencias de nutrientes que están ligadas a depresión y que además se ven favorecidas por el uso de fármacos psiquiátricos y de otro tipo, como deficiencias de COQ10, magnesio, ácidos grasos omega 3, melatonina, vitamina B_2, vitamina D, vitamina B_6, vitamina B_{12} y folato, por ejemplo. Ya hemos hablado de la mayoría de estas sustancias a propósito de otras áreas del terreno interno y de las vías metabólicas, y al final del capítulo abordaremos algún otro aspecto de la vitamina B_6. Por ahora esperamos que haya quedado claro que las causas más frecuentes de los problemas de salud mental son la desnutrición, el consumo de alimentos tóxicos y el genoma. El tratamiento convencional solo agrava la destrucción del terreno, al no identificar en primer lugar el origen del desequilibrio, que casi siempre es una alimentación deficiente.

Lo más complicado es que muchos de nosotros sabemos que los alimentos que comemos son malos, pero aun así seguimos adelante. Evitas el azúcar durante un tiempo, pero luego tienes un mal día en el trabajo, y recaes. ¿Por qué? Porque las adicciones alimentarias son reales y los antojos arrancan de desequilibrios emocionales no resueltos. Detengámonos, así pues, en la naturaleza de los antojos y en lo que realmente están tratando de decirnos.

El verdadero mensaje que esconden los antojos

¿A qué recurrimos cuando nos encontramos en un pico hormonal, estresados, agotados, tristes, de mal humor, solos o doloridos? ¡A la comida como consuelo! Y ¿por qué la idea de comida que nos consuela no suele llevarnos a un buen plato de brócoli? Porque lo que nos apetece en esos momentos cargados de emociones es en en realidad una pista sobre los elementos que están en desequilibrio en nuestro terreno interno. Pero, por desgracia, se nos ha enseñado a ignorar o a reprimir nuestras alarmas internas. Utilizamos paracetamol para la fiebre, ibuprofeno para el dolor de cabeza, alopurinol para la gota, fluoxetina para la depresión. ¿Alivian realmente los síntomas estos medicamentos?

Sí, claro. Pero ¿mejoran el terreno interno, corrigen el desequilibrio o eliminan el obstáculo a la curación? Ni un poco.

En lugar de expresar nuestras emociones, tendemos a ahogarlas en comida y alcohol, que nuestra mente interpreta como «consuelo» y «satisfacción». Por ejemplo, un antojo habitual del que hemos oído hablar es el de alimentos crujientes. Este tipo de alimentos hacen ruido y, por consiguiente, podrían interpretarse como un grito para llamar la atención o como el deseo reprimido de contestar a alguien. De manera que nos ponemos a comer patatas o galletitas. Para unir cuerpo y mente y comenzar el proceso de profunda curación, debemos en primer lugar reconocer que ambos aspectos componen un todo único. Del mismo modo que el dolor físico es una señal para prestar atención al cuerpo, el dolor mental también tiene su origen en desequilibrios del cuerpo. En ocasiones, sin lugar a dudas, nuestros antojos de alimentos serán legítimos, pues puede que necesitemos un poco de proteína extra si hemos estado sometidos a estrés o más sal si estamos deshidratados. Sin embargo, lo más habitual es que nuestros antojos aparezcan provocados por traumas o episodios emocionales reprimidos.

En el sistema médico chino, las relaciones entre alimentos, sabores, sistemas orgánicos, emociones, estaciones, ciclos y elementos de la naturaleza se entrelazan y componen patrones entre la salud y la enfermedad. En la medicina china existen cinco sabores: amargo, agrio, dulce, picante y salado. Los órganos corazón, hígado, bazo, pulmón y riñón están ligados a estos cinco sabores y un antojo concreto se correlaciona inmediatamente con un desequilibrio órgano-emoción que requiere atención y corrección. El desequilibrio puede ser anatómico, fisiológico, bioquímico, psicológico, mental o emocional, y alimentos y plantas basados en estas categorías de sabores pueden restablecer la armonía.

Antojos dulces

Son antojos dulces no solo los refrescos y las golosinas, sino también todos los carbohidratos, es decir panes, pastas, fruta y patatas. Estos antojos significan estado de baja energía. Los antojos de azúcar nos dicen que nuestras mitocondrias están sufriendo. Están mendigando combustible para producir más ATP, las moléculas que actúan como moneda de cambio de energía en el cuerpo. Sí, el azúcar puede generar ATP, pero es menos eficaz y da lugar a menos moléculas de ATP que si tu cuerpo utilizara grasa como combustible primario. El azúcar es esa explosión que te impulsa rápidamente hacia arriba pero que, después, con la misma rapidez, te deja caer, provocando que tengas que buscar más azúcar para mantener un nivel alto, aun persistiendo la fatiga.

Lo más interesante a propósito de la grasa es que no se asocia a ningún sistema orgánico, elemento o sabor. El antojo de grasa apunta a otro tipo de mensaje. La grasa puede adoptar cualquiera de los cinco sabores: un helado el sabor dulce, un pollo frito el sabor salado. Y también puede adoptar los sabores agrio (kéfir), amargo (verduras de hoja verde oscuro salteadas en manteca) o picante (mayonesa con chipotle). Cuando nos lanzamos a comer alimentos fritos grasos o «falsas grasas», como patatas fritas en abundante grasa hidrogenada, mantequilla de cacahuete procesada o mayonesa de soja, estamos tratando de aplacar una necesidad interna no satisfecha. Atiborrarse a falsas grasas entorpece la digestión y la liberación de bilis por parte del hígado, causando síntomas de hinchazón, dolor en cuadrante superior derecho y torpor. Lo que comenzó como un intenso deseo interno se convierte entonces en una enorme burbuja de gas que conduce a una sensación de que nada merece la pena y de desconexión de uno mismo y de los demás. En ocasiones estos antojos llegan enmascarados en grasas «saludables», como los frutos secos. La gente se tira de cabeza a comer frutos secos cuando emprende una dieta de bajo contenido glucémico o cetogénica. Debemos investigar por qué tenemos que comernos media tarrina al día de algún fruto seco para sentirnos «llenos». Resulta dudoso que se deba a una verdadera deficiencia nutricional. ¿Qué es lo que realmente deseas?

El principal sentimiento que se asocia a los antojos de azúcar es el de desconexión. El primer sabor cuando llegamos al mundo es el sabor dulce: la galactosa de la leche materna. No es casualidad que todos seamos un poco golosos, pues la conexión temprana entre madre e hijo es sagrada. Pero imagina que esta conexión se pierde o resulta de alguna manera dañada: quizá la madre no pudo dar el pecho al niño o se encontraba en un terrible estado de desnutrición y los desequilibrios de su terreno interno sentaron las bases de los desequilibrios de su hijo, o tal vez hubo un maltratador en la vida del hijo y su madre no supo evitarlo. Cualquiera de estas cosas puede conducir a largo plazo a un patrón de conducta de autoconsuelo y medicación con azúcar. Para las personas que han experimentado traumas de cualquier tipo, el azúcar es a menudo lo único que puede regalarles momentos de placer. Pero esos momentos, por desgracia, no duran y el trauma echa raíces más profundas en la biología de la persona, a menos que se aborde desde el ámbito emocional. Una adicción sustituye a la otra. Los alcohólicos en recuperación a menudo se orientan hacia el azúcar, la nicotina y otras sustancias que estimulan la dopamina, pues su cerebro no ha sido reiniciado, sino solamente reorganizado. Se trata de un cambio horizontal. El trabajo en profundidad es vertical y para conseguir un cambio que realmente sane patrones de una vez por todas se requiere un trabajo en profundidad mediante estrategias como terapia cognitiva, reprocesamiento y desensibilización por movimientos oculares, ejercicios de liberación de tensiones y traumas, reducción del estrés basada en la técnica de *mindfulness, biofeedback,* psicoterapia y mucho más. El excelente libro *The Body Keeps the Score,* del médico Bessel van der Kolk, indaga en el concepto de trauma y en cómo salir de él.

En la medicina tradicional china, el sabor dulce se asocia al bazo y al estómago, así como al elemento tierra. Esto guarda relación con el modo en que captamos, transformamos, transmitimos y absorbemos la información en forma de alimento, pensamiento, aire y agua. Se asocia con los cuidados de la madre, con la alimentación y protección maternas, con el arraigo, con todas esas cosas que te imaginas cuando piensas en la tierra. Tener una relación difícil con la madre, no cuidarse ni alimentarse debidamente, viajar mucho (por aire, no por tierra), pensar en exceso y preocuparse demasiado son algunos ejemplos de lo que puede dañar el meridiano bazo-estómago. Los antojos de azúcar son señal de que el bazo está débil. Y, demos un paso más (en este caso, un órgano más): el hígado también puede resultar afectado, porque todo ese azúcar actúa como un matón, ejerciendo aún más presión sobre el bazo, lo cual da lugar a su vez a síntomas de fatiga, edema, hábitos intestinales irregulares y aumento de peso. El estancamiento mental y emocional, el comer de manera inapropiada y unos malos hábitos de sueño afectan a los procesos energéticos y metabólicos del hígado, lo cual conduce a sentimientos de frustración, irritabilidad e ira, produce interrupción del sueño entre la 1 y las 3 de la madrugada, problemas en los tendones y dolor de rodilla, por citar solo algunos síntomas. A menudo recurrimos al alcohol para calmar ese estancamiento emocional y ese estrés, lo cual carga aún más el hígado y agota el bazo. Se genera así un círculo vicioso, que sin embargo es posible romper.

Es necesario centrarse en buscar otras actividades y otros alimentos que satisfagan la necesidad de dulce en la vida. Plantas como el yiaogulan (*Gynostemma*), el regaliz, el tulsí, la canela y la vainilla tienen un sabor dulce natural y pueden tomarse en forma de infusión o añadirse a batidos. Un alimento que ofrece un sabor dulce natural es el coco, en todas sus formas, que además es un alimento totalmente apropiado para una dieta cetogénica. La regla de oro de Nasha para pacientes con antojos de dulce es la siguiente: comienza con un gran vaso de agua; espera quince minutos; si todavía tienes ganas de dulce, toma primero un poco de grasa en forma de una cucharadita bien colmada de aceite de coco con canela, unas cuantas nueces de macadamia, un huevo duro o un pedazo de cecina; espera otros quince minutos; si sigues teniendo antojo de azúcar, entonces probablemente debas comerlo (y nos referimos a una porción de chocolate negro [85 % de cacao o más] o ¼ de taza de bayas negras). Después sal a caminar, para no darte un atracón. El ejercicio regula las ganas de dulce, al liberar endorfinas. Pero lo más importante es que encuentres «la dulzura» en tu vida, a través de la naturaleza, de los seres queridos o en tu interior, no en una bolsa de M & M. Para más ideas al respecto, el libro *Nourishing Wisdom*, de Marc David, es un clásico en el mundo de la nutrición emocional desde hace más de quince años.

Antojos salados

¿Te apetecen alimentos salados? Este tipo de antojo se asocia a problemas relacionados con los riñones, las glándulas suprarrenales y el equilibrio hídrico. En esta modalidad de antojo influye mucho el estrés, especialmente el estrés crónico, el cual conduce a agotamiento de las glándulas suprarrenales, que dejan de producir aldosterona, una hormona que retiene sodio en el organismo. La principal función de las glándulas suprarrenales es liberar hormonas del estrés en respuesta a señales procedentes del medio interno y del medio externo. El elemento agua apaga este fuego y restablece la paz y la confianza. En la medicina china la energía del riñón es el elemento agua, porque el riñón actúa como nuestro propio filtro de agua incorporado. Cuando nos sentimos invadidos por sentimientos de miedo y ansiedad, los riñones se agotan tanto desde el punto de vista energético como fisiológico, lo cual puede dar lugar a síntomas como dolor lumbar, ansiedad, sed intensa, hipersensibilidad, frío, mala memoria, impotencia, canas prematuras y micción frecuente.

Desde la perspectiva de la medicina china, los antojos de sal ayudan a disolver el estancamiento en el organismo y efectivamente nos ayudan a retener agua para bañar células y tejidos y fortalecer las glándulas suprarrenales. No obstante, el exceso de sal —especialmente en su versión yodada sintética— da lugar a rigidez, tanto mental como física. De manera que es importante alcanzar un equilibrio de fluidez. Contrariamente a lo que se nos ha dicho siempre, no debes tener miedo a la sal, pues es importante para nuestra alimentación; no obstante, la clave está en la calidad. Opta por sal del Himalaya, celta o Real Salt, no por sal yodada o refinada. La mayoría de la gente no tiene por qué limitar su ingesta de sal, sobre todo si está siguiendo una dieta cetogénica (que en realidad requiere más minerales, como sodio, potasio, magnesio y cinc). Añade una cucharadita de sal marina y una cucharadita de bicarbonato de sodio a cuarto de litro de agua a diario como depurador renal. Los aminoácidos del coco son otra excelente fuente de sodio de calidad, al igual de los caldos de huesos. Ofrecen una amplia serie de minerales que estabilizan los electrolitos y restablecen el equilibrio, sin la toxicidad de una patata frita de bolsa.

Antojos de agrio

Se considera que el sabor agrio calma cuerpo y mente y elimina del organismo la energía almacenada en el hígado por emociones como rabia y depresión. Se representa como la madera. Los ataques de la vida moderna van haciendo mella en este órgano tan importante, nuestro filtro gigante, y como consecuencia de todo lo que arrojamos en él, desde alimentos hasta toxinas ambientales, va congestionándose y no es feliz. El meridiano del hígado se va cargando con nuestros sentimientos, de modo que, cuando se produce congestión hepática, la persona puede verse impulsada a una conducta irracional. Riñas de tráfico, violencia, tensión: mira a tu alrededor y verás un montón de todo esto en nuestra cultura. Cuando el hígado se encuentra en equilibrio, mantiene nuestro organismo desintoxicado y nos ayuda a superar emociones estancadas. Los sabores agrios se obtienen de alimentos como vinagre de manzana, vinagre de la variedad japonesa de ciruela ume, limón y encurtidos fermentados. Quizá la próxima vez que tengas un altercado de tráfico, te pares un rato, respires y te des un trago de vinagre de manzana o de líquido de encurtidos fermentados, que es el chupito favorito de Nasha después de una sauna o de hacer ejercicio.

Antojos de picante

Y por último, aunque no menos importante, el sabor picante elimina el frío y el aire del cuerpo y está relacionado con la energía pulmonar. El pulmón se asocia a pérdida y duelo, y la materia que le corresponde es el metal. Una disfunción puede manifestarse en forma de síntomas de alergia, tos, dolores por todo el cuerpo, ausencia de sudoración y dificultad para respirar cuando se produce un desequilibrio. Cuando estamos enfermos, somos muchos los que recurrimos a un buen bol de sopa especiada, cargada de jengibre, ajo, pimienta y cebolla, todos ellos «ingredientes para los pulmones» en la medicina china.

Evaluar las emociones mediante pruebas de laboratorio

Una baja función tiroidea puede ser causa primaria de depresión, ansiedad y fatiga. Siempre es conveniente realizar pruebas de tiroides, con determinación de anticuerpos tiroideos. Ya sabes que recomendamos encarecidamente una valoración genética en busca de SNP de MTHFR o del receptor de la vitamina D, especialmente cuando se trata de desequilibrios del estado de ánimo. Por último, dada la elevada prevalencia de enfermedad celíaca y su relación con la depresión, te sugerimos que hables con tu médico sobre las pruebas disponibles. Cyrex Laboratories ofrece, a nuestro entender, la prueba celíaca más completa que hemos visto hasta la fecha.

Explorar tus antojos en momentos de estrés te aportará pistas sobre cuál es el motor primario de tu baile mental-emocional y sobre tu relación con el resto de tu terreno interno. Durante milenios, los profesionales de la medicina china y ayurvédica han relacionado el estado de ánimo, la comida, los sistemas orgánicos y la resistencia o la conductividad eléctrica con desequilibrios del terreno interno. Esta perspectiva ofrece otra manera de descubrir creencias inconscientes y mecanismos que a menudo dirigen el juego de la vida.

Estrategia metabólica mente-cuerpo

Una pregunta que nos gusta hacer a la gente es: ¿qué es lo que te mueve en la vida? En nuestra ajetreada y estresante vida moderna, tan condicionada por los medios sociales, muchas personas viven apartadas de las actividades y de las personas que realmente les hacen disfrutar. Piensa en ello: ¿qué harías si dispusieras de todo un día y no tuvieras ninguna obligación? ¿Con qué afición disfrutarías? ¿Qué es lo que da sentido y propósito a tu vida? El cáncer constituye una ocasión para averiguarlo, para conocer la tribu a la que perteneces, tu pasión, tu verdad y para adentrarte en todo ello con fuerza. Un diagnóstico de cáncer puede ayudarte a esclarecer lo que realmente es importante para ti.

Un tema común a muchas personas que se acercan al final de su vida es que les gustaría pasar más tiempo con la gente a la que aman. Al acercarse al abismo, todo lo que antes les podía parecer importante se disuelve, y se abandonan al amor. Nasha ha sido testigo de cientos de personas que han pasado del plano físico al plano espiritual, dejando en ella una sensación de paz y de ausencia de miedo. El amor es el antídoto del miedo. El miedo te impide quererte a ti mismo y querer a los demás, y predispone desde el punto de vista energético a la lucha autoinmune. El amor vence al miedo. Cuando las sustancias químicas del amor son liberadas por todo el organismo, se siente una profunda conexión con uno mismo y con los demás, seguridad, confianza y capacidad para afrontar cualquier adversidad. Hemos de reconsiderar la manera en la que, durante décadas, hemos afrontado la «lucha», la «batalla» y la «aniquilación» del cáncer. Ya que cuando lo hacemos, en realidad estamos luchando contra nosotros mismos, porque el cáncer es uno mismo. Aprender a escuchar lo que el cáncer está tratando de enseñarte es a menudo la medicina más poderosa que existe. El cáncer es un grito que pide amor por uno mismo, conexión con uno mismo y cuidados para uno mismo.

A medida que vayas profundizando en tu trabajo interior, libros como *A mind of Your Own* de Kelly Brogan, *Cancer as a Turning Point* de Lawrence LeShan, *Biology of Belief* de Bruce Lipton y *Embrace, Release,*

Heal de Leigh Fortson te ayudarán a arrojar algo de luz sobre asuntos, creencias y percepciones reprimidas que pueden estar bloqueando tu capacidad para cuidarte y quererte a ti mismo. Y no descuides la importancia de la conexión que se nutre de la meditación, la oración y los grupos de apoyo. Habla por ti mismo, no te apalanques en el sillón. Los estudios han encontrado que los pacientes que se implican activamente en su propia atención, hacen todas las preguntas, buscan una segunda e incluso una tercera opinión, manifiestan sus necesidades y preocupaciones y cuentan con un buen sistema de apoyo presentan tasas más altas de supervivencia y recuperación que aquellos que adoptan una actitud pasiva durante todo el proceso. También hemos visto que el cáncer llega a convertirse en la identidad de una persona. Por favor, no dejes que esto suceda. Eres mucho más que tu enfermedad, así que no dejes que esta consuma tu vida por completo, a pesar de tu intensa agenda de citas médicas. Tómate tiempo para respirar, sonreír, maldecir, incluso para reírte a carcajadas y para sentir el sol en el rostro. Porque no es cuestión de unos días, de modo que disfruta de la vida. Aquí tienes algunas otras sugerencias que pueden ayudarte a alcanzar el bienestar mental y emocional.

Vitamina B para el cerebro: necesidad mitocondrial y «valium» de la naturaleza

Ya hemos hablado del papel que juegan las vitaminas del grupo B, entre ellas la vitamina B_{12} y el folato, en la salud del terreno orgánico interno. Pero hay otra razón por la que las vitaminas del grupo B vienen de nuevo a colación. Ayudan al cuerpo a convertir los carbohidratos en glucosa y a metabolizar grasas y proteínas. Ayudan además al organismo a responder al estrés e intervienen en la prevención del estrés celular. Todas ellas tienen papeles esenciales en el mantenimiento de la función mitocondrial y una deficiencia de cualquiera de ellas afecta a las mitocondrias[18]. Lo que esto significa es que, en ausencia de vitaminas del grupo B, se produce un trastorno del metabolismo y de la función mitocondrial. Existe evidencia de que la disfunción mitocondrial se asocia a anomalías de la función cerebral y a trastornos del estado de ánimo, como depresión[19]. Por consiguiente, la depresión, como el cáncer, es una enfermedad metabólica mitocondrial que solo puede superarse con éxito de una manera: mediante una dieta terapéutica.

Además de ser esenciales para el metabolismo, cada vitamina del grupo B ha sido identificada por su papel en la producción de neurotransmisores. La vitamina B_6 es necesaria para la producción de dopamina, serotonina y un aminoácido neurotransmisor llamado *ácido gamma-aminobutírico* (GABA). El GABA favorece la relajación y reduce el estrés y la ansiedad. Conocido como el «aminoácido de la ansiedad», el GABA es nuestra versión orgánica del valium. Y para obtener ese efecto, en lugar de una pastilla puedes tomar alimentos ricos en vitamina B_6, como son el bonito, el pollo, el pimiento morrón, los grelos, las setas shiitake y las espinacas.

No olvides hacer ejercicio: el movimiento mejora el humor

El ejercicio físico es el factor natural más potente del que disponemos para levantar el ánimo. Numerosos estudios clínicos indican con claridad que el ejercicio tiene profundos efectos antidepresivos, además de mejorar la función mitocondrial. Estos estudios confirman que una mayor participación en actividades deportivas o físicas de otro tipo se asocia a disminución de los síntomas de ansiedad, depresión y malestar. Este efecto puede atribuirse a un aumento de las endorfinas, relacionado directamente con el estado de ánimo. De hecho, algunos investigadores están observando que el ejercicio físico puede ser incluso más eficaz que la terapia farmacológica para la depresión. Centrarse más en ejercicios reparadores y reconfortantes, como caminar por la naturaleza o practicar el yoga, el tai chi y el qigong, puede ayudarnos enormemente en nuestro equilibrio anímico.

Cannabinoides

No te preocupes, no nos hemos olvidado del increíblemente importante sistema de los endocannabinoides y su influencia sobre nuestro terreno interno. De hecho, cuando lleguemos a la segunda edición del presente libro, el sistema de endocannabinoides (SEC) probablemente será por derecho propio un elemento más del terreno interno. El SCE es un grupo de receptores cannabinoides localizados en el cerebro, el sistema nervioso y el sistema inmunitario de todos los mamíferos. Los cannabinoides son compuestos que pueden activar dos tipos de receptores en el SEC: los receptores CB1, presentes en el sistema nervioso, el cerebro y las terminaciones nerviosas; y los receptores CB2, localizados fundamentalmente en el sistema inmunitario. Se ha encontrado que el SEC tiene efectos moduladores del dolor, antiinflamatorios, anticaquécticos, metabólicos, anticonvulsivos y favorecedores del sueño (varios de los síntomas que combate son efectos secundarios del cáncer o de las terapias para el cáncer). Desde el punto de vista biológico, los cannabinoides inducen apoptosis en células tumorales y muestran efecto antimetastásico a través de la inhibición de la angiogénesis y de la migración de células tumorales[20].

La planta de Cannabis ha sido fuente de fibra, alimento, aceite y principios medicinales desde tiempos prehistóricos. Existen más de 480 componentes naturales en la planta *Cannabis sativa*, también conocida como marihuana, y más de 100 han sido clasificados como cannabinoides[21]. El más conocido y estudiado de todos es el delta-9-tetrahidrocannabinol, más conocido como THC. El THC activa el sitio de CB1 y causa los síntomas psicoactivos asociados en mayor medida al uso de cannabis. Desde el punto de vista clínico, destaca en mayor medida por su efectos antináuseas y moduladores del dolor, sin los efectos secundarios asociados a los narcóticos. Y, lo que es más importante, no parece tener el mismo efecto proliferativo que los opiáceos. En realidad, en múltiples estudios se ha encontrado que los fármacos opiáceos utilizados para aliviar el dolor en los pacientes crónicos de cáncer y en su posoperatorio estimulan el crecimiento y la diseminación de los tumores[22].

Pero el cannabis tiene muchos más efectos médicos beneficiosos que los del THC, lo cual es bueno, ya que mucha gente desconfía con razón por los efectos secundarios psicoactivos. Nos referimos, por ejemplo, al cannabidiol (CBD), que es el segundo cannabinoide más importante, con poca o nula actividad psicotrópica y, en cambio, con poderosas propiedades antiinflamatorias. El cannabidiol activa receptores CB2 en el sistema inmunitario, con su más alta concentración en el bazo. Se ha encontrado que inhibe de manera potente y selectiva el crecimiento de diferentes cánceres, entre ellos los de mama, cerebro, pulmón y colon[23]. Los estudios que prueban su eficacia en el tratamiento del cáncer y los beneficios a la hora de aliviar los efectos secundarios se cuentan por miles.

El cannabis fue utilizado como remedio médico durante miles de años antes de alcanzar su infundada condición de sustancia ilegal a principios del siglo xx[24]. La prohibición de la marihuana como medicina es un ejemplo perfecto de cómo el modelo occidental centrado en beneficios económicos trató, a inicios del siglo pasado, de desacreditar compuestos naturales a favor de sustancias patentables y económicamente rentables. Cabe mencionar que, en el momento de publicarse este libro, existe una batalla en curso con la FDA estadounidense para que no se clasifique el CBD como fármaco de la Lista 1, incluyéndolo en la categoría de sustancias ilegales y sugiriendo que no tiene valor médico alguno, a pesar de los miles de estudios y las décadas de investigación que indican lo contrario. Debemos recordar que el uso medicinal de productos naturales —compuestos derivados de fuentes naturales— es anterior a los registros históricos del ser humano y data al menos de hace sesenta mil años[25]. Las plantas utilizadas durante toda la existencia del ser humano nos han ayudado a mantenernos vivos, mientras que los fármacos sintéticos están matándonos lentamente con sus efectos secundarios y de agotamiento de nutrientes. Tú decides.

Puede que ahora te estés preguntando por qué tratamos el cannabis en el capítulo sobre salud mental: deja que te expliquemos. La experiencia clínica y un creciente número de datos relacionan muchos problemas mentales y emocionales con una deficiencia del SEC. Cuando un paciente presenta deficiencia de endocannabinoides (sí, esto existe), observamos síntomas que van de fibromialgia a migrañas, pasando por ansiedad, depresión o trastornos del sueño, que a menudo se encuentran exacerbados por estrés crónico y consumo de azúcar[26]. Para los desequilibrios psicológicos, los remedios CBD-dominantes pueden ofrecer máximos beneficios en lo referente a ansiedad, depresión e insomnio. Pero esto nos lleva a mencionar que, del mismo modo que cada persona tiene su propio microbioma único y sus huellas epigenéticas, también tiene una huella endocannabinoide totalmente única. Esto significa que encontrar la proporción correcta puede requerir pruebas y la orientación de un experto clínico en cannabis. En este sentido, el Proyect CBD es un recurso de inestimable ayuda.

Cuanto más alto es el contenido de CBD y más bajo de THC, menos psicoactiva es la fórmula. Las personas con trastornos de depresión o ansiedad relacionados con el cáncer se benefician en mayor medida de fórmulas que contienen solo CBD. Si se requiere modulación del dolor o del apetito, puede hallar justificación una cantidad muy pequeña de THC. Actualmente se hallan en curso investigaciones médicas sobre el efecto inmunomodulador de CBD y, para cuando estés leyendo este libro, es posible que sepamos algo más de lo que sabíamos cuando lo escribimos. Por ejemplo, ponte al día en cuanto a la investigación sobre el cannabicromeno, que tiene propiedades antiinflamatorias, analgésicas y no psicoactivas. ¡Resulta especialmente interesante!

Lleva un diario de alimentos-estados de ánimo

El ser consciente de las cosas es fundamental y llevar un diario de los alimentos que consumes y de tu estado de ánimo puede ayudarte a establecer muchas conexiones entre lo que comes y por qué lo comes. Anota lo que comes, el momento del día, por qué lo has comido (hambre, cansancio, aburrimiento), lo que has notado en lo concerniente a la digestión (gases, hinchazón, cólico, nada), los cambios intestinales (alimentos no digeridos, deposiciones sueltas o estreñimiento, hemorroides), el patrón de sueño (sudores nocturnos, dificultad para conciliar el sueño o para mantenerlo), el nivel de energía (deseo de echar una cabezadita después de comer o bien sensación de ansiedad), los síntomas físicos (dolor articular, dolores de cabeza, erupciones en la piel) y también cómo te sientes y qué piensas. ¿Te sientes más o menos despierto mentalmente? ¿Tienes sensación de paz y satisfacción o sientes ansiedad e inquietud? ¿Ese bol de cereales cargado de glifosato te ha dejado hinchado, cansado e insatisfecho, empujándote a comer más carbohidratos en una hora? ¿Esa sopa casera cargada de verduras frescas de la huerta ha calmado tus dolores corporales y te ha aportado calidez interna, dejándote con sensación de satisfacción? Comenzarás a escuchar de nuevo a tus células. Comenzarás a prestar oídos a lo que tratan de decirte.

Observar estos patrones durante unas semanas ofrece un montón de valiosos datos. Con el tiempo, aprenderás a relacionar síntomas físicos y emocionales. Van de la mano. En tu diario de alimentos y estados de ánimo, además de lo que comes, anota también lo siguiente: ¿Cómo van las cosas en casa? ¿Sientes apoyo? ¿Cuidas de tus seres queridos al mismo tiempo que tratas de cuidar de ti mismo? ¿Existe algún trauma infantil en tu pasado o en el pasado de tus padres? ¿Realizas meditación o algún tipo de práctica espiritual? ¿Vives según tu propósito? El modo de manifestar o reprimir estas preguntas muestra la relación entre comida y estado de ánimo. El sistema de llevar un diario ayuda a liberar sentimientos guardados y nos hace ser conscientes de lo que sentimos, pudiendo revelar si la persona se está «automedicando» con la comida o el alcohol.

Cultiva una conexión emocional con la comida

La medicina ayurvédica afirma que el estado mental de la persona que siembra, cosecha y prepara sus alimentos es fundamental para el modo en el que el organismo de esa persona va a captar los nutrientes y a utilizarlos para su propia salud y su vitalidad. Contacta con agricultores locales, cultiva tus propios productos, disfruta mientras cocinas. Recomendamos encarecidamente reconectar con todo el proceso por el que pasan los alimentos hasta llegar al plato. Todo es cuestión de conexión. Si sigues las recomendaciones dietéticas formuladas a lo largo del libro, tu esfera emocional comenzará a recuperar el equilibrio de un modo natural. Obviamente no prometemos una solución mágica, pero a lo largo de los años muchos de nuestros pacientes han podido dejar de tomar antidepresivos simplemente después de eliminar el gluten de su alimentación (pero recuerda, ¡consulta siempre a tu médico de atención primaria, pues se hace necesario un apoyo nutricional específico!). Es sencillo: con la comida se puede controlar el estado de ánimo.

Tal vez te estés preguntando qué será lo siguiente: ir al supermercado o pedir cita para una sesión de terapia. Lo sabemos. Es mucha información para digerir de golpe. Avanza paso a paso, sin prisa ni estrés. Después de leer este libro puede que te des cuenta de que el trabajo emocional es lo primero que necesitas abordar. Cuando preguntamos a nuestros pacientes qué es lo que piensan que les causó el cáncer, la mayoría pueden señalar un episodio emocional o estresante. Te animamos a hacer este ejercicio.

En el siguiente y último capítulo, lo juntamos todo en la cocina, ofreciéndote los pasos y las estrategias que llevamos utilizando con nuestros pacientes desde hace años. Además, para ayudarte a empezar, te enseñamos diez recetas en las que empleamos los alimentos comentados en cada una de las parecalas del terreno interno. Vamos, pues, a la cocina, al corazón de la estrategia metabólica del cáncer, donde la teoría se convierte en sabrosos platos.

CAPÍTULO 13

A la cocina con los diez elementos del terreno

Los alimentos que comes pueden ser la modalidad más segura y poderosa de medicina o la más lenta forma de envenenamiento.

—ANN WIGMORE, *defensora de la salud y fundadora del Hippocrates Health Institute en Boston*

Nadie puede pensar bien, amar bien, dormir bien, si no ha comido bien.

—VIRGINIA WOOLF

Puede que alguien se encuentre ya mareado, por toda la información contenida en el libro. Y, créenos, no hemos cubierto ni la mitad de todo el material que tenemos ni otros planteamientos relacionados con los diez elementos del terreno, de modo que es posible que a algún lector le quede alguna pregunta pendiente. Todo esto es normal. Con frecuencia, los comentarios recibidos después de muchos de nuestros seminarios son que la información proporcionada es tan grande que los participantes necesitan marcharse a casa y asimilarlo todo. Y esto es precisamente lo que queremos que hagas. Pero también queremos proporcionar una serie de herramientas y recetas para ayudarte en el proceso de integración y aplicación. Es posible que ya estés preparado para adentrarte en todo lo que te hemos sugerido hasta aquí o puede que prefieras ir poco a poco. Haz lo que te parezca mejor. No hay una forma de proceder correcta o incorrecta; lo correcto será lo que sientas como tal en tu interior y no te produzca estrés.

Ahora, si estás listo para empezar a poner en práctica todo aquello de lo que hemos estado hablando hasta ahora, ha llegado el momento de entrar en la cocina, también conocida como tu *farmacia casera*. En la cocina preparas a diario tus medicinas, porque eso es los que son los alimentos, como dijo Hipócrates. Nuestro objetivo ha sido siempre informar y empoderar a los pacientes y a quienes los rodean para empezar a realizar cambios positivos en su dieta. Pero, por supuesto, los platos que prepares tienen que estar ricos y, además, el proceso de preparación debe resultar agradable. Pues bien, en este capítulo final sugerimos algunas pautas para ayudarte a empezar, así como algunos principios clave para ayudarte a seguir con éxito las estrategias alimentarias que recomendamos en el libro. Al final del capítulo proponemos diez recetas, una por cada capítulo dedicado a un elemento del terreno, de modo que puedas empezar a jugar con algunos de ellos. Al final serás tu propio médico y, comiendo bien, te sentirás bien. A continuación, para emprender este nuevo recorrido por la alimentación, te ofrecemos algunos prácticos consejos para dar los primeros pasos.

Para empezar

Lo más importante es no pensar en la nueva alimentación como en una obligación o una labor tediosa; conviértela en algo divertido. Acude a una clase de cocina de dieta cetogénica; apúntate a un club de cocina o intercambia recetas. Imagina que estos cambios van a suponer una experiencia positiva para ti. Si los cambios en la alimentación te hacen sufrir, entonces no funcionarán —tu mente debe participar en el juego—. Mucha gente encontrará la verdadera motivación cuando empiece a sentirse mejor, a tener mejor aspecto y también cuando sus análisis mejoren. Nasha realiza análisis todos los meses a las personas con cáncer activo, con objeto de llevar a cabo un seguimiento de sus respuestas a los cambios. Realizar a diario tests de cetonas y glucosa en sangre es importante también si se está siguiendo una dieta cetogénica, y puede resultar muy motivador. No obstante, si los análisis te agobian —algo que les ocurre a algunos—, entonces sáltatelos. Por otro lado, dejar que los demás conozcan tus objetivos y pedir apoyo te ayudará a no ceder a las presiones. El proceso completo funciona mejor si todos en casa colaboran. Cuesta trabajo, de modo que hazte con un sistema de apoyo positivo.

Muchas personas querrán ayudarte y preparar comida para ti y tus cuidadores, de manera que recomendamos enviar un *email* o una carta para informar a tan amables personas de cuáles son los alimentos en los que deben centrarse y cuáles deben evitar, y para hacerles llegar algunas recetas que les ayuden en su labor (puedes usar las que facilitamos al final del capítulo). Cuando la gente pasa mucho tiempo elaborando una comida con amor y pensando en alguien que está luchando contra el cáncer, resulta muy difícil no comerse lo que le prepararan a uno. De manera que hazles saber con tiempo qué alimentos forman parte de tu plan de nutrición terapéutica, para que el resultado sea todo un éxito.

A continuación, ha llegado el momento de trazar tu plan nutricional y de limpiar tu cocina y abastecerla de alimentos curativos.

Planificación

La planificación es esencial. Tienes que tener un plan, o de repente un día te descubrirás a ti mismo hambriento, enfurruñado y corriendo al restaurante más próximo de comida rápida. Planificar las comidas, o por lo menos confeccionar el menú del día, no solo resulta útil, sino que es esencial, especialmente cuando acabas de empezar. Dicen que se tarda tres meses en crear nuevos hábitos, de manera que date tiempo. Una vez a la semana, siéntate con un bloc de notas y apunta lo que tomarás para cenar las siguientes seis noches de la semana. Saber que te quedarán sobras suficientes para el almuerzo es una excelente estrategia de planificación. En general, la mayor parte de la gente come siempre el mismo par de cosas para desayunar, pero asegúrate de que rotas este par de alimentos al cambiar la estación del año. Puedes confeccionar una lista de la compra basada en tu plan de menús. Una vez a la semana o al mes, siéntate con sus libros favoritos de cocina paleo o keto y pon una señal en las recetas que te gustaría probar. De esta manera te resultará luego más fácil encontrarlas.

Te sugerimos que te suscribas a un par de revistas de alimentación y cocina o que empieces buscando «receta keto» o «paleo blogs» en internet. Pero no pases demasiado tiempo frente al ordenador; treinta minutos máximo. A nosotras nos gusta la revista *Paleo Magazine* por sus excelentes recetas y también por los consejos sobre estilo de vida, que pueden ayudarte a no sentirte solo con tu nueva dieta. Puedes preparar carpetas para diferentes comidas, crear archivos en el ordenador o clavarlas con chinchetas. Lo que mejor te funcione según tu estilo. Sea como sea, las recetas nuevas favorecen la creatividad. Una vez que hayas trazado un plan, habrá llegado el momento de convertir tu cocina en el paraíso de un *gourmet*.

Limpia y repón: la cocina «detox»

Reserva una tarde o un par de horas para bucear en el congelador, en el frigorífico y en la despensa de tu cocina. Después decide lo que vas a hacer con los alimentos de los que decidas desprenderte (comedor social, amigos, donación, basura, etc.) y hazte con cajas o bolsas para cada destino. Te sugerimos que saques toda la comida y limpies después toda el área con un producto de limpieza no tóxico. Ten cerca un bloc de notas para confeccionar una lista de los

Retira estos alimentos de tu frigorífico y tu congelador

- **Refrescos y bebidas azucaradas:** se incluyen en este apartado zumos de frutas, aguas vitaminadas, bebida alcohólicas, sodas o gaseosas, refrescos (también los dietéticos) y otros. Las bebidas azucaradas son la causa número uno de aumento de peso y del consumo oculto de azúcar que conduce a diabetes y alimenta las células del cáncer.
- **Productos lácteos y cárnicos no ecológicos/no alimentados con pastos:** todos los productos animales y sus derivados deben estar limpios (es decir, deben ser ecológicos y procedentes de animales alimentados con pastos, capturados en estado salvaje, criados sin suplementos hormonales, antibióticos, nitratos, etc.). Desecha los productos cárnicos procesados, como el beicon y las salchichas, producidos con nitratos artificiales.
- **Alimentos procesados:** se incluyen en esta categoría galletas preparadas, panecillos, *pizzas,* platos precocinados o cualquier cosa que esté envasada y lista para comer y que contenga más de cinco ingredientes o cualquier ingrediente que no puedas pronunciar. Los condimentos que contienen gluten, soja, maíz, glutamato monosódico, azúcar o conservantes tienen que desaparecer. Lee las etiquetas de todos los condimentos y consulta la lista que te facilitamos para saber qué ingredientes debes evitar.
- **Huevos y productos lácteos procesados:** los productos lácteos que no son ecológicos pueden contener hormona rBGH, ligada al cáncer (incluidos requesón y yogur). Los huevos que no son ecológicos contienen cantidades elevadas de ácidos grasos omega-6 (las grasas inflamatorias). Retira de tu nevera los huevos no ecológicos y todos los sustitutos de la mantequilla.
- **Productos no ecológicos:** las frutas y verduras deberían ser siempre ecológicas.

alimentos que debes reemplazar (por ejemplo, el kétchup con HFCS en su composición deberá ser sustituido por una versión sin azúcar). Lee la etiqueta de todo lo que tenga etiqueta y sigue estas dos reglas: (1) evita cualquier alimento envasado y comprado en el supermercado con más de cinco ingredientes; y (2) si no puedes pronunciar su nombre, no sabes lo que es o no es comida (es un producto químico, un conservante, un aditivo, etc.), descártalo.

Retira estos alimentos de tu despensa

- **Productos elaborados con harinas refinadas/alimentos envasados:** se incluyen en esta categoría la harina refinada, el almidón de patata, el almidón de maíz, la harina refinada de arroz, etc. También los cereales de desayuno, pastas, galletitas saladas y dulces. etc. La regla aplicable es que si un alimento tiene azúcar, más de cinco ingredientes y/o cualquier ingrediente cuyo nombre no puedas pronunciar, debe salir de tu despensa.
- **Gluten y cereales:** deshazte de cualquier cosa que contenga trigo, cebada, centeno, espelta, avena, maíz, bulgur, arroz blanco, mijo, amaranto, quinoa, etc. (incluidas pastas, galletas y panes).
- **Azúcar y alimentos azucarados:** azúcar blanco, azúcar moreno, agave, jarabe de maíz, jarabe de caña, miel procesada, galletas, caramelos, pasteles, barritas de aperitivo saladas y dulces y cereales azucarados deben salir de tu cocina. Cualquier producto en cuya etiqueta figuren azúcares añadidos (el azúcar está presente de forma natural en la fruta) debe ser rechazado.
- **Legumbres y derivados de la soja:** salvo que sea ecológica y fermentada, la soja es un alimento transgénico, contiene lectinas y puede tener efectos inmunitarios indeseados. En términos generales, las legumbres tienen un alto contenido de almidón y resultan de difícil digestión, debido a su contenido en lectinas.
- **Aceites inflamatorios:** se incluyen entre ellos los aceites de canola no ecológico (suele ser transgénico), de maíz, de soja, de cártamo, otros aceites vegetales y los aceites en aerosol para cocinar.

Monta una cocina no tóxica

La idea de este paso es crear un espacio que no solo sea fácil de usar y esté bien surtido, sino que además sea un espacio libre de toxinas. De modo que, una vez que hayas desechado todos los alimentos no saludables, párate a pensar en tus sistemas, utensilios y opciones de almacenamiento. Los recipientes y sistemas para guardar los alimentos que incluyen plástico, como tarteras, bolsas o film transparente, pueden contener agentes químicos disruptores endocrinos, como BPA y otros compuestos que son carcinógenos. Contempla la posibilidad de sustituir esos recipientes por otros de vidrio para guardar la comida y de utilizar papel de aluminio en lugar de film de plástico.

TABLA 13.1. INGREDIENTES A EVITAR

Ingrediente	Dónde se encuentra y efectos adversos
Edulcorantes artificiales (es decir, sacarina, aspartamo, acesulfamo potásico y sucralosa)	Presente en yogures, refrescos, productos sin azúcar, chicles, productos dietéticos, etc. Tienen importantes efectos adversos sobre riñones, hígado y cerebro. Responsables del 95 % de los efectos adversos de alimentos referidos anualmente por la FDA. Causan dolores de cabeza, síndrome de intestino irritable, ansiedad, convulsiones y otros trastornos
Colorantes artificiales	Presentes en golosinas, cereales, refrescos, bebidas deportivas, macarrones con queso, pasteles, etc. Se incluyen los colorantes azul, rojo 3 y amarillo 6. Los colorantes artificiales se asocian a mayor riesgo de tumores, de cáncer de tiroides y de trastornos del comportamiento
Emulsionantes artificiales	Sustancias que estabilizan una emulsión, en particular un aditivo alimentario utilizado para estabilizar alimentos procesados. Algunos ejemplos son los mono y diglicéridos y la lecitina de soja
Saborizantes artificiales	Presentes en muchos alimentos envasados y platos preparados Los saborizantes artificiales son mezclas químicas que imitan sabores naturales y pueden crearse con cientos de combinaciones químicas diferentes (o esteres)
Benzoatos conservantes (p. ej., BHT. BHA, TBHQ)	Conservantes presentes en cereales, chicle, patatas fritas, etc. Afectan al sistema neurológico, alteran la conducta y pueden causar cáncer
Jarabe de maíz con alto contenido en fructosa	Presente en condimentos como kétchup, aliños para ensalada y alimentos procesados, como el *frosting* glaseado para dulces. El jarabe de maíz rico en fructosa es un importante factor de diabetes y aumento de peso. Causa intensos picos de insulina.
Glutamato monosódico (GMS)	Aminoácido utilizado para realzar el sabor en sopas, aliños de ensalada, patatas fritas, congelados y comidas preparadas. Causa daño o muerte celular, dolores de cabeza, problemas de visión, fatiga, etc.
Sabores naturales	Presentes en muchos alimentos envasados, incluso de venta en tiendas de alimentos naturales. Pueden encontrarse también en carnes de vacuno y derivados lácteos.

(Continúa en página siguiente)

(Continuación)

TABLA 13.1. INGREDIENTES A EVITAR

Ingrediente	Dónde se encuentra y efectos adversos
Aceites parcialmente hidrogenados, grasas trans, aceites vegetales refinados	Utilizados para mejorar y prolongar la fecha de caducidad de productos alimentarios, se encuentran entre las sustancias más peligrosas que se consumen. Presentes en aperitivos y patatas fritas y otras frituras, alimentos envasados, galletitas saladas, etc. Aumentan el riesgo de enfermedades cardíacas, interfieren en el equilibrio hormonal, causan aumento de peso, inflamación, etc.
Bromato de potasio	Agente oxidante utilizado como aditivo alimentario, principalmente en panificación. Es carcinógeno y tiene efectos nocivos sobre el sistema nervioso
Benzoato de sodio	Tipo de conservante utilizado habitualmente en mermeladas, bebidas, condimentos y pasteles de frutas. Combinado con vitamina C y calentado, es un potente carcinógeno.
Nitrato de sodio y nitritos de sodio	Se utilizan como conservantes y saborizantes en beicon, jamón, salchichas, fiambres y otros productos cárnicos. Son muy carcinógenos una vez que entran en el sistema digestivo humano
Azúcar / azúcar de caña / zumo de caña / cualquier edulcorante añadido	Presentes en alimentos procesados, zumos de frutas, pasteles, barritas de proteína, condimentos, etc. Los alimentos con cualquier tipo de azúcar añadido son los que contribuyen en mayor medida a aumento de peso, diabetes, cáncer, cardiopatías, etc.

A continuación, mira debajo del fregadero los productos de limpieza que guardas. Como vimos en el capítulo 5, los productos de limpieza pueden contarse entre los más tóxicos del hogar. Ingredientes como DEA, TEA y 1,4-dioxano presentes en productos de limpieza contribuyen al cáncer y al desequilibrio hormonal. La mayor parte de las necesidades de limpieza del hogar pueden cubrirse satisfactoriamente y de forma muy económica con un estropajo e ingredientes sencillos como agua, jabón de Castilla líquido, vinagre, zumo de limón, aceites esenciales y bicarbonato sódico, para frotar la grasa y la suciedad. Busca siempre productos de origen vegetal y biodegradables.

Tus pucheros y sartenes son el siguiente objetivo. Las superficies antiadherentes y las sartenes de metal (por ejemplo, de aluminio) recubiertas con un polímero sintético llamado *politetrafluoroetileno* (PTFE, también conocido como *teflón*) son muy tóxicas. Los humos tóxicos que producen las sustancias químicas de estas sartenes calentadas a altas temperaturas se asocian a bajo peso y menor talla al nacer en recién nacidos, niveles altos de colesterol, niveles anómalos de hormonas tiroideas, inflamación hepática y debilidad de defensas inmunitarias frente a la enfermedad. Recomendamos utilizar utensilios de cocina de hierro fundido o acero inoxidable.

Es muy importante valorar el agua que bebes y con la que cocinas. Se han aislado más de cien sustancias químicas en las aguas de abastecimiento público, entre ellas antibióticos, otros antimicrobianos, esteroides estrogénicos, antidepresivos, inhibidores de los canales de calcio, fármacos quimioterápicos y muchos más. Recomendamos el uso de un sistema de filtro de carbón activo en el punto de uso o de un sistema de ósmosis inversa para el hogar. También debe utilizarse en la ducha. Además, la mayor parte de las botellas de plástico contienen BPA, de manera que pásate al acero o al vidrio. Comprueba anualmente el agua que bebes y valora su contenido en metales pesados y minerales.

Si dispones de los utensilios y aparatos de cocina adecuados, te resultará mucho más fácil cocinar y preparar los alimentos. Los aparatos de cocina que recomendamos son:

- Robot (para mezclar, rallar, cortar y picar)
- Licuadora de alta potencia (como Vitamix o Ninja; básicamente un exprimidor que conserva la pulpa para obtener un extra de fibra y con el que puedes preparar leche y mantequilla de frutos y semillas y muchas más cosas)
- Deshidratador (ideal para preparar barritas y panes de frutos y semillas y para desecar sobras de verduras)
- Olla de cocción lenta o *crock-pot* (convierte la cocina en algo sencillo; solo tienes que introducir los ingredientes y ¡ya tienes lista la sopa para la cena!)
- Sistema de reciclaje y producción de compost (por el bien de nuestro planeta, por favor haz sitio en tu cocina, garaje o área de almacenaje para guardar frascos, latas, plásticos y cartón. En muchas localidades los servicios públicos se hacen cargo de la recogida de estos materiales. Puedes colocar en la cocina un pequeño contenedor de compost para ir recogiendo residuos orgánicos, posos de café, infusiones orgánicas utilizadas, cáscaras de huevo, todo lo cual aumenta la densidad de nutrientes de las plantas que cultivas en tu jardín).

Llena el frigorífico, el congelador y la despensa

Cuando vayas al supermercado la clave estará en surtirte de verduras ecológicas frescas y congeladas, fruta con bajo contenido en azúcar y hierbas frescas para condimentar tus comidas. Estos alimentos son los que deben componer la mayor parte de tu dieta y el contenido de tu frigorífico. Lo ideal sería que surtieras tu frigorífico de crucíferas (brócoli, coles de Bruselas, repollo), verduras de hoja verde oscuro (kale, espinacas, berza), cebollas (ajo, puerro, cebollino) y otras familias de verduras. Las bayas ecológicas y las manzanas verdes son excelentes frutas hipoglucémicas. Los siguientes alimentos de la lista son la carne de vacuno ecológico, el pescado salvaje, los huevos y pollos ecológicos, la carne de caza, el marisco sin conservantes y salchichas y beicon de origen ecológico y libres de nitratos. Siempre está bien tener a mano caldo de huesos preparado, ya sea fresco o congelado.

Los alimentos fermentados y los condimentos saludables (como chucrut, kimchi, encurtidos, salsas, mostazas, kétchups, mermeladas de bayas de origen ecológico y sin azúcares añadidos ni gluten, aceitunas, mayonesa «paleo», rábano picante, alcaparras y tomates secos) son excelentes ingredientes para tener siempre a mano. También debemos abastecernos de nueces y semillas y de las harinas, leches y aceites derivados. El excedente de nueces y semillas debe conservarse en el frigorífico en un frasco de vidrio, para mantenerlo fresco. Las nueces de nogal, las pecanas, las nueces de macadamia, las nueces del Brasil, las almendras, las semillas de chía y las semillas de lino son todas excelentes. Los aceites de oliva, coco, aguacate y MCT sirven para preparar rápida y fácilmente aliños para ensaladas con bajo contenido en azúcar, combinados con vinagre de sidra, ajo picado y hierbas. Entre las bebidas saludables que puedes guardar se encuentran: agua con gas en botella de vidrio, té verde helado hecho en casa, kombucha, kéfir casero y leches de frutos preparadas en casa con hierbas añadidas, como por ejemplo cúrcuma.

En la despensa puedes almacenar leche de coco entera, en lata (sin carragenano), atún y sardinas procedentes de pesca sostenible, salsa para pasta sin azúcar (mejor en frasco de vidrio) y aceitunas. También es importante tener en casa tés, hierbas, setas y especias secas. El armarito de las especias es la parte más saludable de la casa. Hierbas secas para infusiones, albahaca, orégano, cúrcuma, comino, curry, cilantro, hojas de laurel, tomillo, romero, canela, nuez moscada, pimienta de cayena, estragón y otras son sabores que necesitarás para cocinar (cómpralas a granel y rellena los frascos para ahorrar dinero). Para tus recetas de repostería al horno resultan cruciales algunos ingredientes: bicarbonato de sodio, vainilla, granos de cacao, harinas de frutos y coco rallado. Entre las plantas de mar recomendadas se encuentran: nori, wakame, arame y aperitivos de algas. Son excelentes para añadir a las sopas. Como puedes ver, son muchos y muy variados los alimentos bajos en azúcar y apropiados para una dieta cetogénica que puedes tener en casa. De modo que ahora que has hecho limpieza y te has abastecido de alimentos ricos en nutrientes, resumamos los principios que debes seguir para llevar la dieta más eficaz y potente contra el cáncer jamás desarrollada.

Resumen de los principios de la estrategia metabólica y su aplicación en la alimentación

En cada capítulo hemos hablado de muchos alimentos que debes incorporar a tu alimentación y de muchos otros que debes evitar. La recomendación clave común a la mayoría de los capítulos ha sido la de seguir *una dieta de bajo índice glucémico y de tipo cetogénico, que incorpore también el ayuno intermitente*. Son muchos los beneficios que aporta el no comer. Pero para empezar, el secreto número uno del éxito cuando se introducen cambios en la alimentación consiste en centrarse en aquello que se debe comer, no en aquello que se debe evitar. Esta mentalidad hará que no te sientas privado de algo, excluido y falto de inspiración con tu nueva dieta. En lugar de ello, queremos que pienses en ti mismo como en un embajador de la salud y como en una inspiración para los demás. Ahora dispones de los conocimientos sobre una poderosa terapia nueva que puede prevenir o ayudar a tratar el cáncer: la comida. Recuerda: no existe una dieta anticáncer de «talla única». Cada persona tiene un código genético único, un cáncer diferente y un terreno orgánico interno diferente. Esto hace que nuestra estrategia no tenga parangón.

Tres son los principios fundamentales de nuestra estrategia: alimentos de bajo índice glucémico; alimentos de calidad y alimentos variados, de temporada y ricos en fitonutrientes. Dado que eliminar el azúcar de la dieta es como desengancharse de una droga, dedicamos un poco de tiempo adicional a ello en nuestro plan en tres fases, especialmente diseñado para aquellas personas que necesiten ir poco a poco. De manera que, remángate y empecemos.

Plan escalonado para una dieta de bajo índice glucémico

La prioridad número uno de este plan es eliminar de tu dieta todas las fuentes de azúcar y carbohidratos, salvo verduras y frutas con bajo contenido en azúcar. Siempre recomendamos a las personas con cáncer activo que sigan una dieta cetogénica, pues ayuda a detener el proceso (consulta el capítulo 4 para más detalles sobre la dieta cetogénica). Mientras tanto, para aquellos que necesiten ir paso a paso o para aquellos que se sientan agobiados con tanta información, hemos creado un plan escalonado en tres niveles que conduce de manera cómoda hacia la dieta cetogénica. No importa qué paso estés dispuesto a dar en primer lugar para reducir la cantidad de azúcar y de almidón de tu dieta —cada bocado importa—.

La primera fase consiste en eliminar los «refinados»: harinas y azúcares refinados (que es un paso que debería dar todo el mundo).

La segunda fase consiste en eliminar los cereales que contienen gluten, por el enorme impacto negativo que tienen sobre la glucemia, sobre los genes, el sistema inmunitario, la inflamación y el equilibrio anímico. Por no hablar de que comer dos piezas de pan de trigo integral equivale a comer 2 cucharadas de azúcar[1].

La tercera fase consiste en eliminar de la dieta todos los cereales, legumbres y otros alimentos con alto contenido en almidón y sustituirlos por verduras. Este es el paso que conduce a la gente a una forma de comer de «tipo paleo», rica en vegetales, de bajo índice glucémico y terapéutica. Es un excelente lugar de aterrizaje para personas que se encuentran en los primeros estadios de cáncer, en fase de remisión o que quieren prevenir la enfermedad. Se trata del tipo de alimentación que recomendamos a todo el mundo y que nosotras mismas seguimos. Analiza estas tres fases para determinar cuál es para ti el mejor punto de partida, o si estás listo para entrar de lleno en la dieta cetogénica.

Fase 1: elimina los «refinados»

Si acabas de empezar a introducir cambios en tu dieta, si tu alimentación hasta ahora respondía a la dieta típica estadounidense, si tienes trastornos de azúcar en sangre o si te sientes con escasa motivación y poca fuerza de voluntad para emprender cambios en tu alimentación, entonces estás en buen lugar. Si retirar alimentos de tu dieta te parece demasiado restrictivo, te sugerimos aplicar en primer lugar el «método de desalojo», según el cual irás comiendo cada vez más verduras (lo cual tendrá ya un impacto positivo sobre tu terreno), al mismo tiempo que irás teniendo menos espacio para alimentos poco saludables. Podrás reconsiderar el monstruo del azúcar más tarde, pero recuerda siempre: nada es imposible. En esta primera fase, hay gente que realiza un seguimiento de su ingesta de azúcar durante tres días, sin realizar ningún cambio en la dieta. Lee todas las etiquetas y lleva un cálculo de la cantidad de azúcar que comes y bebes al día, incluido el azúcar del café y el de la fruta.

Una vez que conozcas la cantidad de azúcar que consumes, comienza a reducirla un 10-20 % cada tres a siete días. De modo que si estás comiendo 150 gramos de azúcar al día, en siete días tienes que bajarlos a 120 gramos. Con el tiempo tu ingesta de azúcar deberá ser de 20-40 gramos al día, o inferior. Al reducir poco a poco la cantidad de azúcar, evitas los desagradables efectos de la eliminación de los carbohidratos, entre los que se cuentan fatiga, dolores de cabeza, irritabilidad y otros desagradables síntomas. Una vez que hayas superado el período de abstinencia, que puede durar tres semanas o más, ya no echarás de menos el azúcar. Sí, así es. Se lo hemos oído decir a nuestros pacientes una y otra vez. Tus papilas gustativas cambiarán y alimentos que antes te sabían bien ahora te parecerán demasiado dulces. Comienza evitando todo lo que contenga harinas y azúcares refinados (como golosinas, pasteles, galletas, helados y refrescos). He aquí algunos otros consejos para desengancharte del azúcar:

- **No tengas en casa alimentos cargados de azúcar.** Del mismo modo que un alcohólico no puede tener alcohol en casa, tú no puedes tener azúcar. La tentación es demasiado grande. Guarda solo la dosis necesaria para una ración. Si los invitados traen a tu fiesta alimentos ricos en azúcar, asegúrate de que se van con ellos.
- **Elimina el maíz de tu dieta.** Dado que gran parte del azúcar presente en los alimentos procesados procede de una base de maíz, es mejor evitar totalmente el maíz. Hemos trabajado con personas que estaban dejando el azúcar, pero nos contaban que comían latas enteras de maíz, sin saber muy bien a qué se debía ese antojo imperioso. Es muy probable que si has estado comiendo mucho azúcar seas alérgico al maíz.
- **Proteína, proteína y más proteína.** La proteína ayuda a mantener estables los niveles de azúcar en sangre, reduciendo en consecuencia los antojos. Además, la proteína ayuda a formar enzimas necesarias para la digestión y el restablecimiento del intestino, así como neurotransmisores como la serotonina. Para el desayuno los huevos son excelentes, o —si eres alérgico al huevo— haz lo que se hace en los países orientales y toma caldo de huesos y kimchi para desayunar. Si esto te resulta demasiado extremo, plantéate tomar para desayunar carne y verduras, o un muesli (tienes la receta al final de este capítulo).

Fase 2: elimina los cereales con gluten

Cuando te sientas cómodo en la fase 1 y listo para incorporar más cambios para reducir el azúcar en tu dieta, entonces habrá llegado el momento de pasar a la fase 2. Lo más importante que hay que recordar aquí es que esta no es una «dieta» en el sentido tradicional de la palabra. Estás realizando estos cambios para siempre, así que debes prepararte para alcanzar el éxito y mantenerlo. A menudo la gente se pregunta cuánto tiempo tienen que abstenerse de comer gluten y azúcar. La respuesta es *para siempre*. Así que no pases a la fase 2 hasta que sientas que estás realmente preparado.

Ahora que sabes cómo prescindir del azúcar, el siguiente paso consiste en valorar la cantidad de carbohidratos de tu alimentación en forma de cereales, especialmente cereales con gluten. Las dietas sin gluten no son una moda:

el consumo del trigo moderno es increíblemente destructivo para nuestro terreno orgánico interno, como habrás descubierto a lo largo de este libro.

Lo que debes y no debes hacer en una dieta sin gluten

Es posible que, al principio, sientas cierto agobio. La gente te dirá: «¡Pero si el gluten está en todo!». Podemos asegurarte que el gluten no está en todo, como ha quedado probado a la hora de confeccionar la lista de la compra en este capítulo. Para empezar, haz un recorrido por el supermercado. Muchas tiendas de alimentos naturales ofrecen recorridos informativos en los que puedes conocer (¡y probar!) muchos alimentos sin gluten. Después, es importante comenzar a cocinar. Este es un elemento central para realizar cambios en tu dieta. Aprender a cocinar los alimentos hace que sea más fácil seguir la dieta. Considera la posibilidad de asistir a unas clases de cocina o de contratar a un chef personal que te enseñe algunas nociones básicas. Después, es importante que seas consciente de ciertos aspectos: identifica los momentos del día, la situaciones sociales y los alimentos concretos a los que recurres cuando sientes necesidad de alimentos que contienen gluten y sustitúyelos por nuevos hábitos. Reprográmate.

Mantén la mente alejada de la idea de privación y centra más bien tu pensamiento en la abundancia, la salud y la creatividad. Comunica a los demás que estás siguiendo una dieta sin gluten porque quieres, no porque tengas que hacerlo. Es una elección saludable, como hacer ejercicio o comer alimentos ecológicos. Conviértelo en una ocasión para actuar como educador, no como

TABLA 13.2. FASE 1: SUSTITUTOS DE ALIMENTOS

Alimentos ricos en azúcar	Sustitutos sabrosos
Café con leche, siropes y/o azúcares	Café ecológico con leche de coco entera de lata (sin carragenano), extracto de vainilla y una pizca de canela
Bollos o pasteles	*Muffins* de harina de almendras o tortitas de harina de coco
Chocolatina	Fresas con granos de cacao edulcorados y crema batida de coco
Helado	*Smoothie* con leche de almendras no edulcorada, bayas, nueces del Brasil, helado, fruta monje como edulcorante y proteína de suero en polvo

Nota: además recomendamos leer *The Blood Sugar Solution,* de Mark Hyman, y *Nourishing Traditions,* de Sally Fallon.

víctima, y ¡bienvenido a un apasionante mundo nuevo de alimentos! Cuando vayas a comprar, lee las etiquetas de todo. El gluten puede estar presente en lugares insospechados (por ejemplo en la mostaza, la salsa de soja y los productos cárnicos). Si no estás seguro de un ingrediente, ponte en contacto con el fabricante para confirmar si el producto que te gusta tiene o no gluten.

Y ahora viene lo que no debes hacer, que para los novatos significa *no saltarse las comidas*. Cuando los niveles de azúcar caen, los antojos de alimentos con alto contenido en carbohidratos aumentan. Para empezar, piensa en realizar seis pequeñas comidas al día. Después, no des por sentado que todo lo que no tiene gluten es sano. Hay muchos, pero que muchos alimentos sin gluten cargados de azúcar, muy procesados y transgénicos. Por último, no te agobies con la comida ni tengas miedo. Hay cientos de alimentos que no tienen gluten y que puedes comer. Frutas, verduras, carnes, pescados, nueces y semillas ¡son todos alimentos sin gluten!

Comer fuera

A la mayoría de la gente, comenzar con cambios en su alimentación, preguntarse qué es lo que podrán pedir cuando salgan a comer fuera puede llegar a agobiarles. Pero no desesperes. Siempre puedes tomar un tentempié antes de salir y disfrutar luego de alguna infusión en compañía de tus amigos y familiares. Piensa que no hay por qué comer para pasar un rato con los demás y que comunicarte con otras personas en lugar de aislarte ayuda a tu terreno orgánico interno. El primer paso para salir a comer fuera consiste en conocer qué ingredientes es probable que contengan gluten oculto (muchos aliños, salsa de soja y cualquier alimento empanado, por ejemplo) y no pedirlos. También sugerimos consultar previamente *online* el menú del restaurante e incluso llamar al establecimiento en torno a las 4 de la tarde (si vas a ir a cenar, es decir, antes de que la gente empiece a llegar y puedas hablar con el gerente para que te confirme que vas a poder comer sin gluten).

Explica tus necesidades alimentarias al camarero y pídele por favor que compruebe con el cocinero si el plato que te apetece contiene gluten o cómo se prepara (muchas veces hemos preguntado al camarero algo así como si había una freidora específica para las patatas fritas y nos ha dicho que sí, para descubrir más tarde, al revisar la cocina, que en realidad no existía tal freidora). Habla con el jefe de sala antes de pedir, si te parece que el camarero no va a poder aclarar tus dudas. Después, actúa con confianza. No temas pedir modificaciones a los platos que hayas elegido. Por ejemplo, pide arroz, polenta, patatas o una verdura en lugar de pasta o cuscús. Es difícil, pero procura no sentirte violento o avergonzado cuando estés pidiendo que tu comida no contenga gluten. Probablemente el camarero no tendrá que sentarse en un sillón de quimioterapia. Tú sí. Así que habla claro.

TABLA 13.3. FASE 2: SUSTITUTOS DE ALIMENTOS

Alimento con gluten	Sustituto sabroso
Cereal o avena	Muesli de nueces y semillas (receta más adelante en este capítulo)
Bollo o tostada	Tortitas de harina de almendras o de coco o rollitos de nori
Pizza	La masa de pizza puede elaborarse con harinas de nueces y semillas o incluso con coliflor y queso. También nos gustan las mini *pizzas* de masa de berenjena
Pasta	Prueba los espaguetis de calabaza o el calabacín en forma de noodles, o utiliza en su lugar boniato o calabaza

Nota: además recomendamos leer *Wheat Belly*, de William David, y *Grain Brain*, de David Perlmutter.

Fase 3: dieta de tipo paleo, de bajo índice glucémico y rica en nutrientes

El salto de la fase 2 a la fase 3 significa pasar de una dieta moderna a una dieta genéticamente más acorde con la alimentación de nuestros ancestros y con nuestra propia genética. Supone la eliminación de todos los alimentos introducidos desde los inicios de la agricultura. En esta fase empezamos realmente a ver efectos terapéuticos —no solo para el cáncer, sino para todas las enfermedades crónicas—. Es ahora cuando eliminamos de nuestra dieta todos los cereales, tanto los que contienen gluten como los que no, y también las legumbres (lentejas, garbanzos, alubias), los azúcares refinados, los productos lácteos y todos los alimentos procesados en general. Esta es una dieta basada en vegetales y alimentos enteros, que incluye proteína de calidad y grasas saludables. Es la dieta que procuramos que sigan todos nuestros pacientes, para luego pasar a una dieta cetogénica, si no responden completamente aquí.

En esta fase abundan las frutas, verduras y hortalizas. De hecho, recomendamos al menos diez tipos diferentes de vegetales al día, que incluyan al menos dos verduras de hoja verde oscuro, como espinacas y kale, dos crucíferas, como brócoli y repollo, dos raciones de ajo, cebolla o chalota, dos raciones de setas, un vegetal fermentado y una ración que puede incluir bayas, berenjena, alcachofa, pimiento, espárragos, tomates, etc. La clave de la fase 3 es que la única forma de carbohidrato proviene de vegetales o frutas de bajo índice glucémico, como bayas, melón amargo y manzanas verdes.

Esta fase de la dieta es también muy rica en fibra. La mayor parte de la gente pierde peso con esta dieta, aspecto que en ocasiones alarma al resto de la familia, aunque tú sabes que hay una gran diferencia entre una peligrosa pérdida de peso metabólica (caquexia) y una pérdida de peso terapéutica. Existen varios libros de cocina magníficos que pueden ayudarte a empezar, como *21-Day Sugar Detox*, de Diane Sanfilippo, y *Good Morning Paleo*, de Jane Barthelemy. Abundan en ellos los consejos y los trucos para comenzar con una dieta de tipo paleo. En primer lugar, la clave está en ser creativos con las verduras: con la coliflor se puede preparar un excelente arroz, con calabaza pueden hacerse espaguetis y con calabacín unos increíbles *noodles*. Las verduras deben ser el ingrediente principal. La ensalada será la base para las proteínas. Puedes hacer *dipping* en la salsa de carne o de hígado con hojas de alcachofa. Y hablando de salsas, aquí está el secreto. Después de un tiempo, el pescado y las verduras pueden llegar a aburrir, pero si les das vida con una salsa de eneldo o una salsa de setas al vino tinto tus platos serán otra cosa. Nosotras animamos a la gente a que piense en formas diferentes de cocinar, como puede ser utilizar una hoja de repollo en lugar de una tortillita para preparar tacos, hacer placas de lasaña con calabaza o preparar un salteado asiático con coles. También hay que decir que las variaciones étnicas incorporan diferentes perfiles de sabores a tus platos y evitan el aburrimiento.

Acude a los mercados locales de agricultores y cultiva tus propias frutas y verduras para conseguir variedades más frescas, sabrosas y nutritivas. Los niños que cultivan sus propias verduras son más proclives a comerlas con gusto, por no hablar de que se trata de una maravillosa actividad familiar al aire libre. Después, si no estás siguiendo una dieta autoinmune, prueba a cocinar con harina de frutos y semillas. Puedes preparar muffins, panes, tortitas y todo tipo de alimentos horneados utilizando harina de almendras, avellanas, castañas, girasol y coco. Los frutos secos también sirven para preparar una buena base crujiente para platos de pescado o de pollo. Cuando prepares comidas al horno con harinas de frutos o semillas, experimenta con edulcorantes naturales, de bajo índice glucémico, como hojas frescas de stevia, edulcorante de fruta monje, raíz de achicoria, puré de manzana verde, miel local o miel de manuka. Los postres son para ocasiones especiales, como fiestas y cumpleaños, y estos edulcorantes tienen bajo contenido en azúcar, son muy sabrosos e incluso tienen algún efecto terapéutico.

Cuando la gente lleva ya un tiempo en esta fase 3, el paso a una dieta cetogénica ya no asusta tanto. Se trata de reducir las frutas, verduras y hortalizas hasta conseguir una ingesta diaria de carbohidratos próxima a los 20 gramos, o inferior, al mismo tiempo que se aumentan las grasas hasta cerca de 120 gramos en algunos casos (consulta el capítulo 4 para más información).

En lo que respecta al cáncer, la dieta más terapéutica es la cetogénica. Ya hemos explicado en prácticamente todos los capítulos el modo en el que actúa una dieta cetogénica: reduce los niveles de azúcar en sangre, mejora la función inmunitaria, combate la inflamación, reduce la metástasis y restablece los patrones circadianos. Esperamos que ahora dispongas ya de las herramientas y la motivación necesarias para comenzar.

Céntrate en la calidad de los alimentos

El segundo principio fundamental de toda estrategia metabólica contra el cáncer es el de optar por plantas y animales (y subproductos animales) de origen ecológico, respectivamente cultivadas y criados de manera sostenible (actividad biodinámica). Sí, lo sabemos, realizar el cambio a productos ecológicos puede resultar algo caro. Entre 1985 y 2000 el precio de frutas y verduras se duplicó y el del pescado aumentó un 30 %, mientras que el precio de azúcares y dulces disminuyó un 25 % y los refrescos se abarataron un 66 %. ¡Es horrible que el brócoli haya llegado a ser más caro que algunas latas de refresco! En cualquier caso, lo que decimos a la gente es que a veces hay que mirar el presupuesto que se tiene y preguntarse: «¿Qué es más importante, comer alimentos terapéuticos o estrenar una prenda todos los meses?». Tal vez sea necesario que revises tus prioridades (curiosamente, a veces, las personas más solventes son aquellas a las que les cuesta más trabajo gastar dinero en comida). No obstante, como punto de referencia, hemos de decirte que Jess gasta más al mes en alimentación que en su hipoteca.

Como ya hemos comentado en páginas anteriores, los animales criados según los métodos convencionales de explotación son demasiados tóxicos para el consumo. Se les alimenta con hormonas, antibióticos y productos genéticamente modificados que incrementan su carga de ácidos grasos omega-6 inflamatorios. No son la mejor opción. Los productos animales deben proceder de animales de caza, capturados en estado salvaje o criados con sistemas 100 % ecológicos. Los subproductos animales como huevos y quesos crudos (si los productos lácteos forman parte de tu plan) deben proceder de este mismo tipo de animales. Recuerda que si tus niveles de ferritina son altos, debes evitar la carne roja. Tu dieta biopersonalizada puede diferir en muchos aspectos de la dieta de otra persona. Depende de tu genética y de tus análisis.

Sabemos que comer verduras y fruta con un bajo índice glucémico ayuda a prevenir el cáncer. Más de doscientos estudios epidemiológicos han encontrado una importante asociación entre el bajo consumo de frutas y verduras y el cáncer. Cuando en la dieta no están presentes micronutrientes y fitonutrientes clave, la reparación del ADN y la función inmunitaria se deterioran. También sabemos, por otra parte, que la exposición a los pesticidas utilizados en el cultivo de estas plantas causa cáncer. En 2012, La American Academy of Pediatrics emitió un comunicado instando a la reducción de la exposición de los niños a los pesticidas, debido al considerable aumento del riesgo de tumores cerebrales y leucemia linfocítica aguda, de bajo coeficiente intelectual y de conductas anómalas asociadas a trastorno de hiperactividad/déficit de atención y autismo[2].

No obstante, a pesar de los probados efectos adversos de los pesticidas sobre la salud, su uso ha aumentado casi un 25 % en las últimas décadas. Más de 450.000 toneladas de pesticidas se utilizan al año en granjas, bosques, huertos, jardines y campos de golf en Estados Unidos. Nuestra exposición continua a bajas dosis de estas toxinas aumenta el riesgo de mutaciones genéticas, agota nuestro sistema inmunitario, causa inflamación y desencadena una respuesta de estrés oxidativo en el organismo. Optar por alimentos ecológicos o producidos mediante sistemas biodinámicos no puede ser más esencial cuando nos enfrentamos al cáncer.

Variados, de temporada, ricos en nutrientes y debidamente preparados

Piensa en cambiar tu alimentación según la estación, pues ello tiene beneficiosos efectos desde el punto de vista de la prevención y la armonía. Comienza visitando un mercado de productos locales para ver qué alimentos abundan más en tu área. En verano decántate por el pescado, los huevos, las verduras y la fruta. En otoño, come carne roja (es la estación de caza) y pollería, así como hierbas y crucíferas que todavía crecen en la huerta. El invierno es temporada de ayuno y de dieta cetogénica. Esto puede suponer todo un reto para muchas personas, especialmente cuando llegan las fiestas y con ellas los antojos. ¡Pero comer dulce es todo lo contrario a lo que debes hacer! Te animamos a que adoptes toda una nueva familia de hábitos no basados en el azúcar. La primavera es temporada de renovación, de modo que céntrate en verduras amargas para depurar tu cuerpo de los alimentos grasos del invierno y de esta manera estarás contribuyendo a desintoxicar el organismo.

Posiblemente te hayas dado cuenta de que varios alimentos aparecen mencionados en casi todos los capítulos, debido a sus poderosos efectos sobre el terreno orgánico: cebolla, ajo, cúrcuma, pescado salvaje, setas, té verde, brócoli, perejil y verduras de hoja verde oscuro (procura consumirlos a diario). Ahoya que ya has empezado a comer al ritmo de las estaciones, has de saber que el contenido de micronutrientes y fitonutrientes de todos estos alimentos es mayor cuando son de temporada. Además, muchos efectos beneficiosos de estos alimentos se pierdan al cocinarlos a altas temperaturas. Nosotras nunca horneamos por encima 150 °C y tampoco salteamos los alimentos a muy altas temperaturas.

A continuación resumimos cada capítulo y ofrecemos la receta correspondiente, de manera que puedas empezar a mejorar tu terreno interno con la más poderosa medicina natural que existe: la comida. Para crear estas recetas, hemos incorporados alimentos de otros capítulos, con objeto de obtener platos con un alto contenido en fitonutrientes, increíblemente beneficiosos y compatibles con una dieta cetogénica. ¡Disfruta!

Epigenética

En el primero de los diez capítulos sobre nuestro terreno interno hemos hablado largo y tendido sobre la importancia del equilibrio de aminoácidos, sobre los folatos y las crucíferas. Estas fuentes alimentarias son esenciales para muchos aspectos de la salud genética, como la metilación y la síntesis de ADN, proceso epigenético que ayuda a regular una expresión génica sana. Otras recetas nuestras incluyen caldos de huesos y diversas fuentes de proteínas completas, pero en este caso hemos creado una ensalada que incorpora muchos de los superalimentos con efecto sobre distitnos signos distintivos de cáncer. Normalmente este plato de Oriente Medio utiliza trigo bulgur, pero dado que una de las principales recomendaciones del libro es volver a una dieta pre-agricultura, utilizamos la coliflor (que es una verdura de la familia de las crucíferas) en lugar del cereal. El perejil, la hierba estrella de esta receta, contiene apigenina, un potente fitonutriente. De hecho, cada ingrediente de esta receta ha sido mencionado por tener propiedades contra el cáncer. La preparamos en uno de nuestros cursos ¡y fue todo un éxito!

Tabulé de coliflor con pipas de girasol y perejil

½ cabeza de coliflor troceada
3 cucharadas soperas de aceite de oliva virgen extra prensado en frío
1 cucharadita de sal marina
2 tazas de hojas de perejil de hoja plana, picado
1 taza de epazote o menta picada
2 cebolletas, en tiras
2 dientes de ajo, prensados y troceados
3 cucharaditas de ralladura de cáscara de limón
3 cucharadas de zumo de limón recién exprimido
3 cucharadas de cúrcuma
3 cucharadas de aceite MCT

¼ cucharadita de pimiento rojo seco, en escamas
1 taza de tomates cherry, en cuartos
1 taza de pipas de girasol crudas
1 cucharadita de pimienta negra
Sal marina para sazonar

Ralla la coliflor para que parezca arroz. Trasládala a un bol y añade el aceite de oliva y la sal. Pon en un robot el perejil, el epazote, las cebolletas, el ajo, la ralladura de limón, el zumo de limón, la cúrcuma y el aceite MCT hasta que las hierbas queden picaditas. Incorpora la mezcla a la coliflor y revuelve junto con las escamas de pimiento rojo. Añade los tomatitos, las pipas y la pimienta negra y revuelve ligeramente. Si es necesario, sazona con sal marina.

Glucosa sanguínea

En este capítulo nos centramos en los detalles de la dieta cetogénica y en cómo ir alejándote de la dependencia de la glucosa para acercarte a las cetonas. Cerca del 75 % de una dieta cetogénica debe provenir de alimentos grasos —aceites, frutos y semillas, pescado azul, aguacate, coco, etc.—. A lo largo de los años, hemos observado que lo más difícil para muchos de nuestros clientes amantes de los cereales y las tostadas es llegar a disfrutar de un desayuno cetogénico. La solución está en el keto-muesli con canela. Este muesli es rico en grasas buenas y en frutos secos con alto contenido en fitonutrientes, y hemos añadido canela por sus beneficiosos efectos sobre la glucemia. Esta receta puede prepararse en grandes cantidades y constituye un excelente tentempié para tomar fuera de casa, posibilidades que sin duda le añaden atractivo.

Keto-muesli con canela

¼ taza de piñones
¼ taza de nueces pecanas picadas
¼ taza de nueces del Brasil picadas o en rodajas
1 cucharada de extracto de vainilla
¼ taza de aceite MCT
3 cucharadas de canela
2 cucharadas de semillas de lino recién molidas

Si es posible, deja en remojo los frutos secos toda la noche, aunque no es imprescindible. Si lo haces, después escúrrelos bien.

Coloca las nueces pecanas y del Brasil en un bol y mézclalas con aceite MCT, canela y extracto de vainilla. Precalienta el horno a 140 °C. Pon la mezcla en una bandeja de horno y extiéndela en una capa fina. Hornea durante 35-45 minutos, removiendo cada 5-10 minutos hasta que las nueces estés crujientes. Saca el molde del horno y añade los piñones y las semillas de lino molidas (recién molidas en un molinillo de café) y revuelve —ambos frutos secos se oxidan con todo tipo de calor—. Deja enfriar y saboréalo con un poco de crema de coco y unos cuantos arándanos.

Toxinas

En el capítulo 5 hablamos de las propiedades del ayuno y de la sauna para desintoxicar el cuerpo de carcinógenos. También mencionamos las propiedades desintoxicantes de ciertos alimentos y plantas, entre ellas el cardo mariano y las hojas de dientes de león. Cuando describimos el desarrollo de las fases 1 y 2 de desintoxicación, también salió a la luz la importancia de las proteínas. Esta receta utiliza un caldo claro de espinas de pescado para proporcionar la proteína necesaria para la función hepática, e incluye poderosas verduras y brócoli.

Crema verde de primavera

2 cucharadas de aceite de oliva virgen extra prensado en frío
2 chalotas o cebollas rojas pequeñas, picadas
5 tazas de caldo de pescado o pollo ecológico
1 taza de hojas de diente de león picadas
1 taza de hojas de remolacha picadas
2 cucharadas de tomillo fresco o seco
1 aguacate, sin hueso y cortado en daditos
Sal marina y pimienta negra, al gusto
½ taza de brotes de brócoli

Calienta el aceite de oliva en una olla. Añade las chalotas o cebollas y deja cocer durante 5-7 minutos, removiendo de vez en cuando, hasta que estén blandas. Agrega el caldo. Lleva hasta casi el punto de ebullición, baja el fuego a medio-bajo y deja cocer durante 5 minutos. Retira la olla del fuego y añade las hojas de diente de león y de remolacha y el tomillo, hasta que estén lacias. Deja reposar, sin tapar, durante 10 minutos. Vierte la sopa en un robot, añade el aguacate y obtendrás un puré denso pero cremoso. Sazona la crema con sal y pimienta a tu gusto. Sirve con los brotes de brócoli.

Microbioma

Como vimos en el capítulo 6, el microbioma es un elemento esencial para el funcionamiento de nuestro sistema inmunitario e influye también en otros aspectos de nuestro terreno orgánico interno. Se ha llegado a la conclusión de que las dietas modernas son pobres en fibra, el mejor alimento para nuestros microbios. Esta receta es un desayuno rico en fibra y beneficioso para nuestros microbios (y con ensalada constituye una buena cena).

Tortilla de puerro y espárragos

1 puerro entero mediano, en rodajas
1 taza de espárragos enteros, cortaditos
4 cucharadas de aceite MCT
½ taza de cebollas rojas
¾ taza de nueces de macadamia
¼ taza de hojas de albahaca fresca
1 cucharada de cúrcuma fresca o seca
10 huevos de gallinas ecológicas
Sal marina y pimienta negra

Precalienta en horno a 150 °C. Saltea el puerro y los espárragos en aceite MCT hasta que estén blandos. En un robot, mezcla las cebollas y las nueces de macadamia y después añade la albahaca fresca y la cúrcuma. Bate ligeramente los huevos en un bol. Extiende por capas la mezcla con las nueces y después los espárragos con los puerros en un molde para tartas de 20 centímetros, bien engrasado. Cubre con los huevos batidos. Sazona con sal y pimienta al gusto. Hornea durante 45-55 minutos o hasta que el centro no tiemble al agitar el molde. Sirve con ensalada de berros o salsa fermentada.

Sistema inmunitario

Hay un plato que a todos nos viene a la mente cuando estamos enfermos: la sopa de pollo. Nosotras empleamos caldo de huesos de pollo ecológico, así como una poderosa mezcla de setas, algas marinas, nabo y ajo que estimula el sistema inmunitario. Recuerda que el ayuno es también una poderosa herramienta para el sistema inmunitario —¡pero no hay receta para eso!—. Un simple caldo o un té verde son también excelentes recursos para estimular el sistema inmunitario.

Sopa de pollo y setas Mamma Mia

  2 cucharadas de aceite de coco
  1 chalota picada
  12 dientes de ajo picados
  2 tazas de setas medicinales (una mezcla de shiitake, maitake y melena de
     león), picadas
  2-3 cucharadas de jengibre fresco rallado
  1 daikon (nabo japonés), en rodajas finas
  4 tazas de caldo de huesos de pollo ecológico
  ½ taza de algas wakame
  El zumo y la corteza de 1 limón

Calienta el aceite de coco en una cacerola. Añade la chalota y el ajo al aceite de coco y deja que se ablanden mientras cortas las setas. Añade las setas al ajo y las chalotas. Saltéalas ligeramente mientras picas el jengibre y el daikon. A los 10 o 15 minutos, cando todo los ingredientes estén blandos, agrega el caldo de huesos y el alga marina. Lleva a ebullición y después deja cocer a fuego lento unos 10 minutos más. Agrega el zumo, esparce por encima la ralladura de limón y disfruta de tu sopa.

Inflamación y oxidación

Uno de los objetivos principales del capítulo dedicado a la inflamación ha sido aprender a equilibrar los distintos tipos de ácidos grasos, incrementando los alimentos ricos en ácidos grasos omega-3 —como son el pescado salvaje del tipo de las sardinas y el salmón— y reduciendo al mismo tiempo los alimentos con alto contenido en ácidos grasos omega-6 —que suelen ser aceites vegetales—. Para nosotras ha sido todo un reto conseguir que nuestros pacientes comieran más sardinas, pero hemos de decir que, incorporadas a una ensalada como esta, su sabor en muy similar al del atún. La inclusión de alcaparras, ricas en quercetina, colabora en el frente antioxidante, convirtiendo esta receta en un plato con muchas propiedades, además de delicioso.

Ensalada de sardinas con alcaparras

  2 latas de 125 g de sardinas salvajes envasadas en agua
  ¼ taza de alcaparras
  2 cucharadas de rábano picante recién rallado o ya preparado (envasado en
     agua con vinagre)
  ¼ taza de aceitunas kalamata, en daditos

⅓ taza de mayonesa paleo o casera
2 cucharadas de eneldo seco
¼ taza de cebolla picada
2 lámina de nori o dos hojas enteras de lechuga roja

Escurre las sardinas y mezcla todos los ingredientes en un bol. Sirve la ensalada envuelta en las láminas de nori o en las hojas de lechuga roja.

Angiogénesis, circulación y metástasis

En el capítulo 9 hemos conocido cuáles son los beneficiosos efectos del té verde. Procura beber varias tazas al día. Esta receta es una comida casera con un gran poder nutricional y en ella se fusionan dos potentes alimentos anticáncer: el té verde y el pescado de captura salvaje. Escalfar el salmón o el pollo en té verde es una técnica culinaria común en toda Asia. La salsa Coconut aminos es un sabroso condimento sin gluten que se está empezando a utilizar en lugar de la salsa de soja, y el aceite de sésamo tostado confiere al plato un inconfundible sabor asiático. El cilantro y los brotes de brócoli son elementos desintoxicantes.

Pescado en té verde a la manera oriental

6 dientes de ajo elefante, majados
4 rodajas de jengibre fresco (de 1 cm de grosor)
4 rodajas de lima
1 cucharadita de aceite de sésamo tostado
2 cucharadas de salsa Coconut aminos
2 tazas de té verde matcha templado
1 cucharada de aceite de oliva virgen extra
2 filetes de 125 g de salmón de captura salvaje
Sal marina y pimienta negra al gusto
¼ taza de cilantro picado
¼ taza de albahaca fresca picada
¼ taza de brotes de brócoli

Añade el ajo, el jengibre, la lima, el aceite de sésamo y la salsa Coconut aminos al té templado, y revuelve. En una sartén grande, calienta el aceite de oliva a fuego bajo. Añade el salmón y cocina durante unos cinco minutos, o hasta que el pescado empiece a ablandarse. Dale la vuelta y añade la mezcla de té a la sartén. Baja el fuego, tapa y deja cocer suavemente durante 8-10 minutos, o hasta que el centro del salmón se separe fácilmente. Saca el salmón de la sartén. Salpimenta al gusto. Riega el pescado con la mezcla líquida y decora con cilantro, albahaca y brotes de brócoli.

Equilibrio hormonal

Como vimos en el capítulo dedicado a las hormonas, son numerosos los factores que contribuyen al predominio estrogénico en el hombre y en la mujer, y es un combustible que alimenta el cáncer. La etegia de rotar las semillas es una manera de contribuir al equilibrio hormonal del organismo[3]. El concepto de «rotación de semillas» consiste en incorporar a la dieta diferentes semillas en distintos momentos del mes para aprovechar al máximo aceites, vitaminas y nutrientes. Las semillas utilizadas habitualmente en esta rotación son las semillas de lino y las pipas de calabaza los primeros quince días del mes (fase 1) y las semillas de sésamo y las pipas de girasol en la segunda quincena (fase 2).

Rollitos de nori con pesto de semillas de temporada

PESTO, FASE 1

⅓ taza de semillas de lino
⅓ taza de pipas crudas de calabaza
2 tazas de hojas de albahaca fresca
1 taza de rúcula
1 diente de ajo
1 cucharada de zumo de limón recién exprimido
¼ taza de aceite de oliva
½ cucharadita de sal marina
Pimienta negra, al gusto

PESTO, FASE 2

½ taza de pipas de girasol crudas
½ taza de semillas de sésamo crudas
2 dientes de ajo, sin pelar
2 tazas de hojas de kale troceadas
1 taza de hojas de albahaca fresca
½-1 cucharadita de pimiento rojo seco, en escamas
⅓-½ taza de aceite de oliva virgen extra
Sal y pimienta al gusto
Hojas de nori, para envolver

Mezcla los ingredientes del pesto. Toma ¼ de taza de pesto y extiéndelo sobre una lámina de nori. Enróllala como un burrito y ¡a disfrutar!

Estrés y ritmos circadianos

El estrés es un aspecto muy presente en el estilo de vida moderno y tiene gran impacto sobre el terreno orgánico interno, en muchos aspectos. Además de pasar tiempo al aire libre, el hábito de comer durante un intervalo de 8 horas de luz diurna aporta grandes beneficios. Las hierbas adaptogénicas contribuyen al restablecimiento de unas glándulas suprarrenales sometidas a sobre-esfuerzo. Los tónicos y las infusiones que tienen pocas calorías, o ninguna, ni azúcar ni carbohidratos, son excelentes para tomar en los días de ayuno. Esta es una de nuestras recetas favoritas. Se trata de un tónico de hierbas que ayuda a restablecer, tonificar y revitalizar el eje hipotálamo-hipofisario-suprarrenal. Y se prepara con un surtido escogido de hierbas adaptogénicas.

Infusión adaptogénica: un tónico para los días de ayuno

30 gramos de ginseng seco
30 gramos de rhodiola seca
30 gramos de albahaca santa seca
30 gramos de astralagus seco
2 cucharadas de vinagre de manzana
2 cucharaditas de *bitter* líquido (de venta en tiendas de alimentos saludables, en la sección de salud digestiva)
1 litro de agua hirviendo

Prepara las hierbas secas en bolsitas de infusión separadas. Añade las bolsitas, el vinagre y el bitter a la cazuela de agua hirviendo, teniendo cuidado de que las bolsitas no se rompan. Deja en infusión toda la noche. Saca las bolsas de hierbas, vierte la infusión en un frasco de vidrio y consérvala en el frigorífico. Puedes beberla cuando quieras durante 36 horas.

Bienestar mental y emocional

A todos nos apetece algo dulce de vez en cuando; es la naturaleza humana. Pero la clave está en la moderación. El cacao, el mágico elixir del que se obtiene el chocolate, tiene numerosos efectos contra el cáncer, entre ellos el de actuar como poderoso antioxidante. Si te apetece algo dulce, un pedacito de este pastel puede ser la solución. Las especias añadidas al chocolate suponen un maravilloso toque antiangiogénico, mientras que la lavanda contiene aceites esenciales (linalool y linalil) que favorecen la liberación natural de tensiones. Toda una explosión de sabor ¡y además baja en azúcar!

Pastel de chocolate con lavanda y especias

⅔ taza de edulcorante granulado de fruta monje
8 gotas de aceite esencial de lavanda
½ cucharadita de pimienta de Cayena molida
½ cucharadita de canela
½ cucharadita de gelatina en polvo
280 cc de aceite de coco, y un poco más para engrasar el molde
1 ½ tazas de cacao en polvo
8 huevos ecológicos
1 pizca de sal

Calienta el horno a 140 °C. Mezcla todos los ingredientes en un robot. Engrasa un molde de 20 cm de diámetro con aceite de coco y vierte dentro la mezcla. Hornea durante 45 minutos o hasta que la masa no se mueva al sacudir ligeramente el molde. Sácalo del horno, deja que se enfríe ligeramente y desmóldalo. Decora por encima con bayas frescas o nata montada de coco.

Agradecimientos

Queremos desear a todos nuestros lectores toda la suerte del mundo en su recorrido de curación. Más de treinta años de experiencia e investigación han inspirado este libro, que pretende ayudar a prevenir el cáncer y mejorar la calidad de vida de quienes viven con la enfermedad. Estamos entusiasmadas con las posibilidades que ofrece el nuevo campo de la terapia nutricional en oncología. Gracias por leer nuestro libro y gracias a toda la gente que nos ha apoyado y animado en este recorrido.

De Jess. Me gustaría dar las gracias a mi marido, Dave, porque en todo momento me ha ayudado a encontrar el tiempo, el espacio y los ánimos necesarios para escribir este libro. No habría sido posible sin ti. También quiero dar las gracias a mi familia (Susan, Abey, Sean, Brooke, Tom, Kit y Jim) y amigos por vuestro apoyo, incluso cuando algunos de vosotros no estabais seguros de lo que significaba exactamente *metabólico* o *cetogénico*. Makenna, gracias por ser una increíble editora y «partera» de libros; ha sido una dolorosa y a la vez hermosa experiencia de alumbramiento. ¡Y tú la has hecho posible! Siempre estaré agradecida a mi querido y anciano padre, que falleció mientras escribíamos este libro y a quien está dedicado. No hay palabras para describir la experiencia de escribir un libro sobre el cáncer junto a la cama de alguien a quien quieres y que está muriendo por esta enfermedad. Gracias por enseñarme lo que quiere decir mantenerse motivado y positivo ante un funesto diagnóstico.

Nasha, gracias por todos los años de experiencia, sabiduría y dedicación al desarrollo de esta estrategia basada en el terreno interno del individuo. Siempre admiraré tu valentía a la hora de decir la verdad, tu increíble inteligencia y el apoyo y la motivación que me brindaste para que siguiera escribiendo cuando mi padre estaba muriendo y también durante el proceso de duelo. Tengo asimismo mucho que agradecer a los investigadores que han dedicado tiempo y esfuerzo a explorar el papel de los alimentos en la salud. Por favor, os lo pido por favor, continuad. A todos mis clientes que han aplicado estas estrategias metabólicas: cada remisión supone para mí más esperanza y afirmación. Por último, gracias a mi hija, Pepper. Sé que me he perdido muchas noches de llevarte a dormir, muchos viernes de juegos, pero lo he hecho por ti. Gracias por darme una razón para luchar por que el mundo sea un lugar libre de cáncer para ti y las generaciones venideras.

De Nasha. Me cuesta dar las gracias tan solo a un puñado de personas de entre todas las que me han ayudado en la vida y han contribuido de forma significativa a la redacción de este libro. No exagero si digo que cada experiencia humana me llega y deja de algún modo huella en mí. Me crezco en sociedad. Me conmueven los actos de amabilidad. Siento que una sonrisa, el más simple de los gestos, puede cambiar el día a una persona. Tengo una asombrosa habilidad para recordar caras, incluso pasados los años —al cajero del supermercado, a una persona en un avión, a un colega asistente a una conferencia—. Allí donde hubo un fugaz contacto visual o una breve comunicación, me quedo con un pedacito de esa experiencia. Incluso los momentos difíciles cobran de alguna manera forma en mí. Dicho esto, ha habido momentos en mi vida en los que alguien cambió mi trayectoria y me ofreció un nuevo camino. Puede que alguno de esos caminos no haya sido fácil, ni claro, en ocasiones ha sido necesario que me abriera paso entre la maleza a machetazos. Pero me enseñaron una forma de curación, una vía de autoexploración y una conexión más profunda, y me proporcionaron inspiración para continuar en la senda.

A mi amado guerrero pelirrojo, Steve Ottersberg. ¿Qué hombre de veintidós años decidiría enamorarse de una mujer con un pie fuera de este mundo? Te doy las gracias por hacerlo y por apoyarme siempre; tú conoces esta historia mejor que nadie, porque la has vivido conmigo durante más de veinticinco años. A Louise Edwards, mi mentora, que lleva la llama de la medicina naturopática en cada célula de su cuerpo y que fue mi refugio en los años en los que la escuela médica trató de apagar esa llama: siempre te estaré agradecida. Gracias a tantos y tan increíbles sanadores, maestros y mentores en el campo de la medicina que alimentaron mi cerebro e inspiraron mi continuo deseo de aprendizaje. Quiero dar las gracias también a mis pacientes —a aquellos que están avanzando en el camino y a aquellos que han emprendido su siguiente aventura. Es inmensa mi gratitud por los años que hemos compartido, por vuestras historias, que yo considero sagradas, por las cosas asombrosas que me habéis enseñado y por el regalo que ha sido para mí formar parte de vuestro mundo en algunos de los momentos más íntimos de vuestras vidas. A mis queridos amigos, que han velado por mí durante años, preocupados porque toda la pasión y el fuego que albergaba en mi interior pudieran consumirme —vuestra habilidad para mantener mi arraigo, para cuidarme, para reír y llorar conmigo, ha mantenido esa pasión—. A mi madre, que puede que algún día siga alguno de mis consejos, gracias por criarme para que fuera una mujer valiente, sin miedo a ser distitna —siempre—. Y por último, al cáncer, porque si no fuera por ti no estaría escribiendo este libro. Embarcarme en este camino de aprendizaje me ha llevado a explorar los diez elementos de mi propio terreno interno para mantenerlos bajo control y poder vivir una vida larga y plena, con una salud óptima.

¡Gracias a todos!

NASHA Y JESS
Durango, Colorado,
Enero de 2017

Recursos

* Los recursos citados a continuación corresponden a profesionales, centros, organizaciones, establecimientos, publicaciones y marcas de alimentos del mercado estadounidense.

Clínicas y profesionales recomendados que apoyan la atención integral en oncología, centrada en el terreno interno de la persona

Estos recursos ofrecen fuentes, recomendaciones y referencias en la línea del modelo de oncología integrativa.

FON (Force of Nature) Consulting: lista de clínicas y profesionales formados en oncología integrativa. fonconsulting.com
Nutrition Therapy Institute. www.ntischool.com
Ojai Cares. ojaicares.org
Oncology Association of Naturopathic Physicians (OncANP). www.oncanp.org
Optimal Terrain Consulting: lista de profesionales formados en el uso de muérdago. optimalterrainconsulting.com
Physicians' Association for Anthroposophic Medicine: lista de clínicas y médicos especializados en atención integrativa. paam.wildapricot.org
Remission Nutrition. www.remissionnutrition.com
Society for Integrative Oncology (SIO). integrativeonc.org
Wallace, Jeanne. www.nutritional-solutions.net

Organizaciones que promueven la atención integral en oncología, centrada en el terreno interno de cada persona

4Wholeness: oncología integrativa en la atención del cáncer de mama. www.4wholeness.com
American Academy of Environmental Medicine. www.aaemonline.org
American Association of Naturopathic Physicians (AANP). www.naturopathic.org
American Holistic Medical Association (AHMA). www.holisticmedicine.org
The Angiogenesis Foundation: alimentos para luchar contra el cáncer, en la línea del trabajo de William Li. www.angio.org
The Annie Appleseed Project. annieappleseedproject.org
Believe Big: organización cristiana con una lista de profesionales que utilizan la terapia con muérdago. www.BelieveBig.org

Commonweal. www.commonweal.org
Environmental Working Group (EWG). www.ewg.org
FON (Force of Nature) Consulting. fonconsulting.com
Healing Journeys: recurso para los pacientes de cáncer. www-helaingjourneys.com
International Academy of Biological Dentistry and Medicine (IABDM).
    iabdm.org
International Academy of Oral Medicine and Toxicology (IAOMT). iaomt.org
International Organization of Integrative Cancer Physicians (IOICP). www.ioicp.com
iTHRIVE Plan. www.iThrivePlan.com
Life Extension. «Innovative Doctors and Health Practitioners».
    health.lifeextension.com/innovativedoctors
Oncology Association of Naturopathic Physicians (OncANP).
    Médicos naturópatas especializados en oncología integrativa www.oncanp.org
The Organic Center. «Publication Archive». www.organic-center.org/scientific-resources/
    publication-archive
Price Pottenger. price-pottenger.org
Society for Integrative Oncology (SIO). integrativeonc.org
The Weston A. Price Foundation (WAPF). www.westonaprice.org

Recursos sobre alimentos

Bulletproof Coffee: café y otros alimentos y suplementos ricos en nutrientes.
    www.bulletproof.com
Cali's Flour Foods: bases de pizza preelaboradas, aptas para dietas cetogénicas.
    www.califlourfoods.com
Dry Farm Wines: excelente club de vinos que ofrece productos con bajo contenido en
    sulfitos y azúcares, procedentes de cultivos ecológicos y biodinámicos de todo el
    mundo.www.dryfarmwines.com
Eat Wild: comparaciones de alimentos en cuanto a densidad nutricional realizadas por
    Jo Robinson, que informa además sobre mejores opciones.
    www.eatwild.com/products/index.html
Hunter Gatherer Foods: almendras pili, el perfecto keto-snack para una dieta
    cetogénica. www.eatpilinuts.com
Local Harvest: directorio de mercados agrícolas, granjas familiares y recursos en todo
    Estados Unidos. www.localharvest.org
Thrive Market: página de venta online de alimentos ecológicos y saludables, a precios
    interesantes. thrivemarket.com
US Wellness Meats: magnífico sitio de venta de carne de animales alimentados con
    pastos, aves y productos lácteos ecológicos, así como caldos de hueso y otros
    alimentos saludables, con envíos a todo el territorio estadounidense; también ofrece
    un magnífico boletín informativo y recursos sobre política alimentaria y sobre los
    alimentos como medicina.grasslandbeef.com
USDA National Farmers' Market Directory: lista actualizada de mercados de
    productores locales que promueven los alimentos ecológicos, regionales, locales y de
    temporada en todo el territorio estadounidense.
    www.ams.usda.gov/local-food-directories/farmersmarkets

Wise Choice Market: excelente página web que opera en todo Estados Unidos y ofrece alimentos de calidad, como caldos de hueso, verduras naturales y pescado salvaje. www.wisechoicemarket.com

Libros y revistas recomendados sobre atención en oncología integrativa

REVISTAS

Cancer Defeated. www.cancerdefeated.com
Cancer Strategies Journal. cancerstrategiesjournal.com
Naturopathic Doctor News and Review (NDNR). ndnr.com
Natural Medicine Journal. www.naturalmedicinejournal.com
Townsend Letter: The Examiner of Alternative Medicine. www.townsendletter.com

LIBROS

The 30-Day Ketogenic Cleanse: Reset Your Metabolism with 160 Tasty Whole-Food and Fitness Plans, de Maria Emmerich (Victory Belt Publishing, 2016)
Anticancer: A New Way of Life, de David Servan-Schreiber (Viking Press, 2009)
Beating Cancer with Nutrition: Clinically Proven and Easy-to-Follow Strategies to Dramatically Improve Quality and Quantity of Life and Changes for a Complete Remission, de Patrick Quillin y Noreen Quillin (Nutrition Times Press, 1998)
Beyond the Magic Bullet: The Anti-Cancer Cocktail, de Raymond Chang, MD (Square One Publishers, 2012)
The Big Fat Surprise: Why Butter, Meat, and Cheese Belong in a Healthy Diet, de Nina Teicholz (Simon & Schuster, 2014)
Cancer as a Metabolic Disease: On the Origin, Management, and Prevention of Cancer, de Thomas Seyfried (Wiley, 2012)
Cancer as a Turning Point: A Handbook for People with Cancer, Their Families, and Health Professionals, de Lawrence LeShan (Dutton, 1989)
Cancer Free! Are You Sure?, de Jenny Hrbacek (New Voice Publications, 2015)
The Cantin Ketogenic Diet: For Cancer, Type I Diabetes, and Other Ailment, de Elaine Cantin (Elaine Cantin, 2012)
The Case against Sugar, de Gary Taubes (Knopf, 2016)
The Complete Guide to Fasting: Heal Your Body through Intermittent, Alternate-Day, and Extended Fasting, de Jason Fung y Jimmy Moore (Victory Belt Publishing, 2016)
Death by Food Pyramid: How Shoddy Science, Sketchy Politics, and Shady Special Interests Have Ruined Our Health, de Denise Minger (Primal Blueprint Publishing, 2013)
Deep Nutrition: Why Your Genes Need Traditional Food, de Catherine Shanahan (Flatiron Books, 2017)
Defeat Cancer: 15 Doctors of Integrative and Naturopathic Medicine Tell You How, de Connie Strasheim (BioMed Publishing Group, 2011)
The Definitive Guide to Cancer: An Integrative Approach to Prevention, Treatment, and Healing, de Lise Alschuler y Karolyn Gazella (Ten Speed Press, 2013)
Dying to Be Me: My Journey from Cancer, to Near Death, to True Healing, de Anita Moorjani (Hay House, 2012)

Eating on the Wild Side: The Missing Link to Optimum Health, de Jo Robinson (Little, Brown and Company, 2013)

Embrace, Release, Heal: An Empowering Guide to Thinking about, Talking about, and Treating Cancer, de Leigh Fortson (Sounds True, 2011)

The Emperor of All Maladies: A Biography of Cancer, de Siddhartha Mukherjee (Scribner, 2010)

Fat Chance: Beating the Odds against Sugar, Processed Food, Obesity, and Disease, de Robert Lustig (Hudson Street Press, 2013)

Fat for Fuel: A Revolutionary Diet to Combat Cancer, Boost Brain Power and Increase Your Energy, de Joseph Mercola (Hay House, Inc., 2017)

Fight Cancer with a Ketogenic Diet: Using a Low-Carb, Fat-Burning Diet as Metabolic Therapy, de Ellen Davis, MS (Gutsy Badger Publishing, 2017)

Five To Thrive: Your Cutting-Edge Cancer Prevention Plan, de Lise Alschuler y Karolyn Gazella (Active Interest Media)

Folks, This Ain't Normal: A Farmer's Advice for Happier Hens, Healthier People, and a Better World, de Joel Salatin (Center Street, 2011)

The Gene: An Intimate History, de Siddhartha Mukherjee (Scribner, 2016). En realidad, todos los libros de Siddharta Mukherjee.

Healing Spices: How to Use 50 Everyday and Exotic Spices to Boost Health and Beat Disease, de Bharat Aggarwal (Sterling Publications, 2011)

Honest Medicine: Effective, Time-Tested, Inexpensive Treatments for Life-Threatening Diseases, Including Multiple Sclerosis, Epilepsy, Liver Disease, Lupus, Rheumatoid Arthritis, and Other Diseases, de Julia Schopick (Innovative Health Publications, 2011)

The Journey through Cancer: Healing and Transforming the Whole Person, de Jeremy Geffen (Three Rivers Press, 2006)

Keto Clarity: Your Definitive Guide to the Benefits of a Low-Carb, High-Fat Diet, de Jimmy Moore y Eric C. Westman (Victory Belt Publishing, 2014)

Keto for Cancer: The Ketogenic Diet as a Targeted Nutritional Strategy, de Miriam Kalamian (Chelsea Green Publishing, 2017)

Ketogenic Diet and Metabolic Therapies: Expanded Roles in Health and Diseases, editado por Susan A. Masino (Oxford University Press, 2016)

The Ketogenic Kitchen: Low Carb. High Fat. Extraordinary Health, de Domini Kemp y Patricia Daly (Chelsea Green Publishing, 2016)

Knockout: Interviews with Doctors Who Are Curing Cancer—And How to Prevent Getting It in the First Place, de Suzanne Somers (Crown Publishers, 2009)

Life over Cancer: The Block Center Program for Integrative Cancer Treatment, de Keith Block (Bantam Dell, 2009)

Lights Out: Sleep, Sugar, and Survival, de T. S. Wiley (Pocket Books, 2000)

Living Downstream: An Ecologist Looks at Cancer and the Environment, de Sandra Steingraber (Addison-Wesley Publishing, 1997)

Naturopathic Oncology: An Encyclopedic Guide for Patients and Physicians, de Neil McKinney, 3ªed (Creative Guy Publishing, 2010)

Nourishing Traditions: The Cookbook that Challenges Politically Correct Nutrition and the Diet Dictocrats, de Sally Fallon (New Trends Publications, 2001)

Outliving Cancer: The Better, Smarter Way to Treat Your Cancer, de Robert Nagourney (Basic Health Publications, 2013)

Pottenger's Prophecy: How Food Resets Genes for Wellness or Illness, de Gray Graham, Deborah Kesten y Larry Scherwitz (White River Press, 2010)
Questioning Chemotherapy, de Ralph Moss (Equinox Press, 1995)
Radical Remission: Surviving Cancer Against All Odds, de Kelly Turner (Harper One, 2014)
The Secret History of the War on Cancer, de Devra David (Basic Books, 2009)
Textbook of Naturopathic Integrative Oncology, de Dr. Jody E. Noé (CCNM Press, 2011)
Tripping over the Truth: How the Metabolic Theory of Cancer Is Overturning One of Medicine's Most Entrenched Paradigms, de Travis Christofferson (Chelsea Green Publishing, 2017)
The Wild Wisdom of Weeds: 13 Essential Plants for Human Survival, de Katrina Blair (Chelsea Green Publishing, 2014)

Charlas TED y documentales sobre oncología integrativa centrada en el terreno interno de la persona

«Can We Eat to Starve Cancer?», William Li. (febrero 2010). *TEDTalks*: angiogénesis. www.ted.com/talks/william_li
The Connection: documental sobre la conexión entre mente y cuerpo. theconnection.tv
«The Dangers of Willful Blindness», Margaret Heffernan (marzo 2013). *TEDTalks*: sobre la idea de que queremos encontrar respuestas, pero cuando las encontramos, no queremos cambiar para enfrentarnos a lo que hemos encontrado. www.ted.com/talks/margaret_heffernan_the_dangers_of_willful_blindness
«Experiments that Point to a New Understanding of Cancer», Mina Bissell (junio 2012). *TEDTalks*: matriz extracelular. www.ted.com/talks/mina_bissell_experiments_that_point_to_a_new_understanding_of_cancer
«Meet the Future of Cancer Research», Eva Verte (febrero 2005). *TEDTalks*. www.ted.com/talks/eva_vertes_looks_to_the_future_of_medicine
«Minding Your Mitochondria», Terry Wahl (13 julio 2015). *TEDTalks*: doctora que trató su esclerosis múltiple a través de la alimentación hasta alcanzar la curación. terrywahls.com/tedxiowacity-minding-your-mitochondria-with-dr-terry-wahls
«A New Strategy in the War on Cancer», David Agus (octubre 2009). *TEDTalks*: de cómo nos centramos en algo equivocado: las células cancerosas en lugar del terreno interno. www.ted.com/talks/david_agus_a_new_strategy_in_the_war_on_cancer

Sitios web, blogs y otro nichos de información sobre oncología integrativa e investigación en los medios de comunicación

Cancer Free University: sitio web de Jenny HrBacek en el que entrevista a personalidades punteras en Oncología Integrativa. www.CancerFreeUniversity.com
Cancer Wellness TV: recurso para pacientes en el campo de la oncología integrativa. www.cwellness.com
Elaine Cantin: *coach* en temas cetogénicos; sitio de recursos. www.elainecantin.com
Dominic D'Agostino: investigador sobre todo lo cetogénico. www.ketonutrition.org
Ellen Davis: sitio de recursos cetogénicos. www.ketogenic-diet-resource.com

dminder: aplicación para el seguimiento de la exposición solar y con recomendaciones sobre la exposición para una salud óptima. dminder.ontometrics.com

Elite HRV (Heart Rate Variability): respuesta inmediata a tus dudas sobre dieta, estilo de vida, estrés, ejercicio, sueño y su influencia sobre tu salud. www.elitehrv.com

Alison Gannett: *coach* en dieta cetogénica. www.alisongannett.com

Green Med Info—referencias sobre medicina natural. www.greenmedinfo.com

Heart Math: excelente aplicación basada en la técnica de *mindfulness*. www.heartmath.com

Miriam Kalamian: asesora en dietas cetogénicas. www.dietarytherapies.com

Klose Training: especialista en linfedema. klosetraining.com

LDN Research Trust: magnífico recurso de investigación sobre la aplicación de bajas dosis de naltrexona, junto con otras terapias integrativas. www.ldnresearchtrust.org

MyFitnessPal: herramienta para medir tu verdadera ingesta de macronutrientes; ayuda a valorar lo que comemos realmente a diario. www.myfitnesspal.com

Noteable Labs: análisis tisular para elegir un tratamiento personalizado y más apropiado. www.notablelabs.com

Oncology Rehab: tratamiento del linfedema. www.oncologyrehab.net

Radical Remission Project: talleres, sitio web y blog. www.radicalremission.com

Science Daily: gran recurso de investigación actualizado a diario; opción de centrarse en la oncología y en los artículos sobre cáncer. www.sciencedaily.com

Notas

Introducción: La crisis del cáncer

1. Akulapalli Sudhakar, «History of Cancer, Ancient and Modern Treatment Methods», *Journal of Cancer Science and Therapy* 1, no. 2 (December 1, 2009): 1–4, doi:10.4172/1948-5956.100000e2.
2. N. Howlader y cols., ed., «SEER Cancer Statistics Review, 1975–2011», National Cancer Institute, Bethesda, MD, last updated December 17, 2014, http://seer.cancer.gov/csr /1975_2011. Based on November 2013 SEER data.
3. M. C. King, J. H. Marks and J. B. Mandell, «Breast and Ovarian Cancer Risks Due to Inherited Mutations in BRCA1 and BRCA2», *Science* 302, no. 5645 (October 24, 2003): 643–46, doi:10.1126/science.1088759.
4. J. J. Mangano, «A Rise in the Incidence of Childhood Cancer in the United States», *International Journal of Health Services* 29, no. 2 (1999): 393–408, https://www.ncbi.nlm .nih.gov/pubmed/10379458.
5. Melissa Jenco, «AAP Responds to Study Showing Link between Cell Phone Radiation, Tumors in Rats», *AAP News*, May 27, 2016, http://www.aappublications.org/news/2016 /05/27/Cancer052716.
6. Dave Levitan, «Adolescent/Young Adult Cancer Survivors Have Significantly Increased CVD Risk», *Cancer Network*, March 10, 2016, http://www.cancernetwork.com/cancer-complications/adolescent-young-adult-cancer-survivors-have-significantly-increased-cvd-risk.
7. Preetha Anand, Ajaikumar B. Kunnumakara, Chitra Sundaram, Kuzhuvelil B. Harikumar, Sheeja T. Tharakan, Oiki S. Lai, Bokyung Sung and Bharat B. Aggarwal, «Cancer Is a Preventable Disease That Requires Major Lifestyle Changes», *Pharmaceutical Research* 25, no. 9 (September 2008): 2097–116, doi:10.1007/s11095-008-9661-9.
8. Neil McKinney, *Naturopathic Oncology: An Encyclopedic Guide for Patients and Physicians* (Victoria, Canada: Liaison Press, 2016).
9. Douglas Hanahan and Robert A. Weinberg, «Hallmarks of Cancer: The Next Generation», *Cell* 144, no. 5 (March 4, 2011): 646–74, doi:10.1016/j.cell.2011.02.013.
10. Timothy J. Key, Arthur Schatzkin, Walter C. Willett, Naomi E. Allen, Elizabeth A. Spencer and Rith C. Travis, «Diet, Nutrition and the Prevention of Cancer», *Public Health Nutrition* 7, no. 1A (February 2004): 187–200, doi:10.1079/PHN2003588.
11. Mei-Sing Ong and Kenneth D. Mandi, «New Guidelines for Breast Cancer Screening», *Health Affairs* 35, no. 1 (January 2016): 180, doi:10.1377/hlthaff.2015.1513.

12. «Developments in Cancer Treatments, Market Dynamics, Patient Access and Value: Global Oncology Trend Report 2015», QuintilesIMS Institute, http://www.imshealth.com /en/thought-leadership/quintilesims-institute/reports/global-oncology-trend-2015.

13. K. Robin Yabroff, Emily C. Dowling, Gery P. Guy, Matthew P. Banegas, Amy Davidoff, Xuesong Han, Katherine S. Virgo et al., «Financial Hardship Associated with Cancer in the United States: Findings from a Population-Based Sample of Adult Cancer Survivors», *Journal of Clinical Oncology* 34, no. 3 (January 20, 2016): 259–67, doi:10.1200/JCO.2015.62.0468.

14. «FDA News Release: FDA Commissioner Announces Avastin Decision», US Food and Drug Administration, November 18, 2011, last updated 3/12/2014, http://www.fda .gov/NewsEvents/Newsroom/PressAnnouncements/ucm280536.htm.

15. Vishal Ranpura, Sanjaykumar Hapani and Shenhong Wu, «Treatment-Related Mortality with Bevacizumab in Cancer Patient», *JAMA* 305, no. 5 (February 3, 2011): 487–94, doi:10.1001/jama.2011.51.

16. «Nutrition for the Person with Cancer during Treatment», *American Cancer Society*, accessed November 20, 2016. https://www.cancer.org/treatment/survivorship-during-and-after-treatment/staying-active/nutrition/nutrition-during-treatment.html.

Capítulo 1: La solución está en una estrategia metabólica

1. Bharat B.Aggarwal and Shishir Shishodia, «Molecular Targets of Dietary Agents for Prevention and Therapy of Cancer», *Biochemical Pharmacology* 71, no. 10 (May 14, 2006): 1397–421, doi:10.1016/j.bcp.2006.02.009.

2. Keith I. Block, Charlott Gyllenhaal, Leroy Lowe, Amedeo Amedei, A. R. M. Ruhul Amin, Amr Amin, Katia Aquilano et al., «Designing a Broad-Spectrum Integrative Approach for Cancer Prevention and Treatment», *Seminars in Cancer Biology* 35, supplement (December 2015): s276–304, doi:10.1016/j.semcancer.2015.09.007.

3. Song Wu, Scott Powers, Wei Zhu and Yusuf A. Hannun, «Substantial Contribution of Extrinsic Risk Factors to Cancer Development», *Nature* 529, no. 7584 (January 7, 2016): 43–47, doi:10.1038/nature16166.

4. Soroush Niknamian, Vahid Hosseini Djenab, Sora Niknamian and Mina Nazari Kamal, «The Prime Cause, Prevention and Treatment of Cancer», *International Science and Investigation Journal* 5, no. 5 (December 2016): 102–24, http://isi-journal.info/journals/index.php/ISIJ/article/view/246.

Capítulo 3: Genética, epigenética y nutrigenómica

1. D. P. Labb. , G. Zadra, E. M. Ebot, L. A. Mucci, P. W. Kantoff, M. Loda and M. Brown, «Role of Diet in Prostate Cancer: The Epigenetic Link», *Oncogene* 34, no. 36 (September 3, 2015): 4683–91, doi:10.1038/onc.2014.422.

2. Preetha Anand, Ajaikumar B. Kunnumakara, Chitra Sundaram, Kuzhuvelil B. Harikumar, Sheeja T. Tharakan, Oiki S. Lai, Bokyung Sung and Bharat B. Aggarwal,

«Cancer Is a Preventable Disease That Requires Major Lifestyle Changes», *Pharmaceutical Research* 25, no. 9 (September 2008): 2097–116, doi:10.1007/s11095-008-9661-9. Thomas N. Seyfried, Roberto E. Flores, Angela M. Poff and Dominic P. D'Agostino, «Cancer as a Metabolic Disease: Implications for Novel Therapeutics», *Carcinogenesis* 35, no. 3 (December 2013): 515–27, doi:10.1093/carcin/bgt480.

3. Gordana Supic, Maja Jagodic and Zvonko Magic, «Epigenetics: A New Link between Nutrition and Cancer», *Nutrition and Cancer* 65, no. 6 (August 2, 2013): 781–92, doi: 10.1080/01635581.2013.805794.

4. NIH, «What Are Single Nucleotide Polymorphisms (SNPs)?» Genetics Home Reference, https://ghr.nlm.nih.gov/primer/genomicresearch/snp.

5. Mojgan Hosseini, Massoud Houshmand and Ahmad Ebrahimi, «MTHFR Polymorphisms and Breast Cancer Risk», *Archives of Medical Science* 7, no. 1 (February 2011): 134–37, doi:10.5114/aoms.2011.20618.

6. Hannah Landecker, «Food as Exposure: Nutritional Epigenetics and the New Metabolism», *Biosocieties* 6, no. 2 (June 2011): 167–94, doi:10.1057/biosoc.2011.1.

7. Cindy D. Davis and Eric O. Uthus, «DNA Methylation, Cancer Susceptibility, and Nutrient Interactions», *Experimental Biology and Medicine* 229 (November 2004): 988–95, http://journals.sagepub.com/doi/abs/10.1177/153537020422901002.

8. Maddalena Rossi, Alberto Amaretti and Stefano Raimondi, «Folate Production by Probiotic Bacteria», *Nutrients* 3, no.1 (January 2011): 118–34, doi:10.3390/nu3010118.

9. D. P. Bezerra, J. F. Marinho Filho, A. P. Alves, C. Pessoa, M. O. de Moraes, O. D. Pessoa, M. C. Torres, E. R. Silveira, F. A. Viana and L. V. Costa-Lotufo, «Antitumor Activity of the Essential Oil from the Leaves of Croton regelianus and Its Component Ascaridole», *Chemistry and Biodiversity* 6, no. 8 (August 2009): 1224–31, doi:10.1002/cbdv.200800253.

10. Edith Perez and Joanne Mortimer, *Journal of Clinical Oncology* 32, no. 30 (October 20, 2014).

11. Benjamin F. Voight, Sridhar Kudaravalli, Xiaoquan Wen and Jonathan K. Pritchard, «A Map of Recent Positive Selection in the Human Genome», *PLOS Biology* 4, no. 3 (March 7, 2006): 446–58, doi:10.1371/journal.pbio.0040072.

12. Daniel Lieberma, *The Story of the Human Body: Evolution, Health, and Disease* (New York: Pantheon Books, 2013).

13. Jared M. Diamond, *Guns, Germs, and Steel* (New York: Spark Publications, 2003).

14. The Norwegian University of Science and Technology (NTNU), «Feed Your Genes: How Our Genes Respond to the Foods We Eat», *ScienceDaily*, September 20, 2011, http://www.sciencedaily.com/releases/2011/09/110919073845.htm.

15. Angela Harras, *Cancer Rates and Risks*, 4th edn (Washington, DC: National Institute of Health, 1996), NIH Publication no. 96-691.

16. Patrick J. Stover, «Influence of Human Genetic Variation on Nutritional Requirements», *American Journal of Clinical Nutrition* 83, no. 2, supplement (February 2006): 436s–42.

17. M. Lorenzi, D. F. Montisano, S. Toledo, A. Barrieux, «High Glucose Induces DNA Damage in Cultured Human Endothelial Cells», *Journal of Clinical Investigation* 77, no. 1 (January 1986): 322–25, doi:10.1172/JCI112295.

18. Haibo Liu and Anthony P. Heaney, «Refined Fructose and Cancer», *Expert Opinion on Therapeutic Targets* 15, no. 9 (September 2011): 1049–59, doi:10.1517/14728222.2011.588208.

19. Ali M.Ardekani and Sepideh Jabbari, «Nutrigenomics and Cancer», *Avicenna Journal of Medical Biotechnology* 1, no. 1 (April–June 2009): 9–17, http://www.ncbi.nlm.nih.gov/pmc/articles/PMC3558114.

20. Gray Graham, Deborah Kesten and Larry Scherwitz, *Pottenger's Prophecy: How Food Resets Genes for Wellness or Illness* (Amherst, MA: White River Press, 2011).

21. Gijs A. Kleter, Ad A. C. M. Peijnenburg, and Henk J. M. Aarts, «Health Considerations Regarding Horizontal Transfer of Microbial Transgenes Present in Genetically Modified Crops», *Journal of Biomedicine and Biotechnology* 2005, no. 4 (2005): 326–52, doi:10.1155/jbb.2005.326.

22. «New Cancer Cases Rise Globally, but Death Rates Are Declining in Many Countries», Institute for Health Metrics and Evaluation, accessed November 3, 2016, http://www.healthdata.org/news-release/new-cancer-cases-rise-globally-death-rates-are-declining-many-countries.

23. Anthony Samsel and Stephanie Seneff, «Glyphosate, Pathways to Modern Diseases II: Celiac Sprue and Gluten Intolerance», *Interdisciplinary Toxicology* 6, no. 4 (December 2013): 159–84, doi:10.2478/intox-2013-0026.

24. Leah Schinasi and Maria E. Leon, «Non-Hodgkin Lymphoma and Occupational Exposure to Agricultural Pesticide Chemical Groups and Active Ingredients: A Systematic Review and Meta-Analysis», *International Journal of Environmental Research and Public Health* 11, no. 4 (April 23, 2014): 4449–527, doi:10.3390/ijerph110404449.

25. Sándor Spisák, Norbert Solymosi, P.ter Ittz.s, Andr.s Bodor, D.niel Kondor, G.bor Vattay, Barbara K. Bart.k, et al., «Complete Genes May Pass from Food to Human Blood», *PLOS ONE* 8, no. 7 (July 30, 2013): e69805, doi:10.1371/journal.pone.0069805.

26. Chris D.Meletis and Kimberly Wilkes, «Mitochondria: Overlooking These Small Organelles Can Have Huge Clinical Consequences in Treating Virtually Every Disease», *Townsend Letter*, June 2015, http://www.townsendletter.com/June2015/mito0615.html.

27. «GM Crops List», International Service for the Acquisition of Agri-Biotech Applications, accessed November 03, 2016, http://www.isaaa.org/gmapprovaldatabase/cropslist.

28. Kelsey L. Tinkum, Kristina M. Stemler, Lynn S. White, Andrew J. Loza, Sabrina Jeter-Jones, Basia M. Michalski, Catherine Kuzmicki et al., «Fasting Protects Mice from Lethal DNA Damage by Promoting Small Intestinal Epithelial Stem Cell Survival», *Proceedings of the National Academy of Sciences of the United States of America* 112, no. 51 (December 22, 2015): e7148–54, doi:10.1073/pnas.1509249112.

29. Michael T. Murray, *How to Prevent and Treat Cancer with Natural Medicine* (New York: Riverhead Books, 2002).

30. Kumar S. D. Kothapalli, Kaixiong Ye, Maithili S. Gadgil, Susan E. Carlson, Kimberly O. O'Brien, Ji Yao Zhang, Hui Gyu Park et al., «Positive Selection on a Regulatory Insertion-Deletion Polymorphism in FADS2 Influences Apparent Endogenous Synthesis of Arachidonic Acid», *Molecular Biology and Evolution* 33, no. 7 (July 2016): 1726–39, doi:10.1093/molbev/msw049.

31. Rima Obeid, «The Metabolic Burden of Methyl Donor Deficiency with Focus on the Betaine Homocysteine Methyltransferase Pathway», *Nutrients* 5, no.9 (September 9, 2013): 3481–95, doi:10.3390/nu5093481.

32. Stuart A. S. Craig, «Betaine in Human Nutrition», *American Journal of Clinical Nutrition* 80, no. 3 (September 2004): 539–49, http://ajcn.nutrition.org/content/80/3/539.full.

33. H. Pellanda, «Betaine Homocysteine Methyltransferase (BHMT)-Dependent Remethylation Pathway in Human Healthy and Tumoral Liver», *Clinical Chemistry and Laboratory Medicine* 51, no. 3 (March 1, 2013): 617–21, doi:10.1515/cclm-2012-0689.

34. Ana Lúcia Vargas Arigony, Iuri Marques de Oliveira, Miriana Machado, Diana Lilian Bordin, Lothar Bergter, Daniel Prá and João Antonio Pègas Henriques, «The Influence of Micronutrients in Cell Culture: A Reflection on Viability and Genomic Stability», *BioMed Research International* 2013 (May 2013): 1–22, doi:10.1155/2013/597282.

35. Keith Block, C. Gyllenhaal, L. Lowe, A. Amedei, A. R. Amin, A. Amin, K. Aquillano et al., «Designing a Broad-Spectrum Integrative Approach for Cancer Prevention and Treatment». Seminars in Cancer Biology 35, supplement (December 2015): s276–304, doi:10.1016/j.semcancer.2015.09.007.

36. Avinash M. Top. and Phyllis F. Rogers, «Evaluation of Protective Effects of Sulforaphane on DNA Damage Caused by Exposure to Low Levels of Pesticide Mixture Using Comet Assay», *Journal of Environmental Science and Health*, *Part B* 44, no. 7 (September 4, 2009): 657–62, doi:10.1080/03601230903163624.

37. Yolanda Lorenzo, Aamia Azqueta, Luisa Luna, Félix Bonilla, Gemma Domínguez and Andrew R. Collins, «The Carotenoid β-Cryptoxanthin Stimulates the Repair of DNA Oxidation Damage in Addition to Acting as an Antioxidant in Human Cell», *Carcinogenesis* 30, no. 2 (December 4, 2008): 308–14, doi:10.1093/carcin/bgn270.

38. Pesticide Action Network, «Sweet Bell Peppers», What's on My Food?, accessed November 03, 2016, http://whatsonmyfood.org/food.jsp?food=PP.

Capítulo 4: Azúcar, cáncer y dieta cetogénica

1. Lise Alschuler and Karolyn A. Gazella, *The Definitive Guide to Cancer: An Integrative Approach to Prevention, Treatment, and Healing* (New York: Celestial Arts, 2010).

2. Wanxing Duan, Xin Shen, Jianjun Lei, Quinhong Xu, Yongtian Yu, Rong Li, Erxi Wu and Qingyong Ma, «Hyperglycemia, a Neglected Factor during Cancer Progression», *BioMed Research International* 2014, no. 1176 (February 2014): 1–10, doi:10.1155/2014/461917.

3. Joseph E. Pizzorno and Michael T. Murray, *Textbook of Natural Medicine* (St. Louis, MO: Churchill Livingstone Elsevier, 2006).

4. Rachel K. Johnson, Lawrence J. Appel, Michael Brands, Barbara V. Howard, Michael Lefevre, Robert H. Lustig, Frank Sacks et al., «Dietary Sugars Intake and Cardiovascular Health: A Scientific Statement from the American Heart Association», *Circulation* 120, no. 11 (August 24, 2009): 1011–20, doi:10.1161/CIRCULATIONAHA.109.192627.

5. George A. Bray, Samara Joy Nielsen and Barry M. Popkin, «Consumption of High-Fructose Corn Syrup in Beverages May Play a Role in the Epidemic of Obesity», *American Journal of Clinical Nutrition* 79, no. 4 (April 2004): 537–43, http://ajcn.nutrition.org /content/79/4/537.abstract.

6. Zhong Q. Wang, Aamir R. Zuberi, Xian H. Zhang, Jacalyn Macgowan, Jianhua Qin, Xin Ye, Leslie Son, Qinglin Wu, Kun Lian,and William T. Cefalu, «Effects of Dietary Fibers on Weight Gain, Carbohydrate Metabolism, and Gastric Ghrelin Gene Expression in Mice Fed a High-Fat Diet», *Metabolism* 56, no. 12 (December 2007): 1635–42, doi:10.1016/j.metabol.2007.07.004.

7. NIH, «Lactose Intolerance», *Genetics Home Reference*, accessed November 20, 2016, https://ghr.nlm.nih.gov/condition/lactose-intolerance.

8. Susanna Larsson, Leif Bergkvist and Alicja Wolk, «Milk and Lactose Intakes and Ovarian Cancer Risk in the Swedish Mammography Cohort», *American Journal for Clicnical Nutrition* 80, no. 5 (November 2004): 1353–57, http://ajcn.nutrition.org/content/80/5/1353.full.

9. Andrew Curry, «Archaeology: The Milk Revolution», *Nature* 500, no. 7460 (July 31, 2013): 20–22, doi:10.1038/500020a.

10. Kei Nakajima, Tohru Nemoto, Toshitaka Muneyuki, Masafumi Kakei, Hiroshi Fuchigami and Hiromi Munakata, «Low Serum Amylase in Association with Metabolic Syndrome and Diabetes: A Community-Based Study», *Cardiovascular Diabetology* 10 (April 17, 2011): 34, doi:10.1186/1475-2840-10-34.

11. Pinna Rolfes and Whitney Rolfes, *Understanding Normal and Clinical Nutrition* (Brooks Cole; 2011).

12. NIH, «Overweight and Obesity Statistics», US Department of Health and Human Services, accessed January 12, 2017, https://www.niddk.nih.gov/health-information/health-statistics/Documents/stat904z.pdf.

13. Edward Giovannucci, David M. Harlan, Michael C. Archer, Richard M. Bergenstal, Susan M. Gapstur, Laurel A. Habel, Michael Pollak, Judith G. Regensteiner and Douglas Yee, «Diabetes and Cancer: A Consensus Report», *Diabetes Care* 33, no.7 (July 2010):1674–85, doi:10.2337/dc10-0666.

14. Rainer J. Klement and Ulrike Kämmerer, «Is There a Role for Carbohydrate Restriction in the Treatment and Prevention of Cancer?» *Nutrition and Metabolism* 8 (2011): 75, doi:10.1186/1743-7075-8-75.

15. Yasuhito Onodera, Jin-Min Nam and Mina J. Bissell, «Increased Sugar Uptake Promotes Oncogenesis via EPAC/RAP1 and O-GlcNAc Pathways», *Journal of Clinical Investigation* 124, no. 1 (January 2, 2014): 367–84, doi:10.1172/jci63146.

16. Yong Wu, Joy Lin, Landon G. Piluso, and Xuan Liu, «High Glucose Inhibits p53 Function via Thr55 Phosphorylation», *FASEB Journal* 24, no. 1, supplement 503.5 (April 2010), http://www.fasebj.org/content/24/1_Supplement/503.5.abstract.

17. S. A. Bustin and P. J. Jenkins, «The Growth Hormone-Insulin-Like Growth Factor-I Axis and Colorectal Cancer», *Trends in Molecular Medicine* 7, no. 10 (October 2001): 447–54, doi:10.1016/S1471-4914(01)02104-9.

18. Surendra K. Shukla, Teklab Gebregiworgis, Vinee Purohit, Nina V. Chaika, Venugopal Gunda, Prakash Radhakrishnan, Kamiya Mehla et al., «Metabolic Reprogramming Induced by Ketone Bodies Diminishes Pancreatic Cancer Cachexia», *Cancer and Metabolism* 2 (September 1, 2014): 18, doi:10.1186/2049-3002-2-18.

19. Neil McKinney, *Naturopathic Oncology: An Encyclopedic Guide for Patients and Physicians* (Richmond, BC: Creative Guy Publishing, 2010).

20. Ibid.

21. Wei-Xing Zong, Joshua D. Rabinowitz and Eileen White, «Mitochondria and Cancer», *Molecular Cell* 61, no. 5 (March 3, 2016): 667–76, doi:10.1016/j.molcel.2016.02.011.

22. Charles W. Schmidt, «Unraveling Environmental Effects on Mitochondria», *Environmental Health Perspectives* 118, no. 7 (July 2010): A292–97, http://www.ncbi.nlm.nih.gov/pmc/articles/PMC2920932.

23. Susana Romero-García, María Maximina B. Moreno-Altamirano, Heriberto Prado-García and Francisco Javier Sánchez-García, «Lactate Contribution to the Tumor Microenvironment: Mechanisms, Effects on Immune Cells and Therapeutic Relevance», *Frontiers in Immunology* 7 (February 16, 2016): 52, doi:10.3389/fimmu.2016.00052.

24. Thomas N. Seyfried, Roberto E. Flores, Angela M. Poff and Dominic P. D'Agostino, «Cancer as a Metabolic Disease: Implications for Novel Therapeutics», *Carcinogenesis* 35, no. 3 (December 2013): 515–27, doi:10.1093/carcin/bgt480.

25. Bryan G. Allen, Sudershan K. Bhatia, Carryn M. Anderson, Julie M. Eichenberger-Gilmore, Zita A. Sibenaller, Kranti A. Mapuskar, Joshua D. Schoenfeld, John M. Buatti, Douglas R. Spitz, and Melissa A. Fath, «Ketogenic Diets as an Adjuvant Cancer Therapy: History and Potential Mechanism», *Redox Biology* 2 (August 7, 2014): 963–70, doi:10.1016/j.redox.2014.08.002.

26. Stephen D. Hursting, Sarah M. Dunlap, Nikki A. Ford, Marcie J. Hursting and Laura M. Lashinger, «Calorie Restriction and Cancer Prevention: A Mechanistic Perspective», *Cancer and Metabolism* 1 (March 7, 2013): 10, doi:10.1186/2049-3002-1-10.

Capítulo 5: Carcinógenos, cáncer y desintoxicación

1. Anne Platt McGinn, «POPs Culture», *World Watch Magazine* 13, no. 2 (March/April 2000), http://www.worldwatch.org/node/485.

2. Xiaomei Ma, Patricia A. Buffler, Robert B. Gunier, Gary Dahl, Martyn T. Smith, Kyndaron Reinier and Peggy Reynolds, «Critical Windows of Exposure to Household Pesticides and Risk of Childhood Leukemia», *Environmental Health Perspectives* 110, no. 9 (September 2002): 955–60, https://www.ncbi.nlm.nih.gov/pmc/articles/PMC1240997.

3. Michael T. Murray and Joseph E. Pizzorno, *Encyclopedia of Natural Medicine* (Rocklin, CA: Prima Publishing, 1998).

4. Ellen K. Silbergeld, Daniele Mandrioli and Carl F. Cranor, «Regulating Chemicals: Law, Science, and the Unbearable Burdens of Regulatio», *Annual Review of Public Health* 36 (March 2015): 175–195, doi:10.1146/annurev-publhealth-031914-122654.

5. M. T. Smith, K. Z. Guyton, C. F. Gibbons, J. M. Fritz, C. J. Portier, I. Rusyn, D. M. DeMarini et al., «Key Characteristics of Carcinogens as a Basis for Organizing Data on Mechanisms of Carcinogens», *Environmental Health Perspectives* 124, no. 6 (June 2016): 713–21, doi:10.1289/ehp.1509912.

6. Sharon Ruth Skolnick, «Exposing Airports' Poison Circles», *Earth Island Journal* 15, no. 4 (Winter 2000–2001), http://www.areco.org/ExpAir.pdf.

7. Maria E. Morales, Revecca S. Derbes, Catherine M. Ade, Jonathan C. Ortego, Jeremy Stark, Prescott L. Deininger and Astrid M. Roy-Engel, «Heavy Metal Exposure Influences Double Strand Break DNA Repair Outcomes», *PLOS ONE* 11, no. 3 (March 11, 2016): e0151367, doi:10.1371/journal.pone.0151367.

8. «Casings», FAO Corporate Document Repository, accessed November 21, 2016, http://www.fao.org/docrep/010/ai407e/AI407E20.htm.

9. Gary D. Friedman, Natalia Udaltsova, James Chan, Charles P. Quesenberry and Laurel A. Habel, «Screening Pharmaceuticals for Possible Carcinogenic Effects: Initial Positive Results for Drugs Not Previously Screened», *Cancer Causes and Control* 20, no. 10 (December 2009): 1821–35, doi:10.1007/s10552-009-9375-2.

10. John Neustadt and Steve R. Pieczenik, «Medication-Induced Mitochondrial Damage and Disease», *Molecular Nutrition and Food Research 52*, no. 7 (July 2008): 780–88, doi:10.1002 /mnfr.200700075.

11. Henry Delincée and Beatrice-Louise Pool-Zobel, «Genotoxic Properties of 2 Dodecylcyclobutanone, a Compound Formed on Irradiation of Food Containing Fat», *Radiation Physics and Chemistry* 52, no. 1 (June 1998): 39–42, doi:10.1016/S0969-806X(98)00070-X.

12. Mathieu Boniol, Philippe Autier, Peter Boyle and Sara Gandini, «Cutaneous Melanoma Attributable to Sunbed Use: Systematic Review and Meta-Analysis», *BMJ* 345 (July 24, 2012): e4757, doi:10.1136/bmj.e4757.

13. William E. Sumner, Leonidas G. Koniaris, Sarah E. Snell, Seth Spector, Jodeen Powell, Eli Avisar, Frederick Moffat, Alan S. Livingstone and Dido Franceschi, «Results of 23,810 Cases of Ductal Carcinoma-in-Situ», *Annals of Surgical Oncology* 14, no. 5 (May 2007): 1638–43, doi:10.1245/s10434-006-9316-1.

14. Joseph E. Pizzorno and Michael T. Murray, *Textbook of Natural Medicine* (St. Louis, MO: Churchill Livingstone Elsevier, 2006).

15. John C. Cline, «Nutritional Aspects of Detoxification in Clinical Practice», *Alternative Therapies in Health and Medicine*, May/June 2015, https://issuu.com/presspad/docs/i14004.

16. Katrina Blair, *The Wild Wisdom of Weeds: 13 Essential Plants for Human Survival* (White River Junction, VT: Chelsea Green Publishing, 2014).

17. Vasil Georgiev Georgiev, Jost Weber, Eva-Maria Kneschke, Petko Nedyalkov Denev, Thomas Bley and Atanas Ivanov Pavlov, «Antioxidant Activity and Phenolic Content of Betalain Extracts from Intact Plants and Hairy Root Cultures of the Red Beetroot *Beta vulgaris* cv. Detroit Dark Red», *Plant Foods for Human Nutrition* 65, no. 2 (June 2010): 105–11, doi:10.1007/s11130-010-0156-6.

18. M. N. Gould, «Cancer Chemoprevention and Therapy by Monoterpenes», *Environmental Health Perspectives* 105, supplement 4 (June 1997): 977–79, http://www.ncbi.nlm.nih.gov/pmc/articles/PMC1470060.

19. Emey Suhana Mohd Azamai, Suhaniza Sulaiman, Shafina Hanim Mohd Habib, Mee Lee Looi, Srijit Das, Nor Aini Abdul Hamid, Wan Zurinah Wan Ngah and Yasmin Anum Mohd Yusof, «*Chlorella vulgaris* Triggers Apoptosis in Hepatocarcinogenesis-Induced Rats», *Journal of Zhejiang University Science B*, 10, no. 1 (January 2009): 14–21, doi:10.1631/jzus.B0820168.

20. Patricia A. Egner, Jin-Bing Wang, Yuan-Rong Zhu, Bau-Chu Zhang, Yan Wu, Qi-Nan Zhang, Geng-Sun Qian et al., «Chlorophyllin Intervention Reduces Aflatoxin-DNA Adducts in Individuals at High Risk for Liver Cancer», *Proceedings of the National Academy of Science of the United States of America* 98, no. 25 (December 4, 2001): 14601–6, doi:10.1073/pnas.251536898.

21. Stefania Miccadei, Donato Di Venere, Angela Cardinali, Ferdinando Romano, Alessandra Durazzo, Maria Stella Foddai, Rocco Fraioli, Sohrab Mobarhan and Giuseppe Maiani, «Antioxidative and Apoptotic Properties of Polyphenolic Extracts from Edible Part of Artichoke (*Cynara scolymus L.*) on Cultured Rat Hepatocytes and on Human Hepatoma Cells», *Nutrition and Cancer* 60, no. 2 (March 2008): 276–83, doi:10.1080/01635580801891583.

22. Lizzia Raffaghello, Changhan Lee, Fernando M. Safdie, Min Wei, Federica Madia, Giovanna Bianchi and Valter D. Longo, «Starvation-Dependent Differential Stress Resistance Protects Normal but Not Cancer Cells against High-Dose Chemotherapy», *Proceedings of the National Academy of Sciences of the United States of America* 105, no. 24 (June 17, 2008): 8215–20, doi:10.1073/pnas.0708100105.

23. Stephen D. Hursting, Jackie A. Lavigne, David Berrigan, Susan N. Perkins and J. Carl Barrett, «Calorie Restriction, Aging, and Cancer Prevention: Mechanisms of Action and Applicability to Humans», *Annual Review of Medicine* 54 (February 2003): 131–52, doi:10.1146/annurev.med.54.101601.152156.

Capítulo 6: El poderoso microbioma

1. Scott J. Bultman, «Emerging Roles of the Microbiome in Cancer», *Carcinogenesis* 35, no. 2 (February 2014): 249-55, doi:10.1093/carcin/bgt392.

2. Fredrik Bäckhed, Ruth E. Ley, Justin L. Sonnenburg, Daniel A. Peterson, and Jeffery I. Gordon, «Host-Bacterial Mutualism in the Human Intestine», *Science* 307, no. 5717 (March 25, 2005): 1915–20, doi:10.1126/science.1104816.

3. Ian F. N. Hung and Benjamin C. Y. Wong, «Assessing the Risks and Benefits of Treating *Helicobacter pylori* Infection», *Therapeutic Advances in Gastroenterology* 2, no. 3 (May 2009): 141–47, doi:10.1177/1756283x08100279.

4. Tina J. Hieken, Jun Chen, Tanya L. Hoskin, Marina Walther-Antonio, Stephen Johnson, Sheri Ramaker, Jian Xiao et al., «The Microbiome of Aseptically Collected Human Breast Tissue in Benign and Malignant Disease», *Scientific Reports* 6 (August 3, 2016): 30751, doi:10.1038/srep30751.

5. Josef Neu and Jona Rushing, «Cesarean Versus Vaginal Delivery: Long-Term Infant Outcomes and the Hygiene Hypothesis», *Clinics in Perinatology* 38, no. 2 (June 2011): 321–31, doi:10.1016/j.clp.2011.03.008.

6. Bidisha Paul, Stephen Barnes, Wendy Demark-Wahnefried, Casey Morrow, Carolina Salvador, Christine Skibola and Trygve O. Tollefsbol, «Influences of Diet and the Gut Microbiome on Epigenetic Modulation in Cancer and Other Diseases», *Clinical Epigenetics* 7, no. 1 (October 16, 2015): 112, doi:10.1186/s13148-015-0144-7.

7. Laura B. Bindels and Jean-Paul Thissen, «Nutrition in Cancer Patients with Cachexia: A Role for the Gut Microbiota?» *Clinical Nutrition Experimental* 6 (April 2016): 74–82, doi:10.1016/j.yclnex.2015.11.001

8. «Microbes in the Human Body», The Marshall Protocol Knowledge Base, accessed August 21, 2016, http://mpkb.org/home/pathogenesis/microbiota.

9. Maureen P. Corry, «The Cost of Having a Baby in the United States», *Childbirth Connections*, May 9, 2013, http://www.medscape.com/viewarticle/803426_2.

10. Meredith Betz, «C-Section Trends out of Control in South Florida», *Nonprofit Quarterly*, October 12, 2015, https://nonprofitquarterly.org/2015/10/12/c-section-trends-out-of-control-in-south-florida.

11. Neu and Rushing, «Cesarean Versus Vaginal Delivery: Long-Term Infant Outcomes and the Hygiene Hypothesis».

12. Alison Stuebe, «The Risks of Not Breastfeeding for Mothers and Infants», *Reviews in Obstetrics and Gynecology* 2, no. 4 (Fall 2009): 222–31, http://www.ncbi.nlm. nih.gov/pmc/articles/PMC2812877.

13. Antonio M. Persico and Valerio Napolioni, «Urinary P-Cresol in Autism Spectrum Disorder», *Neurotoxicology and Teratology* 36 (March 2013): 82–90, doi:10.1016/j.ntt.2012.09.002.

14. Gordon E. Schutze, Rodney E. Willoughby, Michael T. Brady, Carrie L. Byington, H. Dele Davies, Kathryn M. Edwards, Mary P. Glode et al., «Clostridium Difficile Infection in Infants and Children», *Pediatrics* 131, no. 1 (January 1, 2013): 196–200, doi:10.1542/peds.2012-2992.

15. Anthony Samsel and Stephanie Seneff, «Glyphosate, Pathways to Modern Diseases II: Celiac Sprue and Gluten Intolerance», *Interdisciplinary Toxicology* 6, no. 4 (December 2013): 159–84, doi:10.2478/intox-2013-0026.

16. Benoit Chassaing, Omry Koren, Julia K. Goodrich, Angela C. Poole, Shanthi Srinivasan, Ruth E. Ley and Andrew T. Gewirtz, «Dietary Emulsifiers Impact the Mouse Gut Microbiota Promoting Colitis and Metabolic Syndrome», *Nature* 519, no. 7541 (March 5, 2015): 92–96, doi:10.1038/nature14232.

17. Sameer Kalghatgi, Catherine S. Spina, James C. Costello, Marc Liesa, J. Ruben Morones-Ramirez, Shimyn Slomovic, Anthony Molina, Orian S. Shirihai and James J. Collins, «Bactericidal Antibiotics Induce Mitochondrial Dysfunction and Oxidative Damagein Mammalian Cells», *Science Translational Medicine* 5, no. 192 (July 3, 2013): 192ra85, doi:10.1126/scitranslmed.3006055.

18. Jo Robinson, *Eating on the Wild Side: The Missing Link to Optimum Health* (New York:Little, Brown and Company, 2013).

19. Surajit Karmakar, Subhasree Roy Choudhury, Naren L. Banik and Swapan K. Ray, «Molecular Mechanisms of Anti-Cancer Action of Garlic Compounds in Neuroblastoma», *Anti-Cancer Agents in Medicinal Chemistry* 11, no. 4 (May 2011): 398–407, doi:10.2174/187152011795677553.

20. Bharat B. Aggarwal and Debora Yost, *Healing Spices: How to Use 50 Everyday and Exotic Spices to Boost Health and Beat Disease* (New York: Sterling Publishing, 2011).

21. Georgetown University Medical Center, «Oregano Oil May Protect Against Drug-Resistant Bacteria, Georgetown Researcher Finds», *ScienceDaily*, October 11, 2001, https://www.sciencedaily.com/releases/2001/10/011011065609.htm.

22. Sue C. Chao, D. Gary Young and Craig J. Oberg, «Effect of a Diffused Essential Oil Blend on Bacterial Bioaerosols», *Journal of Essential Oil Research* 10 , no. 5 (September 1998): 517–23, doi:10.1080/10412905.1998.9700958.

23. Zhanguo Gao, Jun Yin, Jin Zhang, Robert E. Ward, Roy J. Martin, Michael Lefevre, William T. Cefalu and Jianping Ye, «Butyrate Improves Insulin Sensitivity and

Increases Energy Expenditure in Mice», *Diabetes* 58, no. 7 (July 2009): 1509–17, doi:10.2337/db08-1637.

24. Sunisa Siripongvutikorn, Ruttiya Asksonthong and Worapong Usawakesmanee, «Evaluation of Harmful Heavy Metal (Hg, Pb and Cd) Reduction Using *Halomonas elongata* and *Tetragenococcus halophilus* for Protein Hydrolysate Product», *Functional Foods in Health and Disease* 6, no. 4 (April 27, 2016): 195–205, http://ffhdj.com/index.php/ffhd/article/view/240.

25. J. Beuth, H. L. Ko, K. Oette, G. Pulverer, K. Roszkowski and G. Uhlenbruck, «Inhibition of Liver Metastasis in Mice by Blocking Hepatocyte Lectins with Arabinogalactan Infusions and D-Galactose», *Journal of Cancer Research and Clinical Oncology* 113, no. 1 (February 1987): 51–55, doi:10.1007/BF00389966.

26. Hyunnho Cho, Hana Jung, Heejae Lee, Hae Chang Yi, Ho-kyung Kwak and Keum Taek Hwang, «Chemopreventive Activity of Ellagitannins and Their Derivatives from Black Raspberry Seeds on HT-29 Colon Cancer Cells», *Food and Function* 6, no. 5 (May 2015): 1675–83, doi:10.1039/c5fo00274e.

Capítulo 7: Función inmunitaria

1. Adit A. Ginde, Mark C. Liu and Carlos A. Camargo, «Demographic Differences and Trends of Vitamin D Insufficiency in the US Population, 1988–2004», *Archives of Internal Medicine* 169, no. 6 (March 23, 2009): 626–32, doi:10.1001/archinternmed.2008.604.

2. Marina Rode von Essen, Martin Kongsbak, Peter Scherling, Klaus Olgaard, Niels Dum and Carsten Geisler, «Vitamin D Controls T Cell Antigen Receptor Signaling and Activation of Human T Cells» *Nature Immunology* 11 (2010): 334–49, doi:10.1038/ni.1851.

3. A. Katharina Simon, Georg A. Hollander and Andrew McMichael, «Evolution of the Immune System in Humans from Infancy to Old Age», *Proceedings of the Royal Society B: Biological Sciences* 282, no. 1821 (December 22, 2015): 20143085, doi:10.1098/rspb.2014.3085.

4. Keith Block. *Life over Cancer: The Block Center Program for Integrative Cancer Treatment* (New York: Bantam Dell, 2009).

5. Dicken Weatherby and Scott Ferguson, *Blood Chemistry and CBC Analysis: Clinical Laboratory Testing from a Functional Perspective* (Jacksonville, OR: Bear Mountain Publishing, 2002).

6. Alessio Fasano, «Zonulin, Regulation of Tight Junctions, and Autoimmune Diseases», *Annals of the New York Academy of Sciences* 1258, no.1 (July 2012): 25–33, doi:10.1111/j.1749-6632.2012.06538.x.

7. Marco Skardelly, Franz Paul Armbruster, Jürgen Meixensberger, Heidegard Hilbig, «Expression of Zonulin, C-Kit, Glial Fibrillary Acidic Protein in Human Gliomas», *Translational Oncology* 2, no. 3 (September 2009): 117–20, doi:10.1593/tlo.09115.

8. A. Fasano, «Zonulin and Its Regulation of Intestinal Barrier Function: The Biological Door to Inflammation, Autoimmunity, and Cancer», *Physiological Reviews* 91, no. 1 (January 2011): 151–75, doi:10.1152/physrev.00003.2008.

9. Aristo Vojdani, «Lectins, Agglutinins, and Their Roles in Autoimmune Reactivities», *Alternative Therapies in Health and Medicine* 21, supplement 1 (2015): 46–51, https://www.ncbi.nlm.nih.gov/pubmed/25599185.

10. Margit Brottveit, Ann-Christin R. Beitnes, Stig Tollefsen, Jorunn E. Bratlie, Frode L. Jahnsen, Finn-Eirik Johansen, Ludvig M. Sollid and Knut E. A. Lundin, «Mucosal Cytokine Response After Short-Term Gluten Challenge in Celiac Disease and Non-Celiac Gluten Sensitivity», *American Journal of Gastroenterology* 108, no. 5 (May 2013): 842–50, doi:10.1038/ajg.2013.91.

11. R. K. Chandra, «Nutrition and the Immune System: An Introduction», *American Journal of Clinical Nutrition* 66, no. 2 (August 1997): 460s–63, https://www.ncbi.nlm.nih.gov/pubmed/9250133.

12. Joseph E. Pizzorno and Michael T. Murray, *Textbook of Natural Medicine* (St. Louis, MO: Churchill Livingstone Elsevier, 2006).

13. Andrew L. Kau, Philip P. Ahern, Nicholas W. Griffin, Andrew L. Goodman and Jeffrey I. Gordon, «Human Nutrition, the Gut Microbiome, and Immune System», *Nature* 474, no. 7351 (June 15, 2011): 327–36, doi:10.1038/nature10213.

14. John M. Daly, John Reynolds, Robert K. Sigal, Jian Shou and Michael D. Liberman, «Effect of Dietary Protein and Amino Acids on Immune Function», *Critical Care Medicine* 18, supplement 2 (February 1990): s86–93, https://www.ncbi.nlm.nih.gov/pubmed/2105184.

15. Peng Li, Yu-Long Yin, Defa Li, Sung Woo Kim and Guoyao Wu, «Amino Acids and Immune Function», *British Journal of Nutrition* 98, no. 2 (August 2007): 237–52, doi:10.1017/S000711450769936X.

16. R. K. Chandra, «Protein-Energy Malnutrition and Immunological Responses», *Journal of Nutrition* 122, supplement 3 (March 1992): 597–600, https://www.ncbi.nlm.nih.gov/pubmed/1542017.

17. Pizzorno and Murray, Textbook of *Natural Medicine*.

18. K. Pino-Lagos, M. J. Benson and R. J. Noelle, «Retinoic Acid in the Immune System», *Annals of the New York Academy of Sciences* 1143 (November 2008): 170–87, doi:10.1196/annals.1443.017.

19. Katherine Zerdin, Michael L. Rooney and Joost Vermu., «The Vitamin C Content of Orange Juice Packed in an Oxygen Scavenger Material», *Food Chemistry* 82, no. 3 (August 2003): 387–95, doi:10.1016/s0308-8146(02)00559-9.

20. Hafeez Ullah Janjua, Munir Akhtar and Fayyaz Hussain, «Effects of Sugar, Salt and Distilled Water on White Blood Cells and Platelet Cells», *Journal of Tumor* 4, no. 1 (February 2, 2016): 354–58, http://www.ghrnet.org/index.php/JT/article/view/1340.

21. Michael T. Murray, *Encyclopedia of Nutritional Supplements: The Essential Guide for Improving Your Health Naturally* (Rocklin, CA: Prima Health, 1996).

22. E. S. Wintergerst, S. Maggini and D. H. Hornig, «Contribution of Selected Vitamins and Trace Elements to Immune Function», *Annals of Nutrition and Metabolism* 51, no. 4 (September 2007): 301–23, doi:10.1159/000107673.

23. Cynthia Aranow, «Vitamin D and the Immune System», *Journal of Investigative Medicine* 59, no. 6 (August 2011): 881–86, doi:10.231/JIM.0b013e31821b8755.

24. Johan Moan, Zoya Lagunova, Yvind Bruland, and Asta Juzeniene, «Seasonal Variationsof Cancer Incidence and Prognosis», *Dermato-Endocrinology* 2, no. 2 (April 2010): 55–57,doi:10.4161/derm.2.2.12664.

25. Lisa A. Houghton and Reinhold Vieth, «The Case against Ergocalciferol (Vitamin D2) as a Vitamin Supplement», *American Journal of Clinical Nutrition* 84, no. 4 (October 2006): 694–97, http://ajcn.nutrition.org/content/84/4/694.long.

26. Ruth Sánchez-Martínez, Alberto Zambrano, Ana I. Castillo and Ana Aranda «Vitamin D–Dependent Recruitment of Corepressors to Vitamin D / Retinoid X Receptor Heterodimers», *Molecular and Cellular Biology* 28, no. 11 (March 24, 2008): 3817–29, doi:10.1128/MCB.01909-07.

27. Cedric F. Garland, Frank C. Garland, Edward D. Gorham, Marin Lipkin, Harold Newmark, Sharif B. Mohr and Michael F. Holick, «The Role of Vitamin D in Cancer Prevention», *American Journal of Public Health* 96, no. 2 (February 2006): 252–61, doi:10.2105/AJPH.2004.045260.

28. Elzbieta Kowalska, Steven A. Narod, Tomasz Huzarski, Stanislaw Zajaczek, Jowita Huzarska, Bohdan Gorski and Jan Lubinski, «Increased Rates of Chromosome Breakage in BRCA1 Carriers Are Normalized by Oral Selenium Supplementation», *Cancer Epidemiology, Biomarkers and Prevention* 14, no. 5 (May 13, 2005): 1302–6, doi:10.1158/1055-9965.EPI-03-0448.

29. A. H. Shankar and A. S. Prasad, «Zinc and Immune Function: The Biological Basis of Altered Resistance to Infection», *American Journal of Clinical Nutrition* 68, supplement 2 (August 1998): 447s–63, https://www.ncbi.nlm.nih.gov/pubmed/9701160.

30. Janet R. K. Hunt, «Bioavailability of Iron, Zinc, and Other Trace Minerals from Vegetarian Diets», *American Journal of Clinical Nutrition* 78, no. 3 (September 2003): 633s–639, http://ajcn.nutrition.org/content/78/3/633S.full.

31. Mitchell R. McGill, Matthew R. Sharpe, C. David Willieams, Mohammad Taha, Steven C. Curry and Hartmut Jaeschke, «The Mechanism Underlying Acetaminophen-Induced Hepatotoxicity in Humans and Mice Involves Mitochondrial Damage and Nuclear DNA Fragmentation», *Journal of Clinical Investigation* 122, no. 4 (April 2, 2012): 1574–83, doi:10.1172/JCI59755.

32. Seema Patel and Arun Goyal, «Recent Developments in Mushrooms as Anti-Cancer Therapeutics: A Review», *3 Biotech* 2, no. 1 (March 2012): 1–15, doi:10.1007/s13205-011-0036-2.

33. Carolyn J. Torkelson, Erine Sweet, Mark R. Martzen, Masa Sasagawa, Cynthia A. Wenner, Juliette Gay, Amy Putiri and Leanna J. Standish, «Phase 1 Clinical Trial of *Trametes versicolor* in Women with Breast Cancer», *ISRN Oncology* 2012 (May 30, 2012): 251632, doi:10.5402/2012/251632.

34. Alena G. Guggenheim, Kirsten M. Wright and Heather L. Zwickey, «Immune Modulation from Five Major Mushrooms: Application to Integrative Oncology», *Integrative Medicine* 13, no. 1 (February 2014): 32–44, https://www.ncbi.nlm.nih.gov/pmc/articles/PMC4684115.

35. Xiaoshuang Dai, Joy M. Stanilka, Cheryl A. Rowe, Elizabethe A. Esteves, Carmelo Nieves, Samuel J. Spaiser, Mary C. Christman, Bobbi Langkamp-Henken and Susan S. Percival, «Consuming *Lentinula edodes* (Shiitake) Mushrooms Daily Improves Human Immunity: A Randomized Dietary Intervention in Healthy Young Adults», *Journal of the American College of Nutrition* 34, no. 6 (2015): 478–87, doi:10.1080/07315724.2014.950391.

36. Sissi Wachtel-Galor, John Yuen, John A. Buswell and Iris F. F. Benzie, «*Ganoderma lucidum* (Lingzhi or Reishi): A Medicinal Mushroom», chap. 9 in Iris F. F. Benzie and Sissi Wachtel-Galor, eds., *Herbal Medicine: Biomolecular and Clinical Aspects*, 2nd edition (Boca Raton, FL: CRC Press, 2011). Available from https://www.ncbi.nlm.nih.gov/books/NBK92757.

37. Patel and Goyal, «Recent Developments in Mushrooms as Anti-Cancer Therapeutics: A Review».

38. Bao-qin Lin and Shao-ping Li, «Cordyceps as an Herbal Drug», chap. 5 in Benzie and Wachtel-Galor, eds., *Herbal Medicine: Biomolecular and Clinical Aspects*. Available at https://www.ncbi.nlm.nih.gov/books/NBK92758.

39. Qing Li, «Effect of Forest Bathing Trips on Human Immune Function», *Environmental Health and Preventive Medicine* 15, no. 1 (January 2010): 9–17, doi:10.1007/s12199-008-0068-3.

40. A. Mooventhan and L. Nivethitha, «Scientific Evidence-Based Effects of Hydrotherapy on Various Systems of the Body», *North American Journal of Medical Sciences* 6, no. 5 (May 2014): 199–209, doi:10.4103/1947-2714.132935.

Capítulo 8: Asociación inflamación-oxidación

1. Subrata Kumar Biswas, «Does the Interdependence between Oxidative Stress and Inflammation Explain the Antioxidant Paradox?» *Oxidative Medicine and Cellular Longevity* 2016, no. 12 (January 2016): 1–9, doi:10.1155/2016/5698931.

2. Udo Erasmus, *Fats That Heal Fats That Kill: The Complete Guide to Fats, Oils, Cholesterol and Human Health* (Burnaby, BC: Alive Books, 1996).

3. Daniel Weber, *Inflammation and the Seven Stochastic Events of Cancer* (Alexandria, NSW: Panaxea Publishing, 2010).

4. Mary M. Murphy, Leila M. Barraj, Dena Herman, Xiaoyu Bi, Rachel Cheatham and R. Keith Randolph, «Phytonutrient Intake by Adults in the United States in Relation to Fruit and Vegetable Consumption», *Journal of the Academy of Nutrition and Dietetics* 112, no. 2 (February 2012): 222–29, doi:10.1016/j.jada.2011.08.044.

5. «Omega-6 Polyunsaturated Fatty Acids and DNA Adducts», *Food and Chemical Toxicology* 35, no. 10–11 (October/November 1997): 1131, doi:10.1016/s0278-6915(97)90098-3.

6. Jian-Hua Yi, Dong Wang, Zhi-Yong Li, Jun Hu, Xiao-Feng Niu and Xiao-Lin Liu, «C-Reactive Protein as a Prognostic Factor for Human Osteosarcoma: A Meta-Analysis and Literature Review«, *PLOS ONE* 9, no.5 (May 6, 2014): doi:10.1371/journal.pone.0094632.

7. Jill K. Onesti and Denis C. Guttridge, «Inflammation Based Regulation of Cancer Cachexia», *BioMed Research International* 2014 (May 4, 2014): 1–7, doi:10.1155/2014/168407.

8. Norleena P. Gullett, Vera C. Mazurak, Gautam Hebbar and Thomas R. Ziegler, «Nutritional Interventions for Cancer-Induced Cachexia», *Current Problems in Cancer* 35, no. 2 (March/April 2011): 58–90, doi:10.1016/j.currproblcancer.2011.01.001

9. Surendra K. Shukla, Teklab Gebregiworgis, Vinee Purohit, Nina V. Chaika, Venugopal Gunda, Prakash Radhakrishnan, Kamiya Mehla et al., «Metabolic Reprogramming Induced by Ketone Bodies Diminishes Pancreatic Cancer Cachexia», *Cancer and Metabolism* 2, no. 1 (September 1, 2014): 18, doi:10.1186/2049-3002-2-18.

10. David F. Horrobin, «Loss of Delta-6-Sesaturase Activity as a Key Factor in Aging», *Medical Hypotheses* 7, no. 9 (1981): 1211–20, doi:10.1016/0306-9877(81)90064-

5; Federica Tosi, Filippo Sartori, Patrizia Guarini, Oliviero Olivieri and Nicola Martinelli, «Delta-5 and Delta-6 Desaturases: Crucial Enzymes in Polyunsaturated Fatty Acid-Related Pathways with Pleiotropic Influences in Health and Disease», *Advances in Experimental Medicine and Biology* 824 (2014): 61–81, doi:10.1007/978-3-319-07320-0_7.

11. R. A. Kunin, «Snake Oil», *Western Journal of Medicine* 151, no. 2 (August 1989): 208, https://www.ncbi.nlm.nih.gov/pmc/articles/PMC1026931.

12. Paulette Mehta, «TNF-α Inhibitors: Are They Carcinogenic?» *Drug, Healthcare and Patient Safety* 2 (2010): 241–47, doi:10.2147/dhps.s7829.

13. Tzung-Jiun Tsai and Ping-I Hsu, «Low-Dose Aspirin-Induced Upper Gastrointestinal Injury-Epidemiology, Management and Prevention», *Journal of Blood Disorders and Transfusion* 6 (December 26, 2015): 327, doi:10.4172/2155-9864.1000327.

14. Daniel Arango, Kengo Morohashi, Alper Yilmaz, Kouji Kuramochi, Arti Parihar, Bledj Brahimaj, Erich Grotewold and Andrea I. Doseff, «Molecular Basis for the Action of a Dietary Flavonoid Revealed by the Comprehensive Identification of Apigenin Human Targets», *Proceedings of the National Academy of Sciences* 110, no. 24 (May 2013): e2153–62, doi:10.1073/pnas.1303726110.

15. Saebyeol Jang, Keith W. Kelley and Rodney W. Johnson, «Luteolin Reduces IL-6 Production in Microglia by Inhibiting JNK Phosphorylation and Activation of AP-1», *Proceedings of the National Academy of Sciences* 105, no. 21 (March 5, 2008): 7534–39, doi:10.1073/pnas.0802865105.

16. Michelle L. Boland, Aparajita H. Chourasia and Kay F. Macleod, «Mitochondrial Dysfunction in Cancer», *Frontiers in Oncology* 3 (December 2, 2013): 292, doi:10.3389/fonc.2013.00292.

17. Guoyao Wu, Yun-Zhong Fang, Sheng Yang, Joanne R. Lupton and Nancy D. Turner, «Glutathione Metabolism and Its Implications for Health», *Journal of Nutrition* 134, no. 3 (March 2004): 489–92, https://www.ncbi.nlm.nih.gov/pubmed/14988435.

18. Hu Wang, Tin Khor, Limin Shu, Zheng-Yuan Su, Francisco F. Fuentes, Jong Hun Lee and Ah-Ng Tony Kong, «Plants vs. Cancer: A Review on Natural Phytochemicals in Preventing and Treating Cancers and Their Druggability», *Anti-Cancer Agents in Medicinal Chemistry* 12, no. 10 (May 2012): 1281–305, doi:10.2174/187152012803833026.

19. Massimo Fantini, Monica Benvenuto, Laura Masuelli, Giovanni Vanni Frajese, Ilaria Tresoldi, Andrea Modesti and Roberto Bei, «In Vitro and in Vivo Antitumoral Effects of Combinations of Polyphenols, or Polyphenols and Anticancer Drugs: Perspectives on Cancer Treatment», *International Journal of Molecular Sciences* 16, no. 5 (May 2015): 9236–82, doi:10.3390/ijms16059236.

20. Ching-Chow Chen, Man-Ping Chow, Wei-Chien Huang, Yi-Chu Lin and Ya-Jen Chang, «Flavonoids Inhibit Tumor Necrosis Factor-α-Induced Up-Regulation of Intercellular Adhesion Molecule-1 (ICAM-1) in Respiratory Epithelial Cells through Activator Protein- 1 and Nuclear Factor-κB: Structure-Activity Relationships», *Molecular Pharmacology* 66, no. 3 (October 2004): 683–93, https://www.ncbi.nlm.nih.gov/pubmed/15322261.

21. Xiangsheng Xiao, Dingbo Shi, Liqun Liu, Jingshu Wang, Xiaoming Xie, Tiebang Kang and Wuguo Deng, «Quercetin Suppresses Cyclooxygenase-2 Expression

and Angiogenesis through Inactivation of P300 Signaling», *PLOS ONE* 6, no. 8 (August 8, 2011): e22934, doi:10.1371/journal.pone.0022934; Iris Erlund, Jukka Marniemi, Paula Hakala, G. Alfthan, E. Meririnne and A. Aro, «Consumption of Black Currants, Lingonberries and Bilberries Increases Serum Quercetin Concentrations», *European Journal of Clinical Nutrition* 57, no. 1 (February 2003): 37–42, doi:10.1038/sj.ejcn.1601513.

22. J. Vlachojannis, F. Magora and S. Chrubasik, «Willow Species and Aspirin: Different Mechanism of Actions», *Phytotherapy Research* 25, no. 7 (2011): 1102–04, doi:10.1002/ptr.3386.

23. Reason Wilken, Mysore S. Veena, Marilene B. Wang and Eri S. Srivatsan, «Curcumin: A Review of Anti-Cancer Properties and Therapeutic Activity in Head and Neck Squamous Cell Carcinoma», *Molecular Cancer* 10, no. 1 (February 2011): 12, doi:10.1186/1476-4598-10-12.

24. Mark Barton Frank, Qing Yang, Jeanette Osban, Joseph T. Azzarello, Marcia R. Saban, Ricardo Saban, Richard A. Ashley et al., «Frankincense Oil Derived from *Boswellia carteri* Induces Tumor Cell Specific Cytotoxicity», *BMC Complementary and Alternative Medicine* 9 (March 18, 2009): 6, doi:10.1186/1472-6882-9-6.

25. John Kallas, *Edible Wild Plants: Wild Foods from Dirt to Plate* (Layton, UT: Gibbs Smith, 2010).

26. S. D. Bhale, Z. Xu, W. Prinyawiwatkul, Joan M. King and J. S. Godber, «Oregano and Rosemary Extracts Inhibit Oxidation of Long-Chain N-3 Fatty Acids in Menhaden Oil», *Journal of Food Science* 72, no. 9 (December 2007): C504–8, doi:10.1111/j.1750-3841.2007.00569.x.

27. I. Andújar, M. C. Recio, R. M. Giner and J. L. Ríos, «Cocoa Polyphenols and Their Potential Benefits for Human Health», *Oxidative Medicine and Cellular Longevity* 2012 (October 24, 2012): 1–23, doi:10.1155/2012/906252.

28. Andrea Rosanoff, Connie M. Weaver and Robert K. Rude, «Suboptimal Magnesium Status in the United States: Are the Health Consequences Underestimated?» *Nutrition Reviews* 70, no. 3 (March 2012): 153–64, doi:10.1111/j.1753-4887.2011.00465.x.

29. Robert Whang, «Magnesium Deficiency: Pathogenesis, Prevalence, and Clinical Implications», *American Journal of Medicine* 82, no. 3A (April 1987): 24–29, doi:10.1016 /0002-9343(87)90129-x.

30. James L. Oschman, Gaétan Chevalier and Richard Brown, «The Effects of Grounding (Earthing) on Inflammation, the Immune Response, Wound Healing, and Prevention and Treatment of Chronic Inflammatory and Autoimmune Diseases», *Journal of Inflammation Research* 8 (March 4, 2015): 83–96, doi:10.2147/jir.s69656.

Capítulo 9: Crecimiento y diseminación del cáncer

1. Christopher I. Li, Janet R. Daling, Mei-Tzu Tang, Kara L. Haugen, Peggy L. Porter and Kathleen E. Malone, «Use of Antihypertensive Medications and Breast Cancer Risk among Women Aged 55 to 74 Years», *JAMA Internal Medicine* 173, no. 17 (September 23, 2013): 1629-37, https://www.ncbi.nlm.nih.gov/pubmed/23921840.

2. Peter Carmeliet, «Angiogenesis in Health and Disease», *Nature Medicine* 9, no. 6 (June 2003): 653–60, doi:10.1038/nm0603-653.

3. Robert R. Langley and Isaiah J. Fidler, «The Seed and Soil Hypothesis Revisited—The Role of Tumor-Sroma Interactions in Metastasis to Different Organs», *International Journal of Cancer* 128, no. 11 (June 1, 2011): 2527–35, doi:10.1002/ijc.26031.

4. Shalom Madar, Ido Goldstein and Varda Rotter, «Cancer Associated Fibroblasts'—More than Meets the Eye», *Trends in Molecular Medicine* 19, no. 8 (August 2013): 447–53, doi:10.1016/j.molmed.2013.05.004.

5. Raghu Kalluri and Michael Zeisberg, «Fibroblasts in Cancer», *Nature Reviews Cancer* 6, no. 5 (May 2006): 392–401, doi:10.1038/nrc1877.

6. Neta Erez, Morgan Truitt, Peter Olson, S. T. Arron and Douglas Hanahan, «Cancer- Associated Fibroblasts Are Activated in Incipient Neoplasia to Orchestrate Tumor- Promoting Inflammation in an NF-κB-Dependent Manner», *Cancer Cell* 17, no. 2 (February 17, 2010): 135–47, doi:10.1016/j.ccr.2009.12.041.

7. Katsuyuki Miura, Hideaki Nakagawa, Hirotsugu Ueshima, Akira Okayama, Shikeyuki Saitoh, J, David Curb, Beatriz L. Rodriguez et al., «Dietary Factors Related to Higher Plasma Fibrinogen Levels of Japanese-Americans in Hawaii Compared with Japanese in Japan», *Arteriosclerosis, Thrombosis, and Vascular Biology* 26, no. 7 (July 2006): 1674–79, doi:10.1161/01.atv.0000225701.20965.b9.

8. Zeinab Tahmasebi Birgani, Nazli Gharraee, Angad Malhotra, Clemens A. Van Blitterswijk and Pamela Habibovic, «Combinatorial Incorporation of Fluoride and Cobalt Ions into Calcium Phosphates to Stimulate Osteogenesis and Angiogenesis», *Biomedical Materials* 11, no. 1 (February 29, 2016): 015020, doi:10.1088/1748-6041/11/1/015020.

9. Daniel J.Goldstein and Jose A. Halperin, «Mast Cell Histamine and Cell Dehydration Thirst», *Nature* 267, no. 5608 (May 19, 1977): 250–52, doi:10.1038/267250a0.

10. Aletta D. Kraneveld, Seil Sagar, Johan Garssen and Gert Folkerts, «The Two Faces of Mast Cells in Food Allergy and Allergic Asthma: The Possible Concept of Yin Yang», *Biochimica Et Biophysica Acta* (BBA) 1822, no. 1 (January 2012): 93–99, doi:10.1016 /j.bbadis.2011.06.013.

11. Liuliang Qin, Dezheng Zhao, Jianfeng Xu, Xianghui Ren, Ernest F. Terwilliger, Sareh Parangi, Jack Lawler, Harold F. Dvorak and Huiyan Zeng, «The Vascular Permeabilizing Factors Histamine and Serotonin Induce Angiogenesis through TR3/Nur77 and Subsequently Truncate It through Thrombospondin-1», *Blood* 121, no. 11 (March 14, 2013): 2154–164, doi:10.1182/blood-2012-07-443903.

12. Rebekah Beaton, Wendy Pagdin-Friesen, Christa Robertson, Cathy Vigar, Heather Watson and Susan R. Harris, «Effects of Exercise Intervention on Persons with Metastatic Cancer: A Systematic Review», *Physiotherapy Canada* 61, no. 3 (2009): 141–53, doi:10.3138/physio.61.3.141.

13. Center for Disease Control and Prevention, «One in Five Adults Meet Overall Physical Activity Guidelines», CDC Newsroom, May 2, 2013, https://www.cdc gov/media /releases/2013/p0502-physical-activity.html.

14. Steven C. Moore, I-Min Lee and Elisabete Weiderpass, «Association of Leisure-Time Physical Activity with Risk of 26 Types of Cancer in 1.44 Million Adults», *JAMA Internal Medicine*, 176, no. 6 (June 1, 2016): 816–25, doi:10.1001/jamainternmed.2016.1548.

15. Huiqi Xie and Y. James Kang, «Role of Copper in Angiogenesis and Its Medicinal Implications», *Current Medicinal Chemistry* 16, no. 10 (February 2009): 1304–14, doi:10.2174/092986709787846622.

16. Varsha P. Brahmkhatri, Chinmayi Prasanna and Hanudatta S. Atreya, «Insulin-Like Growth Factor System in Cancer: Novel Targeted Therapies», *BioMed Research International* 2015 (2015): 1–24, doi:10.1155/2015/538019.

17. Tian Lei and Xie Ling, «IGF-1 Promotes the Growth and Metastasis of Hepatocellular Carcinoma via the Inhibition of Proteasome-mediated Cathepsin B Degradation», *World Journal of Gastroenterology* 21, no. 35 (September 21, 2015): 10137–49, doi:10.3748 /wjg.v21.i35.10137.

18. Chia-Wei Cheng, Gregor B. Adams, Laura Perin, Min Wei, Xiaoying Zhou, Ben S. Lam, Stefano Da Sacco et al., «Prolonged Fasting Reduces IGF-1/PKA to Promote Hematopoietic- Stem-Cell-Based Regeneration and Reverse Immunosuppression», *Cell Stem Cell* 14, no. 6 (June 5, 2014): 810–23, doi:10.1016/j.stem.2014.04.014.

19. Angela M. Poff, Csilla Ari, Thomas N. Seyfried and Dominic P. D'Agostino, «The Ketogenic Diet and Hyperbaric Oxygen Therapy Prolong Survival in Mice with Systemic Metastatic Cancer», *PLOS ONE* 8, no. 6 (June 5, 2013): e65522, doi:10.1371/journal .pone.0065522.

20. Charlotte Ornstein, «Popular Blood Thinner Causing Deaths, Injuries in Nursing Homes», *Washington Post*, July 13, 2015. Available at https://www.pharmacist. com/popular-blood-thinner-causing-deaths-injuries-nursing-homes.

21. Caiguo Zhang, «Essential Functions of Iron-Requiring Proteins in DNA Replication, Repair and Cell Cycle Control», *Protein and Cell* 5, no. 10 (October 2014): 750–60, doi:10.1007/s13238-014-0083-7.

22. «Micronutrient Deficiencies: Iron Deficiency Anaemia», World Health Organization, accessed September 30, 2016, http://www.who.int/nutrition/topics/ida/en.

23. Louis Harrison and Kimberly Blackwell, «Hypoxia and Anemia: Factors in Decreased Sensitivity to Radiation Therapy and Chemotherapy?» *Oncologist* 9, supplement 5 (November 2004): 31–40, doi:10.1634/theoncologist.9-90005-31.

24. Janet R. Hunt, «Bioavailability of Iron, Zinc, and Other Trace Minerals from Vegetarian Diets», *American Journal of Clinical Nutrition* 78, no. 3 (September 2003): 633s–39, http:// ajcn.nutrition.org/content/78/3/633S.full.

25. Adrian R. West, «Mechanisms of Heme Iron Absorption: Current Questions and Controversies», *World Journal of Gastroenterology* 14, no. 26 (July 14, 2008): 4101–10, doi:10.3748/wjg.14.4101.

26. Ahmed A. Alkhateeb and James R. Connor, «The Significance of Ferritin in Cancer: Anti-Oxidation, Inflammation and Tumorigenesis», *Biochimica Et Biophysica Acta (BBA)* 1836, no. 2 (December 2013): 245–54, doi:10.1016/j.bbcan.2013.07.002.

27. L. K. Ferrarelli, «Iron Fuels Glioblastoma Growth», *Science Signaling* 8, no. 400 (October 27, 2015): ec311, doi:10.1126/scisignal.aad7099.

28. María José Oliveira, Josef Van Damme, Tineke Lauwaet, Veerle De Corte, Georges De Bruyne, Gerda Verschraegen et al. «β-Casein-Derived Peptides, Produced by Bacteria, Stimulate Cancer Cell Invasion and Motility», *EMBO Journal* 22, no. 22 (November 17, 2003): 6161-73, doi:10:1093/emboj/cdg586.

29. Gangjun Du, Lingtao Jin, Xiaofen Han, Zihui Song, Hongyan Zhang and Wei Liang, «Naringenin: A Potential Immunomodulator for Inhibiting Lung Fibrosis and Metastasis», *Cancer Research* 69, no. 7 (April 1, 2009): 3205–12, doi:10.1158/0008-5472.can-08-3393.

30. Hu Wang, Tin Khor, Limin Shu, Zheng-Yuan Su, Francisco F. Fuentes, Jong Hun Lee and Ah-Ng Tony Kong, «Plants vs. Cancer: A Review on Natural Phyto-

chemicals in Preventing and Treating Cancers and Their Druggability», *Anti-Cancer Agents in Medicinal Chemistry* 12, no. 10 (May 2012): 1281–305, doi:10.2174/187152012803833026.

31. Ke Zu, Lorelei Mucci, Bernard A. Rosner, Steven K. Clinton, Massimo Loda, Meir J. Stampfer and Edward Giovannucci, «Dietary Lycopene, Angiogenesis, and Prostate Cancer: A Prospective Study in the Prostate-Specific Antigen Era», *Journal of the National Cancer Institute* 106, no. 2 (February 2014): djt430, doi:10.1093/jnci/djt430.

32. Daniel Man-Yuen Sze and Godfrey Chi-Fung Chan, «Effects of Beta-Glucans on Different Immune Cell Populations and Cancers», *Advances in Botanical Research* 62 (December 2012): 179–96, doi:10.1016/b978-0-12-394591-4.00011-8.

33. Jeong-Ki Min, «Capsaicin Inhibits in Vitro and in Vivo Angiogenesis», *Cancer Research* 64, no. 2 (January 2004): 644–51, doi:10.1158/0008-5472.can-03-3250.

34. Jun Lv, Lu Qi, Canqing Yu, Ling Yang, Yu Guo, Yiping Chen, Zheng Bian et al., «Consumption of Spicy Foods and Total and Cause Specific Mortality: Population Based Cohort Study», *BMJ* 2015 (August 4, 2015): 351, doi:10.1136/bmj.h3942.

35. Slobodan Vukicevic, Vishwas M. Paralkar and A. H. Reddi, «Extracellular Matrix and Bone Morphogenetic Proteins in Cartilage and Bone Development and Repair», *Advances in Molecular and Cell Biology* 6 (1993): 207–24, doi:10.1016/s1569-2558(08)60203-9.

36. Viktor Chesnokov, Chao Sun and Keiichi Itakura, «Glucosamine Suppresses Proliferation of Human Prostate Carcinoma DU145 Cells through Inhibition of STAT3 Signaling», *Cancer Cell International* 9, no. 1 (September 10, 2009): 25, doi:10.1186/1475-2867-9-25.

37. Maharjan H. Radha and Nampoothiri P. Laxmipriya, «Evaluation of Biological Properties and Clinical Effectiveness of *Aloe vera*: A Systematic Review», *Journal of Traditional and Complementary Medicine* 5, no. 1 (December 23, 2014): 21–26, doi:10.1016/j.jtcme.2014.10.006.

38. Naghma Khan and Hasan Mukhtar, «Cancer and Metastasis: Prevention and Treatment by Green Tea», *Cancer Metastasis Reviews* 29, no. 3 (September 2010): 435–45, doi:10.1007/s10555-010-9236-1.

39. Shihong Chen, Zhijun Wang, Ying Huang, Stephen A. O'Barr, Rebecca A. Wong, Steven Yeung and Moses Sing Sum Chow, «Ginseng and Anticancer Drug Combination to Improve Cancer Chemotherapy: A Critical Review», *Evidence-Based Complementary and Alternative Medicine* 2014 (2014): 1–13, doi:10.1155/2014/168940.

40. Emilie C. Lefort and Jonathan Blay, «Apigenin and Its Impact on Gastrointestinal Cancers», *Molecular Nutrition and Food Research* 57, no. 1 (January 2013): 126–44, doi:10.1002 /mnfr.201200424. Chapter 10: Hungry for Hormone Balance

Capítulo 10: Hambre de equilibrio hormonal

1. Michael K. Brawer, «Testosterone Replacement in Men with Andropause: An Overview», *Reviews in Urology* 6, supplement 6 (2004): s9–15, http://www.ncbi.nlm.nih.gov/pmc/articles/PMC14728881

2. Robert H. Carlson, «Targeting Estrogen to Modulate Angiogenesis», *Oncology Times* 29, no. 8 (April 25, 2007): 56, doi:10.1097/01.COT.0000269640.65146.7e.

3. Brian E. Henderson and Heather Spencer Feigelson, «Hormonal Carcinogenesis», *Carcinogenesis* 21, no. 3 (March 1, 2000): 427–33, doi:10.1093/carcin/21.3.427.

4. Medline Plus, «Tamoxifen», US National Library of Medicine, last updated September 1, 2010, accessed August 04, 2016, https://www.nlm.nih.gov/medlineplus/druginfo/meds/a682414.html.

5. Petra Hååg, Jasmin Bektic, Gerog Bartsch, Helmut Klocker, Iris E. Eder, «Androgen Receptor Down Regulation by Small Interference RNA Induces Cell Growth Inhibition in Androgen Sensitive as well as in Androgen Independent Prostate Cancer Cells», *Journal of Steroid Biochemistry and Molecular Biology* 96, no. 3–4 (August 2005): 251–58, doi:10.1016/j.jsbmb.2005.04.029.

6. Michelle Whirl-Carrillo, Ellen M. McDonagh, J. M. Hebert, Ii Chun Gong, K. Sangkuhl, C. F. Thorn, Russ B. Altman and T. E. Klein, «Pharmacogenomics Knowledge for Personalized Medicine», *Clinical Pharmacology and Therapeutics* 92, no. 4 (October 2012): 414–17, doi:10.1038/clpt.2012.96.

7. C. C. Capen, «Mechanisms of Chemical Injury of Thyroid Gland», *Progress in Clinical and Biological Research* 387 (February 1994): 173–91.

8. Heather Greenlee, Yu Chen, Geoffrey C. Kabat, Qiao Wang, Muhammad G. Kibriya, Irina Gurvich, Daniel W. Sepkovic et al., «Variants in Estrogen Metabolism and Biosynthesis Genes and Urinary Estrogen Metabolites in Women with a Family History of Breast Cancer», *Breast Cancer Research and Treatment* 102, no. 1 (March 2007): 111–17, doi:10.1007/s10549-006-9308-7.

9. H. L. Bradlow and M. A. Zeligs, «Diindolylmethane (DIM) Spontaneously Forms from Indole-3-Carbinol (I3C) during Cell Culture Experiments», *In Vivo* 24, no. 4 (July/August 2010): 387–91, https://www.ncbi.nlm.nih.gov/pubmed/20668304.

10. Chandradhar Dwivedi, Wendy J. Heck, Alan A. Downie, Saroj Larroya and Thomas E. Webb, «Effect of Calcium Glucarate on β-glucuronidase Activity and Glucarate Content of Certain Vegetables and Fruits», *Biochemical Medicine and Metabolic Biology* 43, no. 2 (1990): 83–92, doi:10.1016/0885-4505(90)90012-p.

11. L. D. Cowan, L. Gordis, J. A. Tonascia and G. S. Jones, «Breast Cancer Incidence in Women with a History of Progesterone Deficiency», *American Journal of Epidemiology* 114, no. 2 (August 1981): 209–17, https://www.ncbi.nlm.nih.gov/pubmed/7304556.

12. Reini W. Bretveld, Chris M. G. Thomas, Paul T. J. Scheepers, Gerhard A. Zielhuis and Nel Roeleveld, «Pesticide Exposure: The Hormonal Function of the Female Reproductive System Disrupted?», *Reproductive Biology and Endocrinology* 4 (May 31, 2006): 30, doi:10.1186/1477-7827-4-30.

13. Hitomi Takemura, Harue Uchiyama, Takeshi Ohura, Hiroyuki Sakakibara, Ryoko Kuruto, Takashi Amagai and Kayoko Shimoi, «A Methoxyflavonoid, Chrysoeriol, Selectively Inhibits the Formation of a Carcinogenic Estrogen Metabolite in MCF-7 Breast Cancer Cells», *Journal of Steroid Biochemistry and Molecular Biology* 118, no. 1–2 (January 2010): 70–76, doi:10.1016/j.jsbmb.2009.10.002.

14. Romilly E. Hodges and Deanna M. Minich, «Modulation of Metabolic Detoxification Pathways Using Foods and Food-Derived Components: A Scientific Review with Clinical Application», *Journal of Nutrition and Metabolism* 2015 (2015): 1-23, doi:10.1155/2015/760689

15. Wendee Holtcamp, «Obesogens: An Environmental Link to Obesity», *Environmental Health Perspectives* 120, no. 2 (February 2012): a62–68, doi:10.1289/ehp.120-a62.

16. Barbara Hammes and Cynthia J. Laitman, «Diethylstilbestrol (DES) Update: Recommendations for the Identification and Management of DES-Exposed Individuals», *Journal of Midwifery and Women's Health* 48, no. 1 (January/February 2003): 19–29, doi:10.1016/s1526-9523(02)00370-7.

17. «EU Tests Confirm Health Risk of Using Growth Hormones», EurActiv, April 23, 2002, http://www.euractiv.com/section/health-consumers/news/eu-tests-confirm-health-risk-of-using-growth-hormones.

18. Renée Johnson, «The US-EU Beef Hormone Dispute», Congressional Research Service, January 14, 2015, https://fas.org/sgp/crs/row/R40449.pdf.

19. Y. Handa, H. Fujita, S. Honma, H. Minakami and R. Kishi, «Estrogen Concentrations in Beef and Human Hormone-Dependent Cancers», *Annals of Oncology* 20, no. 9 (July 23, 2009): 1610–11, doi:10.1093/annonc/mdp381.

20. V. Beral, D. Bull, R. Doll, T. Key, R. Peto, G. Reeves, E. E. Calle et al., «Breast Cancer and Hormone Replacement Therapy: Collaborative Reanalysis of Data from 51 Epidemiological Studies of 52,705 Women with Breast Cancer and 108,411 Women without Breast Cancer», *Lancet* 350, no. 9084 (October 11, 1997): 1047–59, doi:10.1016/S0140-6736(97)08233-0.

21. NIH, «WHI Follow Up Study Confirms Health Risks of Long-Term Combination Hormone Therapy Outweigh Benefits for Postmenopausal Women», US National Library of Medicine, March 4, 2008, https://www.nih.gov/news-events/news-releases/whi-follow-study-confirms-health-risks-long-term-combination-hormone-therapy-outweigh-benefits-postmenopausal-women.

22. Jane Higdon, Victoria J. Drake and David E. Williams, «Indole-3-Carbinol», MicronutrientInformation Center, Linus Pauling Instititue, Oregon State University, last updated December 2008, http://lpi.oregonstate.edu/mic/dietary-factors/phytochemicals/indole-3-carbinol; Probo Y. Nugrahedi, Budi Midianarko, Matthijs Dekker, Ruud Vekerk and Teresa Oliviero, «Retention of Glucosinolates during Fermentation of *Brassica juncea*: A Case Study on Production of *Sayur Asin*», *European Food Research and Technology* 240, no. 3 (March 2015): 559–65, doi:10.1007/s00217-014-2355-0.

23. Neil McKinney, *Naturopathic Oncology: An Encyclopedic Guide for Patients and Physicians* (Richmond, BC: Creative Guy Publishing, 2010).

24. L. Bacciottini, Alberto Falchetti, B. Pampaloni, E. Bartolini, A. Carossino and M. Brandi, «Phytoestrogens: Food or Drug?» chap. 24 in Andrea R. Genazzani, *Postmenopausal Osteopoersis: Hormones and Other Therapies* (Boca Raton, FL: CRC Press, 2006): 219–31, doi:10.1201/b14631-25.

25. M. J. Glade, «Food, Nutrition, and the Prevention of Cancer: A Global Perspective. American Institue for Cancer Research /World Cancer Research Fund, American Institute for Cancer Research, 1997», *Nutrition* 15, no. 6 (June 1999): 523–26.

26. Joseph E. Pizzorno and Michael T. Murray, *Textbook of Natural Medicine* (St. Louis, MO: Churchill Livingstone Elsevier, 2006).

27. Peter B. Kaufman, James A. Duke, Harry Brielmann, John Boik and James E. Hoyt, «A Comparative Survey of Leguminous Plants as Sources of the Isoflavones, Genistein and Daidzein: Implications for Human Nutrition and Health», *Journal*

of Alternative and Complementary Medicine 3, no. 1 (February 1997): 7–12, doi:10.1089/acm.1997.3.7.

28. Charlotte Atkinson, Katherine M. Newton, Frank Stanczyk, Kim C. Westerlind, Lin Li and Johanna W. Lampe, «Daidzein-Metabolizing Phenotypes in Relation to Serum Hormones and Sex Hormone Binding Globulin, and Urinary Estrogen Metabolites in Premenopausal Women in the United States», *Cancer Causes and Control* 19, no. 10(December 2008): 1085–93, doi:10.1007/s10552-008-9172-3.

29. Fen-Jin He and Jin-Qiang Chen, «Consumption of Soybean, Soy Foods, Soy Isoflavones and Breast Cancer Incidence: Differences between Chinese Women and Women in Western Countries and Possible Mechanisms», *Food Science and Human Wellness* 2, no. 3–4 (September–December 2013): 146–61, doi:10.1016/j.fshw.2013.08.002.

30. Lilian U. Thompson, Jian Min Chen, Tong Li, Kathrin Strasser-Weippl and Paul E. Goss, «Dietary Flaxseed Alters Tumor Biological Markers in Postmenopausal Breast Cancer», *Clinical Cancer Research* 11, no. 10 (May 15, 2005): 3828–35, doi:10.1158/1078-0432.CCR-04-2326.

31. Mitsuo Namiki, «Nutraceutical Functions of Sesame: A Review», *Critical Reviews in Food Science and Nutrition* 47, no. 7 (February 2007): 651–73, doi:10.1080/10408390600919114.

32. Yasuo Imai, Satomi Tsukahara, Sakiyo Asada and Yoshikazu Sugimoto, «Phytoestrogens/Flavonoids Reverse Breast Cancer Resistance Protein/ABCG2-Mediated Multidrug Resistance», *Cancer Research* 64, no. 12 (June 2004): 4346–52, doi:10.1158/0008-5472.can-04-0078.

33. Emir Bozkurt, Harika Atmaca, Asli Kisim, Selim Uzunoglu, Ruchan Uslu and Burcak Karaca, «Effects of *Thymus serpyllum* Extract on Cell Proliferation, Apoptosis and Epigenetic Events in Human Breast Cancer Cells», *Nutrition and Cancer* 64, no. 8 (November 19, 2012): 1245–50, doi:10.1080/01635581.2012.719658.

Capítulo 11: Estrés y ritmos circadianos

1. «2015 Stress in America Snapshot», American Psychological Association, accessed November 22, 2016, http://www.apa.org/news/press/releases/stress/2015/snapshot.aspx.

2. Myrthala Moreno-Smith, Susan K. Lutgendorf and Anil K. Sood, «Impact of Stress on Cancer Metastasis», *Future Oncology* 6, no. 12 (December 2010): 1863–81, doi:10.2217/fon.10.142.

3. Bo Christensen, «Melatonin Could Be an Overlooked Treatment for Cancer», *ScienceNordic*, June 1, 2015, http://sciencenordic.com/melatonin-could-be-overlooked-treatment-cancer.

4. Angela Spivey, «Light Pollution: Light at Night and Breast Cancer Risk Worldwide», *Environmental Health Perspectives* 118, no. 12 (December 2010): A525, doi:10.1289/ehp.118-a525.

5. Quentin Fottrell, «55% of American Workers Don't Take All Their Paid Vacation», *MarketWatch*, June 19, 2016, http://www.marketwatch.com/story/55-of-american-workers-dont-take-all-their-paid-vacation-2016-06-15.

6. Torbjørn Elvsåshagen, Linn B. Norborn, Per Ø. Pedersen, Sophia H. Quraishi, Atle Bjørnerud, Ulrik F. Malt, Inge R. Groote and Lars T. Westlye, «Widespread

Changes in White Matter Microstructure after a Day of Waking and Sleep Deprivation», *PLOS ONE* 10, no. 5 (May 28, 2015): e0127351, doi:10.1371/journal.pone.0127351.

7. Sheldon Cohen, Denise Janicki-Deverts, William J. Doyle, Gregory E. Miller, Ellen Frank, Bruce S. Rabin and Ronald B. Turner, «Chronic Stress, Glucocorticoid Receptor Resistance, Inflammation, and Disease Risk», *Proceedings of the National Academy of Science of the United States of America* 109, no. 16 (April 17, 2012): 5995-99, doi:10.1073(pnas.1118355109.

8. Lawrence S. Sklar and Hymie Anisman, «Stress and Cancer», *Psychological Bulletin* 89, no.3 (May 1981): 369–406, doi:10.1037/0033-2909.89.3.369.

9. E. Mavoungou, Marielle K. Bouyou-Akotet and P. G. Kremsner, «Effects of Prolactin and Cortisol on Natural Killer (NK) Cell Surface Expression and Function of Human Natural Cytotoxicity Receptors (NKp46, NKp44 and NKp30)», *Clinical and Experimental Immunology* 139, no. 2 (March 2005): 287–96, doi:10.1111/j.1365-2249.2004.02686.x.

10. Sefirin Djiogue, Armel Herv. Nwabo Kamdje, Lorella Vecchio, Maulilio John Kipanyula, Mohammed Farahna, Yousef Aldebasi and Paul Faustin Seke Etet, «Insulin Resistance and Cancer: The Role of Insulin and IGFs», *Endocrine-Related Cancer* 20 no. 1 (February 1, 2013): R1–17, doi:10.1530/ERC-12-0324.

11. Afaf Girgis, Sylvie Lambert, Claire Johnson, Amy Waller and David Currow, «Physical, Psychosocial, Relationship, and Economic Burden of Caring for People With Cancer: A Review», *Journal of Oncology Practice* 9, no. 4 (July 2013): 197–202, doi:10.1200/jop.2012.000690.

12. Pesticide Action Network North America, «Apples», What's on My Food?, accessed November 12, 2016, http://www.whatsonmyfood.org/food.jsp?food=AP.

13. Henry McGrath, *Traditional Chinese Medicine Approaches to Cancer: Harmony in the Face of the Tiger* (London: Singing Dragon, 2009).

14. Zhigang Lu, Jingjing Xie, Guojin Wu, Jinhui Shen, Robert Collins, Weina Chen, Xunlei Kang et al., «Fasting Selectively Blocks Development of Acute Lymphoblastic Leukemia via Leptin-Receptor Upregulation», *Nature Medicine* 23 (December 2016): 79–90, doi:10.1038/nm.4252.

15. Daniel F. Kripke, Robert D. Langer and Lawrence E. Kline, «Hypnotics' Association with Mortality or Cancer: A Matched Cohort Study», *BMJ Open* 2, no. 1 (February 27, 2012): e00850, doi:10.1136/bmjopen-2012-000850.

16. NIH, «Why Is Sleep Important?» US Department of Health and Human Services, last updated February 22, 2012, https://www.nhlbi.nih.gov/health/health-topics/topics /sdd/why.

17. Lisa Chopin, Carina Walpole, Inge Seim, Peter Cunningham, Rachael Murray, Eliza Whiteside, Peter Josh and Adrian Herington, «Ghrelin and Cancer», *Molecular and Cellular Endocrinology* 340, no. 1 (June 20, 2011): 65–69, doi:10.1016/j.mce.2011.04.013.

18. «Allergies and Sleep», National Sleep Foundation, accessed November 15, 2016, https://sleepfoundation.org/sleep-topics/sleep-related-problems/allergic-rhinitis-and-sleep.

19. Erina Nakamura, Ken-ichi Kozaki, Hitoshi Tsuda, Emina Suzuki, Atiphan Pimkhaokham, Gou Yamamoto, Tarou Irie et al., «Frequent Silencing of a Putative Tumor Suppressor Gene Melatonin Receptor 1 A (MTNR1A) in Oral Squamous-

Cell Carcinoma», *Cancer Science* 99, no. 7 (July 2008): 1390–400, doi:10.1111/ j.1349-7006.2008.00838.x.

20. T. S. Wiley and Bent Formby, *Lights Out: Sleep, Sugar, and Survival* (New York: Pocket Books, 2000).

21. Antonio Cutando, Antonio López-Valverde, Salvador Arias-Santiago, Joaquin de Vicente Buendia and Rafael Gómez de Diego, «Role of Melatonin in Cancer Treatment», *Anticancer Research* 32, no. 7 (July 2012): 2747–53.

22. Russel J. Reiter, Du-Xian Tan, Rosa M. Sainz, Juan Carlos Mayo, Silvia Lopez-Burillo, «Melatonin: Reducing the Toxicity and Increasing the Efficacy of Drugs», *Journal of Pharmacy and Pharmacology* 54, no. 10 (November 2002): 1299–321, doi:10.1211/002235702760345374.

23. J. Christian Gillin, «How Long Can Humans Stay Awake?» accessed November 15, 2016, https://www.scientificamerican.com/article/how-long-can-humans-stay.

24. Jennifer A. Mohawk, Carla Beth Green and Joseph S. Takahashi, «Central and Peripheral Circadian Clocks in Mammals», *Annual Review of Neuroscience* 35, no. 1 (April 2012): 445–62, doi:10.1146/annurev-neuro-060909-153128.

25. Saurabh Sahar and Paolo Sassone-Corsi, «Metabolism and Cancer: The Circadian Clock Connection», *Nature Reviews Cancer* 9, no. 12 (December 2009): 886–96, doi:10.1038/nrc2747.

26. Jens Freese, Daniel J. Pardi, Begoña Ruiz-Núñez, Sebastian Schwarz, Regula Heynck, Robert Renner, Philipp Zimmer and Helmut Lötzerich, «Back to the Future. Metabolic Effects of a 4-Day Outdoor Trip under Simulated Paleolithic Conditions—New Insights from The Eifel Study», *Journal of Evolution and Health* 1, no. 1 (October 24, 2016): doi:10.15310/2334-3591.1035

27. Mark P. Mattson, «Hormesis Defined», *Ageing Research Reviews* 7, no. 1 (January 2008): 1–7, doi:10.1016/j.arr.2007.08.007.

28. Mark P. Mattson and Aiwu Cheng, «Neurohormetic Phytochemicals: Low-Dose Toxins That Induce Adaptive Neuronal Stress Responses», *Trends in Neurosciences* 29, no. 11 (November 2006): 632–39, doi:10.1016/j.tins.2006.09.001.

29. Vikneswaran Murugaiyah and Mark P. Mattson, «Neurohormetic Phytochemicals: An Evolutionary-Bioenergetic Perspective», *Neurochemistry International* 89 (October 2015): 271–80, doi:10.1016/j.neuint.2015.03.009.

30. Prasad R. Dandawate, Dharmalingam Subramaniam, Subhash B. Padhye and Shrikant Anant, «Bitter Melon: A Panacea for Inflammation and Cancer», *Chinese Journal of Natural Medicines* 14, no. 2 (February 2016): 81–100, doi:10.1016/ S1875-5364(16)60002-X.

31. Kenneth G. Collins, Gerald F. Fitzgerald, Catherine Stanton and R. Paul Ross, «Looking Beyond the Terrestrial: The Potential of Seaweed Derived Bioactives to Treat Non-Communicable Diseases», *Marine Drugs* 14, no. 3 (March 18, 2016), doi:10.3390/md14030060.

32. Alexander Panossian Marina Hambardzumyan, Areg Hovhanissyan and Georg Wikman, «The Adaptogens Rhodiola and Schizandra Modify the Response to Immobilization Stress in Rabbits by Suppressing the Increase of Phosphorylated Stress-Activated Protein Kinase, Nitric Oxide and Cortisol», *Drug Target Insights* 2 (February 16, 2007): 39–54, http://www.ncbi.nlm.nih.gov/pmc/articles/PMC3155223.

33. Zhongbo Liu, Xuesen Li, Anne R. Simoneau, Mahtab Jafari and Xiaolin Zi, «Rhodiola Rosea Extracts and Salidroside Decrease the Growth of Bladder Cancer Cell

Lines via Inhibition of the mTOR Pathway and Induction of Autophagy», *Molecular Carcinogenesis* 51, no. 3 (March 2012): 257–67, doi:10.1002/mc.20780.

34. Neil McKinney, *Naturopathic Oncology: An Encyclopedic Guide for Patients and Physicians* (Richmond, BC: Creative Guy Publishing, 2016).

35. Tomohiro Shimizu, María P. Torres, Subhankar Chakraborty, Joshua J. Souchek, Satyanarayana Rachagani, Sukhwinder Kaur, Muzafar Macha et al., «Holy Basil Leaf Extract Decreases Tumorigenicity and Metastasis of Aggressive Human Pancreatic Cancer Cells in Vitro and in Vivo: Potential Role in Therapy», *Cancer Letters* 336, no. 2 (August 19, 2013): 270–80, doi:10.1016/j.canlet.2013.03.017.

36. O. Igarashi, «The Significance of the Issuance of the 5th Revision of the Japanese Standard Tables of Food Components on Study and Research on Vitamins and Diseascs», 36th Vitamin Information Center Press Seminar, Tokyo, Japan, 2001.

37. Jo Robinson, *Eating on the Wild Side: The Missing Link to Optimum Health* (New York: Little, Brown and Company, 2013).

Capítulo 12: Bienestar mental y emocional

1. Michael K. Skinner and Carlos Guerrero-Bosagna, «Environmental Signals and Transgenerational Epigenetics», *Epigenomics* 1, no. 1 (October 2009): 111–117, doi:10.2217/epi.09.11.

2. Thomas Jessy, «Immunity over Inability: The Spontaneous Regression of Cancer», *Journal of Natural Science, Biology, and Medicine* 2, no. 1 (January 2011): 43–49, doi:10.4103 /0976-9668.82318.

3. Jerome Sarris, Alan C. Logan, Tasnime N. Akbaraly, G. Paul Amminger, Vicent Balanzá-Martínez, Marlene P. Freeman, Joseph Hibbeln et al., «Nutritional Medicine as Mainstream in Psychiatry», *Lancet Psychiatry* 2, no. 3 (March 2015): 271–74, doi:10.1016 /S2215-0366(14)00051-0.

4. Pedro Rada, N. M. Avena and B. G. Hoebel, «Daily Bingeing on Sugar Repeatedly Releases Dopamine in the Accumbens Shell», *Neuroscience* 134, no. 3 (February 2005): 737–44, doi:10.1016/j.neuroscience.2005.04.043.

5. UCSF Benoiff Children's Hospital Oakland, «Omega-3 Fatty Acids, Vitamin D May Control Brain Serotonin, Affecting Behavior and Psychiatric Disorders», *ScienceDaily*, February 25, 2015, https://www.sciencedaily.com/releases/2015/02/150225094109.htm.

6. Liang-Jen Wang, Sheng-Yu Lee, Shiou-Lan Chen, Yun-Hsuan Chang, Po See Chen, San-Yuan Huang, Nian-Sheng Tzeng et al., «A Potential Interaction between COMT and MTHFR Genetic Variants in Han Chinese Patients with Bipolar II Disorder», *Scientific Reports* 5 (March 6, 2015): 8813, doi:10.1038/srep08813.

7. Simon N. Young, «Folate and Depression—A Neglected Problem», *Journal of Psychiatry and Neuroscience* 32, no. 2 (March 2007): 80–82, http://www.ncbi.nlm.nih.gov/pmc /articles/PMC1810582.

8. NIH, «COMT Gene», Genetics Home Reference, January 24, 2017, https://ghr.nlm.nih.gov/gene/COMT.

9. H. J. Baltrusch, W. Stangel and I. Titze, «Stress, Cancer and Immunity. New Developments in Biopsychosocial and Psychoneuroimmunologic Research», *Acta Neurolgical (Napoli)* 13, no. 4 (August 1991): 315–27, https://ncbi.nlm.nih.gov/labs /articles/1781308.

10. M. A. Visintainer, J. R. Volpicelli and M. E. P. Seligman, «Tumor Rejection in Rats after Inescapable or Escapable Shock», *Science* 216, no. 4544 (May 1982): 437–39, doi:10.1126 /science.7200261.

11. Marilia Carabotti, Annunziata Scirocco, Maria Antonietta Maselli and Carola Severi, «The Gut-Brain Axis: Interactions between Enteric Microbiota, Central and Enteric Nervous Systems», *Annals of Gastroenterology* 28, no. 2 (April–June 2015): 203–9, http://www.ncbi.nlm.nih.gov/pmc/articles/PMC4367209.

12. Anastasiya Slyepchenko, Andre F. Carvalho, Danielle S. Cha, Siegfried Kasper and Roger S. McIntyre, «Gut Emotions—Mechanisms of Action of Probiotics as Novel Therapeutic Targets for Depression and Anxiety Disorders», *CNS and Neurological Disorders Drug Targets* 13, no. 10 (2014): 1770–86.

13. Liya Qin, Xuefei Wu, Michelle L. Block, Yuxin Liu, George R. Breese, Jau-Shyong Hong, Darin J. Knapp and Fulton T. Crews, «Systemic LPS Causes Chronic Neuroinflammation and Progressive Neurodegeneration», *Glia* 55, no. 5 (April 1, 2007): 453–62, doi:10.1002/glia.20467.

14. A. E. Kalaydjian, W. Eaton, N. Cascella and A. Fasano, «The Gluten Connection: The Association between Schizophrenia and Celiac Disease», *Acta Psychiatrica Scandinavica* 113, no. 2 (February 2006): 82–90, doi:10.1111/j.1600-0447.2005.00687.x.

15. Richard J. Farrell and Ciarán P. Kelly, «Celiac Sprue», *New England Journal of Medicine* 346, no. 3 (January 17, 2002): 180–88, doi:10.1056/NEJMra010852.

16. Wanyi Tai, Zhijin Chen, and Kun Cheng, «Expression Profile and Functional Activity of Peptide Transporters in Prostate Cancer Cells», *Molecular Pharmaceutics* 10, no. 2 (February 4, 2013): 477–87. doi:10.1021/mp300364k.

17. Sandra Zoghbi, Aurélien Trompette, Jean Claustre, Mahmoud El Homsi, Javier Garz.n, G.rard Jourdan, Jean-Yves Scoazec and Pascale Plaisanci., «β-Casomorphin-7 Regulates the Secretion and Expression of Gastrointestinal Mucins through a μ-Opioid Pathway», *American Journal of Physiology—Gastrointestinal and Liver Physiology* 290, no. 6 (May 10, 2006): G1105–1, doi:10.1152/ajpgi.00455.2005; Katarzyna Gach, Anna Wyrebska, Jakub Fichna and Anna Janecka, «The Role of Morphine in Regulation of Cancer Cell Growth», *Naunyn-Schmiedeberg's Archives of Pharmacology* 384, no. 3 (September 2011): 221–30, doi:10.1007/s00210-011-0672-4.

18. Flore Depeint, W. Robert Bruce, Nandita Shangari, Rhea Mehta and Peter J. O'Brien, «Mitochondrial Function and Toxicity: Role of the B Vitamin Family on Mitochondrial Energy Metabolism», *Chemico-Biological Interactions* 163, no. 1–2 (November 2006): 94–112, doi:10.1016/j.cbi.2006.04.014.

19. Edward H. Tobe, «Mitochondrial Dysfunction, Oxidative Stress, and Major Depressive Disorder», *Neuropsychiatric Disease and Treatment* 9 (2013): 567–73, doi:10.2147/NDT.S44282.

20. P.l Pacher, Sándor Bátkai and George Kunos, «The Endocannabinoid System as an Emerging Target of Pharmacotherapy», *Pharmacological Reviews* 58, no. 3 (September 2006): 389–462, doi:10.1124/pr.58.3.2.

21. Karl W. Hillig and Paul G. Mahlberg, «A Chemotaxonomic Analysis of Cannabinoid Variation in *Cannabis* (Cannabaceae)», *American Journal of Botany* 91, no. 6 (June 2004): 966–75, doi:10.3732/ajb.91.6.966.

22. Lifang Mao, Suizhen Lin and Jun Lin, «The Effects of Anesthetics on Tumor Progression», *International Journal of Physiology, Pathophysiology and Pharma-

cology 5, no. 1 (March 8, 2013): 1–10, http://www.ncbi.nlm.nih.gov/pmc/articles/ PMC3601457.

23. Paola Massi, Marta Solinas, Valentina Cinquina and Daniela Parolaro, «Cannabidiol as Potential Anticancer Drug», *British Journal of Clinical Pharmacology* 75, no. 2 (February 2013): 303–12, doi:10.1111/j.1365-2125.2012.04298.x.

24. D. I. Abrams and M. Guzman, «Cannabis in Cancer Care», *Clinical Pharmacology and Therapeutics* 97, no. 6 (June 2015): 575–86, doi:10.1002/cpt.108.

25. Hong-Fang Ji, Xue-Juan Li and Hong-Yu Zhang, «Natural Products and Drug Discovery: Can Thousands of Years of Ancient Medical Knowledge Lead Us to New and Powerful Drug Combinations in the Fight against Cancer and Dementia?» *EMBO Reports* 10, no. 3 (March 2009): 194–200, doi:10.1038/embor.2009.12.

26. V. Di Marzo, «The Endocannabinoid System in Obesity and Type 2 Diabetes», *Diabetologia* 51 (June 18, 2008): 1356–67, doi:10.1007/s00125-008-1048-2. Available at http://theroc.us/images/The%20endocannabinoid%20system%20 in%20obesity%20and%20type%202%20diabetes.pdf.

Capítulo 13: A la cocina con los diez elementos del terreno

1. William Davis, *Wheat Belly: Lose the Wheat, Lose the Weight, and Find Your Path Back to Health* (Emmaus, PA: Rodale, 2011).

2. James R. Roberts, Catherine J. Karr, Jerome A. Paulson, Alice C. Brock-Utne, Heather Brumber, Carla C. Campbell, Bruce P. Lanphear et al., «Pesticide Exposure in Children», *Pediatrics* 130, no. 6 (December 2012): e1757–63, doi:10.1542/ peds.2012-2757.

3. W. R. Phipps, M. C. Martini, J. W. Lampe, J. L. Slavin, M. S. Kurzer, «Effect of Flax Seed Ingestion on the Menstrual Cycle», *Journal of Clinical Endocrinology and Metabolism* 77, no. 5 (November 1993): 1215–19, doi:10.1210/ jcem.77.5.8077314.

Índice

Los números de página seguidos de *t* se refieren a tablas.

A

A Mind of Your Own (Tu mente es tuya) (Brogan), 322
Academia China de Medicina Preventiva, 67
aceite de hígado de bacalao, 185
aceite de oliva, 100, 103, 164, 202, 211, 233-224, 246, 248, 347-349, 352-353
aceite de serpiente, 212
aceites, 100, 119, 134, 139, 159, 197, 211-212, 214, 225, 335, 337, 348, 353
  clavo, 159
  cutáneos, 149
  inflamatorios, 333
  maíz, 64
  minerales, 114
  pescado, 132
  procesados, 215
  proinflamatorios, 153
  semillas y frutos secos, 103-104
  sintético, 32, 236
  soja, 64
  vegetales, 223, 333, 335, 351
  volátiles, 222, 251
aceitunas, 101, 219, 337, 351
acelgas, 99, 241, 301
achicoria, raíz, 87, 344
ácidos grasos, 33, 62, 65, 67, 69, 72-73, 87, 97-98, 125, 153, 162, 202, 204, 208-210, 212, 214, 223-226, 236, 252, 255, 277, 316, 332, 345, 351
actividades de ocio, 294
adicciones, 309-310, 316
ADN

alimentos genéticamente modificados, 30, 55, 62-64
  bacterias y ADN, 140-141
  carcinógenos, 86
  dieta, 50-55
  explicación, 54
  fitonutrientes para la reparación, 75-77
  inflamación, 201
  metilación, 50, 54-55
  productos finales de la glucación, 70
  proteína GLUT, 61
  radicales libres, 215-216
  vitamina B_{12}, 74-75
agave, 82, 86, 333
Aggarwal, Bharat B., *Healing Spices*, 221
agua de bebida, 108, 112, 120, 122, 267t
aguacate, 100, 120, 154, 225t, 337, 348
ajo, 71, 98-99t, 102t, 157, 163, 248, 299, 321, 337, 346, 350, 352
albahaca, 98-99t, 102t, 337, 350, 352-354
  india, 301-302
albaricoque, hueso 75
alcachofas, 102t, 138-139, 343
alcaparras, 218-220, 228, 337, 351
alcohol y alcoholismo, 42t, 46t, 54, 79, 85, 113, 131-132, 155, 175, 181, 193, 209, 216, 255, 291, 317, 340
alergias, 41t, 87, 100, 129, 151 158, 173, 194, 202, 289, 291, 309
algas marinas, 243, 259, 275, 350
alimentos (*véase también* dietas; recetas)
  a eliminar de la dieta, 339-340
  alérgenos, 50, 173, 176, 237
  alimentos donantes de grupos metilo, 71-73
  antojos, 316-322

bajo índice glucémico, 163-166
carbohidratos, 59-60, 87-89
centrarse en la calidad, 345-346
código del producto, 77
colorantes artificiales, 120, 282, 289, 334t
comer alimentos de temporada, 283
conexión emocional, 327-328
diario de alimentos-estado de ánimo, 326-327
ecológicos, 76-77, 120, 179, 300, 341, 346
etiquetado, 64, 72, 224
exposición a radiaciones, 111, 125, 128, 209
fermentados, 164, 166, 337
impacto sobre el ADN humano, 51, 62-64
ingredientes a evitar, 334t-335t
ingredientes artificiales, 61
inhibición de la angiogénesis y la metástasis, 324
niveles de nutrientes, 31-32
OGM, 63-64
para desintoxicar, 137. 277. 346
procesados, 30, 40t, 50, 82, 300, 313, 315, 332, 334t-335t, 340, 343
recomendados, 25, 338-345
tablas de macronutrientes, 102t-105t
«Terrain Ten» (los diez elementos del terreno), 13, 30
aliños de ensalada, 82, 164, 178, 202, 223, 334t, 337
almejas, 105t, 227, 301
aloe vera, zumo, 231, 245, 249-250
alubias, 59, 87, 177, 343
amargo, 135, 224, 299, 317-318
arenque, 165
melón, 343
American Academy of Pediatrics, 346
American Cancer Society, 20, 25, 127
American Heart Association, 80, 236
American Journal of Clinical Nutrition, 81, 83, 142
American Journal of Epidemiology, 262
American Psychological Association, 282

aminoácidos, 65-69, 69t, 73, 85, 131, 134, 140, 176, 180, 207, 217, 249, 347
anacardos, 100, 177
angiogénesis, 21, 23, 43t, 89, 97, 174, 196, 202, 217, 229-232, 236-237, 245-251
Annals of Oncology, 269
Annual Review of Medicine, 141
ansiedad, 83, 85, 188, 285, 304, 307-311, 315, 320-324, 326-327, 334t
antibióticos, 121, 148-149, 155-157
anticonceptivos orales, 188, 270-271
antioxidantes, 216-228
antojos, 316-322
de agrio, 320-321
de dulce, 317-318
de picante, 321-322
salados, 320
apio, 102t, 122, 161, 214, 246, 263
apoptosis, 21, 29, 62, 72, 91, 94, 97, 139, 141, 145, 157, 165-166, 189, 202, 217, 222-223, 239, 241, 245, 251, 276, 286, 299, 302, 324
arame, 300, 337
arándanos rojos, 222
Archives of Surgery, 123
arenque, 165, 185, 223
Ari, Csilla, 239
Armelagos, George, 59
arroz, 59-60, 87, 243, 266t, 333, 342, 348
integral, 69
artritis, 169, 193, 202, 205, 212-213, 249, 291, 315
ashwaganda, 301
asma, 87, 116, 148, 152, 158, 173, 179, 189, 265, 291
asociación inflamación-oxidación, 201-228
abordaje en la medicina occidental, 213-215
aceites procesados, 210-212
alimentos ricos en omega-3 y omega-6, 215t
antioxidantes, 216-228
caquexis, 206-208
dieta Budwig, 210
estrógenos, 252

inflamación, 205-206, 213-215
prostaglandinas y ácidos grasos esenciales, 208-209
pruebas de laboratorio, 205-206
radicales libres, mitocondrias y ayuno, 215-216
aspirina (ácido acetilsalicílico), 132, 202, 221
ATP (adenosina trifosfato), 93-94, 97, 317
atún, 105t, 186, 337, 351
aumento de peso, 32, 83, 85, 88, 204, 254, 265, 285, 291, 319, 332, 334t-335t
aves, 66, 68
ayuno, 65-66, 73, 80, 96, 101, 139-142, 215-216, 239, 273, 283, 289, 291, 299, 346
intermitente, 295-297, 338
terapéutico, 133
azúcar
alcoholes de azúcar, 86-87
alimento de células cancerosas, 79-81
antojos de dulce, 317-318
aumento de peso, 83, 85, 88
blanco, 82, 87, 211, 333
cáncer y dieta cetogénica, 79-106
carbohidratos, 87-89
consumo en EE.UU., 87-89
contenido en alimentos habituales, 84t
cuestionario, 38t
dieta con alto contenido, 155, 199, 207, 282
edulcorantes artificiales, 85-86
glucosa e insulina, 89-92
inflamación, 86
ingredientes de batido para ganar peso, 90
metástasis y oxígeno hiperbárico, 239-240
natural, añadido y de la leche, 82-83
sustitutos alimentarios, 341t
A-Z Guide to Drug-Herb-Vitamin Interactions (Gaby), 188
azufre, 76, 132, 180

B
bacalao, 101, 105t
bagazo, 81
baños de bosque, 170, 193, 197-199
baños de luna, 279
Barthelemy, Jane, *Good Morning Paleo*, 344
Bastyr University, 195-196
bayas, 60, 83, 86, 106, 191, 203, 220, 319, 337, 341, 343, 355
bazo, 170, 178, 191, 317, 319, 325
bebidas sustitutivas de comidas, 91
berenjena, 63, 102t, 193, 343
berros, 76, 137, 260, 350
berza, 181, 240, 260
betaína, 71-72, 135
bienestar mental y emocional, 305-328
antojos de alimentos, 316-322
cannabinoides, 324-326
conexión emocional con la comida, 327-328
cuestionario, 46t
diario de comida/estados de ánimo, 326-327
eje intestino cerebro (EIC), 313-314
ejercicio, 324
estrategia metabólica mente-cuerpo, 322-323
genética de las emociones, 310-311
gluten, 194, 314-315
neurotransmisores, 309-310
personalidad de tipo C, 311-313
proteína alimentaria en lácteos A2, 314-316
pruebas de laboratorio para las emociones, 321
vitaminas del grupo B, 323-324
Big Fat Surprise (La grasa no es como la pintan) (Teicholz), 174
Biology of Belief (Lipton), 204
Block, Keith, 29, 218
Life Over Cancer, 218
boniato, 67, 83, 273, 343
Boston College, 92
Boswellia, 223
Boyer, Herbert, 63
Brain Maker (Alimenta tu cerebro) (Perlmutter), 314
British Journal of Dermatology, The, 124

British Medical Journal, 248, 290
brócoli, 76, 88, 98-99t, 102t, 138, 316, 337, 343, 346, 349
   brotes, 76, 132, 143, 352
Brogan, Kelly, *A Mind of Your Own (Tu mente es tuya)*, 322
Brown, Brené, *Daring Greatly (El poder de la vulnerabilidad)*, 312
Budwig, Johanna, 210
   dieta, 30, 210

C
caballa, 101, 105t, 185, 214t, 223, 225t
cacahuetes, 100, 151, 177, 289
cacao en polvo, 103t, 218, 226-227, 301
café, 54, 82, 132, 227, 266t, 277, 336, 339, 341t, 349
cafeína, 54, 251
calabacín, 102t, 343-344
calabaza, 100, 102t, 343-344, 353
   semillas, 187, 277
caldo de huesos, 231, 350
Cameron, Ewan, 183
campos electromagnéticos, 127-128
cáncer
   asociación inflamación-oxidación, 201-228
   ayuno y restricción calórica, 139-142
   azúcar y dieta cetogénica, 79-106
   carcinógenos, 107-144
   carcinoma espinocelular, 115, 125
   carcinomas basocelulares, 125
   cerebro, 128, 130, 233, 307, 313, 325
   cirugía, 17, 47, 80, 233, 276, 308
   coagulación y vitamina K, 240-241
   colon, 54, 93, 97, 117, 125, 148, 158, 162, 166, 183, 245-246, 249, 261, 274, 325
   corazón, 128
   cuello uterino, 12, 260, 270
   efecto Warburg, 20-21, 25, 80, 92-95
   endometrio, 256-270
   enfermedad genética y estilo de vida moderno, 18-19, 27, 30, 49, 52, 58-61
   enfoque occidental, 57-58
   esófago e hígado, 120, 123, 148
   estadística, 169
   estómago, 12, 148, 206
   hígado, 20, 72, 123, 136, 139, 191, 197, 233, 239, 270, 279
   huesos, 233, 248-249
   leucemia, 85, 108-109, 118, 123, 139, 153, 169, 223, 346
      infantil, 289
   linfocitos T cooperadores, 171t, 173, 180
   linfoma, 148, 169
      no-Hodgkin, 118, 123
   mama, 16-17, 23-25, 49, 54, 56, 63, 70, 93, 108, 114, 117, 126-127, 136, 139, 153, 158-159, 183-184, 196, 222, 231-232, 238-239, 244, 249, 253-257, 260, 262, 264, 269-270, 276, 312
   melanoma, 184-185
   melatonina, 209, 216, 264, 282-283, 286, 292-293
   microbioma y papel en el cáncer, 149-150
   mieloma, 63, 118, 169
   mitocondrias, 50
   ovarios, 84, 110, 114, 270
   páncreas, 57, 177, 183, 239, 278
   peligro de las pruebas de cribado, 126-127
   piel, 113-115, 237, 279
   preguntas para el oncólogo, 47
   próstata, 16, 72, 97, 128, 139, 158, 185, 220, 247, 249, 253-257, 264, 269, 276, 316
   pulmón, 76, 117-118, 177, 191, 206, 232, 239, 253, 312, 325
   ritmos circadianos, 285-286, 296
   sarcoma de tejidos blandos, 60
   signos distintivos, 21
   sistema inmunitario, 174-175
   terapias de inmunomodulación, 190-191
   testículos, 123, 254
   tiroides, 97, 334t
   útero, 256, 279
   valoración de carga tóxica, 129
   vejiga, 223, 301
   vesícula biliar, 123
Cancer and Metabolism (revista), 92

Cancer and Metastasis Reviews, 250
Cancer as a Metabolic Disease (Seyfried), 95
Cancer as a Turning Point (LeShan), 307, 322
Cancer Research, 278
canela, 236, 319, 337, 348
cannabinoides, 304, 308, 324-326
canola, 63, 223
cantalupo, 182
caña de azúcar, 63, 81-82
caquexia, 66, 91-92, 150, 160, 179, 206-208, 344
caqui, 76, 83
carbohidratos, 13, 33, 59-60, 67-69, 87-89
carcinógenos, 107-143
    alimentos, 119-123
    campos electromagnéticos, 127-128
    cáncer y desintoxicación, 107-143
    cómo causan cáncer, 111-113
    cosméticos y productos de cuidado personal, 108-109, 114-115
    estrés, 112, 143, 281
    exposición ambiental, 125-126
    glifosato, 63
    medicamentos, 123-124
    privación de sueño, 290-292
    químicos, 53, 110
    ropa, 108-109, 115-116
    vía de entrada, 113-129
cardiopatías y salud, 59, 203, 205, 299
cardo mariano, 138
carne de vacuno, 68, 125, 187, 208, 225t,
carne, 66-70, 101, 209, 242, 268-270
    tóxica y nutritiva, 121-123
vísceras, 73
Carson, Rachel, *Silent Spring (Primavera silenciosa)*, 109
cartílago de los huesos, 73, 245, 248-249
cebada, 59-60, 82, 155, 177, 315, 333
cebollas, 71, 98, 102t, 120, 132, 219-220, 228, 246, 278, 321, 337, 343, 346
cebollino, 102t, 278, 337
Cell, revista, 22
células primordiales, 47
cenizo, 71

Centers for Disease Control and Prevention (CDC), 203
cerdo, 121, 208, 225t
cereales, 18, 32, 56, 58-63, 67-69, 81, 87, 108, 137, 155, 161-162, 168, 175, 177, 180, 187, 193, 199, 203, 209, 224, 239, 241-244, 282, 314-315, 340, 348
cesárea, 149, 152
cetosis, 96-98, 100, 213, 249, 282, 303
chaga, infusión de setas, 247-248
champiñón crimini, 102t
Chang, Eugene, 296
Chemical Research in Toxicology, 159
chlorella, 136-137
chocolate, 178, 219, 226-227, 278, 354-355
    negro, 226-227, 319
Christofferson, Travis, *Tripping over the Truth*, 92
chucrut, 164, 194, 273, 337
cilantro, 56, 98, 102t, 221, 337, 352-353
cinc, 132, 179, 181, 186-188, 194, 209, 213, 238, 271, 320
ciruelas, 63
    ume, 165, 321
cirugía, 17, 24, 47, 80, 233, 276, 308
citocinas, 90-91, 171, 173-174, 179, 192, 205, 213, 217, 233, 307
Clement, Anna Maria and Brian, *Killer Clothes*, 116
clorofila, 137, 238
cobre, 124, 137, 186, 231, 238-239, 271
cocinar para los diez elementos del terreno (*véase también* recetas)
    alimentos de temporada, 346-347
    alimentos que debes comprar, 336-337
    alimentos que debes eliminar de la dieta, 339-341
    angiogénesis, circulación y metástasis, 352-353
    azúcar en sangre, 348-349
    bienestar mental y emocional, 354-355
    calidad de los alimentos, 345-346
    cocina detox, 331-333
    comer fuera de casa, 342-343
    eliminar el azúcar, 343-345
    epigenética, 347-348
    equilibrio hormonal, 353-354

estrategia metabólica y dieta, 338
estrés y ritmos circadianos, 354
fases de una dieta de bajo índice
glucémico, 338-345
inflamación y oxidación, 351-352
ingredientes a evitar, 334t-335t
microbioma, 350
planificación de comidas, 331
preparación de la cocina, 331-337
prepárate para un nuevo plan de
alimentación, 330-331
sistema inmunitario, 350-351
sustitutos de alimentos con gluten,
341t, 343t
sustitutos del azúcar, 341t
toxinas, 349
cocinas, 331-337
coenzima Q10 (COQ10), 73
Cohen, Stanley, 63
cola de pavo, seta, 195-196
coles de Bruselas, 75-76, 102t, 161, 182,
240, 260, 278, 337
colesterol, 72, 188, 204, 258, 261-262,
272, 283, 289, 335
Coley, William B., 190
toxina, 190, 192
coliflor, 76, 102t, 138, 246, 260, 299,
344, 347
colina, 71-72
colinabo, 76, 260
colitis, 148, 155, 178, 202, 206
comer fuera de casa, 342-343
comida rápida, 42t, 331
comidas, 91, 135, 266t, 296
no saltarse las, 342
planificación, 331
preparadas, 334t
comino, 132, 221, 337
convulsiones, 85, 334t
cordero, 101, 105t, 186, 290
Cordyceps, seta, 197
Cornell, universidad de, 66-67
cortisol, 213, 280, 282-286, 288-292,
297, 300, 310
cosméticos, 114- 115
crecimiento y diseminación del cáncer,
229-252, 286, 325

azúcar como combustible de células
cancerosas, 33
azúcar, metástasis y oxigeno
hiperbárico, 239-240
cardo mariano, 138
circulación sanguínea y angiogénesis,
234-236
coagulación y vitamina K, 240-241
cobre, 238-239
deshidratación y angiogénesis, 236-237
ejercicio, 237-238
estrategia metabólica, 244-251
estrógenos, 257-261
hierro bajo, ferritina alta, cereales e
interruptor genético, 241-244
hormonas, 255-257
metástasis, 232-234
protección, 251-252
pruebas de laboratorio, 244
vasos sanguíneos, 231-232
viscosidad de la sangre y cáncer, 236
Crinnion, Walter, 129
crucíferas, 50, 53, 76, 98, 132, 138, 157,
255, 258-260, 273, 337, 346
cuerpo
cuestionarios, 37t-46t
desintoxicación, 130-133
higiene, 114-115
respuesta al estrés, 285-286
cuestionario de equilibrio de glucosa en
sangre, 38t
cuestionario sobre carga tóxica, 39t
cuestionarios, 37t-46t
cuidadores, 287, 312, 330
cumestanos, 274, 278
cúrcuma, 221-222, 246, 299, 337, 346
curry, 337

D
D'Agostino, Dominic, 33, 92, 239
David, Marc, Nourishing Wisdom, 319
21 Day Sugar Detox (Sanfilippo), 344
depresión, 32, 46t, 48, 54, 83, 85, 113,
168, 175, 194, 254, 285, 289, 304,
308-315, 321, 323, 326
derivados del coco, 100, 103t
desintoxicación, 107-143

alimentos, 134-139
ayuno, 140-142
cáncer y carcinógenos, 107-143
metilación, 54-55
sauna, 142-143
Devil in the Milk (Woodford), 315
diabetes, 59, 91-92, 147, 169, 177, 265,
    299, 315, 332, 334t-335t
diarrea, 86, 134, 163, 227, 236
dieta cetogénica
    azúcar y cáncer, 79-106
    descripción, 13, 33, 65, 96-97
    desintoxicación, 130-133
    fórmula de Kelley de fitonutrientes
    cetogénicos, 99t
    grasas, 100-101
    oxígeno hiperbárico, 239-240
    para el cáncer, 107-143
    proteínas, 69, 100-101
    restricción calórica, 101
dietas
    ácido-alcalina, 30, 94
    ADN, 61-62
    alto contenido de azúcar, 155, 199,
    207, 282, 295
    alto contenido de grasa, 220
    Atkins, 98
    bajo contenido de azufre, 132
    bajo contenido de fibra, 153-155
    bajo contenido de grasa, 84-85
    bajo índice glucémico, 300, 318
    Budwig, 30, 210
    cáncer por, 61-62
    cetogénica, 96-106
    comer fuera de casa, 342-343
    consumo de carne, 69-70
    de eliminación, 193-194
    de restricción calórica, 68, 96, 101,
    139, 141, 216
    ecológica, 82, 100-101, 120, 133, 139,
    153, 178, 195, 208, 212, 220, 238,
    249, 261, 332-333, 336-337
    fibra, 161-162
    impacto sobre los genes, 50-51, 61-64
    lactancia materna, 153-155
    OGM, 63-64, 123, 153-155
    paleo, 59, 331, 339, 343-345

sin gluten, 340-341
SNP para hormonas, 263
vegana y vegetariana, 30, 66-68, 131,
    180, 187, 217, 242
disolventes, 115, 117, 133, 176, 211
dolor articular, 85, 134, 194, 243, 326
dolores de cabeza, 32, 85, 193, 240, 326,
    334t, 339
dopamina, 309-311, 313, 318, 323
Drug, Healthcare and Patient Safety, 213
dulces, 81-82, 317-319, 340, 345

E
edulcorantes artificiales, 85-86, 334t
efecto Warburg, 20-21, 25, 80, 92-95
eglefino (*haddock*), 105t
eje intestino-cerebro (EIC), 313-314
ejercicio, 50-52, 133, 142, 216, 231, 236-
    238, 324
*Daring Greatly (El poder de la
    vulnerabilidad)* (Brown), 312
Embrace, Release, Heal (Fortson), 322
empoderamiento, 35
endibias, 56, 77, 122
eneldo, 132, 226, 344
enfermedad celiaca, 41t, 63, 154, 169,
    177, 289, 321
enfermedades autoinmunes, 152, 157,
    169, 172-173, 177, 191, 271, 315
Environmental Health Perspectives, 111-
    112
Epigenética (*véase* genética, epigenética y
    nutrigenómica), 37t, 49-77
equilibrio hormonal, 253-280
    agentes químicos disruptores
    endocrinos, 32, 76, 254, 265-266,
    266t-267t, 333
    agresores hormonales, 264-272
    ayuno, 133, 139 142
    biorritmos y equilibrio hormonal, 279-
    280
    cumestanos y flavonoles, 274, 278
    estrés, 204, 213
    estrógenos, 257-261
    fitoestrógenos, 273-279
    función tiroidea, 259, 321
    hormonas y cáncer, 255-257

isoflavonas y soja, debate, 274-276
nutrición en profundidad, 272-279
NuvaRing, anticonceptivo, 272
plan de rotación de semillas, 353
productos cárnicos y lácteos, 268-270
progesterona y colesterol, 261-262
pruebas hormonales, 263-264
romero y tomillo, 278-279
sésamo y lino, 276-277
SNP de hormonas y dieta, 51, 54, 64,
262-263, 297, 310-311, 321
terapia de sustitución hormonal y
anticonceptivos orales, 254, 290
escaramujo, 182, 247
espárragos, 102t, 146, 164-165, 186
especias, 193, 219, 299, 337
espinacas, 56, 71, 77, 98, 102t, 137, 181,
224, 240, 243, 278, 324, 337, 343
estómago, 73, 83, 119, 123, 140, 142-
143, 147, 161, 222, 224, 313-314
cáncer, 12, 206
estragón, 337
estrategia metabólica contra el cáncer, 27-33
desintoxicación, 130-133
dieta cetogénica, 98-99
los diez elementos del terreno, 29-31
estrategia metabólica de enfriamiento del
ciclo inflamación-oxidación, 219-228
ácidos grasos, 223-224
alimentos, 219-227
cambios en la dieta, 219-221
conexión con la tierra, 227-228
grasas y fuentes alimentarias, 225t
hierbas con propiedades
antiinflamatorias, 221-223
quercetina, 219-220
resveratrol y vino, 220-221
estrategia metabólica mente-cuerpo,
322-323
estrategia metabólica para detener el
cáncer, 244-251
estrategia metabólica para el estrés y los
biorritmos, 297-298
estrategia metabólica para la salud
genética, 65-66
estrategia metabólica y principios
dietéticos, 338

estrés y ritmos circadianos, 281-304
alimentos naturales y de temporada,
302-304
cuestionario, 45t
estrategia metabólica, 297-298
estrés y cáncer, 285-286
estrés y hormesis, 298-299
estrés y respuesta orgánica, 283-285
hierbas adaptogénicas, 301-302
melatonina, 292-293
pruebas de laboratorio, 297
reloj interno y ayuno intermitente, 295-
297
respuestas adaptativas, 298-299
sueño, 290-292
tipos de factores estresantes, 286-290
vitaminas C y E y magnesio, 300-301
vivir en contra de los biorritmos, 293-
295
estrógenos, 257-261
European Journal of Clinical Nutrition,
227
EWG (Environmental Working Group),
76, 114, 120, 126, 266
Expert Opinion on Therapeutic Targets
(revista), 61

F
fármacos antiinflamatorios no esteroideos
(AINE), 123, 188, 209, 213, 313
FASEB Journal, 117
fatiga
alimentos para la fatiga, 153-155
contaminación electrónica, 128
debida a la dieta, 56
dopamina, 309
durante la desintoxicación, 129-133, 193
edulcorantes artificiales, 85-86
efecto secundario de medicamentos,
156, 188
función tiroidea deficiente, 321
respuesta de estrés, 284-285
síntoma de cáncer, 113
felicidad, 285, 294, 309-310, 313
ferritina, 241-244, 345
fibra, 81-82, 87-88, 146, 148, 150, 153-
155, 161-162, 166

fiebre, 169, 189-190, 221, 316

fitoestrógenos, 255, 273-279

fitonutrientes, 29, 59, 62, 65, 75-77, 98-99, 131, 166, 220, 222, 245, 255, 263, 279, 345-347

flavonoles, 273-274, 278

fletán (halibut), 101, 105t

folatos, 32, 50, 55-57, 60, 65, 71, 73, 247, 311, 316, 323

Fortson, Leigh, *Embrace, Release, Heal*, 323

fructosa, riesgo de cáncer, 60-61

fruta monje, 87, 341t, 344

función tiroidea, 259, 321

funciones digestivas, 40t

G

Gaby, Alan R., *A-Z Guide to Drug-Herb-Vitamin Interactions*, 188

gambas, 72, 101, 105t, 186

genes, 51-53
  ambiente y genes, 50
  BRCA, 51, 53
  expresión y regulación genéticas, 50
  marcar o etiquetar (*tag*), 54-55
  mutaciones, 50, 52
  SNP de *MTHFR*, 51, 54-55
  TP53, 53

genética, epigenética y nutrigenómica, 49-78
  alimentación y ADN, 61-62
  alimentos donantes de grupos metilo, 55
  alimentos OGM, 62-64
  ambiente y genes, 50
  carcinógenos, 53, 71, 76
  carne ecológica, 66-68
  consumo de carne, 69-70
  cuestionario de epigenética y genética, 37t
  enfermedades genéticas y estilo de vida moderno, 58-61
  enfoque occidental del cáncer, 57-58
  epigenética, definición, 49
  epigenética, factores de salud, 51
  estrategia metabólica de salud genética, 65-66
  expresión y regulación genéticas, 50, 52
  fitonutrientes para la reparación del ADN, 75-77
  folato, 55-57
  genes, 51-53
  genética, definición, 51
  metilación, mecanismo, 54-55
  mutaciones genéticas, 50, 52, 60
  nutrigenética, definición, 61
  nutrigenómica, definición, 50
  proteínas necesarias para la síntesis de ADN, 66-69
  SNP, 64
  vísceras y despojos, 73-74
  vitamina B$_{12}$, 74-75

Georgetown University Medical Center, 158

Gershon, Michael, *The Second Brain*, 313

Getting Well Again (Simonton), 307

ginseng, 250-251, 301-302

Gittleman, Ann Louise, *Zapped*, 128

glándulas endocrinas, 255, 284

glándulas suprarrenales, 284-285, 289, 298, 300-302, 310, 320, 354

glifosato, 63, 115, 120, 154, 220, 313, 327

glucosa, 38t, 60-61, 79-106

glutatión, 131-132, 134-135, 138, 186, 209, 216-217, 299, 333

gluten, 155, 173, 177, 194, 289, 314-315

Good Calories, Bad Calories (Taubes), 204

Good Morning Paleo (Barthelemy), 344

Grain Brain (*Cerebro de pan*, Perlmutter), 194, 314

grasas (*véase también* aceites; grasas omega-3; grasas omega-6)
  antojos, 317-318
  impacto de SNP, 54
  inflamatorias, 62
  saludables, 85, 98, 100-101
  trans, 32, 202, 209, 211, 225t, 236, 335t

grosellas, 275

guindilla, 193, 231, 246, 248, 299

guisantes, 87

H

Hamer, Ryke Geerd, 307

Hanahan, Douglas, 22

harina refinada, 87, 155, 211, 333, 338-340

Harman, Toni, *Your Baby's Microbiome*, 152

Harvard Medical School, 79

Healing Spices (Aggarwal & Yost), 221

Health Affairs, 23

hidroterapia, 197-199

hierba de trigo, zumo, 137

hierbas, 71, 98, 204, 219, 221, 224, 228, 245-246, 251, 278-279, 299, 336-337

   adaptogénicas, 298, 301-302, 354

hierro, 59, 72, 124, 188, 216, 241-244

hígado (alimento), 56, 73-74, 77, 154, 181, 185, 241, 290, 344

hígado (cuerpo), 72, 96-97, 108, 111, 117, 123, 130, 134, 136-139, 177, 204, 207, 210, 233, 235, 239, 258, 270, 279, 283, 286, 296, 303, 317-321

hinojo, 56, 102t, 226, 228

hojas y raíces de diente de león, 135, 181-182, 299

hormona DHEA, 257-258, 284

hormonas del crecimiento, 84, 95, 140, 239, 268

huevos, 68, 70, 72, 74, 77, 85, 105t, 132, 156, 193, 204, 279, 289, 309, 332, 340, 345

   ecológicos, 66, 72, 101, 134, 225, 269, 272, 310, 337

I

IARC (Centro Internacional de Investigación sobre el Cáncer), 63, 270-271, 290

inflamación,

   azúcar, 60-61

   carcinógenos, 107-108

   cuestionario, 42t

   desequilibrio de linfocitos T, 173

   gluten, 177

   grasas, 62

   insulina, 90

   por estrés, 281

   reducción, 139-142

Ingram, Cass, *The Cure Is in the Forest*, 247

insomnio, 85, 123, 188, 254, 290-291, 326

insulina, 79-80, 87-95, 98, 140, 162, 194, 208, 239, 263, 285-286, 288, 291, 294, 298

Integrative Cancer Therapies, 218

intestino *(véase también síndrome de intestino irritable, SII)*, 20, 130, 135, 137, 175, 178, 194, 237, 256, 276, 283, 313-314, 340

   delgado, 63, 74, 140, 148, 155, 161-162, 175

   grueso, 161-162

   irritable, 86, 226, 315, 334t

   permeable, 137, 155, 168, 176-178

irritabilidad, 85, 193, 319, 339

J

JAMA Internal Medicine, 204

jarabe de caña, 82, 333

jengibre, 143, 222, 321

Johns Hopkins University, 192

Journal of Clinical Investigation, 89

Journal of Ethnopharmacology, 119

Journal of Physiology and Pharmacology, 245

Journal of the American Medical Association, 24, 187, 230

Journal of the National Cancer Institute, 148

K

kale, 60, 102t, 181, 224, 240, 260, 276, 278, 337, 343

Kelley, Jess Higgins, 7-8, 28

Khan, Saad, 191

Killer Clothes (Clement), 116

kimchi, 164, 222, 337, 340

L

lactancia materna, 83, 153-155

lactosa, 54, 83-84

Langhart, Karen y Erika, 272

langosta, 101, 105t

laurel, hojas, 337

lechuga, 56, 102t, 113, 120, 236, 278

legumbres, 18, 32, 61-62, 67-69, 81, 87, 94, 161, 168, 175-177, 187, 193, 226, 239, 242, 282, 333, 339, 345

LeShan, Lawrence, *Cancer as a Turning Point*, 307, 322

levadura de cerveza, 75

Li, William, 246

Live Over Cancer (Block), 218

lima, 98

limón, 71, 98, 136, 142, 159, 216, 246, 279, 321, 335

linfocitos T, 168, 170, 171t, 173, 175, 179-180, 185-186, 196-197, 292

lino, 63, 91, 100, 161-162, 204, 210, 212, 273, 276-277, 337

Lipton, Bruce, *Biology of Belief (La biología de la creencia)*, 322

Longo, Valter D., 33, 140

luz artificial, 125, 292

luz solar, 28-29, 125, 140, 175, 184, 303

M

macronutrientes, 61, 67, 98, 101, 179
de harinas, 103t-104t

magnesio, 132, 188, 209, 227, 238, 297, 300-301, 316, 320

maitake, seta, 195-196

maíz
aceite, 64, 202, 211
alimentación animal, 208-209, 224
en alimentos procesados, 332-333
en la dieta, 334
jarabe de, 82, 86, 90, 122, 334
OGM, 153
transgénico, 162

mamografía, 23, 125-127, 185

manteca de cerdo, 100

manzanas, 83, 120, 220, 260-261, 272, 337, 343

manzanilla, 214, 246, 251

margarina, 202, 204, 214t, 223, 225t, 343

marisco, 101, 164, 187, 238, 337

mayonesa, 139, 164, 318, 337

McKee, Dwight, 239

McKinney, Neil, *Naturopathic Oncology*, 218

medicamentos
carcinógenos, 108-109, 119, 123-124
paracetamol, 189-190
que agotan nutrientes, 187-189
quimioterapia, 160
setas medicinales, 170, 193, 195-197
sin receta médica, 181, 202, 213

médicos, 25, 33, 48, 125, 137, 155, 190-192, 204, 234, 243, 272, 282, 289, 308

meditación, 197, 283, 302, 308

melatonina, 209, 216, 264, 282, 286, 292-293, 310, 316

melena de león, seta, 196-197

melón, 182, 299
amargo, 299, 343

menopausia, 149, 253, 270, 278, 284, 290

mercurio, 117, 124, 136, 186, 224

metabolismo, definición, 19

metástasis, 21, 29, 31, 80, 91, 166, 174, 202, 220, 222-224, 228, 230-240, 245-252, 274, 286, 289, 352

metilación, 50, 54-55, 63, 71-74, 112, 132, 135, 213, 347

metionina, 69t, 71, 73-74, 180

microbioma, 145-166
alimentos para, 163-166
ambientes estériles, 158-159
amenazas, 151-160
análisis, 160
cesárea, 152
cuestionario, 40t
descripción, 146-149
lactancia materna, 153-155
papel en la salud y en el cáncer, 149-150
plan metabólico de revitalización, 160-163
sistema inmunitario, 150-151
uso antibióticos, 155-157

microbios, 145-151, 153-156, 160, 166, 172, 350

micronutrientes, efecto sobre los grupos metilo, 61

miel, 80-83, 84t, 87, 333, 344

migraña, dolor de cabeza, 198
Mind Over Medicine (La mente como medicina, Rankin), 305
minerales, 29, 68, 72-73, 75, 114, 131, 136, 179, 181, 187, 209, 242, 249, 300, 320, 336
MIT (Massachusetts Institute of Technology), 63
mitocondrias, 12, 19, 50, 59, 88, 93, 97, 105, 122, 146, 156, 160, 215-216, 287, 317, 323
Molecules of Emotion (Pert), 307
mostaza, hojas, 56, 77, 164, 260, 301
MTHFR, SNP, 51, 54-55, 64, 311, 321
muérdago, 170, 174, 190-192, 245
muesli y barritas de muesli, 82, 84t, 340, 343t, 348
musgo de Irlanda, alga, 300
mutación del gen *BRCA,* 16, 49, 54, 62

N
nabo y hojas de nabo, 56, 77, 260, 278, 301, 350
naranjas, 80, 84t, 182
National Academy of Sciences, 126
National Cancer Institute (NCI), 126
National Institutes of Health, 83, 195
National Toxicology Program, 128
Naturopathic Oncology (McKinney), 218
náuseas, 85, 140-141, 165, 195, 222, 325
neurotransmisores, 68, 132, 308-310, 323
niacina, 60, 142-143
nicotina, 12, 79, 132, 318
nori, 99t, 102t, 300-301, 337
    Rollitos de nori con pesto de semillas de temporada, 353-354
Nourishing Wisdom (David), 319
nueces, frutos y semillas, 100, 187, 202, 214t, 223, 226, 337, 342, 350
nuez moscada, 337
nutrición en profundidad
    alimentos naturales, 75
    cáncer, 32
    desintoxicación, 130
    eliminación de carcinógenos, 111
    equilibrio hormonal, 272-279
    factores epigenéticos, 51
    salud del microbioma, 161
    sistema inmunitario, 170-171
nutrientes, 21, 28, 31-32, 55, 59-60, 62, 67, 70-74, 98, 101, 130-132, 136, 165, 168, 176, 179
    deficiencias de, 179-187
    tóxicos, 124, 129
nutrigenética (*véase* genética, epigenética y nutrigenómica), 61
Nutrition and Cancer, 279
NuvaRing, anticonceptivo, 272
ñame, 59, 87, 273

O
Obesidad (*véase* aumento de peso), 88, 147, 165, 296
OGM (genéticamente modificados), alimentos, 63-64, 123, 153, 176
omega-3, grasas, 62, 69, 72-73, 202, 204, 208-209, 212, 214, 223-224, 225t, 226, 236, 252, 316, 351
omega-6, grasas, 62, 67, 202, 205, 208-209, 212, 214t, 225t, 226, 236, 332, 345, 351
oncólogo, 25, 191, 217, 264, 307
    diez preguntas que debes hacer, 47
    naturópata, 70, 156
Oncology, 17
orégano, 157-159, 247, 337
Organización Mundial de la Salud, 80, 110, 117, 153, 241, 265
ostras, 105t, 187, 194
Ottersberg, Steve, 221, 358
Oxford Journal, 271
Oxford, universidad de, 67

P
Paget, Stephen, 233
paleo
    alimentación, 59
    blogs, 331
    cocina, 331
    dieta, 343-345
    mayonesa, 337
Paleo Magazine, 331
pan
    blanco, 88

cerebro de, 314
  Ezequiel, 315
  integral, 82, 175, 339
pantallas electrónicas, 282-283, 286, 298, 309
papaya, 63
pares de bases en el ADN, 51-52, 56
pasta, 82, 90, 337, 342-343t
patatas, 59-60, 87, 154, 247, 317
  blancas, 193
  fritas, 120, 202, 209, 223, 318, 334t-335t, 342
Pauling, Linus, 183
pavo, 72, 101, 310
  beicon, 105t
  pechuga, 105t
  salchichas, 105t
Perlmutter, David
  Brain Maker (Alimenta tu cerebro), 314
  Grain Brain (Cerebro de pan), 194, 314
pérdida de peso (*véase también* caquexia), 141, 160, 206-207, 297, 344
perejil, 122, 137, 214, 240, 243, 246-247, 251, 300, 346-347
personalidad de tipo C, 311-313
Pert, Candace, *Molecules of Emotion*, 307
pescado, 66-69, 74, 121, 132, 164-165, 185, 202, 204, 209, 337, 344, 346, 351-352
  Pescado en té verde a la manera oriental, 352-353
pimentón, 76
pimientos, 76-77, 102t, 122, 182, 193, 214, 248, 324, 343
plan metabólico de revitalización del microbioma, 160-163
plátanos, 82-83, 90
PLOS ONE (revista), 63, 239
Poff, Angela, 239
polen de abeja, 128
pollo, 68, 72-73, 101, 105t, 113, 121, 180, 208, 241, 245, 269, 318, 324, 344, 350, 352
  Sopa de pollo y setas Mamma Mia, 351
pomelo, 131, 246
potasio, 72, 85, 238, 320

prebióticos, 162-163, 194
probióticos, 156, 162-164, 174, 194-195, 313
productos lácteos, 18, 66, 83-85, 100, 164, 178, 193, 227, 245, 254, 266t, 268-270, 289, 314, 332, 343
  azúcares de la leche, 83-85
  bajo contenido de grasa, 85
  helado, 25, 83, 178, 202, 208, 269, 291, 317, 340, 341t
  hormonas, 268-270
  leche, 58, 75, 83-85, 100, 103t-104t, 156, 185, 222, 237, 269, 314, 337
  mantequilla, 100, 103t-104t, 181, 185, 202, 204, 211, 269, 318, 336
  proteína A2, 314-316
  queso, 83, 100, 156, 210, 269, 345
  yogur, 82, 85, 100, 178, 255, 269, 332, 334
productos para el cuidado personal, 114-115
progesterona, 256-258, 261-264, 268, 273, 277, 284
prostaglandinas, 205, 208-209
protectores solares, 19, 126, 184, 265
proteína, 52-53, 59, 101, 130-132, 177-180
  animal, 134-135
  de suero en polvo, 91, 341t
  en los alimentos, 63, 69-70, 72, 154, 176-177
  funciones orgánicas, 52-53
  GLUT, 61
  necesaria para la síntesis de ADN, 66-69
  PCR, 203
  zonulina, 177
pruebas de laboratorio, 129, 244, 297, 321
psoralea, 275
psyllium, cáscara de semilla, 162
puerro, 102t, 122, 163-164, 194, 337
  Tortilla de puerro y espárragos, 350
pulmones, 116-117, 130, 172, 232, 237, 256, 321

Q

quercetina, 99t, 139, 219-220, 263, 278, 351

quimioterapia, 17, 24, 33, 47, 57, 65, 75,
80, 97, 109, 133, 138, 140-141, 160,
169, 175, 183, 186, 190-192, 202, 206,
217-218, 222, 240, 251, 282, 293, 308

R
rábano, 76, 102t, 164-166, 260
picante, 76, 157-158, 164, 236, 337
radiación, 77, 125-128, 137, 209, 216
radicales libres, 60, 101, 125, 201, 203,
215-216
radioterapia, 17, 24, 47, 80, 97, 150, 160,
175, 190, 195, 204, 210, 217, 242,
274, 293
Rankin, Lissa, *Mind Over Medicine (La
mente como medicina)*, 305
recetas
Aceite Thieves: desinfectante de manos,
159
Batido óptimo de rescate metabólico,
91
Crema verde de primavera, 349
Ensalada de sardinas con alcaparras,
351-352
Infusión adaptogénica: un tónico para
los días de ayuno, 354
Keto-muesli con canela, 348-349
Pastel de chocolate con lavanda y
especias, 355
Pescado en té verde a la manera
oriental, 352-353
Rollitos de nori con pesto de semillas
de temporada, 353-354
Sopa de pollo y setas Mamma Mia, 351
Tabule de coliflor con pipas de girasol y
perejil, 347-348
Tortilla de puerro y espárragos, 350
refrescos, 81-82, 120, 178, 317, 332,
334t, 340, 345
regaliz, raíz, 301-302
reishi, seta, 196
remolacha y hojas de remolacha, 63, 71,
102t, 122, 135-136
reparación intestinal y dieta de
eliminación, 170, 193-194
repollo, 76, 102t, 120, 132, 157, 161,
164, 203, 226, 259, 337, 343-344

respiración, 53, 93, 116, 294, 302
aerobia, 12, 93
anaerobia, 12, 93
mitocondrial, 50, 63
resveratrol, 219-221, 245, 263, 299
revitalización metabólica del sistema
inmunitario, 192-197
rhodiola, 301
riñón (comida), 74, 181, 186
riñón (cuerpo), 117, 130, 177, 191, 227,
256, 284, 317, 320, 334t
ritmos circadianos, 282, 286
romero, 71, 159, 263, 273, 278, 337
ropa, 115-116
roundup, herbicida (*véase* glifosato), 63,
115
Rutgers University, 278

S
sacarosa, 60, 80
sal marina, 122, 259, 320
salmón, 69, 101, 105t, 134, 185, 212,
214t, 223, 225t, 241, 351
Samsel, Anthony, 63
Sanfilippo, Diane, *21-Day Sugar Detox*,
344
sangre (*véase* sistema circulatorio), 21,
28, 63, 76, 100, 119, 132, 169, 185,
197, 230-232, 234-236, 240-242
sardinas, 101, 105t, 158, 185, 214t, 223-
224t, 337, 351
sauna, 142-143, 321, 349
sauzgatillo, infusión, 262
Science, 225
selenio, 62, 72, 132, 134, 170, 179, 186,
224, 277
semillas de anís, 236
Seneff, Stephanie, 63
serotonina, 85, 309-312, 323, 340
setas, 74, 98, 170, 186, 231, 251, 324,
337, 343, 346, 350
medicinales, 195-197
Seyfried, Thomas, 25, 33, 92, 100, 239
Cancer as a Metabolic Disease, 95, 141
shiitake, seta, 99t, 186, 196, 324
Siegel, Bernie, *The Art of Healing (El arte
de la curación)*, 307

Silent Spring (*Primavera silenciosa*)
(Carson), 109
Simonton, O. Carl, *Getting Well Again*, 307
síndrome de intestino irritable (SII), 86,
226, 315, 334t
síndrome de intestino permeable (SIP),
137, 155, 168, 176, 178
sistema circulatorio
circulación sanguínea, 43t, 231-236
coagulación y vitamina K, 240-241
cuestionario de azúcar en sangre, 38t
niveles de azúcar en sangre, 86, 90,
251, 285-286, 291, 340, 345
problemas de flujo sanguíneo, 236
pruebas de laboratorio, 244
viscosidad de la sangre y cáncer, 234-236
sistema gastrointestinal, 260-261
sistema inmunitario, 167-199
cáncer, 174-175
causas de deterioro, 175-192
células inmunitarias clave y funciones,
171t
cinc, 186-187
colorantes alimentarios artificiales,
178-179
cuestionario sobre función inmunitaria,
41t
deficiencias de nutrientes, 179-187
desintoxicación, 130-133
dieta de eliminación y reparación
intestinal, 193-194
funcionamiento, 170-171
gluten, 177
hipertermia, 190
inmunidad innata frente a adaptativa,
172
inmunodepresión, 95, 243
lectinas y emulsionantes, 177-178
linfocitos T en el cáncer, 168, 170-171t,
173-174
medicamentos empobrecedores de
nutrientes, 187-190
metilación, 50
microbioma, 148-151
muérdago, 191-192
paracetamol, 189-190
selenio, 186

setas medicinales, 195-197
síndrome de intestino permeable, 168-
169
terapias de inmunomodulación, 190-192
terapias naturales, 197-199
toxina de Coley, 190
vitaminas, 181-185
sistema linfático, 232-233
sistema nervioso, metilación, 54-55
SNP (polimorfismo de un solo
nucleótido), 53-54, 129, 262-263
Soja, 30, 32, 60, 63, 67, 150, 177, 208,
211, 223, 225t, 241, 245, 273, 289,
318, 332-333
aceite, 64, 202, 214t, 228
isoflavonas, 274-276
leche, 84t, 237
lecitina, 178, 227, 334t
proteínas, 154
salsa, 342, 352
stevia, 87, 344

T
Taubes, Gary, *Good Calories, Bad
Calories*, 204
té verde, 62, 65, 91, 141, 220, 226, 231,
241, 245, 250, 310, 337
Teicholz, Nina, *The Big Fat Surprise* (*La
grasa no es como la pintan*), 204
terapeuta nutricional, 28, 156
termografía, 127
terreno: los diez elementos («Terrain
Ten»), 13, 28
cuestionarios, 37t-46t
elementos, 29-31
en la cocina, 329-355
The Art of Healing (Siegel), 307
The Autoinmune Paleo Cookbook,
(Trescott), 194
The Body Keeps the Score (*El cuerpo
lleva la cuenta*) (Van der Kolk), 318
The Cure Is in the Forest (Ingram), 247
The New England Journal of Medicine,
315
The Nutrition Journal, 208
The Scientist, 296
The Second Brain (Gershon), 313

tiamina, 60
tierra, contacto, 204
timo, 170-171t, 178, 180, 186
tiroiditis de Hashimoto, 124, 169, 177
tomates, 193, 238, 246-247, 251, 337, 343
tratamiento de los calcetines mojados, 198
trébol rojo germinado, 278
Trescott, Mickey, *The Autoimmune Paleo
   Cookbook (La cocina autoinmune)*, 194
trigo, 59-60, 63, 72, 87, 134, 137, 155,
   177, 185, 237, 243, 313, 315
Tripping over the Truth (Christofferson), 92
trucha, 70, 105t, 165, 210, 223, 225t
tumores, 16, 21, 24, 53, 62, 94, 108, 115,
   150, 166, 174, 180, 183, 190, 192,
   195, 197, 206, 213, 230, 235, 256,
   325, 334t, 346
tupinambo, 164, 299

U
Universidad de A Coruña (España), 189
Universidad de La Plata (Argentina), 115
Universidad de California, xv, 12, 17, 240
Universidad de Chicago, Medical Center, 296
Universidad de Florida, 196
Universidad de Maryland School of
   Medicine, 149
Universidad de Massachusetts, 59
Universidad de Texas MD Anderson
   Cancer Center, 239
University of Minnesota, 195
University of South Florida, 92
US Department of Health and Human
   Services de EE.UU., 88
US Dietary Guidelines, 87
US Environmental Protection Agency
   (EPA), 118
US Food and Drug Administration (FDA), 23,
   110, 114, 156, 211, 242, 268, 272, 325
US Preventive Services Task Force
   (USPSTF), 127
USDA, Departmento de Agricultura de
   Estados Unidos, 69, 122
   Economic Research Service, 81, 154
   Pesticide Data Program, 76, 120
UT Southwestern Medical Center, 191
uvas, 120, 221, 299

V
Van der Kolk, Bessel, *The Body Keeps the
   Score (El cuerpo lleva la cuenta)*, 318
verdolaga, 223, 300
verduras, 99, 122, 137, 154, 158, 162,
   210, 217, 219, 224, 241, 260, 299,
   303, 318, 327, 332, 336-339, 343-346
vía de entrada, 113-128
   absorción, 113-116
   exposición ambiental, 125-126
   ingestión, 119-124
   inhalación, 116-119
   inyección, 124-125
vieiras, 72, 101
vinagres, 354
   de ciruela ume, 165, 321
   de manzana, 250, 321
   de sidra, 337
de umeboshi, 165
vino, 71, 219-221, 226, 245, 344
vitamina A, 73, 126, 136, 181-182, 209
vitamina B hidrosoluble, 55
vitamina B_1, 60
vitamina B_2, 131-132
vitamina B_3, 60, 131
vitamina B_6, 55, 131, 175, 213
vitamina B_9 (*véase* folato), 55, 60
vitamina B_{12}, 50, 65, 72-75, 131-132, 134,
   140, 150, 175, 188, 213
vitamina C, 32, 60, 122, 130, 132, 136,
   182-184, 243
vitamina D, 32, 52, 54, 72-73, 126, 151,
   158, 168, 170, 174, 184-186, 213
vitamina E, 217, 224, 226
vitamina K, 150, 163, 240-241

W
Wahls, Terry, *The Wahls Protocol (El
   protocolo Wahls)*, 194
wakame, 300, 337
Wakeford, Alex, *Your Baby's Microbiome*,
   152
Warburg, Otto, 12, 25, 33, 80, 92-94
   efecto, 20-21, 25, 80, 92-93, 215, 286,
   301
Warinner, Christina, 81
Weinberg, Robert, 22

Western Journal of Medicine, 212
Woodford, Keith, *Devil in the Milk*, 315

Y
yodo, 60, 124, 259
Yost, Debora, *Healing Spices*, 221
Your Baby 's Microbiome (Harman &
   Wakeford), 152

Z
zanahorias, 102t, 142, 210, 247
Zapped (Gittleman), 128
zumo, 71, 80, 82, 84t, 132, 136-137, 142,
   179, 182, 210, 216, 231, 245, 247,
   335, 348
   de aloe vera, 249-250
   de limón, 136